（하）

황제내경영추
（黃帝內經靈樞）

崔 亨 柱 해역

자유문고

차   례

제11권 황제내경영추(黃帝內經靈樞卷十一)

(상) 차 례

제7권 황제내경영추
(黃帝內經靈樞卷七)

제41편 음양계일월(陰陽繫日月篇第四十一)

음양계일월(陰陽繫日月)은 음과 양은 해와 달에 연계되어 있다는 뜻이다.

이 편은 하늘과 사람이 서로 응하여 있으므로, 인체의 상부(上部)와 하부(下部)와 수경(手經)과 족경(足經)과 좌측(左側)과 우측(右側) 등의 각 부위가 일(日 : 해)과 월(月 : 달)과 천간(天干)과 지지(地支) 등과 서로 연계되는 음양의 속성을 서술하고 아울러 침을 놓을 때의 주의 사항을 나열하였다.

1. 천지와 일월과 인간의 합치

황제가 말했다.

"내가 듣기로는 하늘은 양(陽)이 되고 땅은 음(陰)이 되고 해는 양(陽)이 되고 달은 음(陰)이 됩니다. 그것들을 사람에 합치시키면 어떻게 됩니까?"

기백이 말했다.

"허리의 이상은 하늘이 되고 허리의 이하는 땅이 되므로 하늘은 양이 되고 땅은 음이 되는 것입니다.

발의 12경맥은 12개월과 응하고 달은 수(水)에서 생하였으므로 아래에 있는 것은 음(陰)이 되는 것입니다.

손의 열 손가락은 10일과 응하고 해는 화(火)에서 생하였으므로 위에 있는 것은 양(陽)이 되는 것입니다."

(황제왈 여문하니 천이 위양하고 지가 위음하며 일이 위양하고 월이 위음하니 그 인에 합은 내하오? 기백왈 요이상은 위천하고 요이하는 위지하니 고로 천이 위양하고 지가 위음하며 고로 족의 십이경맥이 써 십이월에 응하고 월은 수에 생하니 고로 재하자는 위음이요 수의 십지는 써 십일에 응하고 일은 화가 주하니 고로 재상자는 위양이니라.)

黃帝曰 余聞天爲陽 地爲陰 日爲陽 月爲陰 其合之於人[1]奈何 岐伯曰 腰以上爲天 腰以下爲地 故天爲陽 地爲陰 故足之十二經脈 以應十二月 月生於水 故在下者爲陰 手之十指 以應十日 日主火[2] 故在上者爲陽

1) 其合之於人(기합지어인) : 그것이 사람과 합치한다. 양상선(楊上善)은 '사람의 몸에는 음양이 여러 종류가 있다. 복부와 배부(背部)와 상하에 음양이 있고 장부와 내외에도 음양의 구분이 있고 오장과 자응에도 음양이 있고 수족의 좌우에도 음양이 있고 요부의 상하에도 음양이 있다. 천지(天地)는 음양이다.' 라고 했다.

2) 日主火(일주화) : 태소에는 일생어화(日生於火)로 되어 있는데 앞의 월생어수(月生於水)와 대를 이룬다.

2. 12지지(十二地支)와 삼음삼양(三陰三陽)

황제가 말했다.

"맥과 합치시키면 어떻습니까?"

기백이 말했다.

"인(寅)이란 정월(正月)이며 양기(陽氣)가 발생하는 때이니 왼쪽 발의 소양경(少陽經)을 주관하는 것이요, 미(未)란 6월이며 오른쪽 발의 소양경을 주관하는 것이요, 묘(卯)란 2월이며 왼쪽 발의 태양경을 주관하는 것이요, 오(午)란 5월이며 오른쪽 발의 태양경을 주관하는 것이요, 진(辰)이란 3월이며 왼쪽 발의 양명경을 주관하는 것이요, 사(巳)란 4월이며 오른쪽 발의 양명경을 주관하는 것입니다. 이러한 것은 양쪽의 양(陽)이 앞에서 합해진 것으로 양명(陽明)이라고 이르는 것입니다.

　신(申)이란 7월이며 음기를 생하는 때이니 오른쪽 발의 소음경을 주관하는 것이요, 축(丑)이란 12월이며 왼쪽 발의 소음경을 주관하는 것이요, 유(酉)란 8월이며 오른쪽 발의 태음경을 주관하는 것이요, 자(子)란 11월이며 왼쪽 발의 태음경을 주관하는 것이요, 술(戌)이란 9월이며 오른쪽 발의 궐음경을 주관하는 것이요, 해(亥)란 10월이며 왼쪽 발의 궐음경을 주관하는 것입니다. 이러한 것은 양쪽의 음(陰)이 사귀어 다하므로 궐음(厥陰)이라고 이르는 것입니다."

　(황제왈 맥에 합을 내하오? 기백왈 인자는 정월의 생양이며 좌족의 소양을 주하고 미자는 유월이며 우족의 소양을 주하고 묘자는 이월이며 좌족의 태양을 주하고 오자는 오월이며 우족의 태양을 주하고 진자는 삼월이며 좌족의 양명을 주하고 사자는 사월이며 우족의 양명을 주하니 차는 양양이 전에 합한 고로 왈 양명이라. 신자는 칠월의 생음이며 우족의 소음을 주하고 축자는 십이월이며 좌족의 소음을 주하고 유자는 팔월이며 우족의 태음을 주하고 자자는 십일월이며 좌족의 태음을 주하고 술자는 구월이며 우족의 궐음을 주하며 해자는 십월이며 좌족의 궐음을 주하니 차는 양음이 교진하니 고로 왈 궐음이니라.)

　黃帝曰 合之於脈奈何 岐伯曰 寅者 正月之生陽[1]也 主左足之少陽[2] 未者六月 主右足之少陽 卯者二月 主左足之太陽[3] 午者五月 主右足之太陽 辰者三月 主左足之陽明[4] 巳者四月 主右足之陽明 此兩陽合於前 故曰陽明 申者 七月之生陰[5]也 主右足之少陰[6] 丑者十二月 主左足之少陰 酉者八月 主左足之太陰[7] 子者十一月 主左足之太陰 戌者九月 主右足之厥陰[8] 亥者十月 主左足之厥陰 此[9]兩陰交盡 故曰厥陰

1) 生陽(생양) : 양기(陽氣)가 발생하다. 곧 1월의 인(寅)에서 묘(卯)·진(辰)· 사(巳)·오(午)·미(未)까지의 여섯 지지(地支)가 양(陽)이 되고, 신(申)에서 유(酉)·술(戌)·해(亥)·자(子)·축(丑)까지의 여섯 지지가 음이 된다. 생양은 삼양(三陽)이 생성된 것을 뜻한다고 했다. 일설에는 '12지(十二支)

가 음이고 족경(足經)도 음이니 족경이 12개월에 응하는 것이다. 또 한 해 중에는 상반기 6개월이 양이므로 족육양(足六陽)에 배합되고 하반기 6개월이 음이 되므로 족육음(足六陰)에 배합된다. 사람의 두 발도 역시 음양의 구분이 있는 것으로 곧 왼발이 양이고 오른발이 음이며 상반기 6개월과 하반기 6개월의 음양을 사람의 좌우 발에 배합시키게 된다면 정월, 2월, 3월은 양 중의 양이 되어 양기가 점차 나아가므로 정월을 생양이라 한다.'라고 했다.

2) 少陽(소양) : 정월은 만물을 생하는 양기가 아직 왕성하지 않았으므로 소양이라 하고 6월은 양기가 적어졌으므로 소양이라 한다. 또 양기는 먼저 왼쪽 발에 이른 후에 오른쪽으로 이르므로 정월은 왼발의 소양을 주로 하고 2월은 왼발의 태양을 주로 하고 3월은 왼발의 양명을 주로 한다.

3) 太陽(태양) : 2월은 양기가 이미 왕성해졌으므로 태양이라 하고 5월은 양기가 여전히 왕성하여 태양이라 한다.

4) 陽明(양명) : 3월과 4월에 소양과 태양이 합하여 밝아지는데 이것을 양명이라 한다. 또 4월과 5월과 6월은 양 중의 음으로 양기는 점차 퇴각하고 음기가 차츰 자란다.

5) 生陰(생음) : 5월부터 일음(一陰)이 생기고 6월에 이음(二陰)이 생기고 7월에는 삼음(三陰)이 생긴다. 삼음(三陰)이 생긴 이상 만물이 쇠하기 시작할 수 있으므로 이를 생음(生陰)이라 한다. 또 7월과 8월과 9월은 음 속의 음으로써 음기가 일어나므로 7월을 생음이라 한다.

6) 少陰(소음) : 7월은 음기가 적어서 소음이라 하고 12월은 음기가 쇠하였으므로 소음이라 한다. 또 양기는 오른쪽으로 먼저 이르고 뒤에 왼쪽에 이르는 것으로 7월은 오른발의 소음을 주로 하고 8월은 오른발의 태음을 주로 하며 9월은 오른발의 궐음을 주로 한다.

7) 太陰(태음) : 8월은 음기가 이미 왕성한 때로 태음이라 하고 11월은 음기가 여전히 왕성해 있어서 태음이라 한다.

8) 厥陰(궐음) : 9월과 10월에 소음과 태음이 서로 사귀어 다하므로 궐음이라 한다. 궐(厥)은 다하다의 뜻이 있다. 또 10월과 11월과 12월은 음 속의 양으로 음기가 점차 물러가고 양기가 차차 생겨나는데 10월은 왼발의 궐음을 주로 하고 11월은 왼발의 태음을 주로 하고 12월은 왼발의 소음을 주로 한다. 한 해의 음은 후반부인 술해(戌亥)의 11월, 12월에 사귄다. 이는 두 음이 사귀어

끝마치는 것으로 궐음이라 한다.

9) 此(차) : 소문(素問)의 음양유론(陰陽類論)에는 이 글자가 없다.

3. 십간(十干)과 삼음삼양(三陰三陽)

갑(甲)은 왼손의 소양경(少陽經)을 주관하고 기(己)는 오른
손의 소양경을 주관하며 을(乙)은 왼손의 태양경(太陽經)을 주
관하고 무(戊)는 오른손의 태양경을 주관하며 병(丙)은 왼손의
양명경(陽明經)을 주관하고 정(丁)은 오른손의 양명경을 주관
하는데 이는 양화(兩火)인 병(丙)과 정(丁)이 함께 합함으로써
양명(陽明)이 되는 것입니다.

경(庚)은 오른손의 소음경(少陰經)을 주관하고 계(癸)는 왼
손의 소음경을 주관하고 신(辛)은 오른손의 태음경(太陰經)을
주관하고 임(壬)은 왼손의 태음경을 주관합니다.

그러므로 발의 양경(陽經)은 음(陰) 속의 소양(少陽)이며 발
의 음경(陰經)은 음 속의 태음(太陰)이며 손의 양경은 양 속의
태양이고 손의 음경은 양 속의 소음인 것입니다. 허리 이상은 양
(陽)이 되고 허리 이하는 음(陰)이 됩니다.

그것이 오장(五臟)에 있어서는, 심(心)은 양(陽) 속의 태양이
되고 폐(肺)는 양 속의 소음(少陰)이 되고 간(肝)은 음(陰) 속
의 소양이 되고 비(脾)는 음 속의 지음(至陰)이 되고 신(腎)은
음 속의 태음(太陰)이 되는 것입니다.

(갑은 좌수의 소양을 주하고 기는 우수의 소양을 주하고 을은 좌수의 태양을
주하고 무는 우수의 태양을 주하고 병은 좌수의 양명을 주하고 정은 우수의 양
명을 주하니 차는 양화가 병합하니 고로 위양명이니라. 경은 우수의 소음을 주
하고 계는 좌수의 소음을 주하고 신은 우수의 태음을 주하고 임은 좌수의 태음
을 주하니라. 고로 족의 양자는 음중의 소양이요 족의 음자는 음중의 태음이요
수의 양자는 양중의 태양이요 수의 음자는 양중의 소음이니 요이상자는 위양이
요 요이하자는 위음이니 그 오장에는 심은 양중의 태양이 되고 폐는 양중의 소

음이 되고 간은 음중의 소양이 되고 비는 음중의 지음이 되고 신은 음중의 태음
이 됨이라.)

甲主左手之少陽[1] 己主右手之少陽 乙主左手之太陽[2] 戊主右手
之太陽 丙主左手之陽明[3] 丁主右手之陽明 此兩火幷合 故爲陽明
庚主右手之少陰[4] 癸主左手之少陰 辛主右手之太陰[5] 壬主左手之
太陰 故足之陽者 陰中之少陽也 足之陰者 陰中之太陰也 手之陽者
陽中之太陽也 手之陰者 陽中之少陰也 腰以上者爲陽 腰以下者爲
陰 其於五藏也 心爲陽中之太陽 肺爲陽[6]中之少陰 肝爲陰中之少陽
脾爲陰中之至陰 腎爲陰中之太陰[7]

1) 少陽(소양) : 갑(甲)과 기(己)가 소양이 되는 것은, 갑은 정월이며 봄기운이
   정월에 떠오르므로 소양이라 하고 기는 여름으로 양이 쇠퇴하려 하므로 소양
   이라 한 것이다. 갑은 동방으로 좌(左)가 되고 기(己)는 중궁(中宮)에 있어
   서 우(右)가 된다고 했다. 또 10간(十干)이 양(陽)이 되고 손도 역시 양이므
   로 수경(手經)이 10일에 응하는 것을 뜻했다. 10일 중에서 앞을 주로하는 목
   화토(木火土)는 양이고 뒤에 있는 금수(金水)는 음(陰)이며 양은 양경으로
   상응하고 음은 음경으로 상응하므로 역시 족경(足經)과 월(月)의 관계와 같
   다고 장씨(張氏 : 介賓)가 말했다.

2) 太陽(태양) : 을(乙)과 무(戊)가 수태양이 된다는 것은 을은 2월이며 양기
   가 이미 왕성해져서 태양이라 하고 무는 여름이며 양기가 왕성하여 태양이
   된 것이다. 을은 동방에 있고 무는 중궁(中宮)에 있어 좌우의 구별이 있다고
   양상선(楊上善)이 말했다.

3) 陽明(양명) : 병(丙)과 정(丁)이 양명이 된다는 것은 병은 5월이고 정은 6월
   로 모두 남방의 화(火)이다. 두 화(二火)가 결합하여 밝아지는 것을 양명(陽
   明)이라 한다고 양상선이 말했다. 또 10간(十干)에서 화(火)는 병정(丙丁)
   에 있고 이는 양화가 병합한 것이라 양명이라 한다고 했다.

4) 少陰(소음) : 경(庚)과 계(癸)가 소음이 되는 것은 12진(十二辰)이 땅이고
   10간이 하늘이니 하늘에 또 음양이 있으므로 갑을(甲乙) 등의 여섯은 양이
   되고 경신(庚辛) 등의 넷은 음이 된다. 경은 7월의 신(申)으로 음기가 아직
   왕성하지 않아서 소음이라 하고 계(癸)는 12월의 축(丑)으로 음기가 마치려

하여 소음이라 한다고 양상선이 말했다. 또 경신임계(庚辛壬癸)는 모두 금수(金水)로 음이 된다고 했다.

5) 太陰(태음) : 신(辛)과 임(壬)이 태음이 된다는 것은 신(辛)은 8월의 유(酉)이며 음기가 이미 왕성하여 태음이라 하고 임(壬)은 11월의 자(子)로 음기가 성대하여 태음이라 한다고 양상선이 말했다.

6) 陽(양) : 본래는 음(陰)이었으나 태소(太素)와 여러 본에 의거하여 교정한다.

7) 心爲陽中之太陽～腎爲陰中之太陰(심위양중지태양～신위음중지태음) : 이 문장 내용의 뜻은 소문(素問)의 금궤진언론(金匱眞言論)편에 자세히 나와 있다. 참고 바람.

4. 달에 따라 옮겨지는 사람의 기(氣)

황제가 말했다.

"치료할 때에는 어떻게 해야 합니까?"

기백이 말했다.

"정월과 2월과 3월은 사람의 기(氣)가 왼쪽에 있으니 왼발의 삼양경(三陽經)에는 침을 놓지 않아야 하고 4월과 5월과 6월에는 사람의 기가 오른쪽에 있으니 오른발의 삼양경에 침을 놓지 않아야 하고 7월과 8월과 9월에는 사람의 기가 오른쪽에 있으니 오른발의 삼음경에 침을 놓지 않아야 하고 10월과 11월과 12월에는 사람의 기가 왼쪽에 있으니 왼쪽 발의 삼음경에 침을 놓지 않아야 합니다."

"오행(五行)에서는 동방(東方)은 갑을(甲乙)이며 목(木)으로써 봄을 주관합니다. 오색에서 봄이란 푸른색이고 간(肝)을 주관하며 간이란 족궐음경입니다. 지금 갑(甲)으로써 왼손의 소양경을 삼은 것은 법도와 합치되지 않는데 그 까닭은 무엇입니까?"

"이것은 하늘과 땅의 음과 양입니다. 네 계절과 오행(五行)의 순서에 따라서 운행되는 것은 아닙니다. 음과 양이란 이름이 있고 형상이 없는 것으로 헤아려서 10이 되고 미루어서 백이 될 수 있으며 흩어 놓으면 가히 천이 될 수 있고 추산하면 만이 될 수가 있다는 말은 이를 이르는 것입니다."

　(황제왈 이치를 내하오? 기백왈 정월 이월 삼월은 인기가 재좌니 좌족의 양을 무자하고 사월 오월 육월은 인기가 재우하니 우족의 양을 무자하고 칠월 팔월 구월은 인기가 재우하니 우족의 음을 무자하고 십월 십일월 십이월은 인기가 재좌하니 좌족의 음을 무자니라. 황제왈 오행에 동방으로써 갑을목을 삼아 왕춘하니 춘자는 창색이며 주간하니 간자는 족궐음이라. 이제 이에 이갑으로 좌수의 소양을 삼아 수에 불합은 하오? 기백왈 차는 천지의 음양이요 사시오행의써 차행이 비니라. 차부 음양자는 유명하고 무형이니 고로 수의 가십이며 이하여 가백이며 산하여 가천이며 추하여 가만이니 차를 위함이니라.)

　黃帝曰 以治之奈何 岐伯曰 正月 二月 三月 人氣在左 無刺左足之陽 四月 五月 六月 人氣在右 無刺右足之陽 七月 八月 九月 人氣在右 無刺右足之陰 十月 十一月 十二月 人氣在左 無刺左足之陰 黃帝曰 五行以東方爲甲乙木王[1]春 春者 蒼色 主肝 肝者 足[2]厥陰也 今乃以甲爲左手之少陽 不合於數何也 岐伯曰 此天地之陰陽也 非四時五行之以次行也 且夫陰陽者 有名而無形 故數之可十 離[3]之可百 散[4]之可千 推之可萬 此之謂也

1) 王(왕) : 타본에는 주(主)로 되어 있다.
2) 足(족) : 태소에는 위에 주(主)자가 더 있다.
3) 離(이) : 타본(他本)에는 추(推)로 되어 있다.
4) 散(산) : 장주본(張注本)에는 수(數)로 되어 있다.

제42편 병전(病傳篇第四十二)

병전(病傳)이란 질병이 인체에 침입하여 인체의 내부로 점점 깊이 들어가는 것을 뜻한다.

병전편(病傳篇)에서는 질병이 밖에서부터 인체에 침입하여 안으로 옮겨 들어가는 단계와, 장부(臟腑)에서 옮겨지는 과정과, 죽는 시기를 논하였다.

I. 죽게 되고 살지 못하는 것이란?

황제가 말했다.

"나는 구침(九鍼)을 부자(夫子)에게 전수받고 사사로이 여러 방서(方書 : 의서)들을 보았는데 어떤 것은 도인(導引)으로 기를 운행시키고 안마를 하고 구법(灸法 : 뜸을 뜨는 것)을 하고 위법(熨法)을 하고 자법(刺法)을 쓰고 설법(焫法)을 쓰고 음약(飮藥)하는 것 등이 있습니다. 여기에서 한 가지만 고수해야 합니까? 아니면 모두를 행해야 합니까?"

기백이 말했다.

"모든 처방은 여러 사람들에게 적용되는 처방이요, 한 사람만을 위하여 다 행하는 것은 아닙니다."

"이것은 이른바 하나를 지켜서 실수하지 않게 되면 만 가지가 다 완전할 수 있다는 것입니다. 지금 나는 이미 음양의 요체와 허실(虛實)의 이치와 기울어 옮겨지는 과실과 가히 치료할 수 있는 기회를 들었는데 원컨대 질병의 변화와 음사(淫邪)가 전변하여 정기(正氣)가 끊어져서 치료할 수 없는 것들에 대해 듣고 싶습니다. 가히 들을 수 있겠습니까?"

"중요한 질문이십니다. 도(道)에 밝게 되면 사람이 낮에 밝게 깨는 것과 같고 군색하면 어두운 밤에 잠자는 것과 같습니다. 능히 입어서 사용하게 되면 신(神)과 더불어 함께 이루어지고 마침내 장차 이를 따르게 되면 신(神)이 스스로 얻어질 것입니다. 신(神)이 생하는 이치는 가히 죽백(竹帛 : 책)에 나타낼 수 있으니 가히 자손에게만 전해서는 안 되는 것입니다."

"어떠한 것을 낮에 밝게 깨는 것과 같다고 하는 것입니까?"

"음과 양에 밝아서 의심스러운 것들이 풀리는 것 같고 술에 취했다가 깨어나는 것과 같은 것입니다."

"어떠한 상태를 어두운 밤에 잠자는 것과 같다고 하는 것입니까?"

"벙어리처럼 그 소리가 없고 조용하여 그 형체가 없으며 털이 쓸쓸해지고 주리가 발하여 정기(正氣)가 마음대로 기울어지고 음사(淫邪)가 반연하며 혈맥이 옮겨서 머무르고 대기(大氣)가 장(臟)으로 들어가 복통(腹痛)이 아래로 미쳐서 가히 죽음에 이르게 되고 가히 써 삶에 이르게 하지 못하는 것입니다."

(황제왈 여는 구침을 부자께 수하고 제방을 사람하여 혹은 도인행기하고 교마하고 구하고 위하고 자하고 설하고 음약의 일자가 유한데 가히 독수아? 장차 진행하는가? 기백왈 제방자는 중인의 방이요 일인의 소진행이 비니라. 황제왈 차는 이에 소위 수일하고 물실하여 만물이 필자니라. 금에 여는 이미 음양의 요와 허실의 이와 경이의 과와 가치의 속을 문하니 원문컨대 병의 변화와 음전하여 절패하여 불가치자를 가히 득문호아? 기백왈 요호라. 문이여! 도는 소함이 그 일성과 여하고 군함이 그 야명과 여하니 능피하여 복하면 신여하여 구성하여 필하여 장복이면 신이 자득이나 생신의 이는 가히 죽백에 저하여 자손에 전함이 불가니라. 황제왈 하위를 일성고? 기백왈 음양에 명하여 혹의 해와 여하고 취의 성과 여하니라. 황제왈 하위를 야명고? 기백왈 음여하여 그 무성하고 막하여 그 무형하니 절모하고 발리하여 정기는 횡경하고 음사는 반연하여 혈맥이 전류하여 대기가 입장하여 복통하고 하음하면 가히 써 사를 치하고 가히 써 생

을 치하지 못하니라.)

黃帝曰 余受九鍼於夫子 而私覽於諸方 或有導引行氣 喬摩[1] 灸
熨刺焫 飮藥[2] 之一者可獨守耶 將盡行[3]之乎 岐伯曰 諸方者 衆人
之方也 非一人之所盡行也 黃帝曰 此乃所謂守一勿失 萬物畢者
也[4] 今余已聞陰陽之要 虛實之理 傾移之過[5] 可治之屬[6] 願聞病之
變化 淫傳絶敗[7]而不可治者 可得聞乎 岐伯曰 要乎哉問 道 昭乎其
如日醒 窘乎其如夜瞑 能被而服之[8] 神與俱成 畢將服之 神自得之
生神之理 可著於竹帛 不可傳於子孫 黃帝曰 何謂日醒 岐伯曰 明
於陰陽 如惑之解 如醉之醒 黃帝曰 何謂夜瞑 岐伯曰 瘖乎其無聲
漠[9]乎其無形 折毛發理[10] 正氣橫傾[11] 淫邪泮衍[12] 血脈傳溜[13] 大氣
入藏 腹痛下淫[14] 可以致死 不可以致生

1) 或有導引行氣喬摩(혹유도인행기교마) : 또 도인의 행기와 안마법이라는 뜻.
   혹은 우(又)와 같다고 했다. 교(喬)는 안(按)자의 잘못이거나 또는 일부에
   서는 교(蹻)의 잘못이라 했다. 도인행기는 기공요법(氣功療法)이요 교마는
   안마요법(按摩療法)이다.

2) 灸熨刺焫飮藥(구위자설음약) : 구는 뜸을 뜨다. 위는 고약을 붙이다. 자는 침
   을 놓다. 설은 불로 지지다. 음약은 약을 복용시키다. 다 치료하는 방법이다.

3) 盡行(진행) : 도인(導引)과 안마(按摩)와 구(灸)와 위(熨)와 침자(鍼刺)
   와 설(焫)과 음약(飮藥) 등의 갖가지 방법을 뜻한다.

4) 守一勿失萬物畢者也(수일물실만물필자야) : 한 가지만 지켜서 실수가 없으
   면 만 가지가 완전해지는 것이다. 곧 의사가 여러 치료법에서 치료 원칙을 준
   수하고 각각 그 한 가지를 견지하게 되면 각종 질병들이 모두 적절한 치료를
   받을 수 있다는 뜻이다.

5) 傾移之過(경이지과) : 기울고 옮겨지는 과실. 기울고 옮겨져서 병이 드는 것. 털
   을 깎고 주리를 발산시켜서 정기(正氣)가 세로로 기울어지는 것이라고 했다.

6) 可治之屬(가치지속) : 질병을 치료하는 적당한 방법이다. 곧 치료할 수 있는
   기회를 뜻한다고 했다. 속은 기회의 뜻이 있다고 했다.

7) 淫傳絶敗(음전절패) : 음사(淫邪)가 옮겨져 변하고 정기(正氣)가 끊어지면
   치료할 수가 없다는 뜻.

8) 被而服之(피이복지) : 이를 받아들여 믿고 따라서 몸에 항상 부착된 것처럼 한시도 떠날 수가 없다는 뜻.

9) 漠(막) : 안정하다의 뜻이라 했다.

10) 折毛發理(절모발리) : 호모(毫毛)가 쓸쓸해지고 주리가 열리다.

11) 橫傾(횡경) : 방자하게 기울어지다의 뜻. 곧 수시로 소모되는 것과 같다.

12) 泮衍(반연) : 만연(蔓延)되다. 확산되다의 뜻.

13) 血脈傳溜(혈맥전류) : 유는 유(留)와 같다. 혈맥이 옮겨져 흐르면서 내장으로 들어가 머무르면 신(神)을 상한다.

14) 大氣入藏腹痛下淫(대기입장복통하음) : 대기는 사기(邪氣)이다. 곧 사기가 오장(五臟)에 들어가 복통이 아래로 들어간다는 뜻이다. 음(淫)은 침입하다의 뜻이다.

2. 질병이 오장에 이르면 죽는 시기

황제가 말했다.

"왕성한 사기(邪氣)가 장(臟)으로 들어가게 되면 어떻게 되는 것입니까?"

기백이 대답했다.

"질병이 먼저 심(心)에서 발생하게 되면 1일이면 폐(肺)에 전달되고 3일이면 간(肝)에 전달되며 5일이면 비(脾)에 전달되는데 3일이 더 지나도 낫지 않으면 죽게 되는 것입니다. 겨울이면 한밤중에 죽고 여름에는 한낮에 죽게 됩니다.

질병이 먼저 폐(肺)에서 발생하게 되면 3일이면 간으로 전달되고 그 다음날에는 비(脾)로 전달되고 5일이면 위(胃)로 전달되는데 10일이 지나도 낫지 않으면 죽게 되는 것입니다. 겨울에는 해질 무렵에 죽고 여름에는 해뜰 무렵에 죽게 됩니다.

질병이 먼저 간에서 발생하게 되면 3일이면 비(脾)로 전달되고 5일이면 위로 전달되고 3일이 지나면 신(腎)으로 전달되는데 3일이 더 지나도 낫지 않으면 죽게 되는 것입니다. 겨울에는 해질 무렵에 죽고 여름에는 아침 식사 때보다 조금 빨리 죽게 됩니다.

질병이 먼저 비(脾)에서 발생하게 되면 하루면 위에 전달되고 2일이면 신(腎)에 전달되고 3일이면 등골과 방광(膀胱)으로 전달되는데 10일이 더 지나도 낫지 않으면 죽게 되는 것입니다. 겨울이면 인정(人定 : 亥時)에 죽고 여름에는 안식(晏食 : 寅時 : 3~5시)에 죽게 됩니다.

질병이 먼저 위(胃)에서 발생하게 되면 5일이면 신(腎)으로 전달되고 3일이면 등골과 방광으로 전달되고 5일이면 심(心)으로 올라가는데 2일이 더 지나도 낫지 않으면 죽게 되는 것입니다. 겨울에는 야반에 죽고 여름에는 일질(日昳 : 해가 서산에 기울 때)에 죽게 됩니다.

질병이 먼저 신(腎)에서 발생하게 되면 3일이면 등골과 방광으로 전달되고 3일이 지나면 심(心)으로 올라가고 3일이 지나면 소장(小腸)으로 전달되는데 3일이 더 지나도 낫지 않으면 죽게 되는 것입니다. 겨울에는 새벽에 죽고 여름에는 해가 저물 때 죽게 됩니다.

질병이 먼저 방광에서 발생하게 되면 5일이면 신(腎)에 이르고 그 다음날이면 소장으로 전달되고 하루가 더 지나면 심(心)으로 전달되는데 2일이 더 지나도 낫지 않으면 죽게 되는 것입니다. 겨울에는 닭이 울 때 죽고 여름에는 해가 저물 때 죽게 됩니다.

모든 질병이 순차적으로 옮겨지는 것은, 이와 같은 질병은 모두 죽는 시기가 있으니 침을 놓아서는 안 되는 것입니다.

질병이 옮겨지는데 일장(一臟)에서 간격을 두고 이(二) 삼(三) 사장(四臟)으로 이르는 것이라면 가히 침을 놓을 수 있는 것입니다."

(황제왈 대기가 입장은 내하오? 기백왈 병이 심에 선발하면 일일에 지폐하고 삼일에 지간하고 오일에 지비하여 삼일에 불이면 사니 동은 야반에 하는 일중이니라. 병이 폐에 선발하면 삼일에 지간하고 일일에 지비하고 오일에 지위하여 십일에 불이면 사니 동은 일입하고 하는 일출이니라. 병이 간에 선발하면 삼일에 지비하고 오일에 지위하고 삼일에 지신하여 삼일에 불이면 사니 동은 일

입하고 하는 조식이니라. 병이 비에 선발하면 일일에 지위하고 이일에 지신하고 삼일에 여와 방광에 지하여 십일에 불이면 사니 동은 인정하고 하는 안식이니라. 병이 위에 선발하면 오일이면 지신하고 삼일에 여와 방광에 지하고 오일에 심으로 상하여 이일에 불이면 사니 동은 야반에 하고 하는 일질이니라. 병이 신에 선발하면 삼일에 여와 방광에 지하고 삼일에 심으로 상하고 삼일에 지소장하여 삼일에 불이면 사니 동은 대신에 하고 하는 조포니라. 병이 방광에 선발하면 오일에 지신하고 일일에 지소장하고 일일에 지심하여 이일에 불이면 사니 동은 계명이요 하는 하포니라. 제병이 이차로 상전함이 여시자는 다 유사기하니 불가자요 일장을 간하여 이삼사장에 급한 자는 이에 가자니라.)

黃帝曰 大氣入藏奈何 岐伯曰 病先發於心 一日而之肺¹⁾ 三日而之肝²⁾ 五日而之脾³⁾ 三日不已 死 冬夜半 夏日中⁴⁾ 病先發於肺 三日而之肝 一日而之脾 五日而之胃⁵⁾ 十日不已 死 冬日入 夏日出⁶⁾ 病先發於肝 三日而之脾 五日而之胃 三日而之腎 三日不已 死 冬日入 夏早食⁷⁾ 病先發於脾 一日而之胃 二日而之腎 三日而之膂膀胱⁸⁾ 十日不已 死 冬人定 夏晏食⁹⁾ 病先發於胃 五日而之腎 三日而之膂膀胱 五日而上之心 二日不已 死 冬夜半 夏日昳¹⁰⁾ 病先發於腎 三日而之膂膀胱 三日而上之心 三日而之小腸 三日不已 死 冬大晨 夏早晡¹¹⁾ 病先發於膀胱 五日而之腎 一日而之小腸 一日而之心 二日不已 死 冬鷄鳴 夏下晡¹²⁾ 諸病以次相傳 如是者皆有死期 不可刺也 間一藏 及二三四藏¹³⁾者 乃可刺也

1) 病先發於心一日而之肺(병선발어심일일이지폐) : 질병이 먼저 심에서 발하여 하루가 되면 폐로 전달되다의 뜻. 곧 심화(心火)가 금(金)을 억제하므로 폐에 전달된다. 이는 병이 심에서 발작하여 폐에 병이 든 것은 화(火)가 금(金)을 제약한 것이라 했다. 심자 밑에 자심통(者心痛) 3자가 맥경이나 갑을경에 모두 있다. 지폐(之肺)의 밑에는 이해(而刻) 2자가 맥경이나 비급천금요방에는 더 있다고 했다.

2) 三日而之肝(삼일이지간) : 3일이면 간으로 전달된다. 곧 폐금(肺金)이 목(木)을 억제하여 간(肝)으로 전달된다.

3) 五日而之脾(오일이지비) : 5일이면 비로 전달된다. 곧 간목(肝木)이 토(土)

를 억제하여 비(脾)에 전달된다는 것이다.

4) 冬夜半夏日中(동야반하일중) : 겨울에는 야반에 죽고 여름에는 한낮에 죽는다. 곧 겨울은 수(水)에 속하고 야반은 음기가 왕성한 때이니 수(水)는 화(火)를 억제할 수 있으므로 심화(心火)가 고갈되어 죽는다. 여름은 화(火)에 속하고 정오는 양기가 왕성한 때이니 양사가 지나치게 왕성하면 죽게 된다는 뜻.

5) 病先發於肺~五日而之胃(병선발어폐~오일이지위) : 질병이 폐에서 발생하여 3일이면 간으로 가고 하루를 더하면 비로 가고 5일을 더하면 위로 가다. 곧 폐로부터 간에 전달되고 간에서 비에 전달되는 것은 오행(五行)의 소승(所勝)으로 전하는 것이고 비에서 위에 전달되는 것은 표리가 서로 전하는 것이다.

6) 冬日入夏日出(동일입하일출) : 겨울에는 해질녘이고 여름에는 해뜰 무렵이다. 겨울의 해질녘은 신시(申時)이며 이 때는 금(金)이 이미 심하게 쇠한 때이므로 해질녘에 죽게 되고 여름의 해뜰 때는 인시(寅時)이니 이 때는 목(木)이 왕성하여 화(火)가 발생하고 폐기가 이미 끊어지므로 여름에는 해뜰녘에 죽게 된다.

7) 冬日入夏早食(동일입하조식) : 겨울에는 해질녘이고 여름에는 이른 아침 밥 먹을 때 죽는다는 뜻. 곧 해질녘은 신유(申酉)의 때이니 금(金)에 속하며 이 때 금(金)이 왕성하고 목(木)이 쇠약해지므로 간병은 이 무렵에 잘 죽는다. 이른 아침 밥 먹을 때는 아침 식사 때보다 약간 빠르다는 뜻이며 묘시(卯時)에 해당하니 묘는 목(木)에 속하고 목이 왕성한 때이니 병이 간에서 생기면 반드시 이기지 못하고 죽게 된다.

8) 三日而之脊膀胱(삼일이지려방광) : 3일이면 등골과 방광에 이른다. 곧 등골과 방광이란 방광이 척주와 등 부분에 붙어 있는 등골의 근육이다. 3일에 등골과 방광에 전달되면 등의 등골 근육이 아프고 소변이 막히게 된다는 뜻.

9) 冬人定夏晏食(동인정하안식) : 겨울에는 사람이 잠잘 때 죽게 되고 여름에는 늦은 저녁밥을 먹을 때 죽게 된다. 인정은 해시(亥時)를 뜻하는데 겨울은 한수(寒水)가 성하여 해시에 더욱 왕성하여 토(土)가 이를 억제하기 어려워서 비병이 이 때 쉽게 죽게 된다. 또 안시(晏時)란 사시(巳時)이니 여름의 습토(濕土)가 크게 유행하고 해시에 토(土)가 왕성하여 병이 비에서 생겨 지

나치게 왕성하면 역시 죽음을 초래하게 된다는 것이다.

10) 冬夜半夏日昳(동야반하일질) : 겨울은 야반에 여름에는 일질에 죽게 된다. 일질은 대략 미시(未時)이다. 곧 겨울철의 야밤은 자(子)에 속하는데 토(土)가 수(水)를 억제하지 못하여 야밤에 죽고 여름철의 미시(未時)는 해가 기울어질 때이니 이 때 죽게 된다는 뜻이다. 모두가 토(土)가 왕성한 시간이니 위병은 이 시간대에 이르면 기가 극에 달해 죽게 된다는 뜻.

11) 冬大晨夏早晡(동대신하조포) : 겨울은 아침에 여름은 늦은 저녁에 죽게 된다. 대신은 날이 훤히 밝은 것이다. 이 때는 대략 묘(卯)시에 해당한다. 조포는 안포(晏晡)로 황혼이 드는 시각이며 술시(戌時)에 해당한다.

12) 冬鷄鳴夏下晡(동계명하하포) : 겨울은 첫닭이 울 때요 여름에는 미시(未時)에 해당한다.

13) 間一藏及二三四藏(간일장급이삼사장) : 한 장을 사이에 하여 이장 삼장 사장으로 미치다. 곧 간이장(間一藏)이란 오행상극(五行相克)의 규율에 따라 옮겨지는 과정인데 한 장기를 뛰어 넘어 진행되는 것을 뜻한다. 예를 들면 오행상극에서는 전변하는 것이 간(肝)→비(脾)→신(腎)→심(心)→폐(肺)인데 간일장은 바로 간에서 비를 뛰어 넘어 신(腎)으로 전변(傳變)하는 것을 뜻한다. 또 간이장은 간에서 심(心)으로 전하고 간삼장은 간에서 폐로 전하는 것을 뜻한다.

제43편 음사발몽(淫邪發夢篇第四十三)

음사(淫邪)는 넘쳐나는 사기(邪氣)를 뜻한다. 발몽(發夢)은 꿈을 꾸게 하다. 곧 지나친 사기(邪氣)가 꿈을 꾸게 하다의 뜻이다.

음사발몽(淫邪發夢)편에서는 꿈을 사기(邪氣)의 침입이나 혹은 오장과 육부의 허하고 실한 상태와 연결시켜서 논하고, 또 그 발몽을 분석하여 진단의 자료로 삼는 구체적인 예도 제시하고 있다.

1. 사기(邪氣)가 넘쳐 흐르게 되면…

황제가 말했다.

"원컨대 음사(淫邪)가 넘쳐나면 어떻게 되는지 듣고 싶습니다."

기백이 말했다.

"정사(正邪)가 밖에서부터 안으로 침입하여 정해진 곳에 머무르지 않고 도리어 장(臟)에 넘쳐 흘러서 정할 곳을 얻지 못하게 되면 영기(營氣)와 위기(衛氣)와 함께 행동하며 혼백(魂魄)과 함께 날아 오릅니다. 이에 사람은 잠자리에 들어도 편안함을 얻지 못하고 꿈을 잘 꾸게 됩니다.

사기(邪氣)가 부(腑)에 넘쳐나게 되면 밖에서는 유여(有餘)하게 되고 안에서는 부족하게 되며 사기가 장(臟)에 넘쳐나게 되면 안에서는 유여하게 되고 밖에서는 부족하게 됩니다."

(황제왈 원문컨대 음사가 반연하면 내하오? 기백왈 정사가 종외하여 습내함에 정사를 미유하고 반히 장에 음하여 정처를 부득하면 영위로 더불어 구행하

여 혼백으로 더불어 비양하여 사인으로 와에 부득안하여 희몽하니라. 기가 부
에 음즉 외에 유여하고 내에 부족하며 기가 장에 음즉 내에 유여하고 외에 부족
이니라.)

黃帝曰 願聞淫邪泮衍[1]奈何 岐伯曰 正邪[2]從外襲內 而未有定舍
反淫[3]於藏 不得定處 與營衛俱行 而與魂魄飛揚 使人臥不得安而喜
夢[4] 氣淫於府 則有餘於外 不足於內 氣淫於藏 則有餘於內 不足於外

1) 願聞淫邪泮衍(원문음사반연) : 갑을경에는 원문(願聞)의 두 글자가 없다.
   반연은 확산되다의 뜻. 곧 넘치는 사기(邪氣)가 만연된다는 뜻.
2) 正邪(정사) : 신체와 마음의 정상적인 활동을 자극하고 방해하는 각종 원인
   등을 뜻한다. 곧 정지(情志)의 활동과 기포(飢飽)와 노일(勞逸) 등을 뜻함.
   일설에는 정사란 정풍(正風)이라 했다.
3) 反淫(반음) : 넘치다. 또는 해치다의 뜻. 반은 급(及)이 되어야 한다고 했다.
4) 喜夢(희몽) : 꿈을 잘 꾸다. 그리워하는 정이 깊어 꿈속에서 보이는 것을 상
   몽(想夢)이라 하고 병이 나서 꿈 속에서 보이는 것을 병몽(病夢)이라 한다
   고 양상선이 말했다.

2. 기(氣)가 성할 때 나타나는 꿈의 형태

황제가 말했다.

"유여(有餘)하고 부족(不足)한 것에 형태가 있습니까?"

기백이 말했다.

"음기(陰氣)가 성하면 꿈에 큰 물을 건너면서 두려워하게 됩
니다. 양기(陽氣)가 성하면 꿈에 큰 불이 나서 활활 타는 것이 보
입니다. 음기와 양기가 함께 성하면 꿈에 서로 죽이는 것을 보게
되는 것입니다.

위가 성하면 꿈에서 날아다니게 되고 아래가 성하면 꿈에서 떨
어지게 되는 것입니다. 매우 굶주렸으면 꿈에 취하는 것이 있게
되고 매우 배부르면 꿈에 주는 것이 있습니다.

간기가 성하면 꿈에 화를 내게 되고 폐기가 성하면 꿈에 두려

워하거나 울거나 날아오르게 되는 것입니다. 심기(心氣)가 성하면 꿈에 잘 웃거나 무서워하게 되고 비기(脾氣)가 성하면 꿈에 노래를 부르거나 신체가 무거워서 거동하지 못하게 되고 신기(腎氣)가 성하면 꿈에 허리와 척추가 둘로 갈라져서 연결되지 않게 됩니다.

이상 열두 가지의 기가 성한 자는 사기(邪氣)가 이른 부위를 파악하여 사(瀉)해 주면 즉시 낫게 됩니다."

(황제왈 유여와 부족에 유형이니까? 기백왈 음기가 성즉 몽에 섭대수하여 공구하고 양기가 성즉 몽에 대화하여 번설하고 음양이 구성즉 몽에 상살하고 상이 성즉 몽에 비하고 하가 성즉 몽에 타하고 심기즉 몽에 취하고 심포즉 몽에 여하고 간기가 성즉 몽에 노하고 폐기가 성즉 몽에 공구하고 곡읍하고 비양하며 심기가 성즉 몽에 선소하고 공외하고 비기가 성즉 몽에 가락하고 신체가 중하여 불거하고 신기가 성즉 몽에 요척이 양해하여 불속하니라. 범차의 십이성자는 지함에 사하면 입이니라.)

黃帝曰 有餘不足 有形乎 岐伯曰 陰氣盛 則夢涉大水而恐懼 陽氣盛則夢大火而燔焫[1] 陰陽俱盛則夢相殺[2] 上盛[3]則夢飛 下盛[4]則夢墮 甚饑則夢取 甚胞則夢予 肝氣盛則夢怒 肺氣盛則夢恐懼 哭泣 飛揚 心氣盛則夢善笑恐畏 脾氣盛則夢歌樂 身體重不擧 腎氣盛則夢腰脊兩解不屬 凡此十二盛者 至而寫之[5]立已

1) 燔焫(번설) : 불에 태우다의 뜻.

2) 相殺(상살) : 서로 싸우다. 곧 서로 죽이려고 싸운다는 뜻.

3) 上盛(상성) : 위가 성하다. 곧 양(陽)이 성하면 하늘과 근접하다. 상은 상체(上體)의 뜻도 있다.

4) 下盛(하성) : 아래가 성하다. 곧 음(陰)이 성하면 땅(아래)과 가깝다. 하는 하체(下體)의 뜻도 있다.

5) 至而寫之(지이사지) : 이른 곳을 사해 주다. 곧 사기(邪氣)가 성하게 이른 곳에 사법(瀉法)을 쓰다의 뜻.

3. 정기가 부족할 때 나타나는 꿈의 형태

궐기(厥氣)가 심(心)에 손님 노릇을 하고 있으면 꿈에 언덕진 산에 불이 나는 것을 보게 되고, 폐(肺)에 손님 노릇을 하고 있으면 꿈에 날아오르게 되거나 쇠 같은 기괴한 물건들이 보이게 되고, 간(肝)에 손님 노릇을 하고 있으면 꿈에 산이나 숲이나 수목이 보이게 되고, 비(脾)에 손님 노릇을 하고 있으면 구릉(丘陵)이나 큰 못이나 허물어진 집이나 바람과 비가 오는 것이 보이게 되고, 신(腎)에 손님 노릇을 하고 있으면 꿈에 물가에 가서 물 속에 빠지는 것을 보게 됩니다.

방광에 손님 노릇을 하고 있으면 꿈에 눌러 다니게 되고, 위(胃)에 손님 노릇을 하고 있으면 꿈에 음식을 먹게 되고, 대장(大腸)에 손님 노릇을 하고 있으면 꿈에 전야가 보이고, 소장에 손님 노릇을 하고 있으면 꿈에 읍내에 모여 교통의 요충지에 이르게 되고, 담(膽)에 손님 노릇을 하고 있으면 꿈에 싸우고 송사하여 스스로 배를 가르게 됩니다.

사기(邪氣)가 음기(陰器)에 손님 노릇을 하고 있으면 꿈에 교접을 하게 되고, 목에 손님 노릇을 하고 있으면 꿈에 목이 잘리게 됩니다. 정강이에 손님 노릇을 하고 있으면 꿈에 돌아다니거나 달리려고 해도 능히 앞으로 나갈 수가 없고 깊은 땅굴 속에서 살게 됩니다. 다리와 팔에 손님 노릇을 하고 있으면 꿈에 예를 갖추어 절을 하고 일어나며, 요로와 직장(直腸)에 손님 노릇을 하고 있으면 꿈에 대변과 소변을 보게 되는 것입니다.

이와 같은 15가지의 정기가 부족한 것들은 사기(邪氣)가 이른 부위에 사법을 쓰면 즉시 낫게 되는 것입니다.

(궐기가 심에 객즉 몽에 구산에 연화를 견하고 폐에 객즉 몽에 비양하고 금철의 기물을 견하고 간에 객즉 몽에 산림과 수목을 견하고 비에 객즉 몽에 구릉과 대택과 괴옥과 풍우를 견하고 신에 객즉 몽에 임연하여 수중에 몰거하고 방

광에 객즉 몽에 유행하고 위에 객즉 몽에 음식하고 대장에 객즉 몽에 전야하고
소장에 객즉 몽에 읍의 충구에 취하고 담에 객즉 몽에 투송하여 자고하고 음기
에 객즉 몽에 접내하고 항에 객즉 몽에 참수하고 경에 객즉 몽에 행주하여 불능
전하며 심지의 교원중에 거하고 고굉에 객즉 몽에 예절로 배기하고 포직에 객
즉 몽에 수변하니라. 범차의 십오의 부족자는 지하여 보게 하면 입이니라.)

厥氣客於心[1] 則夢見丘山煙火 客於肺 則夢飛揚 見金鐵之奇物
客於肝 則夢山林樹木 客於脾 則夢見丘陵大澤 壞屋風雨[2] 客於腎
則夢臨淵 沒居水中 客於膀胱 則夢遊行 客於胃 則夢飮食 客於大
腸 則夢田野 客於小腸 則夢聚邑衝衢[3] 客於膽 則夢鬪訟自刳[4] 客
於陰器 則夢接內 客於項 則夢斬首 客於脛 則夢行走而不能前 及
居深地笂苑[5]中 客於股肱 則夢禮節拜起 客於胞膪[6] 則夢溲便 凡此
十五不足者 至而補之立已也

1) 厥氣客於心(궐기객어심) : 궐은 중장경(中藏經) 상권 22편에는 사(邪)로
   되어 있다. 궐기가 심(心)에 객(客)하다. 곧 손님 노릇을 하다. 손님이란 외
   부에서 들어온 것이다. 여기서의 궐기는 허(虛)한 기이며 장부(臟腑) 사이
   에서 궐역한다.

2) 壞屋風雨(괴옥풍우) : 무너진 집과 바람과 비가 보이다. 곧 비(脾)는 토(土)
   에 속하고 그것이 습(濕)을 주관하기 때문이라 했다.

3) 聚邑衝衢(취읍충구) : 읍에 모여서 교통의 요충지에 있게 되다.

4) 自刳(자고) : 스스로 가르다. 할복하다.

5) 笂苑(교원) : 움집을 뜻한다.

6) 胞膪(포직) : 포는 방광의 아래 요로(尿路)를 뜻하고 직은 직장(直腸)이라
   했다. 일설에는 포는 수부(溲腑 : 방광)이고 직은 대장(大腸)이라 했다. 포
   (胞)에 손님 노릇을 하면 앞으로 소변을 보는 꿈을 꾸고 직장에 손님 노릇을
   하면 뒤로 대변을 보는 꿈을 꾼다고 했다.

제44편 순기일일분위사시
(順氣一日分爲四時篇第四十四)

　순기일일분위사시(順氣一日分爲四時)는 순기(順氣)를 하루 동
안에 네 계절과 적용시켜 본다는 뜻이다. 순기(順氣)는 인체를 순환
하는 원천적인 기이다. 이 순환하는 기를 하루 동안에 맞추어 나누어
서 네 계절처럼 적용시킨다는 뜻이다.

　이 편에서는 인체의 질병 상태가 보통, 하루 중에서 단혜(旦慧 :
아침에는 슬기롭다)하고 주안(晝安 : 낮에는 편안하다)하고 석가(夕
加 : 저녁에는 가중되다)하고 야심(夜甚 : 밤중에는 심해지다)해지는
과정을 거치는 것과 변화 과정을 거치지 않는 질병의 성격에 대하여
논하였다. 아울러 장(藏)과 색(色)과 시(時)와 음(音)과 미(味) 등
의 다섯 가지 변화의 의의와 그의 주된 질병과 오수혈(五腧穴)에 침
을 놓아서 치료하는 상관 관계를 논했다.

　I. 질병은 하루에 네 번의 변화가 있다
　황제가 말했다.
　"온갖 질병이 처음 발생할 때에는 반드시 조(燥 : 건조함) 습
(濕 : 습함) 한(寒 : 추위) 서(暑 : 더위) 풍(風 : 바람) 우(雨 :
비) 음양(陰陽) 희로(喜怒) 음식(飮食) 거처(居處) 등에서 기
인하는 것입니다. 사기(邪氣)가 합해짐에 형체가 있게 되고 장
(藏)을 탐하면 병명(病名)이 있게 되는데 나는 이러한 것을 알
고 있습니다.

모든 질병은 대부분 아침에는 슬기로워지고 낮에는 편안해지고 저녁에는 더해져서 한밤에는 심해지는데 그 이유는 무엇입니까?"

기백이 말했다.

"네 계절의 기후가 그렇게 시키는 것입니다."

"원컨대 네 계절의 기후를 듣고자 합니다."

"봄에는 태어나게 하고 여름에는 자라게 하고 가을에는 거두어들이게 하고 겨울에는 저장하게 하는데 이것은 기후의 정상적인 것입니다.

사람도 또한 여기에 응하는 것입니다. 하루를 네 계절로 나누면 아침은 봄이 되고 한낮은 여름이 되고 해가 질 때는 가을이 되고 한밤중은 겨울이 됩니다.

아침에는 사람의 정기(正氣)가 생겨나서 병의 기운이 쇠약해지므로 아침에는 슬기로워지는 것이며, 한낮에는 사람의 정기가 자라나는데 자라나면 사기(邪氣)를 이기므로 편안해지며, 저녁 때는 사람의 정기가 비로소 쇠해져서 사기가 다시 생하므로 병증이 더해지고, 야반에는 사람의 정기가 감추어 들어가고 사기가 홀로 몸 안에 있게 되므로 심해지는 것입니다."

"그것들이 때때로 상반되는 경우가 있는 까닭은 무엇입니까?"

"이는 네 계절의 기와 응하지 않고 하나의 장(臟)이 홀로 그 병을 주관하는 것입니다. 이러한 것은 장기(臟氣)가 때의 기후를 이기지 못할 때에는 심해지고 이길 때에는 좋아지는 것입니다."

"치료는 어떻게 해야 합니까?"

"하늘의 때에 순응하면 질병의 치유를 기약할 수 있습니다. 하늘의 때에 순응하는 자는 제 실력을 갖춘 의사이고 하늘의 때를 거역하는 자는 서투른 의사인 것입니다."

(황제왈 대저 백병의 소시생자는 필히 조습과 한서와 풍우와 음양과 희로와 음식과 거처에 기하여 기합하여 유형이며 득장하여 유명이니 여는 그 연을 지니라. 대저 백병자는 다히 단혜와 주안과 석가와 야심으로써 함은 하오? 기백왈 사시의 기가 사연이니라. 황제왈 원문컨대 사시의 기니라. 기백왈 춘생하고

하장하며 추수하고 동장이니 시는 기의 상이니 인이 역시 응함이니 써 일일로
분하여 위사시하여 조즉 위춘하고 일중이 위하하고 일입에 위추하고 야반에 위
동이니 조즉 인기가 시생하여 병기가 쇠한 고로 단혜하고 일중에 인기가 장한
데 장즉 승사 고로 안하며 석즉 인기가 시쇠하여 사기가 시생 고로 가하고 야반
에 인기가 입장하니 사기가 신에 독거 고로 심이니라. 황제왈 그 시와 유반자는
하오? 기백왈 시는 사시의 기와 불응하고 장이 그 병을 독주하니 시는 필히 장
기의 소불승시자로 심이니 그 소승시자로 기이니라. 황제왈 치함을 내하오? 기
백왈 순천의 시하면 병에 가히 여기하니 순자는 위공하고 역자는 위조니라.)

黃帝曰 夫百病之所始生者 必起於燥濕寒暑風雨 陰陽喜怒 飮食
居處¹⁾ 氣合而有形 得藏而有名²⁾ 余知其然也 夫百病者 多以旦慧晝
安 夕加夜甚³⁾ 何也 岐伯曰 四時之氣使然 黃帝曰 願聞四時之氣 岐
伯曰 春生夏長 秋收冬藏 是氣之常也 人亦應之 以一日分爲四時 朝
則爲春 日中爲夏 日入爲秋 夜半爲冬 朝則人氣始生⁴⁾ 病氣衰 故旦
慧 日中人氣長⁵⁾ 長則勝邪 故安 夕則人氣始衰⁶⁾ 邪氣始生 故加 夜
半人氣入藏⁷⁾ 邪氣獨居於身 故甚也 黃帝曰 其時有反者何也 岐伯
曰 是不應四時之氣 藏獨主其病者 是必以藏氣之所不勝時者甚⁸⁾ 以
其所勝時者起⁹⁾也 黃帝曰 治之奈何 岐伯曰 順天之時¹⁰⁾ 而病可與期
順者爲工 逆者爲粗

1) 燥濕寒暑風雨~飮食居處(조습한서풍우~음식거처): 건조하고 습하고 춥
   고 덥고 바람과 비와 음양과 희로와 음식과 거처에서 모든 질병이 시작된다
   는 뜻. 곧 질병은 외감(外感)과 내상(內傷)으로 시작되다. 건조하고 습기가
   있고 춥고 덥고 바람과 비는 외감(外感)이고 음양과 희로(喜怒)와 음식과
   거처는 내상(內傷)에서 이른 것이다.

2) 氣合而有形得藏而有名(기합이유형득장이유명): 기합(氣合)이란 사기가
   인체에 침범한 것이다. 유형은 맥증(脈證)의 변화를 가져와 형적(形迹)이 있
   다는 것이다. 득장은 사기가 장을 탐하여 얻다의 뜻이고 유명이란 질병이 병
   명을 얻게 되었다는 뜻이다.

3) 多以旦慧晝安夕加夜甚(다이단혜주안석가야심): 대부분 아침에는 슬기롭
   고 낮에는 편안하고 저녁에는 더하고 밤중에는 아주 심해진다는 뜻이다.

4) 人氣始生(인기시생) : 아침에는 태양이 인묘(寅卯)의 위치에 있고 아래에서
   위로 상승하는 것으로 사람도 이에 응하여 양기가 상승(上升)하므로 병세가
   쇠하여 아침에는 가뿐해진다는 뜻.

5) 日中人氣長(일중인기장) : 한낮에는 사람의 기가 자라난다. 낮의 태양은 사
   오(巳午)의 위치에 있고 동쪽에서 중앙으로 가는데 사람도 이에 응하여 양기
   가 한창 성하므로 사기를 이길 수가 있어서 낮에는 병세가 안정된다는 뜻이다.

6) 夕則人氣始衰(석즉인기시쇠) : 저녁이면 사람의 기가 비로소 쇠해지다. 저
   녁에는 태양의 위치가 신유(申酉)에 있고 중앙에서 서쪽으로 기울어지는데
   사람도 이와 응하여 양기가 쇠하기 시작하므로 저녁이면 병이 가중된다는 뜻
   이다.

7) 夜半人氣入藏(야반인기입장) : 한밤중에는 사람의 기가 감추어 들어가다.
   야반은 태양이 술해(戌亥)에 위치하고 위에서 아래로 하강하는데 사람도 이
   와 응하여 양기는 잠복되고 사기가 한창 성하게 되므로 사람의 병이 야반에
   심해지는 것이다.

8) 藏氣之所不勝時者甚(장기지소불승시자심) : 장기(臟氣)가 때의 기후를 이
   기지 못하면 심해지다. 장기(臟氣)는 각각 일정한 오행(五行)의 특성을 갖
   고 있고 시일(時日)도 각각 오행의 속성을 갖고 있어 시일의 오행 속성이 내
   장(內臟)의 오행 속성을 억제하는 때를 만나게 되면 병이 심해진다는 뜻이
   다. 예를 들면 간병(肝病)에는 경신(庚辛)일이나 혹은 신유시진(申酉時
   辰 : 금이 목을 이김)을 만나게 되면 심해진다. 오장(五臟)을 오행(五行)에
   분배하면 간목(肝木) 심화(心火) 비토(脾土) 폐금(肺金) 신수(腎水)이다.
   날짜를 대표하는 천간(天干)을 오행에 배분하면 갑을목(甲乙 : 木), 병정화
   (丙丁 : 火), 무기토(戊己 : 土), 경신금(庚辛 : 金), 임계수(壬癸 : 水)이고
   시(時 : 때)를 대표하는 지지(地支)를 오행에 분배하면 인묘목(寅卯 : 木),
   사오화(巳午 : 火), 진술축미토(辰戌丑未 : 土), 신유금(申酉 : 金), 해자수
   (亥子 : 水)에 속한다. 곧 소불승(所不勝)이란 비병(脾病)은 목(木)을 두려
   워하고 폐병은 화(火)를 두려워하고 신병(腎病)은 토(土)를 두려워하고 간
   병은 금(金)을 두려워하고 심병(心病)은 수(水)를 두려워하며 그 해당하는
   시일을 만나게 되면 병이 더욱 심해진다는 뜻이다.

9) 以其所勝時者起(이기소승시자기) : 때의 기후를 이길 때는 질병이 가벼워진

다. 곧 병든 내장이 그 만나는 때를 억제하면 질병이 가벼워진다고 했다. 예를 들면 간병에는 무기(戊己)일이나 진술축미(辰戌丑未)의 시진(時辰 : 木이 土를 승함)을 만나면 가벼워진다. 또 비병(脾病)은 화토(火土)를 좋아하고 폐병은 토금(土金)을 좋아하고 신병(腎病)은 금수(金水)를 좋아하고 간병(肝病)은 수목(水木)을 좋아하며 심병(心病)은 목화(木火)를 좋아하는데 이에 해당하는 시일을 만나게 되면 질병이 반드시 낫는다고 했다.

10) 順天之時(순천지시) : 하늘의 시를 따르다. 곧 질병을 치료할 때 일(日)과 시(時)의 오행배속과 병든 내장의 오행배속 관계에 근거하여 보사법을 시행하여 시일(時日)이 장기(臟氣)를 억제하는 것을 피하게 해 준다. 예를 들면 폐병일 때는 화(火)에 속하는 병정(丙丁)일이나 사오(巳午) 시(時)에 있어서는 금(金)을 보하고 화(火)를 사(瀉)하는 방법을 쓰거나 비병(脾病)일 때는 목(木)에 속하는 갑을일(甲乙日)이나 혹은 인묘시(寅卯時)에는 토(土)를 보해 주고 목(木)을 사해 주는 방법을 쓰는 것 등이 곧 '순천지시(順天之時)'이다.

2. 오장의 다섯 가지 변화

황제가 말했다.

"훌륭한 말씀입니다. 나는 침을 놓는 데는 오변(五變 : 다섯 가지 변화)이 있어서 다섯 곳의 수혈(腧穴)을 주관한다고 들었습니다. 원컨대 그 수(數)를 듣고자 합니다."

기백이 말했다.

"사람에게는 오장(五臟)이 있고 오장에는 다섯 가지의 변화가 있고 오변(五變)에는 오수(五輸)가 있습니다. 그러므로 5×5는 25개의 수혈이 됨으로써 오시(五時)에 응하는 것입니다."

"원컨대 오변(五變)을 듣고자 합니다."

"간(肝)은 모장(牡臟)이 되며 그 색은 푸르고 그 때는 봄이며 그 음(音)은 각(角)이고 그 맛은 산(酸 : 신맛)이고 그 날은 갑을(甲乙)입니다.

심(心)은 모장이 되며 그 색은 붉고 그 때는 여름이고 그 날은

병정(丙丁)이며 그 음(音)은 치(徵)이며 그 맛은 고(苦 : 쓴맛)
입니다.

비(脾)는 빈장(牝臟)이 되며 그 색은 누렇고 그 때는 장하(長
夏)이고 그 날은 무기(戊己)이고 그 음(音)은 궁(宮)이고 그 맛
은 감(甘 : 단맛)입니다.

폐(肺)는 빈장이 되며 그 색은 흰색이고 그 음(音)은 상(商)
이고 그 때는 가을이고 그 날은 경신(庚辛)이며 그 맛은 신(辛 :
매운맛)입니다.

신(腎)은 빈장이 되며 그 색은 검고 그 때는 겨울이고 그 날은
임계(壬癸)이고 그 음(音)은 우(羽)이고 그 맛은 함(鹹 : 짠맛)
입니다. 이상을 오변(五變)이라고 하는 것입니다.”

(황제왈 선하다. 여는 문하니 자에 유오변하여 써 오수로 주한다 하니 그 수
를 원문하노라. 기백왈 인에 유오장하고 오장에 유오변하고 오변에 유오수하니
고로 오오는 이십오수이니 써 오시에 응하니라. 황제왈 오변을 원문하노라. 기
백왈 간이 위모장이며 그 색은 청이요 그 시는 춘이요 그 음은 각이요 그 미는
산이요 그 일은 갑을이니라. 심은 위모장이며 그 색이 적하고 그 시는 하요 그
일은 병정이요 그 음은 치이며 그 미는 고니라. 비는 위빈장이며 그 색은 황이
요 그 시는 장하요 그 일은 무기요 그 음은 궁이요 그 미는 감이니라. 폐는 위빈
장이며 그 색은 백이요 그 음은 상이요 그 시는 추요 그 일은 경신이요 그 미는
신이니라. 신은 위빈장이며 그 색은 흑이요 그 시는 동이요 그 일은 임계요 그
음은 우요 그 미는 함이니 시는 위오변이니라.)

黃帝曰 善 余聞刺有五變[1] 以主五輸[2] 願聞其數 岐伯曰 人有五藏
五藏有五變 五變有五輸[3] 故五五二十五輸 以應五時 黃帝曰 願聞
五變 岐伯曰 肝爲牡藏[4] 其色靑 其時春 其音角 其味酸 其日甲乙 心
爲牡藏 其色赤 其時夏 其日丙丁 其音徵 其味苦 脾爲牝藏[5] 其色黃
其時長夏 其日戊己 其音宮 其味甘 肺爲牝藏 其色白 其音商 其時
秋 其日庚辛 其味辛 腎爲牝藏 其色黑 其時冬 其日壬癸 其音羽 其
味鹹 是爲五變

1) 五變(오변) : 다섯 가지의 변화라는 뜻. 곧 색(色)과 시(時)와 일(日)과 음(音)과 미(味)의 다섯 가지 관계를 뜻하는 것 같다.

2) 五輸(오수) : 정(井) 영(滎) 수(腧) 경(經) 합(合)의 오수혈(五輸穴)을 뜻한다.

3) 五變有五輸(오변유오수) : 오변에 오수가 있다. 곧 각각의 장(臟)에서 봄에는 영혈(滎穴)에 침을 놓고 여름에는 수혈(腧穴)에 침을 놓고 장하(長夏)에는 경혈(經穴)에 침을 놓고 가을에는 합혈(合穴)에 침을 놓고 겨울에는 정혈(井穴)에 침을 놓는 오수혈(五腧穴)이 있다는 것이다.

4) 牡藏(모장) : 수컷의 성질이 있는 장기를 뜻하며 오장(五臟)에서는 간(肝)과 심(心)이 이에 속한다.

5) 牝藏(빈장) : 암컷의 성질이 있는 장기를 뜻하며 오장에서는 비(脾)와 폐(肺)와 신(腎)이 이에 해당한다. 대저 오장 중에서 간심(肝心)이 모장(牡臟)이고 비폐신(脾肺腎)은 빈장(牝臟)인데 이것은 목화(木火)는 양(陽)에 속하고 토금수(土金水)는 음(陰)에 속하기 때문이다.

3. 오수(五輸)를 주관하는 것은 무엇인가?

황제가 말했다.

"오변(五變)이 오수혈(五輸穴)을 주관한다는 데 어떠한 것입니까?"

기백이 말했다.

"장(臟)은 겨울을 주관하므로 겨울에는 정혈(井穴)에 침을 놓습니다. 색(色)은 봄을 주관하므로 봄에는 영혈(滎穴)에 침을 놓습니다. 때는 여름을 주관하므로 여름에는 수혈(腧穴)에 침을 놓습니다. 음(音)은 장하(長夏)를 주관하므로 장하에는 경혈(經穴)에 침을 놓습니다. 맛은 가을을 주관하므로 가을에는 합혈(合穴)에 침을 놓습니다. 이러한 것을 오변(五變)이 오수(五輸)를 주관한다고 이르는 것입니다."

"모든 원혈(原穴)이 어떻게 합해져서 육수혈(六輸穴)을 이루는 것입니까?"

"원혈(原穴)은 홀로 오시(五時)에 응하지 않고 경혈(經穴)에만 합해져서 그 수(數)에 응하는 것입니다. 그러므로 6×6은 36개의 수혈(輸穴)인 것입니다."

"무엇을 일러 장(臟)이 겨울을 주관하고 때가 여름을 주관하고 음(音)이 장하(長夏)를 주관하고 맛이 가을을 주관하고 색이 봄을 주관한다고 하는 것입니다. 원컨대 그 수를 듣고자 합니다."

"질병이 장(臟)에 있는 자는 정혈(井穴)에 침을 놓고 질병이 색으로 변해 나타난 자는 영혈(滎穴)에 침을 놓고 질병이 때에 따라 양호하고 때에 따라 심한 자는 수혈(輸穴)에 침을 놓고 질병이 음(音)에서 변화한 자는 경혈(經穴)에 침을 놓고 경맥(經脈)이 가득하고 어혈이 있는 자는 질병이 위(胃)에 있거나 음식을 절제하지 못해서 질병을 얻은 자이니 합혈(合穴)에 침을 놓는 것입니다. 그러므로 명(命)하여 이르기를 '맛은 합혈(合穴)을 주관한다.'라고 하며 이것을 오변(五變)이라고 이르는 것입니다."

(황제왈 써 오수를 주함은 내하오? 기백왈 장은 주동하니 동에는 자정하고 색은 주춘하니 춘에는 자영하고 시는 주하하니 하에는 자수하고 음은 주장하하니 장하에는 자경하고 미는 주추하니 추에는 자합이니 시위를 오변으로 써 오수를 주하니라. 황제왈 제원이 안합하여 써 육수를 치하니까? 기백왈 원은 홀로 오시와 불응하고 경으로써 합하여 써 그 수에 응하니 고로 육육은 삼십육의 수이니라. 황제왈 하위를 장이 주동하고 시가 주하하고 음이 주장하하고 미가 주추하고 색이 주춘가? 그 수를 원문하노라. 기백왈 병이 재장자는 정에 취하고 병이 색에 변자는 영에 취하고 병이 시간하고 시심자는 수에 취하고 병이 음에 변자는 경에 취하고 경만하여 혈자는 병이 재위하여 음식의 부절로써 급하여 득병자니 합에서 취하니 고로 명왈 미주합이니 시위를 오변이라 하니라.)

黃帝曰 以主五輸奈何 岐伯曰 藏主冬 冬刺井[1] 色主春 春刺滎[2] 時主夏 夏刺輸[3] 音主長夏 長夏刺經[4] 味主秋 秋刺合[5] 是謂五變 以主五輸 黃帝曰 諸原安合[6]以致六輸 岐伯曰 原獨不應五時[7] 以經合之[8] 以應其數 故六六三十六輸 黃帝曰 何謂藏主冬 時主夏 音主長

夏 味主秋 色主春 願聞其數 岐伯曰 病在藏者 取之井⁹⁾ 病變於色者
取之滎¹⁰⁾ 病時間時甚者 取之輸¹¹⁾ 病變於音者 取之經¹²⁾ 經滿而血者
病在胃及而飮食不節得病者 取之合¹³⁾ 故命曰味主合 是謂五變也

1) 冬刺井(동자정) : 겨울철에는 정혈(井穴)에 침을 놓는다. 곧 정혈은 목(木)
   에 속하고 목(木)은 봄에 속한다. 봄에는 만물이 소생하는데 그 형상이 우물
   속의 샘물과 같고 겨울에는 만물이 싹트기 시작하는데 그것은 마치 우물물이
   깊어서 아직 나오지 않는 것과 같아서 침을 놓을 때는 정혈(井穴)에 침을 놓
   는 것으로 아주 미묘하다고 양상선이 말했다.

2) 春刺滎(춘자영) : 봄철에는 영혈(滎穴)에 침을 놓는다. 곧 봄은 만물이 갓 태
   어나 신선하고 윤택하여 색(色)이 봄을 주로 한다. 영혈은 화(火)에 속하고
   화는 여름에 소속된다. 여름은 만물이 번성하게 자라 마치 물이 흘러 넘치는
   것과 같고 봄은 만물이 갓 태어나 번성하지 못하는 것으로 이에 침을 놓을 때
   는 역시 영혈에 침을 놓는 것이 아주 미묘하다고 양상선이 말했다.

3) 夏刺輸(하자수) : 여름에는 수혈(輸穴)에 침을 놓는다. 여름은 만물이 왕성
   하게 되어 네 계절의 으뜸이며 시(時)는 여름을 주로 한다. 수혈은 토(土)에
   속하고 토(土)는 장하(長夏)를 맡는다. 장하는 만물이 지극히 왕성하여 마치
   물이 한 곳으로 집중된 것과 같고 여름은 번성한 것이 지극히 성한데 이에 침
   을 놓을 때는 역시 수혈에 침을 놓는 것이 아주 미묘하다고 양상선이 말했다.

4) 長夏刺經(장하자경) : 장하(長夏)에는 경혈(經穴)에 침을 놓는다. 장하에
   는 만물이 왕성하여 아직 쇠해지지 않는 상태이며 침을 놓을 때 경혈에 침을
   놓는 것은 아주 미묘하다고 양상선이 말했다.

5) 秋刺合(추자합) : 가을에는 합혈에 침을 놓는다. 곧 가을은 만물이 열매를 맺
   고 익어 모든 맛이 함께 성대해지므로 오미(五味)가 가을을 주관한다. 합혈
   은 수(水)에 속하고 수(水)는 겨울에 속한다. 겨울에 만물이 저장되는데 이
   는 강물이 바다로 흘러드는 것과 같고 가을에 만물을 수확하나 가을은 저장
   의 상태는 아니니 이 때에 침을 놓을 때는 역시 합혈에 침을 놓는데 아주 미
   묘하다고 양상선이 말했다. 또 오미(五味)가 성숙(成熟)하여 오장(五臟)을
   기르고 그 기는 가을에 응하며 합혈은 기가 수렴하여 역시 가을에 응하므로
   무릇 경맥(經脈)이 가득 차서 출혈이 있을 때 질병이 위에 있거나 또는 음식
   으로 내상(內傷)을 당했으면 마땅히 각 경의 합혈(合穴)을 취해야 한다. 또

여기에서 오시(五時)에 침을 놓는 것이 오수(五腧)에 응한다는 것은 겨울에
는 정혈(井穴)에 침을 놓고 봄에는 영혈(榮血)에 침을 놓고 여름에는 수혈
(腧穴)에 침을 놓고 장하(長夏)에는 경혈(經穴)에 침을 놓고 가을에는 합
혈(合穴)에 침을 놓는데 정혈(井穴)이 겨울에 응하고 영혈이 봄에 응하고
수혈이 여름에 응하고 경혈이 장하(長夏)에 응하고 합혈이 가을에 응하기 때
문이라고 했다.

6) 諸原安合(제원안합) : 모든 원혈이 어떻게 합하는가? 곧 오변(五變)은 오수
(五腧)와 배합하는데 원혈(原穴)인 한 수혈은 무엇과 배합하는가?의 뜻이
다. 곧 육부(六腑)에는 정(井) 영(榮) 수(腧) 경(經) 합(合) 밖에 별도의
원혈(原穴)이 있어서 6×6은 36개의 혈이 있다는 뜻.

7) 原獨不應五時(원독불응오시) : 원혈(原穴)만 육부에서 오시(五時)에 응하
지 않는다는 뜻.

8) 以經合之(이경합지) : 경혈(經穴)에 합하다. 곧 경혈에 원혈을 포함하는 것
이다. 또는 경혈로 원혈을 대신하여 쓰다. 이는 오시(五時)를 정(井), 영(榮),
수(腧), 경(經), 합(合)의 오수혈(五腧穴)에 분배하는데 육부(六腑)에는 본
래 육수혈(六腧穴)이 있어서 오수혈(五腧穴) 외에 원혈(原穴)이 있어 원혈
은 독자적으로 오시(五時)와 상응하지 않으므로 원혈을 경혈에 합하는 것이
다. 이 때 경혈과 원혈은 같은 속성을 갖게 되어 오변(五變)과 서로 응한다
는 뜻이다.

9) 取之井(취지정) : 정혈(井穴)에 침을 놓다. 정혈은 목(木)에 속하며 명치 밑
이 가득한 것을 주로 다스리는데 이는 간이 가득한 것이다.

10) 取之榮(취지영) : 영혈에 침을 놓다. 영혈은 화(火)에 속하며 몸에 열이 나
는 것을 주로 치료하는데 이는 심(心)에 열이 있는 것이다.

11) 取之輸(취지수) : 수혈에 침을 놓다. 수혈은 토(土)에 속하며 몸이 무겁고
뼈마디가 아프고 때로 덜하고 때로 심한 것을 주로 다스리는데 이는 비(脾)
에 병이 생긴 것이다.

12) 取之經(취지경) : 경혈(經穴)에 침을 놓다. 경혈은 금(金)에 속하며 기침
하고 오한이 있고 신열이 있고 경혈(經血)이 많을 때 주로 치료하는데 이는
폐(肺)에 병이 생긴 것을 뜻한다.

13) 取之合(취지합) : 합혈에 침을 놓다. 합혈은 수(水)에 속하며 기가 치밀어

오르거나 설사를 주로 치료하는데 이는 신(腎)에 병이 발생한 것이다. 가을 철에 음식을 절도 있게 먹지 못하여 기가 치밀어 오르고 설사를 하게 되면 그 합혈에 침을 놓아서 그 근본을 풀어 주는 것이라고 했다.

제45편 외췌(外揣篇第四十五)

외췌(外揣)는 외부를 헤아리다. 또는 외부를 살피다의 뜻이다.

외췌편(外揣篇)에서는 인체의 외부를 살펴서 내부를 알고 인체의 내부를 알아 외부를 미루어 아는 이치를 설명하여, 몸 밖과 몸 안의 상호 연관성과 그에 관련되는 것들을 진단학적 관점에서 논하고 있다.

1. 침도(鍼道)의 모든 것은 하나의 도(道)이다

황제가 말했다.

"나는 구침(九鍼)에 대한 아홉 편〔九篇〕을 듣고 친히 조절하는 기술을 전수받았으며 그에 관한 의미도 터득하였습니다.

대저 구침(九鍼)은 제1침에서 시작하여 제9침에서 끝마치는데 그러나 그 요도(要道)를 터득하지는 못했습니다. 9침(九鍼)이란 세밀하게 하면 안(內)이 없고 크게 하면 밖이 없어서 깊어져도 아래에 하지 못하고 높게 하여도 가히 그 덮어씌울 수 없으며 황홀하여 다함이 없고 흘러 넘쳐서 끝이 없습니다.

나는 그것이 천도(天道)와 인사(人事)와 네 계절의 변화에 합하는 것을 알고 있습니다. 나는 원컨대 잡다한 호모(豪毛)를 함께 묶어서 하나로 만들고 싶은데 가능한 것입니까?"

기백이 말했다.

"현명하신 질문입니다! 유독 침도(鍼道)뿐만 아닙니다. 대저 국가를 다스리는 것도 또한 그러한 것입니다."

"나는 원컨대 침도(鍼道)를 듣고자 함이요 국사(國事)는 아님

니다."

"대저 나라를 다스리는 자는 오직 도(道)뿐입니다. 도(道)가 아니면 어떻게 작고 크고 깊고 얕은 것들을 섞어 합하여 하나로 할 수 있겠습니까?"

(황제왈 여는 구침의 구편을 문하고 여는 친히 그 조를 수하여 자못 그 의를 득이니 대저 구침자는 일에 시하여 구에 종하나 연이나 그 요도를 미득이니라. 대저 구침자는 소즉 무내하고 대즉 무외하며 심하면 위하가 불가요 고하면 위개가 불가하여 황홀하여 무궁하고 유일하여 무극이니 여는 그 천도와 인사와 사시의 변에 합함을 지나 연이나 여는 원컨대 잡의 호모를 혼속하여 위일이 가호아? 기백왈 명호재라 문이여! 홀로 침도만이 아니라 대저 치국도 역연이니라. 황제왈 여는 침도를 원문이요 비국사니라. 기백왈 대저 치국자는 오직 도니 비도면 하로 가히 소대와 심천을 잡합하여 위일호아?)

黃帝曰 余聞九鍼九篇[1] 余親授其調[2] 頗得其意 夫九鍼者 始於一而終於九[3] 然未得其要道也 夫九鍼者 小之則無內[4] 大之則無外[5] 深不可爲下[6] 高不可爲蓋[7] 恍惚無窮 流溢無極 余知其合於天道人事四時之變也 然余願雜之毫毛 渾束爲一[8] 可乎 岐伯曰 明乎哉問也 非獨鍼道焉 夫治國亦然 黃帝曰 余願聞鍼道 非國事也 岐伯曰夫治國者 夫惟道焉 非道何可小大深淺 雜合爲一乎

1) 九鍼九篇(구침구편) : 구침에 관한 구편. 곧 구침에 관한 글이 구편이라는 뜻이 아니고 구침 안에 구침의 글이 있다는 뜻이다.

2) 授其調(수기조) : 수(授)는 수(受)의 잘못이라 했다. 조는 살펴서 아는 지혜와 기술을 뜻한다. 또 조는 재략(才略)과 지혜라고 했다.

3) 始於一而終於九(시어일이종어구) : 하나에서 시작하여 아홉에서 끝마친다. 곧 구침의 이론이나 각종 침구(鍼具)의 설명을 뜻한다. 또 일에서 시작하여 구에서 끝난다는 것은 하늘과 땅의 대수(大數)를 다한 것이라 했다.

4) 小之則無內(소지즉무내) : 미세하게 하면 안이 없다. 곧 미세한 데 이르면 무궁무진하다는 뜻이다.

5) 大之則無外(대지즉무외) : 거대하게 하면 밖이 없다. 침의 이치가 커서 밖이

없다는 것은 그 이치가 무궁무진한 것을 뜻한다.

6) 深不可爲下(심불가위하) : 깊어져도 가히 아래가 되지는 않다. 곧 침의 이치
   가 깊어도 밑으로 뚫려 나와서는 안 되는 것을 의미한 것 같다. 곧 깊고 깊어
   도 아래에 하지는 않는다.

7) 高不可爲蓋(고불가위개) : 높아도 덮어씌우지는 못하다. 곧 더 이상 높이할
   수는 없다는 뜻이다.

8) 渾束爲一(혼속위일) : 혼은 섞이다. 곧 섞어 묶어서 하나로 만들다. 곧 이것
   저것을 합하여 하나로 만든다의 뜻.

2. 침의 요체를 터득하는 방법

황제가 말했다.

"원컨대 다 듣고자 합니다."

기백이 말했다.

"태양과 달과 물과 거울과 북과 소리 같은 것들입니다. 대저 태
양과 달이 밝게 비치면 그 그림자를 잃지 않게 되고 물과 거울로
살피면 그 형체를 잃지 않게 되고 북과 소리의 응함은 그 소리가
뒤에 하지 않고 요동치게 되면 바로 응하여 화하는 것으로 이러한
이치를 깨닫게 된다면 그 정(情)을 다 터득할 수 있는 것입니다."

황제가 말했다.

"옹색합니다. 빛나고 빛나는 밝은 것은 가히 가릴 수 없는 것입
니다. 그 가릴 수 없는 것은 음과 양의 이치를 잃지 않은 것입니다.

합하여 살펴보고 진맥하여 징험하고 자세히 보아서 터득하게
되면 마치 맑은 물과 밝은 거울과 같아서 그 형체를 잃지 않게 되
는 것입니다.

오음(五音)이 드러나지 못하고 오색(五色)이 뚜렷하지 못하
고 오장(五臟)이 물결처럼 움직이게 되면 안과 밖이 서로 해를
주는 것이, 마치 북이 북채와 응하고 메아리가 소리와 응하고 그
림자가 형상과 비슷한 것과 같게 되는 것입니다.

그러므로 먼 것은 밖을 보아서 안을 살피며 가까운 것은 안을

살펴서 밖을 헤아리는데 이러한 것을 일러 음양의 지극함이라 하
며 천지의 끝이라고 합니다.
  청컨대 이러한 것을 영란실(靈蘭室)에 보관하여 감히 함부로
새나가지 않도록 하겠습니다."

  (황제왈 원컨대 졸문이니라. 기백왈 일가 월과 수와 경과 고와 향이니라. 대
저 일월의 명이 그 영을 부실하고 수경의 찰이 그 형을 부실하고 고향의 응이
그 성을 불후하여 동요즉 응화하며 그 정을 득진이니라. 황제왈 군호재라! 소
소의 명은 불가폐니 그 불가폐면 음양이 부실이니라. 합하여 찰하고 절하여 험
하고 견하여 득하여 청수와 명경의 그 형을 부실과 약하니라. 오음이 불창하고
오색이 불명하고 오장이 파탕하여 약시즉 내외가 상습하여 고의 응부와 향의
응성과 영의 사형과 약하니 고로 원자는 사외하여 췌내하고 근자는 사내하여
췌외니 시위를 음양의 극이며 천지의 개니 청하여 영란의 실에 장하여 사설이
불감이니라.)

  黃帝曰 願卒聞之 岐伯曰 日與月焉 水與鏡焉 鼓與響焉 夫日月之
明 不失其影 水鏡之察 不失其形 鼓響之應 不後其聲 動搖則應和
盡得其情 黃帝曰 窘乎哉 昭昭之明不可蔽 其不可蔽 不失陰陽也 合
而察之 切而驗之 見而得之 若淸水明鏡之不失其形也 五音不彰 五
色不明 五藏波蕩[1] 若是則內外相襲[2] 若鼓之應枸 響之應聲 影之似
形 故遠者 司[3]外揣[4]內 近者 司內揣外 是謂陰陽之極 天地之蓋 請
藏之靈蘭之室[5] 弗敢使泄也

1) 波蕩(파탕) : 물결처럼 움직이다. 곧 파도처럼의 뜻. 일설에 동요의 뜻이라고
   했다.
2) 相襲(상습) : 서로에게 영향을 주다의 뜻. 습은 급(及)의 뜻이라 했다.
3) 司(사) : 사(伺)와 같다. 관찰하다. 엿보다.
4) 揣(췌) : 헤아리다의 뜻.
5) 靈蘭之室(영란지실) : 옛날에 황제(黃帝) 임금이 책을 저장하던 서부(書府)
   를 뜻한다.

제46편 오변(五變篇第四十六)

오변(五變)은 다섯 가지의 변화로, 색(色)과 시(時)와 일(日)과 음(音)과 미(味)를 주관하여 일어나는 변화이다.

오변편(五變篇)에서는 내외(內外)가 서로 얽어서 일으키는 질병의 발생과 전개 과정을 설명하고, 아울러 풍(風)과 비(痺)와 소단(消癉)과 한열(寒熱)과 적취(積聚) 등에 대한 병리의 진단 방법과 발병의 결정적 요인까지 설명하고 있다.

1. 사람마다 질병의 발생이 다른 것

황제가 소유(少兪)에게 물었다.

"내가 듣기로는 모든 질병이 처음 발생할 때에는 반드시 풍(風)과 우(雨)와 한(寒)과 서(暑)에 의해서 발생하는데, 사기(邪氣)가 호모(豪毛)를 따라 주리(腠理)로 들어가서 어떤 것은 다시 되돌아 나오기도 하고 어떤 것은 안에 머물러 있기도 하고 어떤 것은 풍종(風腫)이 되어서 땀이 나게 하고 어떤 것은 소단(消癉)이 되기도 하고 어떤 것은 한열(寒熱)이 되기도 하고 어떤 것은 유비(留痺)가 되기도 하고 어떤 것은 적취(積聚)가 되기도 한다고 합니다.

이에 기사(奇邪)가 체내에 넘쳐 흘러서 일어나는 질병은 가히 헤아릴 수가 없다고 하는데 원컨대 그 까닭을 듣고자 합니다.

똑같은 시간에 병이 들었는데도 어떤 이는 이러한 질병이 되고 어떤 이는 저러한 질병이 되는데, 뜻하건대 하늘이 사람을 위하여 사풍(邪風)을 발생한 것입니까? 어찌하여 그렇게 다른 것입니까?"

소유(少兪)가 말했다.

"하늘이 바람을 일으키는 것은 백성에게 사사로이 하는 것이 아닙니다. 그 행하는 것은 공평하고 정직한 것입니다. 그것을 범한 자는 질병을 얻게 되고 피한 자는 위태로움이 없게 되는 것이니, 사풍(邪風)이 사람을 구하러 다니는 것이 아니라 사람들이 스스로 범하는 것입니다."

(황제가 소유에게 문왈 여문하니 백질의 시기는 필히 풍우와 한서에서 생하여 호모를 순하여 주리에 입하여 혹은 부환하고 혹은 유지하고 혹은 위풍종하여 한출하고 혹은 위소단하고 혹은 위한열하고 혹은 위유비하고 혹은 위적취라 하니 기사가 음일하여 불가승수라하니 그 고를 원문하노라. 대저 동시에 득병하여 혹은 병차하고 혹은 병피하니 의자컨대 천의 위인에 생풍가? 하로 그 이한가? 소유왈 대저 천의 생풍자는 사로써 백성을 함이 아니요 그 행이 공평하고 정직하여 범자는 득하고 피자는 무태를 득하니 인을 구함이 아니요 인이 자범이니라.)

黃帝問於少兪[1]曰 余聞百疾之始期[2]也 必生於風雨寒暑 循毫毛而入腠理 或復還[3] 或留止 或爲風腫汗出 或爲消癉 或爲寒熱 或爲留痺[4] 或爲積聚 奇邪淫溢 不可勝數 願聞其故 大同時得病 或病此 或病彼 意者天之爲人生風乎 何其異也 少兪曰 夫天之生風者 非以私百姓也 其行公平正直 犯者得之 避者得無殆[5] 非求人[6]而人自犯之

1) 少兪(소유) : 황제의 신하.

2) 期(기) : 시기이다. 기한 또는 때로도 본다.

3) 復還(부환) : 질병이 옮겨져 변화하다의 뜻.

4) 留痺(유비) : 머물러 오래된 비증(痺證)이다. 유(留)는 구(久)의 뜻.

5) 得無殆(득무태) : 위태함이 없음을 얻다. 곧 위태함이 없다는 뜻.

6) 非求人(비구인) : 사람을 구함이 아니다. 곧 사풍(邪風)이 사람을 찾아다니는 것이 아니라는 뜻.

2. 똑같이 병에 걸렸는데도 병이 각각 다른 것

황제가 말했다.

"일시(一時)에 사풍(邪風)을 만나 똑같은 시간에 질병을 얻었는데 그 질병이 각각 다르게 되는 까닭을 듣고자 합니다."

소유가 말했다.

"좋은 질문이십니다. 물으신 내용을 장인(匠人 : 기술자)에 견주어 논하겠습니다. 장인(匠人)이 큰 도끼와 작은 도끼를 갈고 큰 칼과 작은 칼을 숫돌에 갈아 재목(材木)을 베는데 나무는 음과 양에 따라서 단단하고 무른 쪽이 있습니다. 단단한 것은 도끼의 날이 잘 안 들어가지만 무른 쪽은 느슨하여 잘 쪼개지며 그 교절(交節 : 옹이 부분)에 이르러서는 작은 도끼나 큰 도끼의 날이 빠지기도 합니다.

대저 하나의 나무에서도 단단하고 무른 부위가 동일하지 아니하여 단단한 곳은 강하고 무른 곳은 쉽게 손상되는데 하물며 그 재목이 같지 않고 껍질의 두껍고 얇은 것과 즙의 많고 적은 것이 각각 다름에 있어서 이겠습니까?

나무가 일찍 꽃이 피고 먼저 잎이 돋아나는 나무는 봄의 서리와 매서운 바람을 만나게 되면 꽃이 떨어지고 잎이 시들게 되며, 오래도록 뜨거운 햇볕에 쬐이고 또 가뭄을 만나게 되면 무르고 껍질이 얇은 나무는 나뭇가지에 즙이 적어지고 잎이 마르게 되는 것입니다. 또 오래도록 날씨가 흐리고 장마비가 내리게 되면 껍질이 얇고 즙이 많은 나무들은 껍질이 썩고 즙이 새어나오게 됩니다. 여기에 갑작스런 바람이 폭풍처럼 일어나게 되면 굳세거나 무른 나무들은 가지가 꺾이고 그루터기에 손상을 입게 되며, 가을에 서리와 쏜살같은 바람을 만나게 되면 굳세고 무른 나무들은 뿌리가 흔들리고 잎이 떨어지게 되는 것입니다.

무릇 이상의 다섯 가지로 인해 각각 상처를 입게 되는데 하물며 사람에게 있어서 이겠습니까?"

"사람을 나무와 응하게 하면 어떠합니까?"

"나무가 손상되는 것은 다 그 가지가 손상되는데 가지가 굳세고 취약하면서도 단단하면 손상받지 않게 됩니다. 사람의 몸에 항상 질병이 있게 되는 것도 또한 그 골절과 피부와 주리(腠理)가 단단하고 굳지 못함으로 인하여 사기(邪氣)가 머무르게 되는 것이므로 질병이 발생하는 것입니다."

(황제왈 일시에 우풍하여 동시에 득병하되 그 병이 각이하니 그 고를 원문하노라. 소유왈 선호재라 문이여. 청을 써 장인으로 비하여 논이니라. 장인이 부근을 마하고 도삭을 여하여 재목을 착할제 목의 음양에 오히려 유견취하여 견자는 불입하고 취자는 피이하며 그 교절에 지하여 근부를 결하니라. 대저 일목의 중에도 견취가 부동하고 견자즉 강하고 취자즉 이상이어든 하물며 그 재목의 부동과 피의 후박과 즙의 다소가 각이에랴! 대저 목의 조화하여 먼저 생엽자는 춘상과 열풍은 우즉 화락하여 엽위하고 구폭하고 대한즉 취목의 박피자는 지조가 즙소하여 엽위하고 구음하여 음우즉 박피하고 다즙자는 피궤하고 녹하며 졸풍이 폭기즉 강취의 목이 지절하고 올상하며 추상하고 질풍즉 강취의 목이 근요하고 엽락하니 범차의 오자는 각히 유소상이어든 하물며 인에랴! 황제왈 인으로써 응목은 내하오? 소유가 답왈 목의 소상은 다 그 지를 상함이니 지의 강취하고 견하면 미성상이니라. 인의 유상병엔 또한 그 골절과 피부와 주리의 불견고자로 인하여 사의 소사니 고로 항상 위병이니라.)

黃帝曰 一時遇風 同時得病 其病各異 願聞其故 少兪曰 善乎哉問 請論以比匠人 匠人磨斧斤[1] 礪刀削[2] 斲材木 木之陰陽[3] 尙有堅脆 堅者不入 脆者皮弛[4] 至其交節[5] 而缺斤斧焉 夫一木之中 堅脆不同 堅者則剛 脆者易傷 況其材木之不同 皮之厚薄 汁之多少 而各異耶 夫木之蚤花先生葉者 遇春霜烈風 則花落而葉萎 久曝大旱 則脆木薄皮者 枝條汁少而葉萎 久陰淫雨 則薄皮多汁者 皮潰而漉[6] 卒風暴起 則剛脆之木 枝折杌[7]傷 秋霜疾風 則剛脆之木 根搖而葉落 凡此五者 各有所傷 況於人乎 黃帝曰 以人應木奈何 少兪答曰 木之所傷也 皆傷其枝 枝之剛脆而堅 未成傷也 人之有常病也 亦因其骨

節皮膚腠理之不堅固者 邪之所舍也 故常爲病也

1) 斧斤(부근) : 부는 큰 도끼, 근은 작은 도끼. 나무를 찍는 큰 도끼와 작은 도끼이다.

2) 刀削(도삭) : 도는 도검(刀劒)이고 삭은 종이를 가르는 작은 칼.

3) 木之陰陽(목지음양) : 나무의 음과 양. 곧 나무가 햇볕을 받는 쪽과 햇볕을 받지 않는 쪽을 뜻한다.

4) 皮弛(피이) : 피는 이(離)의 뜻이라 했다. 곧 잘 갈라지고 쪼개지다의 뜻.

5) 交節(교절) : 옹이가 맺힌 곳. 곧 가지가 뻗어 나가서 꺾어지고 단단한 옹이가 된 것.

6) 瀝(녹) : 스며들다의 뜻. 물에 젖다의 뜻이 있다.

7) 杌(올) : 가지와 잎이 없는 것을 뜻한다. 나무의 가지가 없는 것을 '올(杌)'이라 한다고 했다.

3. 왜 풍병(風病)에 잘 걸리는 것인가?

황제가 말했다.

"사람이 풍궐(風厥)에 걸려서 땀이 줄줄 흐르는 병에 잘 걸리는 자는 어떻게 살피는 것입니까?"

소유가 대답했다.

"기육이 단단하지 못하고 주리가 성기게 되면 풍병(風病)에 잘 걸리는 것입니다."

"기육(肌肉)이 단단하지 못한 것은 어떻게 살피는 것입니까?"

"군육(䐃肉)이 단단하지 못하고 분리(分理)가 없는 것입니다. 이(理)라는 것은 살결이 거친 것으로 살결이 거칠고 피부가 치밀하지 못한 자는 주리가 성긴 것입니다. 이러한 것은 대강을 말씀드리는 것입니다."

"사람이 소단병(消癉病)에 잘 걸리는 자는 어떻게 살피는 것입니까?"

"오장(五臟)이 다 유약한 자는 소단병에 잘 걸리는 것입니다."

"어떻게 오장이 유약한 것을 알 수 있습니까?"

"오장이 유약한 자는 반드시 굳세고 억세며 굳세고 억세면 화를 많이 내어 유약한 자는 쉽게 상하게 됩니다."

"오장이 유약하여 굳세고 억센 것은 어떻게 살피는 것입니까?"

"이러한 사람은 피부가 얇고 눈알이 고정되어 깊이 들어간 자로 눈을 치켜 올리고 눈을 부릅뜨며 그 마음이 굳센 자입니다. 마음이 굳세게 되면 화를 많이 내게 되고 화를 내게 되면 기가 상역하여 가슴 속에 쌓이게 되고 혈기가 역행하여 머물고 피부가 달라붙고 기육이 충만되고 혈맥이 운행하지 못하게 됩니다. 회전되어 열이 되고 열이 나게 되면 기육을 녹이게 되므로 소단(消癉)이 되는 것입니다. 이러한 것을 사람이 사납고 강경하며 기육이 약한 자라고 말하는 것입니다."

(황제왈 인의 풍궐로 녹한을 선병한 자를 하이로 후니잇이까? 소유답왈 육이 불견하고 주리가 소즉 풍을 선병이니라. 황제왈 하이로 육의 불견을 후니이까? 소유답왈 괵육이 불견하고 분리가 무라. 이자는 조리이며 조리하고 피가 불치자는 주리가 소이니 차는 그 혼연자를 언하니라. 황제왈 인이 소단에 선병자는 하이로 후니까? 소유답왈 오장이 개유약자는 소단에 선병이니라. 황제왈 하이로 오장의 유약을 지오? 소유답왈 대저 유약자는 필히 강강이 유하니 강강이면 다로하여 유자는 이상이니라. 황제왈 하이로 유약으로 강강함을 후하는고? 소유답왈 차인은 박피부하고 목이 견고하여 이심자니 장충하고 직양하여 그 심이 강하고 강즉 다로하고 노즉 기가 상역하여 흉중이 축적하고 혈기가 역류하며 관피하고 충기하여 혈맥이 불행하여 전하여 위열이니 열즉 기부가 소고로 위소단이니 차는 그 인이 폭강하여 기육이 약자를 언하니라.)

黃帝曰 人之善病風厥漉汗[1]者 何以候之 少兪答曰 肉不堅 腠理疏 則善病風 黃帝曰 何以候肉之不堅也 少兪答曰 䐃肉[2]不堅而無分理 理者粗理 粗理而皮不緻者 腠理疏 此言其渾然[3]者 黃帝曰 人之善病消癉[4]者 何以候之 少兪答曰 五藏皆柔弱者 善病消癉 黃帝曰 何以知五藏之柔弱也 少兪答曰 夫柔弱者 必有剛强 剛强多怒 柔者易傷也 黃帝曰 何以候柔弱之與剛强 少兪答曰 此人薄皮膚 而目

堅固以深者⁵⁾ 長衝直揚⁶⁾ 其心剛 剛則多怒 怒則氣上逆 胸中畜積⁷⁾
血氣逆留 膲皮充肌⁸⁾ 血脈不行 轉而爲熱 熱則消肌膚 故爲消癉 此
言其人暴剛而肌肉弱者也

1) 漉汗(녹한) : 땀이 줄줄 흐르다.

2) 膕肉(괵육) : 군육(䐃肉)이 타당하다고 했다.

3) 渾然(혼연) : 혼은 대(大)의 뜻이 있다. 곧 대략의 뜻이라 했다.

4) 消癉(소단) : 소갈증(消渴症)이다. 소는 진액이 소모되어 신체가 여위어가
   는 것이요, 단은 속에서 열이 나는 것이다. 그러므로 내부에서 열이 심하며 신
   체의 진액을 소모시키는 것으로 다음(多飮)하고 다식(多食)하고도 야위어
   가는 증세를 뜻한다.

5) 堅固以深者(견고이심자) : 견고는 사물을 관찰하는데 고정된 것을 말하고 심
   은 눈알이 쑥 들어가고 눈 언저리가 툭 튀어나온 것을 말한다.

6) 長衝直揚(장충직양) : 충은 형(衡)이 마땅하다고 했다. 형은 눈썹 위를 말한
   다. 양은 눈썹의 상하 부위를 가리킨다. 곧 눈썹이 위로 길게 치켜 올라간 것
   을 가리킨 것이며 눈썹을 치켜 뜨고 눈을 부릅뜬 모습을 형용한 것이다.

7) 畜積(축적) : 사기(邪氣)가 축적되다의 뜻.

8) 膲皮充肌(관피충기) : 피부가 너그럽고 기육이 충만하다. 관은 관(寬)의 뜻
   이라 했다.

4. 한열병(寒熱病)에 잘 걸리는 사람

황제가 말했다.

"사람이 한열병(寒熱病)에 잘 걸리는 자는 어떻게 살피는 것
입니까?"

소유가 대답했다.

"뼈가 가늘고 기육이 약한 자가 한열병에 잘 걸리는 것입니다."

"어떻게 뼈가 크고 작은 것과 기육의 단단하고 취약한 것과 색
이 한결같지 않은 것을 살피는 것입니까?"

"관골(顴骨)이란 골격의 근본입니다. 관골이 크면 골격이 크고
관골이 작으면 골격도 작은 것입니다. 피부가 얇고 그 기육에 군

(䐃)이 없으며 그 팔이 무기력하고 그 지각(地閣)의 색이 태연
하여 그 천정(天庭)의 색과 같지 않고 더럽고 홀로 다른 것이 그
증후입니다. 그런 후에 팔다리가 여윈 자는 그 골수의 액이 가득
하지 못한 것으로 한열병을 잘 앓게 되는 것입니다."

"사람이 비병(痺病)을 잘 앓을 것이라는 것을 무엇으로써 관
찰할 수 있습니까?"

"살결이 거칠고 기육이 단단하지 않은 자가 비병(痺病)에 잘
걸리는 것입니다."

"비병에 걸리는데 있어서 위와 아래에 정해진 곳이 있습니까?"

"그 위와 아래에 병이 발하는 부위를 알고자 하면 각각 그 부위
를 살펴야 하는 것입니다."

(황제왈 인의 한열을 선병자는 하이로 후니이까? 소유답왈 소골하고 약육자
가 한열을 선병이니라. 황제왈 하이로 골의 소대와 육의 견취와 색의 불일을 후
하니이까? 소유답왈 관골자는 골의 본이니 관대즉 골대하고 관소즉 골소하니
라. 피부가 박하고 그 육이 무군하며 그 비가 나나연하고 그 지가 색이 태연하
여 그 천과 동색을 함께 하지 않고 오연히 독이함이 차가 그 후이니 연후에 비
박자는 그 수가 불만 고로 한열을 선병이니라. 황제왈 하이로 인의 비에 선병을
후하니이까? 소유답왈 조리하고 육이 불견자는 비를 선병이니라. 황제왈 비의
고하가 유처니이까? 소유답왈 그 고하를 욕지자는 각각 그 부를 시하니라.)

黃帝曰 人之善病寒熱[1]者 何以候之 少兪答曰 小骨弱肉者 善病
寒熱 黃帝曰 何以候骨之小大 肉之堅脆 色之不一也 少兪答曰 顴
骨者 骨之本也 顴大則骨大 顴小則骨小 皮膚薄而其肉無䐃[2] 其臂
懦懦然[3] 其地色殆然[4] 不與其天同色[5] 汚然[6]獨異 此其候也 然後臂
薄[7]者 其髓不滿 故善病寒熱也 黃帝曰 何以候人之善病痺[8]者 少兪
答曰 粗理而肉不堅者 善病痺 黃帝曰 痺之高下有處乎 少兪答曰 欲
知其高下者 各視其部

1) 寒熱(한열) : 허로(虛勞)하여 한열(寒熱)하는 것을 가리킨다.
2) 䐃(군) : 사태이다. 곧 팔꿈치와 무릎 뒤의 덩어리진 기육을 뜻한다.

3) 懦懦然(나나연) : 유약하다의 뜻.

4) 地色殆然(지색태연) : 지(地)는 사람의 얼굴 아래쪽 지각(地閣)을 뜻한다.
곧 아래턱. 태연은 신기(神氣)가 없는 것이다. 지색은 지각(地閣)의 색이다.

5) 其天同色(기천동색) : 천은 천정(天庭)으로 이마 부위를 말한다. 그 천정(天
庭)의 색과 같다.

6) 汚然(오연) : 더럽다의 뜻.

7) 臂薄(비박) : 다리와 팔의 큰 근육이 풍만하지 않다의 뜻이다.

8) 痺(비) : 기육이 단단하지 않아서 풍(風)과 한(寒)과 습(濕)의 사기가 쉽게
침입하여 마비를 가져오는 병.

5. 적취병(積聚病)은 왜 일어나는가?

황제가 말했다.

"사람이 장(腸) 속에 적취(積聚)되는 병을 잘 앓는 자는 어떻
게 살펴볼 수 있는 것입니까?"

소유가 대답했다.

"피부가 얇고 윤택하지 못하며 기육이 단단하지 못하고, 요택
(淖澤)한 것입니다. 이와 같으면 장(腸)과 위(胃)가 해롭게 되
고 장과 위가 해롭게 되면 사기(邪氣)가 머물러 그치게 되어 적
취(積聚)가 발생하는 것입니다.

이에 비(脾)와 위(胃)의 사이에 한온(寒溫)이 순차적이지 않
게 되고 사기(邪氣)가 조금만 이르러도 쌓여서 머무르게 되어 대
취(大聚)가 이에 발생하는 것입니다."

"나는 질병의 형태를 들어서 이미 알겠습니다. 원컨대 그 발생
하는 시기를 듣고자 합니다?"

"먼저 그 해를 세워서 그 때를 알아야 합니다. 곧 객기(客氣)가
주기(主氣)보다 지나치게 높으면 병이 호전되고 주기가 객기를
이길 때에는 병이 위태롭게 되는 것입니다. 그러나 비록 객기가
주기를 이긴다 하더라도 당년의 세운(歲運)이 인체와 부합되지
않으면 그 질병이 반드시 발생하는 것입니다.

이러한 것을 일러 형체에 따라서 질병이 발생한다고 하는 것이
니 오변(五變)의 규율인 것입니다."

(황제왈 인의 장중의 적취를 선병자는 하이로 후니이까? 소유답왈 피부가 박
하고 불택하며 육이 불견하고 요택이니 여차즉 장위가 악하고 악즉 사기가 유
지하여 적취가 내상이니 비위의 간에 한온이 불차하여 사기가 초지하여 축적하
여 유지하면 대취가 내기니라. 황제왈 여문하니 병형은 이지어니 그 시를 원문
하노라. 소유답왈 먼저 기년을 입하여 써 기시를 지하니라. 시가 고하면 기하고
시가 하하면 태하며 비록 함하하지 않더라도 당년에 충통이 유하면 기병이 필
기니 시위를 인형하여 생병이니 오변의 기니라.)

黃帝曰 人之善病腸中積聚[1]者 何以候之 少兪答曰 皮膚薄而不澤
肉不堅而淖澤[2] 如此則腸胃惡[3] 惡則邪氣留止 積聚乃傷 脾胃之間
寒溫不次[4] 邪氣稍至 稸[5]積留止 大聚乃起 黃帝曰 余聞病形 已知之
矣 願聞其時[6] 少兪答曰 先立其年 以知其時[7] 時高則起 時下則殆[8]
雖不陷下 當年有衝通 其病必起[9] 是謂因形而生病[10] 五變之紀也

1) 積聚(적취) : 음양이 조화롭지 않아 장부가 허약해져서 사기가 침입하여, 장
   부의 기와 다툼으로 인하여 발생하는 것이다. 곧 사기가 머물러 있게 되어 적
   취가 이루어지는 것이다.
2) 淖澤(요택) : 찐득찐득하면서 윤기가 있는 것이다. 습윤(濕潤)함이다.
3) 惡(악) : 해(害)와 같다. 곧 좋지 않은 것이다.
4) 不次(불차) : 순차적이지 않다. 부당(不當)하다의 뜻.
5) 稸(축) : 축(畜)과 같다.
6) 時(시) : 질병을 앓고 있는 때와 그것이 질병과 상관 관계를 갖는 것.
7) 先立其年以知其時(선립기년이지기시) : 먼저 그 해를 세워서 그 때를 알다.
   곧 오운육기(五運六氣)가 각각 주관하는 것이 있는 그 때를 알다의 뜻.
8) 時高則起時下則殆(시고즉기시하즉태) : 객기가 주기를 이기면 치유되고 주
   기가 객기를 승하면 위태해지다의 뜻. 곧 운기학설(運氣學說)에 의한 것으
   로 소문(素問)의 육원정기대론편(六元正紀大論篇)을 참조하기 바란다. 기
   (起)는 질병의 치유를 뜻한다.

9) 雖不陷下~其病必起(수불함하~기병필기) : 비록 객기와 주기가 함하하지
   않았더라도 당년의 세운이 인체와 부합함이 없으면 그 질병이 발생한다의 뜻.
   곧 소문의 육원정기대론편을 참조해야 한다.

10) 因形而生病(인형이생병) : 형체에 따라서 질병이 발생하다. 형은 오행의 속
    성을 가리킨다. 옛 사람들은 사람의 기질(氣質)에 근거하여 사람을 다섯 가
    지 유형으로 구분하고 각각의 오행(五行)으로 그것을 개괄하였는데 목형지
    인(木形之人)과 토형지인(土形之人)과 금형지인(金形之人)과 화형지인
    (火形之人)과 수형지인(水形之人)이 그것이다. 같지 않은 유형의 사람은 같
    지 않은 시각에 있어 오행의 상극과 반모(反侮) 관계로 인하여 발병하게 되
    는 것을 뜻한다.

제47편 본장(本藏篇第四十七)

본장(本藏)은 장(臟)에 뿌리하다. 곧 오장(五臟)에 뿌리하다의 뜻이다. 본장편(本藏篇)은 혈(血)과 기(氣)와 정(精)과 신(神)과 장(臟)과 부(腑) 등의 생리기능이나 장부(臟腑)와 인체의 밖에 있는 조직의 연관성을 논하고, 개인차와 외부 환경이 장부에 미치는 영향 등을 지적함과 동시에, 색택(色澤)과 피부의 문리(紋理)와 기육 등 외부로 드러난 현상으로써 안에 있는 장부의 상태를 추측하는 방법 등을 설명하였다.

1. 사람의 정상적인 상태란…

황제가 기백에게 물었다.

"사람의 혈(血)과 기(氣)와 정(精)과 신(神)이란 생명을 받들어 성명(性命)에 두루 미치게 하는 것입니다.

경맥이란 혈과 기를 운행시켜 주고 음과 양을 경영하여 근육과 뼈를 적셔 주어서 관절을 이롭게 하는 것입니다.

위기(衛氣)란 분육(分肉)을 따뜻하게 해 주고 피부를 충실하게 하며 주리(腠理)를 살찌게 하여 피부(皮毛)가 열리고 닫히게 하는 역할을 합니다.

지의(志意)란 정(精)과 신(神)을 부리고 혼(魂)과 백(魄)을 거두어들이고 춥고 더운 것을 적당하게 하고 기뻐하고 화내는 것을 조화시켜 주는 것입니다.

그러므로 혈(血)이 평화로워지면 경맥이 잘 흘러서 행하여 음과 양을 반복하여 운영해서 근육과 뼈가 굳세어지고 관절이 원활하여 이롭게 됩니다.

위기(衛氣)가 조화로워지면 분육이 원활해지고 피부가 조화롭게 부드러워지고 주리가 치밀하게 되는 것입니다.

의지가 조화롭게 되면 정신이 전일하게 곧아져서 혼백이 흩어지지 않고 후회하거나 노여움이 일어나지 않으며 오장(五臟)이 사기를 받지 않게 되는 것입니다.

추위와 따뜻함이 조화를 이루게 되면 육부(六腑)에서 수곡(水穀)을 잘 소화시켜서 풍비(風痺)가 발생하지 않게 되고 경맥이 잘 통하게 되며 사지의 모든 뼈가 편안하게 됩니다. 이러한 것들이 사람의 정상적인 상태입니다.

오장(五臟)이란 정(精)과 신(神)과 혈(血)과 기(氣)와 혼(魂)과 백(魄)을 저장하는 곳이요, 육부(六腑)란 수곡(水穀)을 소화시켜서 진액(津液)을 운행시키는 곳입니다. 이러한 것들은 사람이 하늘에서 함께 부여받은 것이며 어리석은 자나 지혜로운 자나 현명한 자나 불초(不肖)한 자가 없고, 서로 다름이 없는 것입니다.

그러나 홀로 하늘이 준 수명을 다하면서도 사기(邪氣)에 의한 질병이 없고 100년을 살아도 쇠약해지지 않으며 비록 바람이나 비나 엄한 추위나 무더운 더위를 범하더라도 오히려 해로움을 입지 않는 사람이 있습니다. 그런가 하면 어떤 사람은 병풍으로 가린 집안을 떠나지 않고 마음이 편안치 않은 두려움이 없어도 오히려 질병을 면치 못하는 경우가 있는 이유는 무엇입니까? 원컨대 그 까닭을 듣고자 합니다?"

"난처한 질문이십니다! 오장(五臟)이란 하늘과 땅과 함께 하고 음양과 배합하고 네 계절과 이어져서 오절을 변화시키는 것입니다.

오장에는 진실로 작은 것과 큰 것과 높은 것과 낮은 것과 견고한 것과 무른 것과 단정하고 바른 것과 한쪽으로 기울어진 것이 있고, 육부(六腑)에도 또한 작은 것과 큰 것과 긴 것과 짧은 것과 두터운 것과 얇은 것과 맺혀진 것과 곧바른 것과 느슨한 것과 팽팽한 것이 있습니다.

　대저 이상의 스물 다섯 가지가 각각 동일하지 않고 혹은 선하기도 하고 혹은 악하기도 하며 혹은 길하기도 하고 혹은 흉하기도 한데 질문하신 내용에 대한 방도를 말씀드리겠습니다."

　(황제가 기백에 문왈 인의 혈기와 정신자는 소이 봉생하여 성명을 주함이며 경맥자는 소이 혈기를 행하여 음양을 영하여 근골을 유하고 관절을 이함이니라. 위기자는 소이 분육을 온하고 피부를 충하여 주리를 비하고 관합을 사함이요 지의자는 소이 정신을 어하여 혼백을 수하고 한온을 적하며 회로를 화함이니 시고로 혈화즉 경맥이 유행하고 음양을 영복하여 근골이 경강하고 관절이 활리하며 위기가 화즉 분육이 활리하고 피부가 조유하여 주리가 치밀하여 지의가 화즉 정신이 전직하고 혼백이 불산하며 회로가 불기하고 오장이 불수사니라. 한온이 화즉 육부가 화곡하여 풍비가 부작하고 경맥이 통리하여 지절이 득안이니라. 차는 인의 상평이니라. 오장자는 소이 정신과 혈기와 혼백을 장한 것이라. 육부자는 소이 수곡을 화하여 진액을 행하는 자니라. 차는 인의 소이 천에 구수함이니 우지와 현불초가 무이며 써 상의가 무하니라. 연이나 그 홀로 천수를 다하여 사벽의 병이 무하고 백년을 불쇠하여 비록 풍우와 졸한과 대서를 범해도 오히려 불능해가 유이며 그 병폐의 실내를 불리하고 출척의 공이 무해도 연이나 오히려 병을 불면함은 하오? 그 고를 원문하노라. 기백왈 군호재라 문이여! 오장자는 소이 천지를 참하고 음양을 부하며 사시를 연하여 오절을 화자니라. 오장자는 본디 소대와 고하와 견취와 단정과 편경자가 유하고 육부도 또한 소대와 장단과 후박과 결직과 완급이 유니 범차의 이십오자는 각이 부동이나 혹선하고 혹악하며 혹길하고 혹흉하니 청에 그 방을 언하리라.)

　黃帝問於岐伯曰 人之血氣精神者 所以奉生而周於性命[1]者也 經脈者[2] 所以行血氣而營[3]陰陽 濡筋骨 利關節者也 衛氣者 所以溫分肉[4] 充皮膚 肥腠理 司關闔[5]者也 志意者 所以御精神 收魂魄 適[6]寒溫 和喜怒者也 是故血和則經脈流行 營覆陰陽 筋骨勁强 關節淸[7]利矣 衛氣和則分肉解利[8] 皮膚調柔 腠理緻密矣 志意和則精神專直 魂魄不散 悔怒不起 五藏不受邪矣 寒溫和則六府化穀 風痺不作 經

脈通利 肢節得安矣 此人之常平也 五藏者 所以藏精神血氣魂魄者
也 六府者 所以化水穀而行津液者也 此人之所以具受於天也 無愚
智賢不肖 無以相倚⁹⁾也 然有其獨盡天壽 而無邪僻之病 百年不衰
雖犯風雨卒寒大暑 猶有弗能害也 有其不離屛蔽¹⁰⁾室內 無怵惕¹¹⁾之
恐 然猶不免於病 何也 願聞其故 岐伯曰 窘乎哉問也 五藏者 所以
參天地 副陰陽 而連四時 化五節¹²⁾者也 五藏者 固有小大 高下堅脆
端正 偏傾者 六府亦有小大 長短 厚薄結¹³⁾直 緩急 凡此二十五¹⁴⁾者
各不同 或善或惡 或吉或凶 請言其方

1) 奉生而周於性命(봉생이주어성명) : 삶을 받들어서 생명을 두루 온전하게 하
   다. 봉생은 양생(養生)이고 주어성명은 생명을 두루 온전하게 하다의 뜻.

2) 經脈者(경맥자) : 영양을 공급하는 길(道)이다.

3) 營(영) : 경영하다. 운행의 뜻이 있다.

4) 分肉(분육) : 기육(肌肉)을 뜻한다.

5) 司關闔(사관합) : 관은 열다. 합은 닫다. 곧 열어 주고 닫아 주는 일을 맡다.

6) 適(적) : 알맞게 하다. 곧 조화시키다의 뜻.

7) 淸(청) : 활(滑)이 타당하다고 했다.

8) 解利(해리) : 활리(滑利)의 뜻이다. 일설에는 서리(舒利)의 뜻이라 했다.

9) 倚(의) : 다르다의 뜻이다. 이(異)의 뜻이 있다.

10) 屛蔽(병폐) : 병풍으로 가리다. 곧 잘 사는 사람을 뜻한다.

11) 怵惕(출척) : 두려워하는 것이다. 두려워서 마음이 편안하지 않은 것.

12) 化五節(화오절) : 봄 여름 장하(長夏) 가을 겨울의 다섯 계절에 따라 변화
    한다는 뜻이다.

13) 結(결) : 맺히다. 구부러지다의 뜻. 곧 매듭이 맺힌 것처럼 생긴 창자를 뜻함.

14) 二十五(이십오) : 오장의 각각 다섯 가지 구별점을 말함. 5×5는 25이다.

2. 오장(五臟)의 크기와 위치에 따른 증상

"심(心)이 작으면 편안하여 사기(邪氣)가 능히 손상시키지 못
하지만 근심에 쉽게 손상당하게 되고, 심(心)이 크면 근심에는 능
히 손상당하지 않으나 사기(邪氣)에 쉽게 손상당하는 것입니다.

심(心)이 높으면 폐(肺) 속에 가득 차서 답답하고 잘 잊어버리
게 되며 말로써 일깨워 주기가 어렵게 되고, 심이 낮으면 기가 흩
어져서 한사(寒邪)에 쉽게 손상당하고 말만 듣고도 쉽게 두려워
합니다. 심이 견실하면 장기(臟氣)가 편안하고 굳게 지켜지고, 심
이 취약하면 소단병이나 열중(熱中)에 쉽게 걸리게 됩니다. 심이
단정하면 이롭게 조화되어 손상시키기가 어렵고, 심이 한쪽으로
치우치게 되면 지조가 한결같지 못하고 확실하게 지키는 것이 없
게 되는 것입니다.

폐(肺)가 작으면 적게 마시고 숨이 차거나 목마름이 생기지 않
고, 폐가 크면 물을 많이 마시고 흉비(胸痺)와 후비(喉痺)와 기
역병(氣逆病)에 잘 걸립니다. 폐가 높으면 상기(上氣)하게 되어
어깨를 들썩이며 숨쉬고 기침하게 되고, 폐가 낮으면 분문(賁門)
에 있어서 폐를 핍박하여 옆구리 아래가 잘 아프게 됩니다. 폐가
견실하면 기침하고 상기(上氣)하는 병을 앓지 않고, 폐가 취약하
면 소단(消癉)병에 고통스럽게 되고 쉽게 손상당합니다. 폐가 단
정하면 이롭게 조화되어 손상당하지 않고, 폐가 한쪽으로 치우쳐
있으면 가슴의 한쪽이 아프게 되는 것입니다.

간이 작으면 장기(臟氣)가 편안하여 옆구리 아래의 질병이 없
고, 간이 크면 위(胃)를 핍박하고 목구멍을 압박하는데 목구멍을
압박하게 되면 격막 속이 고통스럽고 또 옆구리 아래에도 통증이
있습니다. 간이 높으면 위로 분문(賁門)을 버티게 하여 옆구리가
답답하고 식분(息賁)이 되며, 간이 낮으면 위를 핍박하여 옆구리
아래가 공허하고 옆구리 아래가 공허하면 쉽게 사기가 침입합니
다. 간이 단단하면 장기가 편안하여 손상되기가 어렵고, 간이 취
약하면 소단병을 잘 앓게 되고 쉽게 손상됩니다. 간이 단정하면
이롭게 조화되어 손상되기가 어렵고, 간이 한쪽으로 치우쳐 있으
면 옆구리 아래에 통증이 있게 됩니다.

비(脾)가 작으면 장기가 편안하고 사기(邪氣)에 손상되기 어렵
고, 비가 크면 허구리의 부위로 통증이 모이고 빨리 걷지를 못합니
다. 비가 높으면 허구리가 옆구리 끝으로 당기면서 아프고, 비가 낮

으면 아래로 대장(大腸)을 누르는데 아래로 대장을 누르게 되면
장에서 사기를 받아 고통스러워합니다. 비가 단단하면 장기가 편
안하여 손상시키기 어렵고, 비가 취약하면 소단병에 잘 걸리며 쉽
게 손상됩니다. 비가 단정하면 이롭게 조화되어 손상시키기 어렵
고, 비가 한쪽으로 치우치면 자주 가득하고 자주 창만하게 됩니다.
　신(腎)이 작으면 장기가 편안하여 손상당하지 않고, 신이 크면
요통(腰痛)을 잘 앓아 구부렸다 폈다를 하지 못하며 쉽게 사기
에 손상당합니다. 신이 높으면 배려부(背膂部)가 아파서 몸을 앞
으로 굽혔다 뒤로 제치는 행동을 하지 못하고, 신이 낮으면 허리
와 꽁무니가 아파서 엎드렸다 폈다를 하지 못하여 호산(狐疝)이
됩니다. 신이 단단하면 허리와 등에 통증을 앓지 않게 되고, 신이
취약하면 소단병에 잘 걸리고 쉽게 손상당합니다. 신이 단정하면
이롭게 조화되어 손상되기 어렵고, 신이 한쪽으로 치우쳐 있으면
허리와 꽁무니의 통증으로 고통당합니다.
　무릇 이상 25가지의 변화는 사람들이 고통스러워 하는 일상적
인 질병들인 것입니다."

　(심소즉 안하여 사가 불능상이나 이우로 이상하고 심대즉 우가 불능상이나
사에 이상하고 심고즉 폐중이 만하여 문하여 선망하여 이언으로 난개하며 심하
즉 장외하여 한에 이상하여 이언으로 이공하고 심견즉 장안하고 수고하며 심취
즉 소단과 열중을 선병하고 심이 단정즉 화리하여 난상하고 심이 편경즉 조지
가 불일하여 무수사니라. 폐소즉 소음하여 천갈을 불병하고 폐대즉 다음하여 흉
비와 후비와 역기를 선병하고 폐고즉 상기하여 견식해하고 폐하즉 거분하고 박
폐하여 협하통을 선하고 폐견즉 해와 상기를 불병하고 폐취즉 소단으로 고병하
여 이상하고 폐가 단정즉 화리하여 난상하고 폐가 편경즉 흉이 편통이니라. 간
이 소즉 장안하여 협하의 병이 무하고 간대즉 핍위하며 박인하고 박인즉 고흉
중하여 또 협하통하고 간고즉 상으로 지분하고 절협문하고 위식분하며 간하즉
핍위하고 협하가 공하고 협하가 공즉 이수사하고 간견즉 장안하여 난상하며 간
취즉 소단을 선병하여 이상하고 간이 단정즉 화리하여 난상하고 간이 편경즉 협
하가 통이니라. 비소즉 장안하여 사에 난상하고 비대즉 주묘하여 통을 고하고

질행을 불능하며 비고즉 묘가 계협을 인하여 통하고 비하즉 하로 대장에 가하고 하로 대장에 가즉 장고하여 수사하고 비견즉 장안하여 난상하며 비취즉 소단에 선병하여 이상하고 비가 단정즉 화리하여 난상하고 비가 편경즉 선만하고 선창이니라. 신소즉 장안하여 난상하고 신대즉 요통을 선병하여 부앙이 불가하고 이사에 이상하고 신고즉 배려가 통을 고하고 써 부앙이 불가하며 신하즉 요고가 통하여 써 부앙이 불가하여 위호산하고 신견즉 요배통을 부병하고 신취즉 소단을 선병하여 이상하고 신이 단정즉 화리하여 난상하고 신이 편경즉 요고통에 고하니라. 범차의 이십오변자는 인의 소고하는 상병이니라.)

心小則安 邪弗能傷 易傷以憂[1] 心大則憂不能傷 易傷於邪[2] 心高則滿於肺中[3] 俛而善忘 難開以言 心下則藏外 易傷於寒 易恐以言[4] 心堅則藏安守固[5] 心脆則善病消癉熱中[6] 心端正則和利難傷[7] 心偏傾則操持不一 無守司也[8] 肺小則少飮 不病喘喝[9] 肺大則多飮 善病胸痺 喉痺 逆氣 肺高則上氣[10] 肩息咳[11] 肺下則居賁迫肺[12] 善脇下痛 肺堅則不病咳上氣 肺脆則苦病消癉易傷 肺端正則和利難傷 肺偏傾則胸偏痛也 肝小則藏安 無脇下之病 肝大則逼胃迫咽 迫咽則苦膈中[13] 且脇下痛 肝高則上支賁 切脇俛[14] 爲息賁[15] 肝下則逼胃 脇下空 脇下空則易受邪 肝堅則藏安難傷 肝脆則善病消癉易傷 肝端正則和利難傷 肝偏傾則脇下痛也 脾小則藏安 難傷於邪也 脾大則苦湊胁而痛[16] 不能疾行 脾高則胁引季脇[17]而痛 脾下則下加於大腸 下加於大腸 則藏苦受邪 脾堅則藏安難傷 脾脆則善病消癉易傷 脾端正則和利難傷 脾偏傾則善滿善脹也 腎小則藏安難傷 腎大則善病腰痛 不可以俛仰 易傷以邪 腎高則苦背膂痛 不可以俛仰 腎下則腰尻痛 不可以俛仰 爲狐疝[18] 腎堅則不病腰背痛 腎脆則善病消癉易傷 腎端正則和利難傷 腎偏傾則苦腰尻痛也 凡此二十五變者 人之所苦常病也[19]

1) 心小則安邪弗能傷易傷以憂(심소즉안사불능상이상이우) : 심장이 작으면 신(神)이 수렴되어 편안해져서 사기가 능히 침입하여 손상시키지 못하지만 근심에는 쉽게 손당된다. 곧 마음이 작으면 겁에 약하여 근심함이 있으면 상하기가 쉽다는 뜻이다. 심장에서는 신(神)의 변화를 여덟 가지 상태에 따라

다 말하고 뒤의 네 장기에서는 신의 변화를 말하지 않고 단지 장기의 변화만
말한 것은, 신(神)이 혼백의(魂魄意)의 주인이므로 그 신의 변화만 말해도
네 장기의 변화를 알 수 있으므로 생략한 것이다.

2) 心大則憂不能傷易傷於邪(심대즉우불능상이상어사) : 심장이 크면 근심 때
문에 상해를 받지는 않지만 사기(邪氣)에 쉽게 손상당한다의 뜻. 곧 심장이
크면 견고하지 못하므로 사기에 쉽게 손상당한다.

3) 心高則滿於肺中(심고즉만어폐중) : 심장이 높으면 폐 속에 가득해진다. 폐
는 심장의 덮개인데 심장의 위치가 높으면 폐 안에 가득 차게 된다. 심(心)에
서는 언(言)을 주관하고 폐에서는 성(聲)을 주관하는데 가득 차게 되면 심
폐(心肺)의 구멍이 닫혀지므로 답답해지고 잘 잊어서 말로 일깨우기가 어렵
게 된다고 했다.

4) 心下則藏外~易恐以言(심하즉장외~이공이언) : 심장이 아래에 있으면 장
기가 흩어져서 한사에 쉽게 손상되고 말만하여도 쉽게 두려워하다. 곧 심장
의 위치가 낮으면 내부의 심양(心陽)이 밖으로 흩어져서 허하여 한사(寒邪)
를 받으면 쉽게 손상되고 또 겁주는 말만 들어도 크게 두려워한다는 것이다.
외(外)는 소(疏)의 뜻.

5) 心堅則藏安守固(심견즉장안수고) : 심장이 견고하면 장기가 편안하여 위치
를 굳게 지키다. 곧 심장이 견실하면 신(神)을 잘 수호하여 심장이 안전하여
제 위치를 잘 지켜서 질병이 생기지 않는다는 뜻.

6) 心脆則善病消癉熱中(심취즉선병소단열중) : 심장이 연약하면 소단병(消癉
病)이나 열중(熱中)에 잘 걸리다. 열중(熱中)은 위 속에 열이 있는 것이다.
오장(五臟)이 취약하게 되면 진(津)이 소진되고 또 박해지므로 모두 소단병
이 이르게 된다고 했다.

7) 心端正則和利難傷(심단정즉화리난상) : 심장이 단정하게 되면 이롭게 화하
여 손상되지 않는다. 곧 오장(五臟)이 조화를 이루어 서로 돕게 되므로 병사
가 침입하지 못한다는 뜻.

8) 心偏傾則~無守司也(심편경즉~무수사야) : 심장이 한쪽으로 치우치게 되
면 지조가 한결같지 못하여 맡아 지키는 것이 없게 된다. 곧 심장이 한쪽으로
기울어 있으면 주관이 없다는 뜻이다.

9) 喘喝(천갈) : 숨이 차고 목이 메이다. 곧 숨이 차고 소리가 급한 것이다.

10) 上氣(상기) : 폐의 위치가 높으면 결분(缺盆)을 압박하여 기가 상역한다고 함.

11) 肩息咳(견식해) : 어깨를 들썩이고 기침을 하다. 견식은 기침을 하여 양쪽 어깨가 들썩이는 것이다.

12) 居賁迫肺(거분박폐) : 분문(賁門)에 있어 폐를 압박하다. 분은 위완(胃脘) 의 분문(賁門)이며 위의 윗구멍에 있다. 곧 폐가 아래에 하면 폐는 분문 사 이에 있게 되어 위완이 폐를 압박하여 혈맥이 통하지 않으므로 옆구리에 통 증이 생기게 된다고 했다. 일설에 거(居)는 고(苦)의 뜻이라 했다.

13) 膈中(격중) : 가슴 속이 막혀 통하지 않다는 뜻. 격은 색(塞)의 뜻이라 했다.

14) 上支賁切脇悗(상지분절협문) : 위로 분문(賁門)을 버티어 옆구리가 아프 고 더부룩하다. 곧 간맥이 격막을 뚫고 위로 하여 폐에 주입되므로 간이 높게 있으면 위로 격막을 버티어 옆구리를 아프게 하고 더부룩하게 한다는 뜻.

15) 息賁(식분) : 간(肝)이 높이 있어서 폐를 압박하여 생기는 병이다. 모두 식 분은 폐병이라고 하나 이는 간병(肝病)이 폐에 미쳐서 된 것이다.

16) 苦湊䏚而痛(고주묘이통) : 주는 모이다. 묘는 허구리. 곧 허구리로 모여서 통증이 생긴다는 뜻.

17) 季脇(계협) : 작은 늑골. 곧 제11늑골이라 했다.

18) 狐疝(호산) : 한쪽으로 기울어지는데 크고 작은 것이 있고 때때로 오르내리 는 것이라 했다. 여우는 음(陰)의 짐승으로 변화하여 숨는 데 능란하니 고환 (睾丸)이 오르내리는 것이 마치 여우가 굴을 드나드는데 고정된 시간이 없 는 것과 같아서 붙여진 이름이다. 신장의 산증(疝證)을 뜻한다.

19) 凡此二十五變者人之所苦常病也(범차이십오변자인지소고상병야) : 무릇 이 상 25가지의 변화는 사람들이 고통스러워하는 일상적인 병이다. 곧 이상 25가 지의 변화에서 오는 질병은 사람들이 보양을 잘못해서 오는 질병이 아니므로 병풍으로 가로 막고 집안에서만 살더라도 이러한 병들은 항상 찾아온다는 뜻.

3. 오장(五臟)의 위치를 살피다

황제가 말했다.

"어떻게 그렇게 되는 것을 알 수 있는 것입니까?"

기백이 말했다.

"적색(赤色)에 기육(肌肉)의 문리(紋理：무늬결)가 조밀한 자는 심(心)이 작고 기육의 문리(紋理)가 거친 자는 심(心)이 크며 갈우(髑骬)가 없는 자는 심이 높고 갈우가 작고 짧아서 들려 있는 자는 심이 낮으며 갈우가 긴 자는 심이 단단하고 갈우가 약하고 작으며 박한 자는 심이 취약하고 갈우가 수직으로 뻗어서 들려 있지 않은 자는 심이 단정하고 갈우가 한쪽으로 치우친 자는 심이 한쪽으로 치우쳐 있는 것입니다.

백색(白色)이고 문리(紋理)가 조밀한 자는 폐(肺)가 작고 무늬결이 거친 자는 폐가 크고 어깨가 크고 가슴이 도드라지고 목구멍이 함몰된 자는 폐가 높고 겨드랑이가 합하고 옆구리가 벌어진 자는 폐가 낮고 어깨가 좋고 등이 두꺼운 자는 폐가 단단하고 어깨와 등이 얇은 자는 폐가 취약하고 등과 가슴이 두꺼운 자는 폐가 단정하고 옆구리가 한쪽으로 치우쳐 있는 자는 폐가 한쪽으로 치우쳐 있는 것입니다.

청색(靑色)에 기육의 무늬결이 조밀한 자는 간이 작고 기육의 무늬결이 거친 자는 간이 크고 가슴이 넓고 늑골(肋骨：骸)이 도드라진 자는 간이 높이 있고 옆구리가 좁고 늑골(肋骨)이 안쪽으로 들어간 자는 간이 낮으며 가슴과 옆구리의 발육이 좋은 자는 간이 견실하고 옆구리의 갈비가 연약한 자는 간이 취약하고 가슴과 복부가 서로 균형을 이룬 자는 간이 단정하고 갈비뼈가 한쪽으로 들린 자는 간이 한쪽으로 치우친 것입니다.

황색(黃色)에 기육의 무늬결이 조밀한 자는 비(脾)가 작고 기육의 무늬결이 거친 자는 비가 크고 입술이 밖으로 까진 자는 비가 높고 입술이 아래로 쳐진 자는 비가 낮고 입술이 단단한 자는 비가 단단하고 입술이 크고 견실하지 않은 자는 비가 취약하고 입술의 위와 아래가 균형을 이룬 자는 비가 단정하고 입술이 한쪽으로 들린 자는 비가 한쪽으로 치우쳐 있는 것입니다.

흑색(黑色)에 기육의 무늬결이 조밀한 자는 신(腎)이 작고 기육의 무늬결이 거친 자는 신이 크고 귀가 높이 있는 자는 신이 높이 있고 귀 뒤가 움푹 들어간 자는 신이 낮고 귀가 단단한 자는 신

이 단단하고 귀가 얇고 단단하지 않은 자는 신이 취약하고 귀가
좋고 아거(牙車 : 頰車)의 앞에 있는 자는 신이 단정하고 귀가 한
쪽만 높은 자는 신이 한쪽으로 치우친 것입니다.
　무릇 이상과 같이 모든 변화라는 것은 정상적인 기능이 지켜지
면 편안해지고 정기가 손상되면 질병이 되는 것입니다."

　(황제왈 하이로 그 연을 지오? 기백왈 적색하고 소리자는 심소하고 조리자
는 심대하고 무갈우자는 심고하고 갈우가 소하여 단거자는 심하하고 갈우가 장
자는 심하견하고 갈우가 약소하여 이박자는 심취하고 갈우가 직하하여 불거자
는 심단정하고 갈우가 일방으로 의자는 심편경이니라. 백색하고 소리자는 폐소
하고 조리자는 폐대하고 거견하고 반응하여 함후자는 폐고하고 합액하여 장협
자는 폐하하고 호견하고 배후자는 폐견하고 견배가 박자는 폐취하고 배응이 후
자는 폐단정하고 협이 편소자는 폐편경이니라. 청색하고 소리자는 간소하고 조
리자는 간대하고 광흉하여 반교자는 간고하고 합협하여 토교자는 간하하고 흉
협이 호자는 간견하고 협골이 약자는 간취하고 응복이 호상득자는 간단정하고
협골이 편거자는 간이 편경하니라. 황색하고 소리자는 비소하고 조리자는 비대
하고 계순자는 비고하고 순하종자는 비하하고 순견자는 비견하고 순대하여 불
견자는 비취하고 순이 상하호자는 비단정하고 순이 편거자는 비편경이니라. 흑
색하고 소리자는 신소하고 조리자는 비대하고 이고자는 신고하고 이후함자는
신하하고 이견자는 신견하고 이박에 불거자는 신취하고 이호하여 아거에 전거
자는 신단정하고 이편고자는 신이 편경이니 범차의 제변자는 지즉 안하고 감즉
병이니라.)

　黃帝曰 何以知其然也 岐伯曰 赤色小理者[1] 心小 粗理者[2]心大 無
𩩲骬[3]者心高 𩩲骬小短擧者[4]心下 𩩲骬長者心下堅 𩩲骬弱小以薄
者心脆 𩩲骬直下不擧者心端正 𩩲骬倚一方者心偏傾也 白色小理
者肺小 粗理者肺大 巨肩反膺陷喉[5]者肺高 合腋張脇[6]者肺下 好肩
背厚者肺堅 肩背薄者肺脆 背膺厚者肺端正 脇偏疏[7]者肺偏傾也 靑
色小理者肝小 粗理者肝大 廣胸反骹[8]者肝高 合脇兎骹[9]者肝下 胸
脇好者肝堅 脇骨弱者肝脆 膺腹好相得者肝端正 脇骨偏擧者肝偏

傾也 黃色小理者脾小 粗理者脾大 揭脣[10]者脾高 脣下縱者脾下 脣
堅者脾堅 脣大而不堅者脾脆 脣上下好者脾端正 脣偏擧者脾偏傾
也 黑色小理者腎小 粗理者腎大 耳高[11]者腎高 耳後陷者腎下 耳堅
者腎堅 耳薄不堅者腎脆 耳好前居牙車[12]者腎端正 耳偏高[13]者腎偏
傾也 凡此諸變者 持則安減則病[14]也

1) 小理者(소리자) : 기육(肌肉)의 살결의 무늬가 작아서 조밀하다의 뜻. 곧 살
   결의 무늬가 조밀조밀한 것.
2) 粗理者(조리자) : 기육의 무늬결이 거칠거칠하다. 조밀하다의 반대이다. 선
   이 굵다는 뜻.
3) 髑骬(갈우) : 가슴뼈의 검상돌기라고 했다. 또는 가슴 아래의 폐골(蔽骨)이
   라고도 했다.
4) 短擧者(단거자) : 일설에 새가슴이라는 뜻이라고 했다.
5) 反膺陷喉(반응함후) : 앞가슴이 두드러지고 인후가 위축되어 함몰된 것을 뜻
   한다.
6) 合腋張脇(합액장협) : 겨드랑이가 합해지고 옆구리가 퍼지다. 곧 겨드랑이
   가 좁고 옆구리는 열려져 있는 것이다.
7) 脇偏疏(협편소) : 옆구리의 뼈가 한쪽으로 치우치고 성기다의 뜻.
8) 反骹(반교) : 늑골이 되바라지다. 약간 아래쪽의 늑골을 교(骹)라 한다고 했
   다. 교는 본래 정강이 발목의 뼈인데 여기서는 늑골(肋骨)의 뜻이다.
9) 兎骹(토교) : 늑골이 숨어 엎드려 안으로 들어간 것이다. 곧 옆구리의 뼈가
   낮은 부위에서 모여 토끼와 같다는 것이라고 했다.
10) 揭脣(게순) : 들어올려진 입술. 게는 거(擧)의 뜻이다.
11) 耳高(이고) : 본래는 고이(高耳)로 되어 있었다. 신기(腎氣)가 귀로 통하
    므로 신장의 좋고 나쁜 것은 귀로써 검증한다고 했다.
12) 牙車(아거) : 협거(頰車)라고 했다.
13) 耳偏高(이편고) : 한쪽 귀만 높이 있는 것을 뜻한다.
14) 持則安減則病(지즉안감즉병) : 정상적인 기능을 유지하면 편안하고 손상
    받게 되면 질병이 된다는 뜻. 이상에서 여러 가지 변화가 서로 바르지 않더라
    도 그 정상을 유지하면 무탈하게 지낸다는 뜻.

4. 오장(五臟)의 위치에 따른 성격의 특징

황제가 말했다.

"좋은 말씀입니다. 그러나 내가 물은 내용은 아닙니다. 원컨대 듣고 싶은 것은 사람 가운데 질병이 들지 않는 자가 있어서 천수를 다하는 데 이르고, 비록 깊은 근심이나 크게 두려워하거나 깜짝 놀라는 뜻이 있을지라도 오히려 능히 수명을 감축시키지 못하고, 극심한 추위나 무서운 더위에도 능히 손상되지 않습니다. 그런데 어떤 이는 병풍을 둘러친 집안을 벗어나지 않고 또 깜짝 놀라는 정신적 두려움이 없는데도 병을 면치 못하는 이유는 무엇입니까? 원컨대 그 까닭을 듣고자 하는 것입니다."

기백이 말했다.

"오장(五臟)과 육부(六腑)는 사기(邪氣)의 여관(旅舍)인 것이니 질문하신 그 까닭을 말씀드리겠습니다.

오장이 모두 작은 사람은 질병은 적지만 마음이 애타고 근심이 많게 되고, 오장(五臟)이 모두 큰 사람은 일을 느리게 하여 걱정스러운 것이 없습니다.

오장이 모두 높이 있는 사람은 고상한 행동을 하기를 좋아하고 오장이 모두 낮게 있는 사람은 남의 밑에 있기를 좋아합니다.

오장이 모두 견실한 사람은 질병이 없으며, 오장이 모두 취약한 사람은 질병이 항상 몸에서 떠나지 않습니다.

오장이 모두 단정한 사람은 이롭게 조화되어 사람들의 마음을 얻게 되고, 오장이 모두 한쪽으로 치우친 사람은 마음이 사특하고 도둑질을 잘하며 남을 위하여 공평하지 못하고 말이 변덕스럽습니다."

(제왈 선하다. 연이나 여의 소문은 비요 원문컨대 인의 불가병자가 유하여 천수를 지진하여 비록 심우와 대공과 출척지가 유하나 오히려 불능감하며 심한과 대열에도 불능상하고 그 병폐의 실내를 불리함이 유하고 또 출척의 공이 무나 연이나 병을 불면자는 하오? 그 고를 원문하노라. 기백왈 오장과 육부는 사의 사

니 청에 그 고를 언이니라. 오장이 개소자는 소병하여 심이 고초하고 수우가 대
하며 오장이 개대자는 사에 완하여 써 우가 난하고 오장이 개고자는 고히 거조
를 호하고 오장이 개하자는 인하에 출함을 호하고 오장이 개견자는 무병하고 오
장이 개취자는 병이 불리하고 오장이 개단정자는 화리하여 득인심하고 오장이
개편경자는 사심하여 선도하며 위인에 평함이 불가하여 언어를 반복하니이다.)

帝曰 善 然非余之所問也 願聞人之有不可病者 至盡天壽 雖有深
憂大恐 怵惕之志 猶不能減¹⁾也 甚寒大熱 不能傷也 其有不離屛蔽
室內 又無怵惕之恐 然不免於病者 何也 願聞其故 岐伯曰 五藏六
府 邪之舍也²⁾ 請言其故 五藏皆小者 少病 苦燋心 大愁憂 五藏皆
大者 緩於事 難使以憂 五藏皆高者 好高擧措³⁾ 五藏皆下者 好出人
下⁴⁾ 五藏皆堅者 無病 五藏皆脆者 不離於病 五藏皆端正者 和利得
人心 五藏皆偏傾者 邪心而善盜 不可以爲人平⁵⁾ 反覆言語也

1) 減(감) : 감촉(感觸)되다의 뜻. 감(感)이 타당하다고 했다.
2) 邪之舍也(사지사야) : 사기가 머무는 여관과 같다. 곧 아무 때나 들어와서 머
   물 수 있는 곳이라는 뜻.
3) 擧措(거조) : 행동거지이다.
4) 好出人下(호출인하) : 남의 아래에 나가기를 좋아하다. 곧 의지가 천박하고
   연약한 것이다.
5) 不可以爲人平(불가이위인평) : 가히 써 남을 위하여 공평하지가 못하다. 곧
   항상 정실(情實)이나 사사로움에 치우치는 것.

5. 육부(六腑)와 서로 응하는 것들

황제가 말했다.
"원컨대 육부(六腑)와 응하는 것들을 듣고자 합니다."
기백이 대답했다.
"폐는 대장(大腸)과 합하는데 대장이란 피(皮)가 그에 응하며
심(心)은 소장(小腸)과 합하는데 소장이란 맥(脈)이 그에 응하
며 간(肝)은 담(膽)과 합하는데 담이란 근(筋)이 그에 응하며 비

(脾)는 위(胃)와 합하는데 위(胃)란 육(肉)이 그에 응하며 신(腎)이란 삼초방광(三焦膀胱)과 합하는데 삼초방광이란 주리호모(腠理豪毛)가 그에 응하는 것입니다."

"서로 응하면 어떻게 됩니까?"

"폐(肺)는 피(皮 : 피부)와 응하는데 피(皮)가 두꺼운 사람은 대장이 두껍고 피가 얇은 사람은 대장이 얇습니다. 피(皮)가 느슨하고 뱃속이 큰 사람은 대장(大腸)이 크고 길며 피부가 팽팽한 사람은 대장이 팽팽하고 짧습니다. 피부가 반지르르한 사람은 대장이 곧고 피부와 기육이 서로 붙지 않은 사람은 대장이 맺혀 있습니다.

심(心)은 맥(脈)과 응하는데 피부가 두꺼운 사람은 맥이 두껍고 맥이 두꺼운 사람은 소장(小腸)이 두껍습니다. 피부가 얇은 사람은 맥이 얇고 맥이 얇은 사람은 소장이 얇습니다. 피부가 느슨한 사람은 맥이 늘어지고 맥이 늘어진 사람은 소장이 크고 길며 피부가 얇고 맥이 충소(沖小)한 사람은 소장이 작고 짧으며 모든 양경맥(陽經脈)이 모두 많이 굽어진 사람은 소장이 얽혀 있는 것입니다.

비(脾)는 기육(肌肉)과 응하는데 육군(肉䐃)이 견실하고 큰 사람은 위(胃)가 두껍고 육군(肉䐃)이 가는 사람은 위가 얇고 육군이 작고 가는 사람은 위가 단단하지 못하고 육군이 신체와 알맞지 않은 사람은 위가 낮게 있고 위가 낮은 사람은 하관(下管)이 맺혀서 이롭지가 못합니다. 육군(肉䐃)이 단단하지 않은 사람은 위(胃)가 느슨하고 육군에 작은 과립이 누적됨이 없는 자는 위가 팽팽하고 육군에 작은 과립이 누적된 것이 많은 사람은 위가 얽혀 있으며 위가 얽혀 있는 사람은 상관(上管)이 얽혀서 이롭지 못한 것입니다.

간(肝)은 손발톱과 응하는데 손발톱이 두껍고 누런빛을 띤 사람은 담(膽)이 두껍고 손발톱이 얇고 선명한 붉은빛을 띤 사람은 담이 얇고 손발톱이 단단하고 푸른빛을 띤 사람은 담이 팽팽하고 손발톱이 부드러우면서 붉은빛을 띤 사람은 담이 느슨하고 손발톱이 곧고 흰빛을 띠면서 맺힌 것이 없는 사람은 담이 곧고 손발 톱이 거칠고 검은빛을 띠면서 무늬가 많은 사람은 담이 얽혀 있는 것입니다.

신(腎)은 뼈와 응하는데 무늬결이 치밀하고 피부가 두꺼운 사람은 삼초(三焦)와 방광(膀胱)이 두껍고 무늬결이 거칠고 피부가 얇은 사람은 삼초와 방광이 얇습니다. 주리(腠理)가 성긴 사람은 삼초와 방광이 느슨하고 피부가 팽팽하고 호모(豪毛)가 없는 사람은 삼초와 방광이 팽팽하며 호모(豪毛)가 아름답고 거친 사람은 삼초와 방광이 곧고 호모가 드문 사람은 삼초와 방광이 얽혀 있는 것입니다."

"두껍고 얇고 아름답고 추한 것들이 다 형상이 있는데 원컨대 그 병이 되는 것을 듣고자 합니다."

"그 외부와 응하는 것을 살펴서 그 안의 장(臟)을 알게 되면 병이 되는 것을 알 수 있는 것입니다."

(황제왈 육부의 응을 원문하노라. 기백답왈 폐는 합대장한데 대장자는 피가 기응하고 심은 합소장한데 소장자는 맥이 기응하고 간은 합담인데 담자는 근이 기응하고 비는 합위한데 위자는 육이 기응하고 신은 합삼초방광한데 삼초방광 자는 주리호모가 기응이니라. 황제왈 응함이 내하오? 기백왈 폐는 응피한데 피후자는 대장이 후하고 피박자는 대장이 박하고 피완하고 복과대자는 대장이 대하고 장하며 피급자는 대장이 급하고 단하며 피활자는 대장이 직하고 피육이 불상리자는 대장이 결이니라. 심은 응맥한데 피후자는 맥후하고 맥후자는 소장이 후하고 피박자는 맥박하고 맥박자는 소장이 박하고 피완자는 맥완하고 맥완 자는 소장이 대하고 장하며 피박하고 맥이 충소자는 소장이 소하고 단하며 제 양경맥이 개다우굴자는 소장이 결이니라. 비는 응육한데 육군이 견대자는 위후 하고 육군이 마자는 위박하고 육군이 소하고 마자는 위가 불견하고 육군이 불 칭신자는 위하하고 위하자는 하관이 약하여 불리하고 육군이 불견자는 위완하 고 육군이 소리의 누자가 무함은 위급하고 육군이 소리루자가 다함은 위결하고 위결자는 상관이 약하여 불리니라. 간은 응조한데 조후하고 색황자는 담후하고 조박하고 색홍자는 담박하고 조견하고 색청자는 담급하고 조유하고 색적자는

담완하고 조직하고 색백하여 무약자는 담직하고 조악하고 색흑하여 다문자는
담결이니라. 신은 응골한데 밀리하고 후피자는 삼초와 방광이 후하고 조리하고
박피자는 삼초와 방광이 박하고 주리가 소자는 삼초와 방광이 완하고 피급하고
무호모자는 삼초와 방광이 급하고 호모가 미하고 조자는 삼초와 방광이 직하고
호모가 희자는 삼초와 방광이 결이니라. 황제왈 후박과 미악이 개유형한데 그
소병을 원문하노라. 기백답왈 그 외응을 시하고 써 그 내장을 지하면 곧 소병을
지니라.)

　黃帝曰 願聞六府之應 岐伯答曰 肺合[1]大腸 大腸者 皮其應 心合
小腸 小腸者 脈其應 肝合膽 膽者 筋其應 脾合胃 胃者 肉其應 腎合
三焦膀胱 三焦膀胱者 腠理毫毛其應 黃帝曰 應[2]之奈何 岐伯曰 肺
應皮 皮厚者大腸厚 皮薄者大腸薄 皮緩腹裏[3]大者大腸大而長 皮急
者大腸急而短 皮滑者大腸直 皮肉不相離者大腸結[4] 心應脈 皮厚者
脈厚 脈厚者小腸厚 皮薄者脈薄 脈薄者小腸薄 皮緩者脈緩 脈緩者
小腸大而長 皮薄而脈沖小者 小腸小而短 諸陽經脈皆多紆屈[5]者 小
腸結 脾應肉 肉䐃[6]堅大者胃厚 肉䐃麼[7]者胃薄 肉䐃小而麼者胃不
堅 肉䐃不稱身者胃下 胃下者下管約不利[8] 肉䐃不堅者胃緩 肉䐃無
小裏累[9]者胃急 肉䐃多少裏累者胃結[10] 胃結者上管[11]約不利也 肝
應爪 爪厚色黃者膽厚 爪薄色紅者膽薄 爪堅色靑者膽急 爪濡色赤
者膽緩 爪直色白無約者膽直 爪惡[12]色黑多紋者膽結也 腎應骨 密
理厚皮者三焦膀胱厚 粗理薄皮者 三焦膀胱薄 疏腠理者 三焦膀胱
緩 皮急而無毫毛者 三焦膀胱急 毫毛美而粗者三焦膀胱直 稀毫毛
者三焦膀胱結也 黃帝曰 厚薄美惡皆有形 願聞其所病 岐伯答曰 視
其外應 以知其內藏 則知所病矣

1) 合(합) : 합하다. 또는 짝이 되다의 뜻.
2) 應(응) : 증후(證候)라고 했다.
3) 裏(이) : 갑을경에는 과(裹)로 되어 있는데 과가 타당하다.
4) 結(결) : 얽히다. 또는 에돌아 구부러지다의 뜻이 있다고 했다. 곧 구불구불
　하다는 뜻도 있다.
5) 紆屈(우굴) : 꼬불꼬불하다의 뜻.

6) 肉䐃(육군) : 기육(肌肉)의 표(標)이다. 곧 사태살을 뜻한다.

7) 麿(마) : 가늘다의 뜻.

8) 下管約不利(하관약불리) : 하관은 뼈의 하완(下脘)인 유문(幽門)이다. 약
   은 묶다. 곧 위가 처져서 하관을 압박하므로 대소변이 잘 통하지 않는 것이라
   했다.

9) 小裏累(소리루) : 작은 과립이 누적되다. 곧 작은 알갱이가 연이어 달려 있
   는 것이다. 이(裏)는 과(裹)로 써야 한다고 했다.

10) 肉䐃多少裏累者胃結(육군다소리루자위결) : 육군에 작은 과립이 많은 자
    는 위기가 맺혀서 퍼지지 않는다. 소(少)는 소(小)가 타당하다.

11) 上管(상관) : 위의 상완(上脘)의 분문부(賁門部)이다.

12) 爪惡(조악) : 손톱과 발톱이 기형인 형태를 뜻한다.

제8권 황제내경영추
(黃帝內經靈樞卷八)

제48편 금복(禁服篇第四十八)

금복(禁服)은 금지시키고 복용시키는 것을 뜻한다. 곧 금기(禁忌) 사항이나 약의 복용이다.

금복편(禁服篇)에서는 침으로 치료할 때 경맥(經脈)이 순행하는 법칙이나 위기(衛氣)와의 상관 관계를 정확히 파악하고 있어야 함을 설명했다. 아울러 촌구(寸口)와 인영(人迎)맥의 상태를 파악하여 질병이 있는 경맥과 장부를 파악하고 그 상태에 따라 보법(補法)과 사법(瀉法)의 원칙을 확정하고 그에 따른 뜸을 떠 주고 침을 놓고 복약(服藥)하는 방법 등을 설명하고 있다.

1. 침술(鍼術)을 하나로 개괄하는 것

뇌공(雷公)이 황제(黃帝)에게 물었다.

"미천한 제가 수업(受業)할 기회를 얻어서 '구침(九鍼)의 60편'을 통달하려고 이른 아침부터 저녁 늦게까지 열심히 노력하였습니다. 이에 앞의 것은 편의 끈이 떨어지고 뒤의 것은 책장이 더러워지도록 암송하여 놓지 않았지만 그 의미를 다 터득하지 못했습니다.

외췌편(外揣篇)에 '혼속위일(渾束爲一 : 섞어 묶어서 하나로 하다)'이라고 말했는데 뜻하는 바를 알지 못하겠습니다.

대저 구침(九鍼)의 이치는 거대하여 밖이 없고 작게 해도 안이 없어 크고 작은 것들이 끝이 없고 높고 낮은 것들이 한도가 없는데 묶으려면 어떻게 해야 하는 것입니까?

　일반 선비들의 재지와 능력은 어떤 것에는 두껍고 얇은 것이 있
고 어떤 때는 지혜와 사고가 좁고 얕아서 능히 넓고 크며 깊고 심
오한 것을 알지 못하고 스스로 배움에 힘쓰는 것이, 미천한 저보
다 못하기도 합니다.

　미천한 저는 그것들이 후세에 흩어져서 자손들에게 전해지지
못하고 끊어질까 두려워하여, 감히 어떻게 하나로 묶어야 하는지
를 묻고자 합니다."

　황제가 말했다.

　"훌륭한 질문이다. 이것은 선사(先師 : 스승)께서 금지한 바이
며 사사로이 이를 전하는 것은 죄를 짓는 일이다. 팔을 베어 피를
나누어 마시는 맹세를 해야 한다. 그대가 이를 얻고자 한다면 어
찌 재계(齋戒)하지 않는 것인가?"

　뇌공이 두 번 절을 올리고 일어나서 말했다.

　"청컨대 이에 대한 명령에 따르겠습니다."

　이에 뇌공(雷公)이 3일 간 재계를 마치고 청하여 말했다.

　"감히 여쭙겠습니다. 오늘 정양(正陽 : 正午)에 미천한 저는 원
컨대 맹세하고 전수받겠습니다."

　황제가 이에 함께 재계하는 집으로 들어가 팔뚝을 베어 피를 내
어 마시는 의식을 행하였다. 황제가 몸소 기도하여 말했다.

　"오늘 정양(正陽)에 피를 마시는 맹세를 행하고 침방(鍼方 :
鍼術)을 전수하오니 감히 이 맹세를 위반하는 자는 반드시 그 재
앙을 받게 될 것이다."

　뇌공이 두 번 절을 올리고 말했다.

　"미천한 제가 전수받겠습니다."

　황제가 이에 왼손으로 뇌공의 손을 잡고 오른손으로 책을 주면
서 말했다.

　"삼가고 삼가라! 나는 그대를 위하여 그 이치를 말하노라!"

　(뇌공이 황제에게 문왈 세자가 수업을 득하여 구침육십편을 통하여 단모로
근복하여 근자는 편절하고 구자는 간구한데 연이나 상히 풍송하고 불치하여 의

를 미진해니이다. 외췌에 혼속위일이라 언한데 소위를 미지니이다. 대저 대즉
무외하고 소즉 무내하여 대소가 무극하고 고하가 무도하여 속함을 내하오? 사
의 재력은 혹은 유후박하고 지려가 편천하여 박대하고 심오에 불능하여 학에 자
강하여 세자와 약이니 세자는 후세에 산하고 자손에 절할까 공하여 약의 내하
를 감문하니이다. 황제왈 선호재라 문이여! 차는 선사의 소금이요 사전이면 좌
니 할비하고 삽혈의 맹이니 자가 약욕득이면 하로 부재아? 뇌공이 재배하고 기
왈 명을 이에 청문이니이다. 이에 재숙한 삼일에 청왈 감문컨대 금일의 정양에
세자가 수맹으로써 원하니이다. 황제가 이에 더불어 재실에 구입하여 할비하고
삽혈이라. 황제가 친축왈 금일의 정양에 삽혈하고 전방하니 감히 차언을 배함이
유한 자는 그 앙을 수하리라. 뇌공이 재배왈 세자가 수니이다. 황제가 이에 좌로
기수를 악하고 우로 서를 수왈 신하고 신하라! 오는 위자하여 언이니라.)

　雷公問於黃帝曰　細子[1]得受業　通於九鍼六十篇[2]　且暮勤服[3]之
近者編絶　久者簡垢[4]　然尙諷誦弗置[5]　未盡解於意矣　外揣言渾束爲
一[6]　未知所謂也　夫大則無外　小則無內[7]　大小無極　高下無度　束之
奈何　士之才力　或有厚薄　智慮褊淺[8]　不能博大深奧　自强於學若細
子[9]　細子恐其散於後世　絶於子孫　敢問約之奈何　黃帝曰　善乎哉問
也　此先師之所禁　坐[10]私傳之也　割臂歃血之盟也　子若欲得之　何不
齋乎　雷公再拜而起曰　請聞命於是也　乃齋宿[11]三日而請曰　敢問今
日正陽　細子願以受盟　黃帝乃與俱入齋室　割臂歃血　黃帝親祝曰　今
日正陽　歃血傳方　有敢背此言者　反受其殃　雷公再拜曰　細子受之　黃
帝乃左握其手　右授之書　曰　愼之愼之　吾爲子言之

1) 細子(세자): 미천한 저라는 뜻. 세인(細人)과 같은 뜻이다. 자신을 낮추어
　겸손하게 칭하는 말.
2) 六十篇(육십편): 옛날 남방(南方)에서 전하는 구침(九鍼)의 도는 60편이
　었다고 했다. 또 60편은 고경(古經)의 수이며 지금은 실전되었다고 했다.
3) 服(복): 습(習)의 뜻이다.
4) 近者編絶久者簡垢(근자편절구자간구): 앞에 있는 것은 엮은 것이 끊어지
　고 뒤에 있는 것은 때가 끼다. 곧 너무 많이 읽어서 가죽으로 맨 끈이 끊어지
　고 간편에 때가 끼다의 뜻. 옛날에 종이가 없었던 시절에는 대나무 조각을 가

죽으로 매어서 책을 만들어 둘둘 말아 놓았다.

5) 置(치) : 두다. 버리다의 뜻이 있다.

6) 渾束爲一(혼속위일) : 섞어 묶어서 하나로 만들다. 곧 여러 가지를 모아서 하나로 만들다. 종합하다의 뜻.

7) 大則無外小則無內(대즉무외소즉무내) : 너무 커서 밖이 없고 너무 작아서 속이 없다. 무궁무진하다는 뜻.

8) 褊淺(편천) : 좁고 얕다의 뜻.

9) 自强於學若細子(자강어학약세자) : 스스로 학문에 노력함이, 미천한 저와 같지 못하다. 학(學) 밑에 미(未)자가 빠졌다고 했다.

10) 坐(좌) : 죄를 입다. 죄에 해당하다의 뜻. 죄를 짓다.

11) 齋宿(재숙) : 재계하는 것. 재계는 몸을 깨끗하게 씻고 사심을 없애며 소식(素食)하는 일이다.

2. 침을 놓는 것은 경맥(經脈)에서 비롯한다

황제가 계속하여 말했다.

"무릇 침을 놓는 이치는 경맥(經脈)에서부터 비롯되는데 그 경맥이 운행되는 곳을 헤아리고 그 도량(度量)을 알아야 하는 것이다. 안으로는 오장(五臟)에 침을 놓고 밖으로는 육부(六腑)에 침을 놓아 위기(衛氣)를 살피는데 모든 질병의 모태(母胎)가 되기 때문이다. 그 허(虛)와 실(實)을 조절하여 허와 실이 조절되면 이에 중지하는데 그 혈락(血絡)을 사(瀉)하여 혈락이 다 제거되면 위태롭지 않은 것이다."

뇌공(雷公)이 말했다.

"말씀하신 내용들은 미천한 제가 모두 알고 있는 것들입니다만 그것을 하나로 묶는 바를 알지 못하는 것일 뿐입니다."

황제가 말했다.

"대저 하나로 묶는 방법이란 주머니의 입구를 묶는 것과 같은 것이다. 주머니가 가득 차 있는데 묶지 못하면 안에 들어 있는 것이 쏟아져 나오게 된다. 방법이 이루어졌어도 묶지를 못하게 되면 신(神)이 더불어 함께 하지 않는 것이다."

뇌공이 말했다.

"낮은 재능을 가진 자는 가득하지 않았을 때 묶는 것입니다."

황제가 말했다.

"가득하지 않았는데도 묶을 줄 아는 사람은 의사(醫士)가 될 뿐이요 가히 천하(天下)를 위한 스승이 될 수는 없는 것이니라."

(무릇 자의 이는 경맥이 위시니 그 소행을 영하고 그 도량을 지하여 내로 오장을 자하고 외로 육부를 자하며 위기를 심찰하니 백병의 모가 됨이니 그 허실을 조하되 허실이 내지면 그 혈락을 사하여 혈이 진하면 불태니라. 뇌공왈 차는 다 세자의 소이통이니 그 소약을 미지니이다. 황제왈 대저 약방자는 약낭과 유하니 낭만하여 불약이면 곧 수설하고 방성에 불약이면 곧 신이 함께 불구니라. 뇌공왈 원컨대 위하재자는 물만하여 약이니이다. 황제왈 미만하여 지약이면 이 위공이니 써 천하사가 됨이 불가니라.)

凡刺之理 經脈爲始¹⁾ 營²⁾其所行 知其度量 內刺五藏 外刺六府 審察衛氣 爲百病母 調其虛實 虛實³⁾乃止 寫其血絡 血盡不殆矣 雷公曰 此皆細子之所以通 未知其所約也 黃帝曰 夫約方⁴⁾者 猶約囊⁵⁾也 囊滿而弗約 則輸泄 方成弗約 則神⁶⁾與弗俱 雷公曰 願爲下材⁷⁾者 勿滿而約之 黃帝曰 未滿而知約之 以爲工 不可以爲天下師

1) 經脈爲始(경맥위시) : 경맥에서 비롯한다. 곧 인체의 12경맥과 기경(奇經) 8맥과 15낙맥(十五絡脈)을 비롯한 온몸을 도는 경락과 영위음양(營衛陰陽) 과 기의 통로와 수명의 단장은 모두 경맥에 의거하지 않는 것이 없으므로 경맥에서 시작한다고 했다.

2) 營(영) : 헤아리다의 뜻이다.

3) 虛實(허실) : 두 글자는 연문(衍文)이라 했다.

4) 約方(약방) : 의술 가운데 수많은 진단과 치료법에서 강령을 들어 제시한 것을 뜻한다.

5) 約囊(약낭) : 주머니를 묶다.

6) 神(신) : 신묘(神妙)함이라 했다.

7) 下材(하재) : 미천한 재능. 곧 일상적인 보통의 재능을 뜻한다.

3. 보통의 한의사가 되는 길

뇌공(雷公)이 말했다.

"원컨대 보통의 의사(醫師)가 되는 것에 대하여 듣고자 합니다."

황제가 말했다.

"촌구맥(寸口脈)은 안을 주관하고 인영맥(人迎脈)은 밖을 주관한다. 두 가지가 서로 응하여 함께 가고 함께 오는데 마치 먹줄을 늘어뜨려서 크고 작은 것이 균등해진 것과 같아서 봄과 여름에는 인영맥이 약간 크고 가을과 겨울에는 촌구맥(寸口脈)이 약간 크니 이와 같은 것을 이름하여 '평인(平人 : 보통 사람)'이라고 이르는 것이다.

인영맥이 촌구맥보다 1배가 더 크면 질병이 족소양(足少陽)에 있고 1배 크면서 조급하면 질병이 수소양(手少陽)에 있는 것이다.

인영맥이 촌구맥보다 2배가 더 크면 질병이 족태양(足太陽)에 있고 2배 크면서 조급하면 질병이 수태양(手太陽)에 있으며, 인영맥이 촌구맥보다 3배가 크면 질병이 족양명(足陽明)에 있고 3배 크면서 조급하면 질병이 수양명(手陽明)에 있는 것이다.

인영맥이 성(盛)하면 열이 되고, 허(虛)하면 한(寒)이 되고, 긴(緊)하면 통비(痛痺)가 되고, 대맥(大脈)이면 잠깐 심했다 잠깐 뜸했다 한다.

성하면 사(瀉)해 주고 허하면 보(補)해 주고 긴맥(緊脈)에 통증이 있으면 분육(分肉)에 침을 놓고 대맥(大脈)이면 혈락(血絡)에 침을 놓고 또 약을 복용시킨다.

맥이 함몰되면 뜸을 떠 주고 성하지도 않고 허하지도 않으면 본경(本經)에 침을 놓는데 이를 이름하여 '경자(經刺)'라고 한다.

인영맥이 촌구맥보다 4배나 왕성하면 또 크고 또 삭(數)하니 이를 이름하여 '일양(溢陽)'이라고 한다. 일양은 외격(外格)이 되면 죽게 되고 치료할 수가 없다. 반드시 그 질병의 안과 밖을 살

피고 그 춥고 더운 것을 살펴서 그 장부(臟腑)의 질병을 증험해
야 한다.

촌구맥(寸口脈)이 인영맥보다 1배 더 크면 질병이 족궐음(足
厥陰)에 있고 1배 크면서 조급하면 병이 수심주(手心主 : 厥陰)
에 있는 것이다. 촌구맥이 2배 더 크면 질병이 족소음(足少陰)에
있고 2배 더 크면서 조급하면 수소음(手少陰)에 있는 것이다. 촌
구맥이 3배가 더 크면 질병이 족태음에 있고 3배 크면서 조급하
면 질병이 수태음(手太陰)에 있는 것이다.

성하면 창만(脹滿)하고 한중(寒中)하여 음식물이 소화되지 않
고, 허하면 열중(熱中)하고 묽은변이 나오고 소기증이 있고 소변
의 색이 변화되고, 긴(緊)하면 통비증이 있고, 대맥(大脈)이면
잠깐 아프고 잠깐 중지하게 된다.

성하면 사해 주고 허하면 보해 주고 긴하면 먼저 침을 놓고 뒤
에 뜸을 떠 주고 대맥이면 혈락(血絡)에 침을 놓은 뒤에 조리하
고 맥이 함몰되었으면 다만 뜸만 떠 주는 것이다.

함몰된 것이란 맥혈이 속에서 응결되어 맥혈 속에 어혈이 있는
것이다. 이는 혈이 한(寒)하므로 마땅히 뜸을 떠 주어야 한다. 성
하지도 않고 허하지도 않은 것은 본경(本經)에 침을 놓는다.

촌구맥이 인영맥보다 4배가 더 큰 것은 이름하여 '내관(內關)'
이라고 이르는데 내관이 또 크고 또 자주하게 되면 죽게 되고 치
료할 수가 없는 것이다. 반드시 그 근본과 끝의 한온(寒溫)을 잘
살펴서 그 장부의 질병을 증험해야 한다.

그 경맥의 운행과 수주(輸注)에 통달하여야 이에 가히 대수(大
數 : 大法)을 전할 수 있다.

대수(大數 : 大法)에 이르기를 '성하면 다만 사해 주고, 허하면
다만 보해 주고, 긴맥이면 뜸을 떠 주고 침을 놓고 또 약도 복용
시키고, 함몰되었으면 다만 뜸을 떠 주고, 성하지도 않고 허하지
도 않으면 본경(本經)에 침을 놓는다.' 라고 했다.

이른바 경치(經治)란 약을 복용하고 또 뜸을 뜨고 침을 놓는
것을 말한다. 맥이 급하면 도인술(導引術)을 사용하고 맥이 크면

서 약하면 안정시켜야 하고 힘을 쓰는 수고로움이 없어야 한다."

(뇌공왈 원컨대 위공을 문하니이다. 황제왈 촌구는 주중하고 인영은 주외하여 양자가 상응하여 구왕하고 구래함에 인승하여 대소가 제등과 약하니라. 춘하에는 인영이 미대하고 추동에는 촌구가 미대하여 여시자를 명왈 평인이니라. 인영의 대가 촌구에 일배면 병이 재족소양하고 일배하여 조하면 재수소양하고 인영이 이배하면 병이 재족태양하고 이배하여 조하면 병이 재수태양하고 인영이 삼배이면 병이 재족양명하고 삼배하여 조하면 병이 재수양명이니라. 성즉 위열하고 허즉 위한하고 긴즉 위통비하며 대즉 사심하고 사간이니 성즉 사하고 허즉 보하여 긴통즉 분육에 취하고 대즉 혈락에 취하고 또 음약하며 함하즉 구하고 불성하고 불허하면 경으로써 취하여 명왈 경자니라. 인영이 사배자는 차대하고 차삭이니 명왈 일양이니 일양은 위외격하여 사하고 불치니라. 필히 그 본말을 심안하고 그 한열을 찰하여 써 그 장부의 병을 험이니라. 촌구의 대가 인영의 일배면 병이 재족궐음하고 일배하고 조면 재수심주하니라. 촌구가 이배면 병이 재족소음하고 이배하고 조면 재수소음하고 촌구가 삼배면 병이 재족태음하고 삼배하고 조면 재수태음하니라. 성즉 창만하고 한중하여 식불화하며 허즉 열중하고 출미하며 소기하고 요색이 변하며 긴즉 통비하고 대즉 사통하고 사지니라. 성즉 사하고 허즉 보하고 긴즉 선자하고 후구하며 대즉 혈락을 취하고 후에 조하고 함하즉 도구하니라. 함하자는 맥혈이 중에 결하여 중에 착혈이 유하여 혈한 고로 의구함이니 불성하고 불허하면 경에 취하니라. 촌구가 사배자는 명왈 내관이니 내관자는 차대하고 차삭하여 사하고 불치니 필히 그 본말의 한온을 심찰하고 써 그 장부의 병을 험하니라. 그 영수를 통해야 이에 가히 대수를 전하니라. 대수에 왈 성즉 도사하고 허즉 도보하고 긴즉 구자하고 또 음약이며 함하즉 도구하고 불성하고 불허면 경으로써 취하니라. 소위 경치자는 음약하고 또 왈 구자니 맥급즉 인하고 맥대하여 써 약즉 욕안정하고 용력하여 무로니라.)

雷公曰 願聞爲工 黃帝曰 寸口主中[1] 人迎主外[2] 兩者相應 俱往俱來 若引繩大小齊等[3] 春夏人迎微大 秋冬寸口微大 如是者 名曰平人[4] 人迎大一倍於寸口 病在足少陽[5] 一倍而躁 在手少陽 人迎二倍 病在足太陽[6] 二倍而躁 病在手太陽 人迎三倍 病在足陽明[7] 三倍而

躁 病在手陽明 盛則爲熱 虛則爲寒 緊則爲痛痺[8] 代則乍甚乍間 盛
則寫之[9] 虛則補之[10] 緊痛則取之分肉 代則取血絡且飮藥 陷下則灸
之[11] 不盛不虛 以經取之[12] 名曰經刺 人迎四倍者[13] 且大且數 名曰
溢陽 溢陽爲外格 死不治 必審按其本末[14] 察其寒熱 以驗其藏府之
病 寸口大於人迎一倍 病在足厥陰[15] 一倍而躁 在手心主[16] 寸口二
倍 病在足少陰[17] 二倍而躁 在手少陰 寸口三倍 病在足太陰[18] 三倍
而躁 在手太陰 盛則脹滿 寒中食不化 虛則熱中 出糜[19] 少氣 溺色
變 緊則痛痺 代則乍痛乍止 盛則寫之 虛則補之 緊則先刺而後灸之
代則取血絡而後調之 陷下則徒[20]灸之 陷下者 脈血結於中 中有著
血[21] 血寒 故宜灸之 不盛不虛 以經取之 寸口四倍者 名曰內關[22] 內
關者 且大且數 死不治 必審察其本末之寒溫 以驗其藏府之病 通其
營輸[23] 乃可傳於大數[24] 大數曰 盛則徒寫之 虛則徒補之 緊則灸刺
且飮藥 陷下則徒灸之 不盛不虛 以經取之[25] 所謂經治[26]者 飮藥 亦
曰灸刺 脈急則引[27] 脈大以弱[28] 則欲安靜 用力無勞也

1) 寸口主中(촌구주중) : 촌구맥이 안을 주관한다. 태소(太素)에 '구(口)는 기
　(氣)가 통하는 곳이다. 촌구는 수태음의 맥기와 통하므로 촌구(寸口)라고 한
　다. 기가 행하는 곳을 기구(氣口)라고 하는 바 촌구(寸口)와 기구(氣口)는
　차이가 없다. 중은 오장을 말하고 장(臟)은 음(陰)이다. 오장의 기는 수태음
　을 따라 촌구에 나타나므로 촌구맥은 중을 주관한다.' 라고 했다.

2) 人迎主外(인영주외) : 인영맥이 밖을 주관한다. 태소에 '결후(結喉) 양측의
　족양명맥은 오장육부의 기를 받아서 인체를 봉양하므로 인영(人迎)이라 하며
　인영은 위맥(胃脈)으로 육부의 으뜸이며 밖에서 동하는데 이를 살피면 안을
　알 수 있으므로 밖을 주관한다고 한다. 촌구는 아래에 위치하고 양손에 있어
　음이 되고 인영은 위에 위치하고 결후의 양측에 있어 양이 된다.' 라고 했다.

3) 若引繩大小齊等(약인승대소제등) : 먹줄을 당겨 크고 작은 것이 균등하게
　되는 것과 같다. 곧 인영맥과 촌구맥의 박동이 서로 같은 것을 형용한 것이다.

4) 平人(평인) : 보통 사람. 곧 병이 없는 정상적인 사람을 뜻한다.

5) 人迎大一倍于寸口病在足少陽(인영대일배어촌구병재족소양) : 인영맥이
　촌구맥보다 한 배가 커지면 질병이 족소양에 있게 된다. 곧 소음의 성한 기가
　크지 않으므로 음의 한 배를 초과하는데는 소양의 병이다.

6) 人迎二倍病在足太陽(인영이배병재족태양) : 소양의 병기(病氣)가 점차로 성하여 음기(陰氣)를 2배 초과하게 되면 태양병이 된다.

7) 人迎三倍病在足陽明(인영삼배병재족양명) : 태양의 병기가 점차로 성하여 음기를 3배로 초과하게 되면 양명병이 된다는 뜻.

8) 緊則爲痛痺(긴즉위통비) : 긴맥이면 통비(痛痺)가 된다. 곧 기의 박동이 긴 (緊)하여 급한 것 같으면 이는 기육(肌肉) 사이에 한기와 온기가 있는 것이 므로 통비가 온다는 것이다.

9) 盛則寫之(성즉사지) : 성하면 사해 주다. 곧 인영맥이 한 배 성하면 소양을 사하고 두 배 성하면 태양을 사하고 3배 성하면 양명을 사해 준다는 뜻.

10) 虛則補之(허즉보지) : 허하면 보해 주다. 곧 인영맥이 허하여 촌구맥보다 1 배가 작으면 소양을 보해 주고 2배가 작으면 태양을 보해 주고 3배가 작으면 양명을 보해 준다는 뜻.

11) 陷下則灸之(함하즉구지) : 함몰되었으면 뜸을 떠 주다. 함몰이란 아래로 꺼 져 있어 맥이 보이지 않는 것을 뜻하며 이는 중한(中寒)으로 마땅히 뜸을 떠 주어야 한다.

12) 以經取之(이경취지) : 본경(本經)에 침을 놓는다. 경(經)은 상(常)과 같다.

13) 人迎四倍者(인영사배자) : 인영이 4배의 크기에 이른 자의 뜻. 곧 이렇게 되 면 양(陽)이 홀로 성하여 밖에서 음을 막아 음기가 행해지지 못하므로 격양 (格陽)이라 한다. 격은 거(拒)이다.

14) 本末(본말) : 안과 밖을 뜻한다. 곧 촌구맥은 안을 주관하고 인영맥은 밖을 주관한다.

15) 寸口大於人迎一倍病在足厥陰(촌구대어인영일배병재족궐음) : 촌구맥이 인영맥보다 1배가 크면 질병이 족궐음에 있다. 곧 촌구의 맥이 1배가 큼에 이 르면 곧 궐음에 병이 있다는 뜻이다.

16) 一倍而躁在手心主(일배이조재수심주) : 1배가 조급하면 수심주(手心主) 에 있다. 인영맥이 1배가 크면서 조급한 것은 수소양에 있고 촌구맥은 1배가 크면서 조급하면 수심주에 있어 삼초포락(三焦包絡)을 주관하는데 이것이 인체(人體)의 표리(表裏)이다. 이하의 뒤에서 나오는 2배와 3배에서도 표리 는 이와 같다.

17) 病在足少陰(병재족소음) : 병이 족소음에 있다. 곧 음기가 비록 적으나 양

기가 2배를 넘으면 소음병이라 했다.

18) 病在足太陰(병재족태음) : 병이 족태음에 있다. 곧 태음이 가장 커서 양기의 3배를 넘게 되면 태음병이라 한다고 했다.

19) 出糜(출미) : 대변이 죽처럼 나오는 것을 뜻한다. 미는 묽은죽이다.

20) 徒(도) : 다만의 뜻. 한 가지만의 뜻도 된다.

21) 著血(착혈) : 혈관 속에 어혈(瘀血)이 달라붙어 있는 것.

22) 內關(내관) : 안으로 닫히다의 뜻. 곧 음기가 양기보다 3배 크면 병은 삼음(三陰)에 있고 4배에 이르면 음기가 홀로 성하여 안이 모두 폐색되어서 양이 들어가지 못하여 내관(內關)이라 한다.

23) 通其營輸(통기영수) : 그 운행하고 수송하여 주입하는 것을 통달하다의 뜻. 영은 다스리고 운영하다. 수는 수송하고 주입하다의 뜻. 일설에는 영은 경맥(經脈)이고 수는 영혈(榮穴)과 수혈(腧穴)이라고 했다.

24) 大數(대수) : 대법(大法). 곧 질병을 치료하는 대법(大法)이다.

25) 以經取之(이경취지) : 써 경에 침을 놓다. 뒤의 경치(經治)의 뜻이다.

26) 經治(경치) : 경에 침을 놓다. 곧 경(經)에 따라서 침을 놓을 경우는 양경(陽經)에 침을 놓게 되면 음경(陰經)에는 침을 놓지 않고 음경을 취하게 되면 양경을 취하지 않는 것을 뜻한다.

27) 脈急則引(맥급즉인) : 인(引)은 도인법(導引法)을 뜻한다. 곧 맥이 급하면 도인술을 쓴다는 뜻.

28) 脈大以弱(맥대이약) : 맥이 크고 약한 것은 음이 부족한 것이다. 안정시켜서 음을 기르고 힘을 쓰는 것을 삼가야 한다는 것이다.

제49편 오색(五色篇第四十九)

오색(五色)이란 다섯 가지 색(色)을 뜻한다. 곧 얼굴에 나타나는 다섯 가지 색으로 색진(色診)을 하는 대강(大綱)을 뜻한다.

오색편(五色篇)에서는 사람의 얼굴에 나타나는 색(色)의 변화를 보고 질병을 판단하고 그 예후(豫後) 등을 추측하는 것에 대해 설명하고, 아울러 색(色)과 맥(脈)을 결합하여 질병의 상태를 파악하는 방법 등을 제시하고 있다.

1. 오색(五色)과 오관(五官)을 판단하는 것

뇌공(雷公)이 황제에게 물었다.

"오색(五色)은 유독 명당(明堂)에서만 판단합니까? 소자(小子 : 小生, 細子)은 그것이 이르는 바를 알지 못하겠습니다."

황제가 말했다.

"명당(明堂)이란 코이고 궐(闕 : 궁궐)이란 눈썹의 사이이며 정(庭 : 天庭)이란 이마이고 번(蕃 : 울타리)이란 양쪽 뺨의 외측이며 폐(蔽)란 이문(耳門)이다. 그 사이가 방정(方正)하여 크고 열 발짝을 떨어져서도 모두 밖으로 나타나 보인다면 이와 같은 사람은 수명이 반드시 100세까지 살 수 있는 것이다."

"오관(五官)을 분별하는 것은 어떻게 하는 것입니까?"

"명당골(明堂骨 : 코)이 높이 솟아 일어나서 평평하고 곧으면 오장(五臟)이 중앙(中央)에서 차례대로 배열되고 육부(六腑)가 그 양옆으로 끼고 있으며 머리와 얼굴에 궐정(闕庭)이 오르고 왕궁(王宮)은 하극(下極)에 있게 된다.

오장이 가슴 속에서 편안하면 진색(眞色 : 참색)이 이르게 되어 병색(病色)이 나타나지 않고 명당이 윤택하고 맑아질 것이니 오관(五官)을 어찌 분별하여 얻지 못하겠는가?"

"그 분별하지 못하는 사람에 대하여 들을 수 있겠습니까?"

"오색(五色)이 나타나면 각각의 색부(色部)에 나오는 것이다. 그 부골(部骨)이 함몰된 사람은 반드시 질병을 면하지 못하리라. 그 색부(色部)가 승습(乘襲)하게 되는 자는 비록 질병이 심할지라도 죽지는 않게 된다."

"오색(五色)을 주관하는 것은 어떠한 것들입니까?"

"청색과 흑색은 통증(痛證)이 되고 황색과 적색은 열증(熱證)이 되고 백색은 한증(寒證)이 되는데 이것을 일러 '오관(五官)'이라고 하느니라."

"질병이 날로 심해지고 또 바야흐로 쇠퇴하는 것은 어떻게 알 수 있습니까?"

"밖과 안에 모두 있는 것이다. 그 맥구(脈口)를 진맥해 보고 활(滑)하면서 소긴(小緊)하고 침(沈)한 사람은 질병이 더욱 심해지는데 안(內 : 五臟)에 있는 것이며, 인영맥의 기운이 대긴(大緊)하면서 부(浮)한 사람은 그 질병이 더욱 심해지는 것인데 밖(外 : 六腑)에 있는 것이다.

그 맥구맥이 부(浮)하고 활(滑)한 사람은 질병이 날로 진행되고 인영맥이 침(沈)하면서 활(滑)한 사람은 질병이 날로 덜어지는 것이다. 그 맥구맥이 활(滑)하면서 침(沈)한 사람은 질병이 날로 진행되면서 안에 있는 것이며 그 인영맥이 활성(滑盛)하면서 부(浮)한 사람은 그 질병이 날로 진행되면서 밖에 있는 것이다.

맥상(脈象)의 부(浮)하고 침(沈)한 것과 인영맥과 촌구의 맥기가 작고 큰 것의 등급이 균등한 사람은 질병이 낫기 어려운 것이다. 질병이 장에 있는데 맥이 침(沈)하고 대(大)한 사람은 쉽게 치유되고, 소(小)하면 역(逆)이 되며, 질병이 육부에 있어 맥이 부(浮)하고 대(大)한 자는 그 질병이 쉽게 낫는 것이다.

인영맥이 성하고 견(堅)한 사람은 한사(寒邪)에 상한 것이고
기구맥이 성하고 견(堅)한 사람은 음식에 손상된 것이다.”

(뇌공이 황제에게 문왈 오색을 독히 명당에서 결합니까? 소자는 그 소위를
미지니이다. 황제왈 명당자는 비요 궐자는 미간이요 정자는 안이요 번자는 협
측이요 폐자는 이문이니 그 간이 욕방대하여 십보를 거하여 다 외에 현하면 여
시자는 수하여 필히 중백세니라. 뇌공왈 오관의 변은 내하오? 황제왈 명당의 골
이 고이기하고 평이직하면 오장이 중앙에 차하고 육부가 그 양측을 협하고 수
면이 궐정으로 상하고 왕궁이 하극에 재하여 오장은 흉중에 안하여 진색이 이
치하고 병색이 불현하여 명당이 윤택하고 이청하니 오관이 어찌 무변을 득하
리? 뇌공왈 그 불변자를 가득문호가? 황제왈 오색의 견은 각각 그 색부에 출
이니 부골이 함자는 필히 병을 불면이니 그 색부가 승습자는 비록 병심이나 불
사니라. 뇌공왈 오색을 관함이 내하오? 황제왈 청흑이 위통하고 황적이 위열하
고 백이 위한이니 시위를 오관이니라. 뇌공왈 병의 익심과 그 방쇠를 여하오?
황제왈 외내가 개재언이니 그 맥구를 절하여 활하고 소긴하여 이침자는 병이
익심하며 재중하고 인영기가 대긴하여 이부자는 그 병이 익심하며 재외니라. 그
맥구가 부활자는 병이 일진하고 인영이 침하여 활자는 병이 일손이니라. 그 맥
구가 활하면서 침자는 병이 일진하고 재내며 그 인영맥이 활성하면서 부자는
그 병이 일지하고 재외니라. 맥의 부침하여 인영과 촌구기의 소대가 등자에 급
하면 병이 난이니라. 병이 재장하여 침하고 대자는 이이하고 소이면 위역하고
병이 재부하여 부하고 대한자는 그 병이 이이니라. 인영이 성견자는 한에 상하
고 기구가 성견자는 식에 상이니라.)

雷公問於黃帝曰 五色獨決於明堂乎 小子[1] 未知其所謂也 黃帝曰
明堂者鼻也 闕者眉間也 庭者顏也[2] 蕃者頰側也[3] 蔽者耳門也[4] 其
間欲方大[5] 去之十步 皆見於外 如是者壽必中百歲 雷公曰 五官之
辨奈何 黃帝曰 明堂骨高以起 平以直 五藏次於中央 六府挾其兩
側[6] 首面上於闕庭 王宮在於下極[7] 五藏安於胸中 眞色以致[8] 病色
不見 明堂潤澤以淸 五官惡得無辨乎 雷公曰 其不辨者 可得聞乎 黃
帝曰 五色之見也 各出其色部[9] 部骨陷者[10] 必不免於病矣 其色部乘

襲[11]者 雖病甚 不死矣 雷公曰 官五色[12]奈何 黃帝曰 靑黑爲痛[13] 黃赤爲熱 白爲寒[14] 是謂五官 雷公曰 病之益甚 與其方衰如何 黃帝曰 外內皆在焉 切其脈口[15] 滑小緊以沈者[16] 病益甚 在中 人迎氣大緊以浮者[17] 其病益甚 在外 其脈口浮滑者 病日進 人迎沈而滑者 病日損 其脈口滑以沈者 病日進 在內 其人迎脈滑盛以浮者 其病日進 在外 脈之浮沈及人迎與寸口氣小大等者 病難已 病之在藏 沈而大者 易已 小爲逆[18] 病在府 浮而大者 其病易已 人迎盛堅者 傷於寒 氣口盛堅者 傷於食[19]

1) 小子(소자) : 소생(小生)의 뜻. 곧 자신을 낮추는 겸손의 뜻.

2) 庭者顏也(정자안야) : 정은 이마이다. 정은 천정(天庭)이고 안(顏)은 이마를 뜻한다. 안은 액(額)의 뜻이다.

3) 蕃者頰側也(번자협측야) : 울타리는 뺨의 옆쪽이다. 양쪽의 뺨은 얼굴의 울타리와 같다는 뜻.

4) 蔽者耳門也(폐자이문야) : 가로막는 것은 이문(耳門)이다. 곧 귀의 문은 귀를 가리는 것이라는 뜻.

5) 方大(방대) : 단정하면서 메주덩이처럼 풍만한 것을 뜻한다.

6) 五藏次於中央六府挾其兩側(오장차어중앙육부협기양측) : 오장은 중앙에 순서대로 배열되어 있고 육부는 그 양 옆에 붙어 있다는 뜻이다. 차는 차례대로의 뜻이고 협은 부(附)의 뜻이다.

7) 王宮在於下極(왕궁재어하극) : 왕궁은 하극(下極)에 있다. 왕궁은 심(心)과 응하는 위치이므로 양쪽의 두 눈 사이를 하극(下極)이라 하고 이를 왕궁이라고도 한다.

8) 眞色以致(진색이치) : 진색은 오장이나 육부와 상응하는 곳에 나타나는 정상적인 색택(色澤)이다. 치는 지(至)와 같다.

9) 色部(색부) : 오장의 오색이 나타나는 각각의 부위가 있다. 예를 들어 간병(肝病)에는 귀가 푸르고 안색이 푸른 것 등이다.

10) 部骨陷者(부골함자) : 부위의 뼈가 함몰된 것이다. 부위의 뼈란 중앙 양측을 뜻하는데 만약 입술과 혀의 두 부위라면 뼈가 꺼질 리가 없다고 손씨(孫氏)는 말했다.

11) 乘襲(승습) : 모(母)와 자(子)가 서로 이어받는 것인데 모(母)의 부위에

자(子)의 색(色)이 나타나는 것을 뜻한다. 곧 자(子)가 모기(母氣)에 침입한 것이라 했다. 예를 들면 심부(心部)에 황색이 나타나면 자(子)가 모기(母氣)를 침범한 것과 같은 뜻이다.

12) 官五色(관오색) : 오색(五色)을 주관하다. 관(官)은 주관하다의 뜻.

13) 靑黑爲痛(청흑위통) : 청색과 흑색은 한풍(寒風)의 색으로 통증(痛症)을 주관한다는 뜻.

14) 白爲寒(백위한) : 흰색이 한(寒)이 되다. 곧 양이 허하고 음이 성하게 되면 한(寒)이 안에서 발생하여 맑으면서 희끄무레한 흰색이 피어난다. 이는 임상에 있어서 탈혈(脫血)이나 망진액(亡津液) 때에 나타나는 백색(白色)과는 감별해야 한다.

15) 脈口(맥구) : 촌구(寸口)나 기구(氣口)라고 한다. 촌구와 기구나 맥구는 비록 이름이 각자가 다르나 모두 손목에서 요골(橈骨) 쪽의 맥을 짚어 보는 부위이다. 일설에 맥구는 태음의 장맥(臟脈)이며 음의 부위라 했다.

16) 滑小緊以沈者(활소긴이침자) : 맥구의 맥이 활하고 소(小)하고 긴(緊)하고 써 침(沈)한 것을 뜻한다. 이는 음분(陰分)의 사기가 성한 것이다. 또 활한 맥은 양맥이고 소하고 긴하고 침한 맥은 모두 음맥이며 일양에 삼음이므로 음이 양을 이긴 것이라고 했다.

17) 人迎氣大緊以浮者(인영기대긴이부자) : 인영맥이 대하고 긴하며 써 부한 것. 곧 인영은 양의 부위이고 긴맥은 음맥이며 대하고 부한 맥은 양맥이다. 이 양(二陽)에 일음(一陰)이니 양이 음을 가린 것이다.

18) 小爲逆(소위역) : 소맥(小脈)이 나타나면 역증(逆證)이 되다. 곧 소한 맥이 나타나면 진음(眞陰)이 쇠하여 역증(逆證)이 되다의 뜻.

19) 傷於食(상어식) : 음식물에 손상되다의 뜻.

2. 질병의 경중(輕重)을 오색(五色)으로 판단

뇌공(雷公)이 말했다.

"오색(五色)으로써 질병이 경(輕)하고 심(甚)한 것을 판단한다면 어떠합니까?"

황제가 말했다.

"그 색이 거칠고 밝은 사람은 질병이 가벼워지고 침요(沈夭)
한 사람은 질병이 심한 것이며 그 색이 위로 행하는 사람은 질병
이 더욱 심한 것이며 그 색이 아래로 행하며 구름이 흩어지는 듯
한 것은 질병이 바야흐로 낫는 것이다.

오색에는 각각 해당하는 장(臟)의 부분이 있는데 외부(外部)
도 있고 내부(內部)도 있느니라. 색(色)이 외부에서부터 내부로
달려가는 사람은 그 질병이 밖에서부터 안으로 달려가는 것이며
그 색이 안에서부터 밖으로 달려가는 사람은 그 질병이 안에서 밖
으로 달려가는 것이다.

질병이 내부에서 발생한 사람은 먼저 그 음(陰)을 치료하고 뒤
에 그 양(陽)을 치료해야 하는데 반대로 행하면 병이 더욱 심해
지게 된다. 그 질병이 양(陽)에서 발생한 사람은 먼저 그 밖을 치
료하고 뒤에 그 안을 치료해야 하는데 반대로 행하면 질병이 더
욱 심해지게 된다.

그 맥이 활(滑)하며 대(大)하여 써 대맥(代脈)이면서 장(長)
한 사람은 질병이 밖에서부터 오는 것으로, 눈에는 보이는 것이
있고 의지(意志)에서는 미워하는 것이 있는데 이러한 것은 양기
(陽氣)가 아우른 것이니 가히 변화되면 낫게 된다."

"소생(小生 : 小子)이 듣건대 풍(風)에서 온갖 질병이 비롯되
고, 궐역(厥逆)은 한(寒)과 습(濕)에서 일어난다고 하는데 어떻
게 구별하는 것입니까?"

"일상적으로 궐중(闕中)을 살펴서 얇게 윤택하면 풍병(風病)
이 되고 깊고 탁하면 비증(痺證)이 되고 지각(地閣)에 있으면 궐
병(厥病)이 되는데 이러한 증후가 그 정상적인 것이며 각각 그
색(色)으로써 그 질병을 말할 수 있는 것들이다."

"사람이 질병이 없는데도 갑자기 죽게 되는 것은 어떻게 알 수
있습니까?"

"대사(大邪)의 기(氣)가 장부(臟腑)로 들어간 자는 질병이 없
는데도 갑자기 죽게 되는 것이다."

"질병이 조금 나았다가 갑자기 죽는 사람은 어떻게 알 수 있습

니까?"

"적색(赤色)이 양쪽 관골(顴骨)에 나타나고 그 크기가 엄지손가락 만한 것이 있는 사람은 질병이 비록 조금 나았으나 반드시 갑자기 죽게 되느니라. 흑색(黑色)이 천정(天庭)에 나타나고 그 크기가 엄지손가락 만한 것이 있는 사람은 반드시 병이 아니라도 갑자기 죽게 되느니라."

뇌공이 두 번 절하고 말했다.

"좋은 말씀입니다. 그 죽는 데에도 시기가 있는 것입니까?"

황제가 말했다.

"색(色)을 관찰하여 그 죽는 시기를 말할 수 있다."

(뇌공왈 이색으로 병의 간심을 언함은 내하오? 황제왈 그 색이 조이명하고 침요자는 위심하고 그 색이 상행자는 병이 익심하고 그 색이 하행하여 운이 철산자와 여하면 병이 방이니라. 오색이 각이 유장부하여 유외부하고 유내부니라. 색이 종외부하여 내부로 주자는 기병이 종외하여 주내하고 그 색이 종내하여 주외자는 그 병이 종내하여 주외니라. 병이 내에 생한 자는 그 음을 선치하고 기양을 후치한데 반자는 익심하고 그 병이 양에 생자는 기외를 선치하고 기내를 후치한데 반자는 익심이니라. 그 맥이 활대하여 써 대하여 장자는 병이 종외 래하여 목에 유소견하고 지에 유소오하니 차는 양기의 병이니 가변하여 이니라. 뇌공왈 소자가 문컨대 풍자는 백병의 시요 궐역자는 한습의 기라 하니 별함을 내하오? 황제왈 항상 궐중을 후하여 박택하면 위풍이요 충탁하면 위비며 재지하면 위궐이니 차는 그 상이니 각각 그 색으로써 그 병을 언이니라. 뇌공왈 인이 불병한데 졸사를 하이로 지오? 황제왈 대기가 장부에 입한 자는 불병하여도 졸사니라. 뇌공왈 병이 소유한데 졸사자를 하이로 지오? 황제왈 적색이 양관에 출하여 대함이 모지와 같은 자는 병이 비록 소유나 필히 졸사며 흑색이 정에 출하여 대함이 모지와 여한 자는 필히 불병이라도 졸사니라. 뇌공이 재배왈 선이니다. 그 사에 유기니이까? 황제왈 찰색하여 써 그 시를 언하니라.)

雷公曰 以色言病之間甚[1]奈何 黃帝曰 其色粗以明[2] 沈夭者爲甚[3] 其色上行者病益甚 其色下行 如雲徹散[4]者病方已 五色各有藏

部⁵⁾ 有外部 有內部也⁶⁾ 色從外部走內部者 其病從外走內 其色從內
走外者 其病從內走外 病生於內者 先治其陰 後治其陽 反者益甚 其
病生於陽者 先治其外 後治其內 反者益甚 其脈滑大以代而長者 病
從外來 目有所見⁷⁾ 志有所惡⁸⁾ 此陽氣之幷也 可變而已 雷公曰 小
子聞風者 百病之始也 厥逆者 寒濕之起也 別之奈何 黃帝曰 常候
闕中 薄澤爲風⁹⁾ 衝濁爲痺¹⁰⁾ 在地爲厥¹¹⁾ 此其常也 各以其色言其病
雷公曰 人不病卒死¹²⁾ 何以知之 黃帝曰 大氣¹³⁾ 入於藏府者 不病而
卒死矣 雷公曰 病小愈而卒死者 何以知之 黃帝曰 赤色出兩顴 大
如母指¹⁴⁾者 病雖小愈 必卒死 黑色出於庭¹⁵⁾ 大如母指 必不病而卒
死 雷公再拜曰 善哉 其死有期乎 黃帝曰 察色以言其時

1) 間甚(간심) : 간은 질병이 뜸하다로, 곧 나아지다의 뜻이고 심은 질병이 더
   심해지다의 뜻.

2) 其色粗以明(기색조이명) : 밑에 자위간(者爲間)의 3자가 더 있다고 했다.
   아래 문맥으로 보아도 3글자가 있어야 한다. 그 빛이 거칠고 밝은 사람은 질
   병이 나아가다의 뜻.

3) 沈夭者爲甚(침요자위심) : 깊게 어두운 사람은 질병이 심해지다. 침은 깊다
   의 뜻이 있고 요는 어두컴컴하다의 뜻이라 했다. 일설에 요는 밝지 않다는 뜻
   이라 했다.

4) 徹散(철산) : 흩어져 없어지다의 뜻.

5) 藏部(장부) : 장부(臟腑)의 부위라 했다. 장부의 색이 나타나는 부분을 뜻한다.

6) 有外部有內部也(유외부유내부야) : 외부가 있고 내부가 있다. 외부란 육부
   의 표(表)이며 육부가 양쪽으로 붙어 있는 것이요 내부란 오장의 이(裏)로
   오장이 중앙에 위치하고 있는 것이다.

7) 目有所見(목유소견) : 눈에 보이는 것이 있다. 눈에 헛것이 보이는 것을 뜻
   한다.

8) 志有所惡(지유소오) : 오는 존(存)이 되어야 한다고 했다. 곧 망상(妄想)이
   라 했다.

9) 闕中薄澤爲風(궐중박택위풍) : 궐중은 눈썹 사이를 말한다. 박택은 부택(浮
   澤)이다. 색이 부천(浮淺)하고 광택이 있다는 뜻.

10) 衝濁爲痺(충탁위비) : 충(衝)은 깊다의 뜻이고 탁은 혼탁하다의 뜻. 충탁

은 색이 짙고 침침하여 혼탁하다는 뜻.

11) 在地爲厥(재지위궐) : 지각(地閣)에 있게 되면 궐이 된다. 지는 지각(地閣)
이며 얼굴의 하부(下部)를 뜻한다.

12) 卒死(졸사) : 갑자기 죽다의 뜻.

13) 大氣(대기) : 대사기(大邪氣)이며 매우 극렬하고 매서운 병사(病邪)를 뜻
한다.

14) 大如母指(대여모지) : 크기가 엄지손가락만 하다. 곧 사기(邪氣) 덩어리가
모여서 병색(病色)을 형성한 모양이다.

15) 黑色出於庭(흑색출어정) : 흑색이 천정(天庭)에서 나오다. 흑색이 천정 부
위에 나타나게 되면 신기(腎氣)가 끊어진 것이라 했다.

3. 깊이 있게 잘 살피는 것을 양공(良工)이라 한다

뇌공이 말했다.

"좋은 말씀이십니다. 원컨대 모두를 듣고자 합니다."

황제가 말했다.

"정(庭)이란 수면(首面)이며 궐상(闕上)이란 인후(咽喉)이
며 궐중(闕中)이란 폐(肺)이며 하극(下極)이란 심(心)이며 직
하(直下)란 간(肝)이며 간(肝)의 왼쪽이란 담(膽)이며 아래란
비(脾)이며 방상(方上)이란 위(胃)이며 중앙(中央)이란 대장
(大腸)이며 대장을 끼고 있는 것이란 신(腎)이며 신을 마주한 것
이란 제(臍)이며 면왕(面王) 이상이란 소장(小腸)이며 면왕 이
하란 방광(膀胱)과 자처(子處 : 子宮)니라.

관(顴)이란 어깨이며 관골의 뒤란 팔이며 팔의 아래란 손이며
목내제의 위란 젖가슴이며 귀의 변을 끼고 위로 한 것이란 등〔背〕
이며 아거(牙車)를 따라서 아래로 내려온 것이란 넓적다리이며
중앙이란 무릎이며 무릎 아래란 정강이이며 정강이를 마주하여
아래란 발이니라. 거분(巨分)이란 넓적다리 안쪽이고 거굴(巨
屈)이란 슬빈(膝臏 : 슬개골)이니라.

이상이 오장(五臟)과 육부(六腑)와 사지(四肢)의 관절 부위

이며 각각의 부분이 있는 것이다.

각각의 부분에서 음(陰)을 써서 양(陽)을 조화시키고 양(陽)을 써서 음(陰)을 조화시켜 마땅히 부분을 밝게 하여야 만 번을 행해도 만 번이 다 합당할 것이며 능히 좌와 우를 분별할 수 있는 것이니, 이러한 것을 일러 '대도(大道)'라고 이르며 남자와 여자의 위치가 다르므로 이르기를 '음양(陰陽)'이라고 하느니라.

윤택하고 침침한 것을 깊이 있게 살펴서 판별하는 자를 '양공(良工)'이라고 이르는 것이다."

(뇌공왈 선하니이다. 원컨대 졸문이니이다. 황제왈 정자는 수면이요 궐상자는 인후요 궐중자는 폐요 하극자는 심이요 직하자는 간이요 간좌자는 담이요 하자는 비요 방상자는 위요 중앙자는 대장이요 협대장자는 신이요 당신자는 제요 면왕이상자는 소장이요 면왕이하자는 방광과 자처요 관자는 견이요 관후자는 비요 비하자는 수요 목내제상자는 응유요 협승하여 상자는 배요 순아거하여 이하자는 고요 중앙자는 슬이요 슬이하자는 경이요 당경하여 이하자는 족이요 거분자는 고리요 거굴자는 슬빈이니 차는 오장과 육부와 지절의 부니 각각 유부하니라. 유부분에 용음하여 화양하고 용양하여 화음하며 당히 부분을 명하여 만거하여 만당이니 능히 별좌우함을 시위를 대도며 남녀가 이위하니 고로 왈 음양이니 택요를 심찰함을 양공이라 위하니라.)

雷公曰 善乎 願卒聞之 黃帝曰 庭者首面也[1] 闕上者咽喉也[2] 闕中者肺也[3] 下極者心也[4] 直下者肝也[5] 肝左者膽也[6] 下者脾也[7] 方上者胃也[8] 中央者大腸也[9] 挾大腸者腎也[10] 當腎者臍也[11] 面王以上者小腸也[12] 面王以下者膀胱子處也[13] 顴者肩也[14] 顴後者臂也[15] 臂下者手也[16] 目內眥上者膺乳也[17] 挾繩而上者背也[18] 循牙車以下者股也[19] 中央者膝也[20] 膝以下者 脛也 當脛以下者 足也 巨分者股裏也[21] 巨屈者膝臏也[22] 此五藏六府肢節之部也 各有部分 有部分 用陰和陽 用陽和陰 當明部分 萬擧萬當 能別左右[23] 是謂大道 男女異位[24] 故曰陰陽 審察澤夭 謂之良工[25]

1) 庭者首面也(정자수면야) : 정은 안(顔)이다. 또 천정(天庭)이라 한다. 병색이

이 곳에 나타나게 되면 위로 수면(首面)의 질병과 서로 응하게 된다고 했다.

2) 闕上者咽喉也(궐상자인후야) : 궐상은 눈썹 중앙의 위쪽이며 그 위치가 높게 있으므로 인후의 질병에 응한다고 했다.

3) 闕中者肺也(궐중자폐야) : 궐중은 눈썹의 중앙이다. 중부(中部)에서 가장 높게 있으므로 폐(肺)와 상응한다고 했다.

4) 下極者心也(하극자심야) : 하극(下極)은 두 눈의 사이. 이 곳을 산근(山根)이라고도 한다. 심은 폐의 아래에 위치하고 있으므로 하극은 심과 서로 응한다고 했다.

5) 直下者肝也(직하자간야) : 곧바로 아래한 것이란 간이다. 직하는 코의 기둥 부위로 하극의 바로 아래쪽이다. 이 곳이 간에 서로 응한다고 했다. 이 곳을 술가(術家)들은 연수(年壽)라고 한다.

6) 肝左者膽也(간좌자담야) : 간의 왼쪽은 담이다. 담은 간의 짧은 엽(葉)에 붙어 있어서 간의 왼쪽이란 담에 응하며 수년(壽年)의 좌와 우에 있다.

7) 下者脾也(하자비야) : 아래란 비이다. 아래란 간의 아래가 비(脾)인 것을 뜻하며 곧 코의 절두(準頭) 부위이다.

8) 方上者胃也(방상자위야) : 방상이란 위이다. 방상은 코의 절두 옆 양쪽인 정위(庭尉)와 난대(蘭臺) 부위이다. 영향혈(迎香穴)의 약간 윗부분이다. 방(方)은 방(旁)과 같다.

9) 中央者大腸也(중앙자대장야) : 중앙이란 관골(顴骨)의 양쪽에서 조금 아래로 코의 양쪽에 있는 영향혈(迎香穴)을 제외한 부위를 뜻한다.

10) 挾大腸者腎也(협대장자신야) : 대장을 끼고 있는 것은 신(腎)이다. 오장 중에서 네 개의 장은 각각 하나씩인데 신장만 두 개이며 유독 척추에 붙어 있다. 그럼으로 네 장기는 중앙에 위치하지만 신(腎)만은 양쪽 볼에 응한다고 했다.

11) 當腎者臍也(당신자제야) : 신(腎)을 마주하는 것은 배꼽이다. 곧 신의 아래는 배꼽과 서로 응한다고 했다.

12) 面王以上者小腸也(면왕이상자소장야) : 면왕(面王)이란 코끝 부위이다. 소장은 부(腑)이므로 마땅히 양측을 끼고 있어야 하므로 면왕의 위쪽은 두 관골의 안쪽에 소장이 응한다고 했다.

13) 面王以下者膀胱子處也(면왕이하자방광자처야) : 면왕의 아래란 방광과

자처이다. 면왕의 아래는 인중(人中)이다. 이 곳은 방광과 자궁(子宮)이 응하는 곳이라 했다. 자처는 자궁(子宮)이다. 대저 사람의 인중이 평평하고 얇으며 수염이 없는 자는 대부분 자식이 없는데 이는 바로 자처(子處)와 응하기 때문이라 했다. 이상이 오장과 육부가 서로 응하는 곳이다.

14) 顴者肩也(관자견야) : 관골(顴骨)은 뼈의 근본이고 중부(中部)의 위에 위치하고 있어서 어깨와 응한다고 했다.

15) 顴後者臂也(관후자비야) : 관골의 뒤쪽은 팔과 응한다는 뜻이다. 곧 팔은 어깨에 붙어 있어서 팔과 응한다고 했다.

16) 臂下者手也(비하자수야) : 손은 팔에 붙어 있는 것이니 팔 아래는 손에 응한다고 했다.

17) 目內眥上者膺乳也(목내제상자응유야) : 목내제의 위란 젖가슴이다. 곧 젖가슴 사이의 부분은 목내제에서 살핀다는 뜻이라 했다.

18) 挾繩而上者背也(협승이상자배야) : 승은 이변(耳邊)이다. 또는 귓전이라 했다. 귀의 가장자리를 끼고 위로 한 것이란 등을 말한다. 협은 가깝다의 뜻이라 했다. 곧 귀의 가장자리 근처에서 바로 올라간 부위에서 척추의 병을 살핀다고 했다.

19) 循牙車以下者股也(순아거이하자고야) : 아거를 따라서 아래한 것이란 넓적다리이다. 아거란 잇몸의 협거혈(頰車穴) 부위라 했다. 곧 협거의 아래에서 넓적다리 부위를 살핀다고 했다.

20) 中央者膝也(중앙자슬야) : 중앙이란 아거(牙車)의 중앙을 말한다. 아거의 중앙에서는 무릎을 살핀다는 뜻.

21) 巨分者股裏也(거분자고리야) : 거는 크다이고 분(分)은 잇몸의 상하가 크게 갈라진 곳이다. 거분이란 입가의 주름진 부위를 뜻한다. 고리란 넓적다리의 안쪽이다.

22) 巨屈者膝臏也(거굴자슬빈야) : 거굴은 뺨 아래의 곡골(曲骨) 부위에 있다. 슬빈은 슬개골이다.

23) 能別左右(능별좌우) : 음기는 오른쪽으로 행하고 양기는 왼쪽으로 행한다. 그것은 능히 구별해야 한다는 뜻.

24) 男女異位(남녀이위) : 남녀가 위치가 다르다. 곧 왼쪽은 양이므로 남자는 오른쪽이 순(順)이고 왼쪽이 역(逆)이며, 오른쪽은 음이므로 여자는 오른쪽

이 역이고 왼쪽이 순이라는 것을 알아야 한다는 것.

25) 謂之良工(위지양공) : 참된 의사라 이른다. 양공은 진정한 의사라는 뜻이다.

4. 색(色)으로 질병을 구별하는 방법

색이 가라앉아 탁한 것은 병이 안에 있는 것이고 떠올라 윤택한 것은 병이 밖에 있는 것이다. 황적색은 풍병(風病)이고 청흑색은 통증(痛症)이고 흰색은 한증(寒證)이며 누러면서 기름져 윤택하면 농(膿 : 고름)이고 적색이 심한 자는 혈병(血病)인 것이다. 통증이 심하면 경련이 일어나게 되고 한사(寒邪)를 심하게 받으면 피부에 불인(不仁 : 마비)이 되는 것이다.

오색이 각각 그 부위에 나타나면, 그 색이 떠오른 것인가 잠겨 있는 것인가를 살펴서 얕고 깊은 상태를 알고 그 색이 윤택한가 어두운가를 살펴서 경하고 중한 상태를 관찰하고 그 색이 흩어지는가 뭉쳐 있는가를 살펴서 치유 기간이 가까울 것인가 멀 것인가를 알며 색이 위에 있는가 아래에 있는가를 살펴서 질병이 있는 곳을 알고 신(神)이 심(心)에 쌓여 있는 것으로써 지나온 것인가 현재에 발병한 것인가를 아는 것이니라.

그러므로 기를 살피는 것이 세밀하지 않으면 옳고 그른 것을 알지 못하며 뜻을 이어서 버리지 않아야 이에 새로운 것과 옛것을 아는 것이다.

색의 밝음이 거칠지 않으면서 가라앉고 어두운 것은 심한 것이 되고, 밝지도 않고 윤택하지도 않은 것은 그 질병이 심하지 않은 것이다. 그 색이 흩어져서 망아지가 뿔뿔이 흩어진 것과 같아 모아지지 않는 것은 그 질병이 흩어져서 기가 아픈 것으로 취(聚)가 이루어지지는 않은 것이다.

신(腎)이 심(心)을 타게 되면 심이 먼저 병들고 신이 응하게 되는데 색이 다 이와 같으니라.

남자가 색이 면왕(面王)에 있으면 소복통(小腹痛)이 있고 아래로는 고환(睾丸)이 아프고, 병색이 인중(人中 : 圜直)의 수구혈(水溝穴)에 있으면 음경통(陰莖痛)이 있고, 인중의 높은 데에 있으면 음경(莖)의 뿌리에 병이 있는 것이 되고, 인중의 아래에 있으면 귀두(龜頭)에 병이 있어 호산(狐疝)이나 퇴음(癀陰)에 속하느니라.

여자가 면왕(面王)에 있으면 방광과 자궁에 질병이 있는 것이고 색이 흩어지면 통증이 있고 뭉치면 적취(積聚)가 있게 되는데 그 적취가 모나거나 둥글거나 왼쪽에 있거나 오른쪽에 있거나 간에 각각 그 병색이 나타나는 형태는 같으니라.

그 병색이 따라서 아래로 하여 미저골(尾骶骨)에 해당하는 부위에 이르면 음(淫)이 되고, 윤택함이 있어서 기름 모양과 같으면 폭식(暴食)을 하거나 불결(不潔)한 것이 되는 것이다.

병색이 왼쪽에 나타나면 왼쪽에 병이 있는 것이고 오른쪽에 나타나면 오른쪽에 병이 있는 것이며 그 색에 사기(邪氣)가 있어서 모이거나 흩어져 단정하지 않으면 면색(面色)에 지적되어 나타나는 것이니라.

색이란 청색과 흑색과 적색과 백색과 황색을 말하는데 모두가 단정하고 충만하며 별도의 부위가 있다.

별도의 부위에서 심장에 해당하는 부위의 색이 붉고 크기는 느릅나무 열매의 꼬투리와 같으며 그것이 면왕(面王)에 있게 되면 하루를 넘기지 못하게 된다.

그 색의 위 끝이 예리하면 머리의 정기가 비어 병사(病邪)가 위로 향하고 밑으로 예리하면 병이 아래로 향하는 것이다. 좌와 우에 있는 것도 역시 법(法)과 같다.

오색(五色)으로써 오장을 명(命)하면 청색은 간이 되고 적색은 심(心)이 되고 백색은 폐가 되고 황색은 비(脾)가 되고 흑색은 신(腎)이 된다.

또 간은 근육과 합하고 심(心)은 맥과 합하고 폐는 피부와 합하고 비는 육(肉)과 합하고 신(腎)은 뼈와 합하느니라.

(침탁은 위내하고 부택은 위외니라. 황적은 위풍하고 청흑은 위통하고 백은

위한하고 황하여 고윤은 위농하고 적심자는 위혈하고 통심은 위련하고 한심은
위피불인이니라. 오색이 각각 기부를 현하여 그 부침을 찰하여 써 심천을 지하
고 그 택요를 찰하여 써 성패를 관하고 그 산단을 찰하여 써 원근을 지하고 색
의 상하를 시하여 써 병처를 지하고 신이 심에 적하여 써 왕금을 지하나라. 고
로 상기하여 불미면 시비를 부지하며 속의하여 물거하여야 이에 신고를 지니
라. 색의 명이 부조하여 심요는 위심이며 불명하고 불택은 그 병이 불심이니라.
그 색이 산함이 구구연하여 미유취하고 그 병이 산하면 기통이나 취는 미성이
니라. 신이 승심하면 심이 선병하고 신이 위응하여 색이 개여시니라. 남자의 색
이 면왕에 재하면 위소복통이요 하하면 위란통이요 그 환직하면 위경통이요 고
하면 위본이요 하하면 위수하여 호산이나 퇴음의 속이니라. 여자가 면왕에 재
하면 방광이나 자처의 병이 되고 산하면 위통이요 단이면 위취인데 방원하고
좌우는 각각 그 색형과 여하니라. 그 수하여 하하여 지지하면 위음하고 유윤하
여 여고상이면 폭음과 불결이 됨이니라. 좌는 위좌오 우는 위우하여 그 색이 유
사하여 취산하여 부단하고 면색이 소지자니라. 색자는 청흑적백황이니 다 단만
하여 유별향이니라. 별향하여 적자는 그 색이 적하여 대함이 여유협한데 재면
왕하면 위불일이니라. 그 색이 상예하여 수공하여 상향이요 하예는 하향이니라.
재좌우에도 여법이니라. 오색으로써 명장이니 청이 위간하고 적이 위심하고 백
이 위폐하고 황이 위비하고 흑이 위신이니라. 간이 합근하고 심이 합맥하고 폐
가 합피하고 비가 합육하고 신이 합골이니라.)

沈濁爲內 浮澤爲外 黃赤爲風 靑黑爲痛 白爲寒 黃而膏潤爲膿 赤
甚者爲血 痛甚爲攣 寒甚爲皮不仁[1] 五色各見其部 察其浮沈 以知
淺深 察其澤夭 以觀成敗[2] 察其散摶[3] 以知遠近 視色上下 以知病
處 積神於心 以知往今[4] 故相氣[5]不微 不知是非 屬意[6]勿去 乃知新
故[7] 色明不粗 沈夭爲甚 不明不澤 其病不甚 其色散 駒駒然[8]未有
聚 其病散而氣痛 聚未成也 腎乘心 心先病 腎爲應 色皆如是[9] 男
子色在於面王 爲小腹痛 下爲卵痛[10] 其圓直[11]爲莖痛 高爲本 下爲
首[12] 狐疝瘄陰[13]之屬也 女子在於面王 爲膀胱子處之病 散爲痛 摶
爲聚 方員左右 各如其色形 其隨而下至胝爲淫[14] 有潤如膏狀 爲暴
食不潔 左爲左 右爲右 其色有邪 聚散而不端 面色所指者也 色者

靑黑赤白黃 皆端滿[15) 有別鄕[16) 別鄕赤者[17) 其色赤 大如楡莢[18) 在面
王爲不日 其色上銳 首空上向 下銳下向 在左右如法 以五色命藏 靑
爲肝 赤爲心 白爲肺 黃爲脾 黑爲腎 肝合筋 心合脈 肺合皮 脾合肉
腎合骨也

1) 寒甚爲皮不仁(한심위피불인) : 한사(寒邪)가 심하게 되면 피부가 마비되다
   의 뜻. 곧 피부가 감각이 없어진다는 뜻.

2) 成敗(성패) : 성은 질병이 나아지는 것이고 패는 더욱 심해지는 것이다.

3) 散搏(산단) : 흩어지고 뭉치다의 뜻.

4) 往今(왕금) : 왕은 오래전 병. 금은 현재 발생한 질병을 뜻한다.

5) 相氣(상기) : 기를 살펴보다의 뜻.

6) 屬意(속의) : 주의(注意)의 뜻이라 했다.

7) 新故(신고) : 새로운 질병인지 오래된 질병인지를 구별한다는 뜻.

8) 駒駒然(구구연) : 두 가지 뜻이 있다고 했다. 하나는 망아지처럼 제멋대로 돌
   아다녀 일정하지 않은 것이라 했고 하나는 망아지가 제멋대로 돌아다니는 것
   처럼 이곳 저곳에 흩어져서 모이지 않는 것이라고도 했다.

9) 色皆如是(색개여시) : 색이 모두 이와 같다. 곧 수(水)의 사기가 화(火)를
   억제하여 신(腎)이 심(心)으로 올라타다. 신(腎)의 사기가 심에 침입하면 심
   이 먼저 체내에서 앓게 되고 그 신의 색이 밖으로 응한다. 예를 들면 하극(下
   極)에 흑색이 나타나는 것이 이것이다. 심뿐 아니라 모든 장기가 모두 이와
   같다.

10) 卵痛(난통) : 고환통(睾丸痛)을 뜻한다.

11) 圜直(환직) : 환은 원(圜)과 같다. 원직이란 인중구(人中溝 : 인중의 도랑)
    를 가리킨다. 일설에는 환직은 인중의 수구혈(水溝穴)이라 했다. 곧 인중(人
    中)의 가장자리가 둥글고 곧은 자가 있으므로 인중에 병색이 나타나게 되면
    음경통(陰莖痛)을 주관한다고 했다.

12) 高爲本下爲首(고위본하위수) : 인중(人中)의 높은 곳이면 음경의 뿌리가
    아프고 인중의 아랫부분이면 음경의 귀두(龜頭)에 통증이 있다는 뜻.

13) 潰陰(퇴음) : 음낭이 지나치게 커지는 질병으로 퇴산병(癩疝病)을 뜻한다.

14) 下至胝爲淫(하지지위음) : 아래로 미저(尾骶)골 부위에 이르면 음(淫)이
    되다. 지(胝)는 저(骶)의 뜻으로 미저골에 해당하는 부위라고 했는데 그 부

위는 입술이라 했다. 음은 백음(白淫)의 뜻이라 했다. 백음은 흰 물질이 붙어나 정액과 같은 것을 뜻하며 여자의 음기(陰器) 속으로 끊임없이 내려오는 것을 뜻한다.

15) 端滿(단만) : 단정하고 가득하다. 곧 단아하고 충만하다의 뜻.

16) 有別鄕(유별향) : 소장(小腸)의 부위가 면왕에 있어 면왕이 바로 심(心)의 별향인 것과 같다고 했다. 별향은 타향(他鄕)의 뜻이며 다른 부위를 뜻한다고 했다.

17) 赤者(적자) : 심(心)을 말한다고 했다. 곧 심장을 나타내는 부위라는 뜻.

18) 楡莢(유협) : 느릅나무 열매의 꼬투리라는 뜻.

제50편 논용(論勇篇第五十)

논용(論勇)이란 용맹한 것을 논하다의 뜻이다.

논용편(論勇篇)에서는 같은 환경에서도 어떤 사람은 질병에 걸리고 어떤 사람은 질병에 걸리지 않는 이유를 체질의 강하고 약함과 용감하고 겁이 많은 것과 내장 기능의 강하고 약함 등에서 찾을 수 있음을 설명하고 있다.

1. 똑같은 상황에서도 질병에 걸리지 않는 이유

황제가 소유(少兪)에게 물었다.

"여기에 사람들이 있어서 함께 걷기도 하고 함께 서 있기도 하는데 그들의 나이나 젊음이 동등하고 의복의 두께도 똑같다고 할 경우, 갑자기 혹독한 바람이나 폭우를 만났을 때 어떤 이는 질병에 걸리고 어떤 이는 질병에 걸리지 않기도 하며 혹은 모두가 질병에 걸리거나 혹은 모두가 질병에 걸리지 않기도 하는데 그 이유는 무엇입니까?"

소유(少兪)가 말했다.

"임금께서는 질문하신 내용 중에 어떤 것이 급하십니까?"

"원컨대 모두를 듣고자 합니다."

"봄에는 온풍(溫風)이 불고 여름에는 양풍(陽風 : 뜨거운 바람)이 불고 가을에는 양풍(涼風)이 불고 겨울에는 한풍(寒風)이 붑니다. 무릇 이 네 계절에 부는 바람 때문에 발생하는 질병은 각각 그 형태가 동일하지 않습니다."

"네 계절의 바람이 어떻게 사람을 병들게 하는 것입니까?"

"얼굴색이 누렇고 피부가 얇고 기육(肌肉)이 약한 사람은 봄의 허풍(虛風)을 이겨내지 못하고 얼굴색이 희고 피부가 얇고 기육이 약한 사람은 여름의 허풍(虛風)을 이겨내지 못하고 얼굴색이 푸르고 피부가 얇고 기육이 약한 사람은 가을의 허풍을 이겨내지 못하고 얼굴색이 붉고 피부가 얇고 기육이 약한 사람은 겨울의 허풍을 이겨내지 못하는 것입니다."

"얼굴색이 검으면 질병에 걸리지 않는 것입니까?"

"얼굴색이 검으면서 피부가 두껍고 기육(肌肉)이 단단하면 진실로 네 계절의 바람에 손상되지 않습니다.

피부가 얇고 기육이 단단하지 못하면서 얼굴색이 한결같지 않은 사람은 장하(長夏)에 이르러 허풍(虛風)이 있게 되면 질병에 걸립니다. 그 피부가 두껍고 기육이 견실한 사람은 장하(長夏)에 이르러 허풍이 있을지라도 질병에 걸리지 않는 것입니다.

그 피부가 두껍고 기육이 단단한 사람이라도 반드시 한사(寒邪)에 거듭 감촉되어 밖과 안이 모두 그러하면 이에 병에 걸리는 것입니다."

"훌륭한 말씀입니다."

(황제가 소유에게 문왈 차에 유인하여 병행하고 병립하여 그 연의 장소가 등하고 의의 후박이 균하여 졸연히 열풍과 폭우를 우하면 혹병하고 혹불병하며 혹개병하고 혹개불병하는데 그 고가 하오? 소유왈 제문이 하급고? 황제왈 원컨대 진문하노라. 소유왈 춘은 청풍이요 하는 양풍이요 추는 양풍이요 동은 한풍이니 무릇 사시의 풍자는 그 소병이 각각 부동형이니라. 황제왈 사시의 풍에 병인은 여하오? 소유왈 황색하고 박피하며 약육자는 춘의 허풍을 불승하고 백색하여 박피하고 약육자는 하의 허풍을 불승하고 청색하여 박피하고 약육은 추의 허풍을 불승하고 적색하여 박피하고 약육은 동의 허풍을 불승이니라. 황제왈 흑색은 불병가? 소유왈 흑색하여 피후하고 육견은 진실로 사시의 풍에 불상이니 그 피박하여 육불견하고 색이 불일자는 장하가 지하여 유허풍자는 병이요 그 피후하여 기육이 견자는 장하가 지하여 유허풍이라도 불병이니라. 그 피후

하여 기육이 견자는 필히 한에 중감하여 외내가 개연이어야 내병이니라. 황제
왈 선하다.)

黃帝問於少兪曰 有人於此 幷行幷立 其年之長少等也 衣之厚薄
均也 卒然遇烈風[1]暴雨 或病或不病 或皆病 或皆不病 其故何也 少
兪曰 帝問何急[2] 黃帝曰 願盡聞之 少兪曰 春青風[3] 夏陽風 秋凉風
冬寒風 凡四時之風者 其所病各不同形 黃帝曰 四時之風 病人如何
少兪曰 黃色薄皮弱肉者 不勝春之虛風[4] 白色薄皮弱肉者 不勝夏之
虛風 靑色薄皮弱肉 不勝秋之虛風 赤色薄皮弱肉 不勝冬之虛風也
黃帝曰 黑色不病乎 少兪曰 黑色而皮厚肉堅 固不傷於四時之風 其
皮薄而肉不堅 色不一者 長夏至而有虛風者 病矣 其皮厚而肌肉堅
者 長夏至而有虛風 不病矣 其皮厚而肌肉堅者 必重感於寒 外內皆
然 乃病 黃帝曰 善

1) 烈風(열풍) : 매서운 바람. 폭풍(暴風)을 뜻한다.

2) 急(급) : 급하다. 곧 어떤 것이 먼저인가의 뜻이다.

3) 春靑風(춘청풍) : 청(靑)은 온(溫)의 오자라 했다. 뜻을 온으로 풀이했다.

4) 虛風(허풍) : 허(虛)한 곳에서 불어오는 부정한 사풍(邪風)을 뜻한다.

2. 통증을 참는 사람과 참지 못하는 사람

황제가 말했다.

"대저 사람이 아픈 것을 참는 것과 아픈 것을 참지 못하는 것으
로 용감한 사람과 겁쟁이로 구분할 수 있는 것이 아닙니다. 용사
(勇士)이면서도 통증을 참지 못하는 사람은 어려움을 보면 전진
하지만 통증이 나타나면 멈춥니다. 또 겁 많은 자로서 통증을 참
는 사람은 어려움을 듣고는 두려워하지만 통증을 만나면 요동하
지 않습니다.

용사이면서 통증을 참는 사람은 어려움을 보면 두려워하지 않
고 통증이 와도 요동하지 않습니다. 겁 많은 선비이면서 통증을
참지 못하는 사람은 어려움과 통증이 오게 되면 눈이 휘둥그레지

고 아찔하며 두려워서 능히 말도 못하고 숨도 제대로 쉬지 못할
정도로 놀라고 가슴이 뛰고 얼굴색이 변화하며 잠깐 까무러쳤다
잠깐 살아나게 됩니다. 나는 이러한 것을 보았는데 무슨 이유 때
문인지 알지 못하겠습니다. 원컨대 그 까닭을 듣고자 합니다."

소유(少兪)가 말했다.

"대저 통증을 참는 것과 통증을 참지 못하는 사람은 피부의 얇
고 두꺼움이나 기육(肌肉)의 단단하고 취약함이나 이완하고 팽
팽한 것으로 구분하는 것이요 용감하고 겁 많은 것으로 이르는 것
이 아닙니다."

"원컨대 용맹스럽고 겁 많은 것이 그렇게 되는 까닭을 듣고자
합니다."

"용사(勇士)란 눈빛이 깊고 확실하며 눈썹이 길고 시선이 똑바
르게 빛나고 삼초(三焦)의 결은 가로놓이고 그 마음은 단정하고
곧으며 그의 간은 크고 견실하며 그의 담은 담즙이 가득하여 성합
니다. 화를 내면 기가 성해지고 가슴이 벌어지고 간이 들리며 담
이 가로놓이고 눈초리가 찢어지고 눈을 치뜨고 털이 곤두서고 얼
굴이 파래집니다. 이러한 것은 용사(勇士)가 말미암는 것입니다."

"원컨대 겁사(怯士 : 겁 많은 선비)가 그렇게 되는 까닭을 듣고
자 합니다."

"겁사(怯士)란 눈이 크고 눈빛을 감추지 못하며 음과 양을 서
로 잃고 삼초(三焦)의 결은 세로로 놓이고 갈우(髃骭)는 짧고 작
으며 간계(肝系)가 느슨하고 그 담은 담즙이 가득하지 않고 세
로로 늘어지며 장위(腸胃)는 느슨해져서 옆구리 아래가 비어 있
습니다. 바야흐로 크게 화가 나도 기가 능히 그 가슴을 가득 채우
지 못하고 간과 폐가 비록 들렸더라도 기가 쇠약하여 다시 내려
옵니다. 그러므로 능히 오래도록 화를 내지 못하는데 이러한 것
은 겁사(怯士)가 말미암는 것입니다."

(황제왈 대저 인의 인통과 불인통자는 용겁의 분이 아니니 대저 용사의 불인
통자는 견난즉 전하고 견통즉 지하며 무릇 겁사의 인통자는 문난즉 공하고 우

통에 부동이며 무릇 용사의 인통자는 견난에 불공하고 우통에 부동이며 무릇 겁사의 불인통자는 난과 통을 견하면 목전하고 면혜하여 공하여 불능언하며 실기하여 경하며 안색이 변화하고 사사하고 사생이니라. 여는 그 연을 견하고 그 하유를 부지하니 그 고를 원문하노라. 소유왈 무릇 인통과 불인통자는 피부의 박후와 기육의 견취와 완급으로 분이요 용겁으로 위를 비니라. 황제왈 원문컨대 용겁의 소유연하니라. 소유왈 용사자는 목심하여 이고하고 장형하여 직양하며 삼초의 이가 횡하고 그 심이 단직하고 그 간이 대이견하고 그 담이 만이방하고 노즉 기성하여 흥장하고 간거하여 담횡하며 제렬하고 목양하며 모기하고 면창하니 차는 용사의 유연자니라. 황제왈 원문컨대 겁사의 소유연이니라. 소유왈 겁사자는 목대하여 불감하며 음양이 상실하여 그 초의 이가 종하고 갈우가 단하여 소하고 간계가 완하며 그 담이 불만하여 종하고 장위가 정하며 협하가 공하여 비록 방에 대로나 기가 그 흉에 불능만하고 간폐가 비록 거나 기쇠하여 부하니 고로 구로가 불능하니 차는 겁사의 소유연자니라.)

黃帝曰 夫人之忍痛與不忍痛者 非勇怯之分也 夫勇士之不忍痛者 見難則前 見痛則止[1] 夫怯士之忍痛者 聞難則恐 遇痛不動 夫勇士之忍痛者 見難不恐 遇痛不動 夫怯士之不忍痛者 見難與痛 目轉面盻[2] 恐不能言 失氣驚 顔色變化 乍死乍生 余見其然也 不知其何由 願聞其故 少兪曰 夫忍痛與不忍痛者 皮膚之薄厚 肌肉之堅脆緩急之分也 非勇怯之謂也 黃帝曰 願聞勇怯之所由然 少兪曰 勇士者 目深以固 長衡直揚[3] 三焦理橫[4] 其心端直 其肝大以堅 其膽滿以傍[5] 怒則氣盛而胸張 肝擧而膽橫 眥裂而目揚 毛起而面蒼 此勇士之由然者也 黃帝曰 願聞怯士之所由然 少兪曰 怯士者 目大而不減[6] 陰陽相失 其焦理縱 䯏骺短而小[7] 肝系緩 其膽不滿而縱 腸胃挺[8] 脇下空 雖方大怒 氣不能滿其胸 肝肺雖擧 氣衰復下 故不能久怒 此怯士之所由然者也

1) 止(지) : 정(正)이라 했다. 정도 그치다의 뜻이 있다.
2) 目轉面盻(목전면혜) : 눈이 휘둥그레지고 얼굴을 돌리다. 곧 놀라서 아찔해지고 얼굴을 정면으로 보지 못하고 돌리다의 뜻.
3) 長衡直揚(장형직양) : 장형은 눈썹이 일직선으로 길게 뻗은 것. 형은 눈썹을

뜻한다고 했다. 직양은 똑바로 쳐다보아 눈빛이 흘러나오는 것. 형은 타본에
는 충(衝)으로 되어 있다고도 했다.

4) 理橫(이횡) : 결이 가로놓이다. 기육의 결이 가로놓이다의 뜻. 곧 강직하고
   급한 사람은 기육의 무늬가 가로로 놓이고 부드럽고 느린 사람은 기육의 무
   늬가 세로로 놓인다고 했다.

5) 傍(방) : 방(旁)과 같으며 성(盛)의 뜻이라 했다.

6) 目大而不減(목대이불감) : 감은 함(緘)이며 봉하여 감추다의 뜻이라 했다.
   곧 눈이 크고 눈빛을 감추지 못하다의 뜻.

7) 髑骬短而小(갈우단이소) : 흉골(胸骨)의 검상돌기가 짧고 작다는 뜻. 구미
   골(鳩尾骨).

8) 挺(정) : 이완되어 느슨해지다.

3. 겁사(怯士)가 술을 마시면 용감해지는 이유

황제가 말했다.

"겁사(怯士)가 술을 마시고 화가 나면 용사(勇士)도 피하지
않게 되는데 어떠한 장기(臟器)가 그렇게 시키는 것입니까?"

소유가 말했다.

"술이란 수곡(水穀)의 정(精)이며 곡식을 발효시켜서 나온 액
(液)입니다. 그 기는 날래고 사나워서 그것이 위 속으로 들어가
면 위가 팽창되고 기가 위로 올라서 가슴 속에 가득하게 되며 간
이 떠오르고 담은 가로로 놓이게 됩니다. 이러한 때에 당하면 진
실로 용사와 견주게 되는데 술기운이 가시면 후회하는 것입니다.
술기운 때문에 용사처럼 보여서 피해야 할 상황을 알지 못하는 것
을 '주패(酒悖)'라고 하는 것입니다."

(황제왈 겁사의 득주에 노하여 용사도 불피자는 하장이 사연고? 소유왈 주
자는 수곡의 정이요 숙곡의 액이니 그 기는 표한하고 그가 위중에 입즉 위창하
고 기가 상역하여 흉중에 만하여 간이 부하고 담이 횡하니 당시의 시엔 진실로
용사에 비하니 기쇠즉 회니 용사와 여하여 동류하여 부지피를 명왈 주패니라.)

黃帝曰 怯士之得酒 怒不避勇士[1]者 何藏使然 少兪曰 酒者 水穀
之精 熟穀之液也 其氣慓悍[2] 其入於胃中 則胃脹 氣上逆 滿於胸中
肝浮膽橫[3] 當是之時 固比於勇士 氣衰則悔 與勇士同類 不知避之
名曰酒悖[4]也

1) 怒不避勇士(노불피용사) : 화가 나면 용사(勇士)도 피하지 않다. 곧 술이 들
   어가고 화가 나면 물불을 가리지 않는다는 뜻이다.

2) 慓悍(표한) : 가볍고 빠르다의 뜻.

3) 肝浮膽橫(간부담횡) : 간기가 뜨고 담이 가로놓이다. 곧 간이 부어 오르고 담
   기가 마음내키는 대로 하는 것을 뜻한다.

4) 酒悖(주패) : 술을 마시고 부리는 객기(客氣)를 뜻한다.

제51편 배수(背腧篇第五十一)

배수(背腧)란 배부(背部 : 등 부분)에 있는 오장(五臟)의 수혈(腧穴)을 뜻한다.

배수편(背腧篇)은 오장수혈(五臟腧穴)의 부위와 뜸으로 치료하는 보사법(補瀉法)을 논하였다.

I. 등에 있는 오장의 수혈(腧穴)이란

황제가 기백에게 물었다.

"원컨대 오장(五臟)의 수혈(腧穴)이 등(背)으로 나오는 것에 대하여 듣고 싶습니다."

기백이 대답했다.

"흉중(胸中)의 대수(大腧)는 저골(杼骨)의 끝에 있고 폐수(肺腧)는 제3추골(第三椎骨)의 양쪽에 있으며 심수(心腧)는 제5추골(第五椎骨)의 양쪽에 있으며 격수(膈腧)는 제7추골(第七椎骨)의 양쪽에 있으며 간수(肝腧)는 제9추골(第九椎骨)의 양쪽에 있으며 비수(脾腧)는 제11추골(第十一椎骨)의 양쪽에 있으며 신수(腎腧)는 제14추골(第十四椎骨)의 양쪽에 있는데 모두가 척추를 끼고 서로 3치쯤 떨어져 있습니다. 이 곳들을 짚어서 증험하려면 그 곳을 손으로 눌러서 응하는 것이 안에 있고 통증이 풀리면 그 곳이 바로 그 수혈(腧穴)인 것입니다.

이 곳은 뜸을 뜨는 것은 좋지만 침을 놓는 것은 불가합니다. 기가 성하면 이를 쏟아 주고 허하면 보해 주는 것입니다.

뜸의 불로 보해 주는 법은 그 불을 불지 않고 스스로 사그라들기를 기다리는 것이며, 뜸의 불로써 사(瀉)해 주는 방법은 신속하게 그 뜸불을 불어서 그 뜸쑥에 전해져 뜸쑥이 다 타서 꺼지기를 기다리는 것입니다."

(황제가 기백에게 문왈 원문컨대 오장의 수가 배에 출함이니라. 기백왈 흉중의 대수는 저골의 단에 재하며 폐수는 삼초방에 재하며 심수는 오초의 간에 재하며 격수는 칠초의 간에 재하며 간수는 구초의 간에 재하며 비수는 십일초의 간에 재하며 신수는 십사초의 간에 재하여 다 협척하여 삼촌소를 상거하여 곧 욕득하여 험하려면 그 처를 안하여 응이 재중하여 통해라야 이에 그 수니라. 구한즉 가하나 자한즉 불가니라. 기성즉 사하고 허즉 보니라. 화로써 보자는 그 화를 무취하고 자멸을 수하니라. 화로써 사하는 자는 그 화를 질취하여 예에 전하여 그 화멸을 수니라.)

黃帝問於岐伯曰 願聞五藏之腧 出於背者 岐伯曰 胸中大腧在杼骨之端[1] 肺腧在三焦之間[2] 心腧在五焦之間 膈腧在七焦之間 肝腧在九焦之間 脾腧在十一焦之間 腎腧在十四焦之間 皆挾脊相去三寸所 則欲得而驗之 按其處 應在中而痛解[3] 乃其腧也 灸之則可 刺之則不可 氣盛則寫之 虛則補之 以火補者[4] 毋吹其火 須自滅也 以火寫者[5] 疾吹其火 傳其艾 須其火滅也

1) 胸中大腧在杼骨之端(흉중대수재저골지단) : 가슴 속의 대수(大腧)는 저골의 끝에 있다. 대수는 대저혈(大杼穴)이라 했다. 배수혈(背腧穴) 가운데 대저혈의 위치가 높아 오장육부에 해당하는 각각의 수혈의 위에 위치하기 때문에 대수라고 한다. 저골(杼骨)의 끝은 바로 목덜미 뒤쪽 제1추골의 극돌(棘突) 아래 양쪽을 가리키는데 이 곳은 독맥(督脈)의 대추(大椎)혈과 좌우로 각각 1.5치 정도 떨어져 있다고 했다. 또 저골(杼骨)의 이름은 대저(大杼)이기도 하다.

2) 肺腧在三焦之間(폐수재삼초지간) : 초(焦)는 추(椎)가 되어야 마땅하고 간(間)은 방(傍)이 되어야 마땅하다고 했다. 곧 폐수는 3추의 양쪽에 있다의 뜻. 삼추(三椎)는 제3추골을 뜻한다. 아래 문장에서 초(焦)와 간(間)이 모두

이와 같다.

3) 應在中而痛解(응재중이통해) : 응함이 속에 있어서 통증이 해소된다. 곧 손
으로 혈위를 눌러서 응하는 것이 있고 통증이 해소되면 그 곳이 혈위(穴位)
라고 했다.

4) 以火補者(이화보자) : 불로써 보해 주다. 곧 뜸쑥에 불을 붙여서 그 곳을 태
우면 정기가 모이게 되는 것을 보라고 한다. 곧 뜸을 뜨는 데에도 보사(補瀉)
가 있다는 것을 뜻한다.

5) 以火寫者(이화사자) : 불로써 사해 주다. 곧 뜸쑥에 불을 붙여서 열이 들어
가게 하여 그 병사(病邪)를 공격하게 하는 것을 사(瀉)라고 한다.

제52편 위기(衛氣篇第五十二)

위기(衛氣)는 맥(脈) 밖으로 떠올라 피부(皮膚)와 분육(分肉) 사이에서 순행하는 부기(浮氣)이다.

이 위기편은 편명이 잘못된 것이라고 했다. 태소(太素)에는 '경맥표본(經脈標本)'으로 되어 있고 갑을경(甲乙經)에는 '십이경표본(十二經標本)'으로 되어 있는데 태소나 갑을경이 내용에 더 가까운 표현이라 했다.

이 편에서는 영기(營氣)와 위기(衛氣)의 작용과 12경맥(十二經脈)의 표본혈위(標本穴位)를 논하고 가슴, 배, 머리, 정강이의 기가(氣街)에 대해 설명하였다.

1. 위기(衛氣)와 영기(營氣)의 운행

황제가 말했다.

"오장(五臟)이란 정(精)과 신(神)과 혼(魂)과 백(魄)을 저장하는 곳이요, 육부(六腑)란 수곡(水穀)을 받아들여서 그것들을 변화시켜 정미하게 만드는 작용을 행하는 곳입니다.

그 기(氣)는 안으로는 오장(五臟)으로 들어가고 밖으로는 사지(四肢)의 관절로 이어지는 것입니다. 그 부(浮)한 기로서 경맥을 순행하지 않는 것은 위기(衛氣)가 되고 그 정(精)한 기로서 경맥(經脈)으로 행하는 것은 영기(營氣)가 되는 것입니다.

음과 양이 서로 따르고 밖과 안이 서로 관통되어 둥근 고리가 끝이 없는 것과 같고 우뚝 솟아 계속 흘러서 되돌아오는 것이니 능히 다할 수 있으랴!

　그러나 그 음과 양을 분별하면 모두 표본(標本)과 허실(虛實)
이 분리되는 곳이 있습니다. 능히 음과 양의 12경맥(十二經脈)을
분별하는 자는 질병이 발생하는 곳을 알고 허와 실이 소재하는 곳
을 살피는 자는 능히 질병의 높고 낮은 것을 파악할 수 있게 됩니
다. 육부(六腑)의 기가(氣街)를 아는 자는 능히 결취(結聚)를
풀고 문호(門戶)를 열어 통하게 하며, 능히 허와 실의 단단한 것
과 부드러운 것을 아는 자는 보(補)해 주고 사해 주는 곳의 소재
를 알게 되고, 능히 육경(六經)의 표본(標本)을 아는 자는 가히
천하에서 미혹되는 것이 없을 것입니다."

　(황제왈 오장자는 소이 정신과 혼백을 장한 것이요 육부자는 소이 수곡을 수
하여 화물을 행함이니 그 기가 내로 오장에 간하고 외로 지절에 낙이니 그 부기
의 불순경자는 위위기하고 그 정기의 경에 행한 자는 위영기이니 음양이 상수
하고 외내가 상관하여 환의 무단과 여하여 정정하고 순순하니 누가 능히 궁하
랴! 연이나 그 음양을 분별함이 다 표본과 허실의 소리의 처가 유하니 음양의
십이경을 능별한 자는 병의 소생을 지하고 허실의 소재를 후한 자는 병의 고하
를 능득하고 육부의 기가를 지한 자는 해결하여 문호에 계소함을 능지하고 허
실의 견연을 능지한 자는 보사의 소재를 지하고 육경의 표본을 능지한 자는 가
히 써 천하에 무혹이니라.)

　黃帝曰 五藏者 所以藏精神魂魄[1]者也 六府者 所以受水穀而行
化物者也 其氣內干五藏 而外絡肢節[2] 其浮氣之不循經者 爲衛氣[3]
其精氣之行於經者 爲營氣[4] 陰陽相隨 外內相貫 如環之無端 亭亭
淳淳[5]乎 孰能窮之 然其分別陰陽 皆有標本虛實所離之處 能別陰
陽十二經者 知病之所生 候虛實之所在者 能得病之高下 知六府之
氣街[6]者 能知解結契紹[7]於門戶 能知虛實之堅軟[8]者 知補寫之所在
能知六經標本者 可以無惑於天下

1) 精神魂魄(정신혼백) : 정(精)은 신(腎)이 저장하고 신(神)은 심(心)이 저
　　장하고 혼(魂)은 간(肝)이 저장하고 백(魄)은 폐(肺)가 저장하고 의지(志

智)는 비(脾)가 저장하는 것이 근본이다.

2) 內干五藏而外絡肢節(내간오장이외락지절) : 간(干)은 입(入)의 오자라고
했다. 안으로 오장으로 들어가고 밖으로 사지의 관절에 연락된다고 했다. 곧
육부는 표(表)로써 그 기는 안으로 오장과 연결되고 밖으로 사지의 관절에
이어진다는 것.

3) 其浮氣之不循經者爲衛氣(기부기지불순경자위위기) : 그 떠 있는 기는 경맥
속으로 순행하지 않는 것이 위기가 된다. 위기는 맥의 밖으로 떠올라서 피부
와 분육(分肉) 사이에서 순행하므로 부기(浮氣)라 한다. 위기는 위의 상구
(上口)에서 시작하며 그 한기(悍氣)가 떠올라 행하는데 경맥 속에 흘러들지
않고 낮에는 사지와 분육의 사이로 25바퀴를 운행하고 밤에는 오장을 25바퀴
운행하여 1주야 동안 50바퀴를 운행하여 몸을 보위한다고 했다.

4) 其精氣之行於經者爲營氣(기정기지행어경자위영기) : 그 정한 기는 경맥 속
으로 행하는 것을 경이라고 한다. 수곡의 정기(精氣)는 중초(中焦)에서 시
작하여 위의 상구(上口)에서 맥 속으로 운행하는데 일주야(一晝夜)에 역시
몸을 50바퀴 운행한다.

5) 亭亭淳淳(정정순순) : 정정은 우뚝 솟다. 순순은 흘러서 되돌아오는 모양. 곧
계속 솟아서 흘러 되돌아오고 되돌아오고 하여 끝이 없는 것을 뜻한다.

6) 氣街(기가) : 기가 행하여 왕래하는 경로를 뜻한다.

7) 解結契紹(해결계소) : 해결은 매듭이 풀리다. 계소는 열려 이르다.

8) 堅軟(견연) : 단단하고 부드럽다. 곧 허(虛)한 것이 연(軟)하다는 것을 알고
실(實)한 것이 견(堅)하다는 뜻을 알면 단단한 것을 사해 주고 연한 것을 보
해 줄 수 있다.

2. 12경맥(十二經脈)의 본(本)과 표(表)

기백이 말했다.

"박식하십니다. 성스러운 황제의 논하심이여! 신(臣)은 하문
(下問)하신 내용에 대해 정성을 다하여 말씀드리겠습니다.

족태양방광경(足太陽膀胱經)의 본(本 : 뿌리)은 발꿈치에서
위로 5치 되는 속에 있고 표(標)는 양락명문(兩絡命門)에 있는

데 명문(命門)이란 눈입니다.

족소양담경(足少陽膽經)의 본(本)은 규음혈(竅陰穴) 사이에 있고 표(標)는 창롱(窗籠)의 앞에 있는데 창롱이란 귀입니다.

족소음신경(足少陰腎經)의 본은 안쪽 복사뼈에서 위로 3치 되는 속에 있고 표는 배수(背腧)혈과 혀 아래 양맥(兩脈)에 있습니다.

족궐음간경(足厥陰肝經)의 본은 행간혈(行間穴) 위에서 5치 되는 곳에 있고 표는 배수(背腧)혈에 있습니다.

족양명위경(足陽明胃經)의 본은 여태혈(厲兌穴)에 있고 표는 인영(人迎)혈에 있는데 뺨에서 항상(頏顙)을 끼고 있습니다.

족태음비경(足太陰脾經)의 본은 중봉혈(中封穴)에서 앞으로 4치를 올라 속에 있고 표는 배수(背腧)와 설본(舌本)에 있습니다.

수태양소장경(手太陽小腸經)의 본은 손의 바깥 복사뼈 뒤에 있고 표는 명문(命門)에서 1치를 올라간 곳에 있습니다.

수소양삼초경(手少陽三焦經)의 본은 새끼손가락과 넷째손가락 사이에서 2치 올라가 있고 표는 귀 뒤의 상각(上角)과 아래의 목외제(目外眥)에 있습니다.

수양명대장경(手陽明大腸經)의 본은 주골(肘骨)의 속에서 위로 별양(別陽)에까지 이르러 있으며 표는 뺨 아래 합겸상(合鉗上 : 耳上)에 있습니다.

수태음폐경(手太陰肺經)의 본은 촌구(寸口)의 속에 있고 표는 겨드랑이 속의 동맥에 있습니다.

수소음심경(手少陰心經)의 본은 예골(銳骨)의 끝에 있고 표는 배수혈(背腧穴)에 있습니다.

수궐음심주경(手厥陰心主經)의 본은 손바닥 뒤로 두 근육 사이에서 2치 되는 속에 있고 표는 겨드랑이 아래에서 3치 아래에 있습니다.

무릇 이러한 경을 살펴서 아래가 허하면 궐증(厥證)이고 아래가 성하면 열증(熱證)이며 위가 허하면 어지러워지고 위가 성하면 열증과 통증인 것입니다.

그러므로 실한 자는 사기를 끊어서 중지시키고 허한 자는 정기
를 당겨 주어서 일어나게 해야 하는 것입니다.

또 질문하신 기가(氣街 : 기의 통로)를 말씀드리겠습니다.

흉기(胸氣)에 통로가 있고 복기(腹氣)에 통로가 있고 두기(頭
氣)에 통로가 있고 경기(脛氣)에 통로가 있습니다.

그러므로 기(氣)가 머리에 있으면 뇌(腦)에서 이를 억제시키
고 기가 가슴에 있으면 가슴과 배수(背腧)에서 억제시키고 기가
배에 있으면 배수(背腧)와 충맥(衝脈)과 배꼽의 좌우 동맥(動
脈)에서 억제시키고 기가 정강이에 있으면 기가혈(氣街穴)과 승
산혈(承山穴)과 복사뼈의 위와 아래에서 억제시키는 것입니다.

이상과 같은 곳에 침을 놓을 때는 호침(毫鍼)을 사용하며, 반
드시 먼저 눌러서 안마하고 오래 있다가 기가 손에 응하면 이에
침을 놓아 보하거나 사법(瀉法)을 써야 합니다.

치료하는 것들은 두통(頭痛)이나 현부(眩仆)나 복통이나 중
만(中滿)이나 폭창(暴脹)이나 새로 발생하는 적취 등 입니다. 통
증 부위가 이동하는 자는 쉽게 낫지만 적취하여 통증이 없는 것
은 낫기 어렵습니다."

(기백왈 박재라 성제의 논이여! 신이 청을 진의하여 실언하리라. 족태양의
본은 근의 이상오촌중에 재하며 표는 양락명문에 재하니 명문자는 목이니라. 족
소양의 본은 규음의 간에 재하고 표는 창롱의 전에 재하니 창롱자는 이이니라.
족소음의 본은 내과하에서 삼촌중을 상하여 재하며 표는 배수와 설하의 양맥에
재하며 족궐음의 본은 행간상 오촌소에 재하며 표는 배수에 재하며 족양명의
본은 여태에 재하고 표는 인영의 협으로 항상을 협한 데 재하며 족태음의 본은
중봉전상의 사촌중에 재하며 표는 배수와 설본에 재하며 수태양의 본은 외과의
후에 재하며 표는 명문의 상일촌에 재하며 수소양의 본은 소지와 차지간의 상
이촌에 재하며 표는 이후의 상각은 하의 외제에 재하며 수양명의 본은 주골중
에서 상으로 별양에 지하여 재하며 표는 안하의 합겸상에 재하며 수태음의 본
은 촌구의 중에 재하고 표는 액내의 동에 재하며 수소음의 본은 예골의 단에 재
하고 표는 배수에 재하며 수심주의 본은 장후의 양근의 간인 이촌중에 재하고

표는 액하의 하삼촌에 재하니 무릇 후차자는 하허즉 궐하고 하성즉 열하고 상허즉 현하고 상성즉 열통이니 고로 실자는 절하여 지케 하고 허자는 인하여 기케 하니라. 청에 기가를 언하리라. 흉기에 유가하고 복기에 유가하고 두기에 유가하고 경기에 유가하니 고로 기가 재두자는 뇌에서 지하고 기가 재흉자는 응과 배수에서 지하고 기가 재복자는 배수와 충맥과 제의 좌우의 동맥에서 지하고 기가 재경자는 기가와 승산과 과상의 이하에서 지하니라. 취차자는 호침을 용하여 필히 선안하여 재구하여 수에 응하여 이에 자하여 여케 함이니 소치자는 두통과 현부와 복통과 중만과 폭창과 신적이 유함이니 통이 가이자는 이이하나 적하여 불통이면 난이니라.)

岐伯曰 博哉 聖帝之論 臣請盡意悉言之 足太陽之本[1] 在跟以上五寸中[2] 標[3]在兩絡命門[4] 命門者 目也 足少陽之本 在竅陰之間 標在窗籠[5]之前 窗籠者 耳也 足少陰之本 在內踝下上三寸中[6] 標在背腧與舌下兩脈也 足厥陰之本 在行間上五寸所 標在背腧也 足陽明之本 在厲兌 標在人迎 頰挾頏顙[7]也 足太陰之本 在中封前上四寸之中[8] 標在背腧與舌本也[9] 手太陽之本 在外踝之後[10] 標在命門之上一寸也 手少陽之本 在小指次指之間上二寸 標在耳後上角下外眥也[11] 手陽明之本 在肘骨中[12] 上至別陽[13] 標在顏下合鉗上[14]也 手太陰之本 在寸口之中[15] 標在腋內動也[16] 手少陰之本 在銳骨之端[17] 標在背腧也[18] 手心主之本 在掌後兩筋之間二寸中[19] 標在腋下下三寸也[20] 凡候此者 下[21]虛則厥 下盛則熱 上[22]虛則眩 上盛則熱痛 故實者絶而止之[23] 虛者引而起之[24] 請言氣街 胸氣有街 腹氣有街 頭氣有街 脛氣有街 故氣在頭者 止之於腦[25] 氣在胸者 止之膺與背腧[26] 氣在腹者 止之背腧 與衝脈於臍左右之動脈者[27] 氣在脛者 止之於氣街與承山踝上以下[28] 取此者用毫鍼 必先按而在久 應於手乃刺而予之[29] 所治者 頭痛眩仆 腹痛中滿暴脹 及有新積[30] 痛可移者 易已也 積不痛 難已也

1) 本(본) : 나무의 뿌리와 같은 것으로 인체 경맥의 혈기(血氣)가 나오는 곳이다.
2) 跟以上五寸中(근이상오촌중) : 발뒤꿈치에서 위로 5치 되는 속에 있다. 곧 승근(承筋)의 아래, 발꿈치의 위에 해당하는 곳이다. 이 곳이 족태양방광경

의 뿌리이며 그의 표는 천주(天柱)를 순행하여 목내제(目內眥)에 이른다.

3) 標(표) : 나뭇가지의 끝과 같으며 끊어져서 낙맥(絡脈) 밖의 경로로 나오는 것을 뜻한다.

4) 兩絡命門(양락명문) : 목내제(目內眥)의 바깥쪽에 정명혈(睛明穴)이 좌우로 각각 하나씩 있으므로 양락이라 한다. 명문은 눈을 뜻한다.

5) 窗籠(창롱) : 청궁혈(聽宮穴)을 가리킨다.

6) 內踝下上三寸中(내과하상삼촌중) : 안쪽 복사뼈 아래에서 3치 위에 있다. 이곳은 교신혈(交信穴)이라 했다.

7) 頏顙(항상) : 목구멍 부분의 위쪽 상악동(上顎洞)과 코가 통하는 부위이다. 일설에는 목덜미 가운데의 목구멍이라고 했다.

8) 中封前上四寸之中(중봉전상사촌지중) : 중봉혈 앞에서 위로 4치 되는 중앙에 있다. 곧 삼음교혈(三陰交穴)이라 했다.

9) 背腧與舌本也(배수여설본야) : 배수와 설본에 있다. 곧 배부(背部)의 비수(脾腧)와 설본의 염천혈(廉泉穴)이라 했다.

10) 外踝之後(외과지후) : 바깥 복사뼈 뒤에 있다. 곧 양로혈(養老穴)을 가리킨다고 했다.

11) 耳後上角下外眥也(이후상각하외제야) : 귀 뒤쪽의 상각과 아래 외제이다. 상각은 각손혈(角孫穴)이고 아래 외제는 사죽공(絲竹空)이다.

12) 肘骨中(주골중) : 주골 속에 있다. 곧 곡지혈(曲池穴)이다.

13) 別陽(별양) : 태소에 '수양명맥은 둘째손가락 끝에서 시작하여 손가락 모서리를 따라 팔꿈치 외쪽의 뼈 속에 이른 다음 위로 배노(背臑)에 이른다. 배노는 수양명의 낙혈(絡穴)이며 별양이라고도 한다.' 라고 했다.

14) 顏下合鉗上(안하합겸상) : 뺨 아래 합겸의 위에 있다. 태소에 '뺨 아래 1치 되는 곳으로 인영혈의 뒤쪽이며 부돌혈(扶突穴)의 위쪽을 겸(鉗)이라 한다. 겸이란 목에 씌우는 칼이다. 이 칼을 씌우는 곳에 해당하므로 겸상이라 했다.' 라고 했다.

15) 寸口之中(촌구지중) : 촌구 속에 있다. 곧 태연혈(太淵穴)이라 했다.

16) 腋內動也(액내동야) : 겨드랑이 안의 동맥에 있다. 곧 천부혈(天府穴)이다.

17) 銳骨之端(예골지단) : 예골의 끝. 곧 신문혈(神門穴)이다.

18) 背腧也(배수야) : 배부(背部)의 심수혈(心腧穴)이다.

19) 掌後兩筋之間二寸中(장후양근지간이촌중) : 손바닥 뒤 두 근육의 사이 2치 속에 있다. 곧 내관혈(內關穴)을 가리킨다.

20) 腋下下三寸也(액하하삼촌야) : 겨드랑이 아래에서 3치 아래이다. 곧 천지혈(天池穴)을 가리킨다.

21) 下(하) : 본(本)이다. 곧 여러 본(本)의 양이 허해지면 수족이 모두 차가워져서 한궐이 일어난다고 했다.

22) 上(상) : 표(標)이다. 곧 표의 음이 허해지면 어지럼증이 일어난다.

23) 絶而止之(절이지지) : 실한 것을 끊어서 질병을 중지시키다의 뜻.

24) 引而起之(인이기지) : 허하면 당겨서 일어나게 하다. 곧 보해 주어야 한다는 뜻.

25) 止之於腦(지지어뇌) : 뇌에서 그치다. 뇌는 두부(頭部)에서 기가 행하는 통로이므로 두부에 기가 있으면 백회(百會)에서 그친다고 했다. 지는 다하다의 뜻이다.

26) 止之膺與背腧(지지응여배수) : 가슴과 배수에서 그치다. 응(膺)이란 양쪽에 기육이 융기한 곳이다. 이 곳은 흉부의 기가 행하는 통로이므로 가슴 속에 기가 있으면 이 두 수혈을 취한다고 했다.

27) 止之背腧與衝脈於臍左右之動脈者(지지배수여충맥어제좌우지동맥자) : 배수와 충맥과 배꼽 좌우의 동맥에서 억제한다. 곧 비수(脾腧) 및 배꼽 좌우의 충맥은 폐기가 행하는 통로이므로 뱃속에 기가 있으면 이 두 혈을 취한다.

28) 止之於氣街與承山踝上以下(지지어기가여승산과상이하) : 기가와 승산과 복사뼈 위와 아래에서 억제하다. 곧 기가는 족양명경의 혈이며 기충혈(氣衝穴)이다. 이 곳과 족태양경의 혈인 승산혈 및 복사뼈의 상하는 역시 족부(足部)에서 기가 행하는 통로이다.

29) 刺而予之(자이여지) : 침을 놓아서 보법과 사법을 행하다의 뜻이다.

30) 新積(신적) : 적취(積聚)가 처음으로 생긴 것을 가리킨다. 신은 초(初)와 같다.

제53편 논통(論痛篇第五十三)

　논통(論痛)은 통증(痛症)을 논하다의 뜻이다.
　논통편(論痛篇)에서는 인체의 근골(筋骨)과 기육(肌肉)과 피부(皮膚)와 주리(腠理) 및 장위(腸胃)가 두껍고 얇고 단단하고 취약한 상태가 서로 달라서 침을 놓고 뜸을 뜨고 약물(藥物)을 복용시켜 치료하는 일을 견뎌내는 방법이 서로 다르다는 것을 설명하여, 환자를 치료할 때에는 체질에 따라 다르게 치료해야 한다는 것을 제시하고 있다.

1. 침놓고 뜸뜰 때 느끼는 통증의 차이

　황제가 소유(少兪)에게 물었다.
　"사람은 근골(筋骨)의 굳세고 약한 상태나 기육(肌肉)의 단단하고 취약한 상태나 피부의 두껍고 얇은 상태나 주리(腠理)의 성기고 조밀한 상태가 각각 동일하지 않은데, 그들에게 침을 놓고 뜸을 뜰 때 통증이 어떠합니까? 또 장위(腸胃)의 두껍고 얇고 단단하고 취약한 상태도 또한 균등하지 않은데 그들이 독약(毒藥)을 어떻게 이겨내는 것입니까? 원컨대 이 모두를 듣고자 합니다."
　소유(少兪)가 말했다.
　"사람이 뼈가 강하고 근육이 약하고 기육이 부드럽고 피부가 두꺼운 사람은 통증을 잘 견뎌내는데 침을 맞고 화설(火焫 : 뜸을 뜨다)할 때의 고통에서도 또한 그러한 것입니다."
　"뜸뜰 때의 고통을 견뎌내는 사람은 어떻게 알 수 있습니까?"

"얼굴색이 흑색이면서 좋은 골격을 가진 자는 뜸을 잘 견뎌내는 것입니다."

"그 침을 맞는 고통을 견뎌내지 못하는 사람은 어떻게 알 수 있습니까?"

"단단한 기육(肌肉)을 가졌거나 얇은 피부를 가진 자는 침을 맞는 아픔을 견뎌내지 못하고 뜸을 뜨는데 있어서도 마찬가지입니다."

(황제가 소유에게 문왈 근골의 강약과 기육의 견취와 피부의 후박과 주리의 소밀이 각각 부동한데 그 침석과 화설의 통은 하여며 장위의 후박과 견취가 역 부등한데 그 독약은 하여오? 원컨대 진문코자 하노라. 소유왈 인의 골강하고 근약하며 육완하고 피부가 후자는 내통하고 그 침석의 통이나 화설에도 역연함이니라. 황제왈 그 화설을 내한 자를 하이로 지오? 소유답왈 가하여 흑색하여 미골자는 화설을 내이니라. 황제왈 그 침석의 통을 불내자는 하이로 지오? 소유왈 견육하고 박피자는 침석의 통을 불내니 화설도 역연이니라.)

黃帝問於少兪曰 筋骨之强弱 肌肉之堅脆 皮膚之厚薄 腠理之疏密 各不同 其於鍼石火焫¹⁾之痛何如 腸胃之厚薄堅脆亦不等 其於毒藥何如 願盡聞之 少兪曰 人之骨强筋弱肉緩²⁾皮膚厚者耐痛 其於鍼石之痛 火焫亦然 黃帝曰 其耐火焫者 何以知之 少兪答曰 加以黑色而美骨者³⁾ 耐火焫 黃帝曰 其不耐鍼石之痛者 何以知之 少兪曰 堅肉薄皮者 不耐鍼石之痛 於火焫亦然

1) 鍼石火焫(침석화설) : 침석은 침이나 폄석(砭石)이고 화설은 불을 사르다의 뜻으로 뜸을 뜨는 것을 뜻한다.
2) 緩(완) : 부드럽다의 뜻. 느슨하다.
3) 美骨者(미골자) : 아름다운 뼈란 뼈가 단단하고 견고한 것을 뜻한다.

2. 같은 질병에 낫기도 하고 낫지 않기도 하는 이유
황제가 말했다.
"사람이 질병을 앓을 때 혹은 동시에 상했는데도 어떤 이는 쉽게 치료되고 어떤 이는 낫지 않게 되는 까닭은 무엇입니까?"

소유가 말했다.

"동시에 상했더라도 그 몸에 열이 많은 사람은 쉽게 낫고 한(寒)이 많은 사람은 낫기가 어렵습니다."

"사람이 독을 이겨내는 것은 어떻게 알 수 있습니까?"

"위가 두껍고 얼굴색이 검고 골격이 크고 살이 찐 사람은 모두 독을 이겨냅니다. 그러나 야위고 얇은 위를 가진 사람은 모두가 독을 이기지 못하는 것입니다."

(황제왈 인의 병에 혹은 동시에 상인데 혹은 이이하고 혹은 난이하니 기고는 여하오? 소유왈 동시에 상이라도 그 신이 다열자는 이이하고 다한자는 난이니라. 황제왈 인의 승독을 하이로 지오? 소유왈 위후하고 색흑하고 대골과 비자는 다 승독이나 고나 그 수하고 박위자는 다 불승독이니라.)

黃帝曰 人之病 或同時而傷 或易已 或難已 其故何如 少兪曰 同時而傷 其身多熱者易已 多寒者難已[1] 黃帝曰 人之勝毒 何以知之 少兪曰 胃厚色黑大骨及肥者 皆勝毒 故其瘦而薄胃者 皆不勝毒也

1) 多熱者易已多寒者難已(다열자이이다한자난이) : 열이 많은 사람은 쉽게 낫고 한이 많은 자는 낫기가 어렵다. 곧 열이 많은 자는 병이 양분에 있으므로 쉽게 낫고 한이 많은 자는 병이 음분에 있으므로 낫기가 어렵다.

제54편 천년(天年篇第五十四)

천년(天年)이란 인간이 타고난 수명(壽命)을 뜻한다. 곧 천명(天命)이라고도 한다.

이 천년편(天年篇)에서는 인체의 형성과 생장(生長)하고 노쇠(老衰)하는 과정을 설명하고, 수명의 길고 짧은 것은 혈기(血氣)의 성하고 쇠함이나 장기(臟器)의 강하고 약함이나 피부와 기육 및 영기와 위기의 정상이고 비정상적인 운행에 영향을 받음을 제시했다. 또 노쇠를 방지하고 섭생(攝生)으로 질병을 예방하는 중요한 것들을 설명하고 있다.

1. 인간이 태어나고 죽는 것이란…

황제가 기백에게 물었다.

"원컨대 사람이 처음으로 태어나면 어떤 기가 쌓여져서 터가 되고 어떤 것이 세워져서 난간(欄干)이 되고 어떤 것을 잃어서 죽게 되고 어떤 것을 얻어서 살게 되는지 듣고자 합니다."

기백이 대답했다.

"어머니로써 터를 삼고 아버지로써 난간을 삼으며 신(神)을 잃은 자는 죽게 되고 신(神)을 얻은 자는 살게 되는 것입니다."

"어떠한 것을 신(神)이라고 합니까?"

"혈기(血氣)가 이미 화(和)하고 영위(營衛)가 이미 통하며 오장(五臟)이 이미 이루어지면 신기(神氣)가 심(心)에 머무르고 혼백(魂魄)이 다 갖추어지면 이에 이루어져서 사람이 되는 것입니다."

(황제가 기백에게 문왈 원컨대 인의 시생에 하기가 축하여 위기하고 하립하
며 위순하고 하실하여 사하며 하득하여 생인가를 문하노라. 기백왈 이모로 위
기하고 이부로 위순하며 실신자는 사하고 득신자는 생이니라. 황제왈 하자가 위
신고? 기백왈 혈기가 이화하고 영위가 이통하고 오장이 이성하고 신기가 사심
하고 혼백이 필구하면 내성하여 위인이니라.)

黃帝問於岐伯曰 願聞人之始生 何氣築爲基[1] 何立而爲楯[2] 何失
而死 何得而生 岐伯曰 以母爲基 以父爲楯 失神者死 得神者生也
黃帝曰 何者爲神 岐伯曰 血氣已和 營衛已通 五藏已成 神氣舍心[3]
魂魄畢具 乃成爲人

1) 基(기) : 기초이다. 곧 바탕인 터라는 뜻이다.
2) 楯(순) : 난간이다. 곧 기초인 터 위에 건물을 세우는 골조들을 뜻한다.
3) 舍心(사심) : 심(心)이 머물다.

2. 100세까지 살 수 있는 사람의 형상

황제가 말했다.

"사람은 수명의 길고 짧은 것이 각각 동일하지 않아서 어떤 이
는 일찍 죽고 어떤 이는 장수하며 어떤 이는 갑자기 죽고 어떤 이
는 질병을 오랫동안 앓는데 원컨대 그 도(道)를 듣고자 합니다."

기백이 말했다.

"오장(五臟)이 견고하고 혈맥이 조화로우며 기육에 기가 잘 운
행되고 피부가 치밀하고 영기와 위기의 행함이 그 정상을 잃지 않
고 호흡이 거칠거나 빠르지도 않고 기가 절도 있게 운행되고 육
부(六腑)가 수곡을 잘 소화시키고 진액(津液)이 잘 살포되어 각
각 그 정상적인 것과 같아야 능히 오래 살 수 있는 것입니다."

"사람이 100세까지 살다가 죽으려면 어떻게 해야 이룰 수 있습
니까?"

"사도(使道 : 水溝)가 깊고 길며 기장(基墻)이 높고 방정하며
영기와 위기가 두루 통하고 얼굴의 삼부삼리(三部三里)가 솟아

오르고 골격이 높고 기육이 가득하면 100세를 이에 얻어서 마칠
수 있습니다."

(황제왈 인의 수요가 각부동하여 혹요하고 혹수하고 혹졸사하고 혹병구하니
기도를 원문하노라. 기백왈 오장이 견고하고 혈맥이 조화하고 기육이 해리하고
피부가 치밀하고 영위의 행이 그 상을 부실하고 호흡이 미서하여 기가 이도행
하고 육부가 화곡하고 진액이 포양하여 각각 그 상과 여하니 고로 능히 장구니
라. 황제왈 인의 백세를 수하고 사함은 하이로 치하는고? 기백왈 사도가 수이
장하고 기장이 고이방하고 영위가 통조하고 삼부삼리가 기하여 골고하고 육만
하면 백세를 내득종이니이다.)

黃帝曰 人之壽夭各不同 或夭壽 或卒死 或病久 願聞其道 岐伯曰
五藏堅固 血脈和調 肌肉解利[1] 皮膚致密 營衛之行 不失其常 呼吸
微徐[2] 氣以度行 六府化穀 津液布揚[3] 各如其常 故能長久 黃帝曰
人之壽百歲而死 何以致之 岐伯曰 使道隧以長[4] 基墻高以方[5] 通調
營衛 三部三里[6]起 骨高肉滿 百歲乃得終

1) 解利(해리) : 기의 행함이 원활하여 잘 통하다. 곧 열려 있어서 이롭다는 뜻.
2) 微徐(미서) : 미미하면서도 서서히하다. 곧 거칠지도 빠르지도 않다는 뜻.
3) 布揚(포양) : 살포되는 것이다.
4) 使道隧以長(사도수이장) : 사도가 깊고 길다. 사도는 콧구멍이라는 설과 인
   중구(人中泃)라는 설과 칠규(七竅)라는 설과 혈맥의 도로라는 설이 있다.
5) 基墻高以方(기장고이방) : 기장이 높고 또 방정하다. 기장은 얼굴의 지각(地
   閣) 부위가 기(基)이고 번폐(蕃蔽)는 담장이라 했다. 고이방은 높고 두껍고
   방정하다는 뜻.
6) 三部三里(삼부삼리) : 얼굴의 상중하(上中下) 삼정(三停)을 뜻한다고 했다.

3. 사람이 죽어가는 과정
황제가 말했다.
"그 기(氣)가 왕성해졌다가 쇠퇴하여 죽음에 이르게 되는 것

에 대해 얻어들을 수 있겠습니까?"

기백이 말했다.

"사람이 태어나 10세가 되면 오장(五臟)이 비로소 안정되고 혈기(血氣)가 이미 통하여 그 기가 아래에 있게 됩니다. 그러므로 달리기를 좋아하게 됩니다.

20세에는 혈기가 비로소 왕성해지고 기육(肌肉)이 바야흐로 자라나게 됩니다. 그러므로 빨리 달리기를 좋아하게 됩니다.

30세에는 오장이 크게 안정되고 기육이 견고해지고 혈맥이 왕성하여 가득해집니다. 그러므로 걷기를 좋아하게 됩니다.

40세에는 오장과 육부와 12경맥(十二經脈)이 모두 대단히 왕성해지고 평정(平定)하며 주리(腠理)가 비로소 성기게 되고 영화(榮華)가 퇴락(頹落)해지고 머리털이 반쯤 희게 되고 평온한 것을 매우 추구하게 되어 움직이지 않으려고 합니다. 그러므로 앉아 있기를 좋아하게 됩니다.

50세에는 간기(肝氣)가 비로소 쇠약해지기 시작하고 간엽(肝葉)이 얇아지기 시작하고 담즙(膽汁)이 줄어들기 시작하고 눈이 비로소 침침해지게 됩니다.

60세에는 심기(心氣)가 비로소 쇠약해지고 근심하고 슬퍼하기를 잘하며 혈기의 운행이 느슨해집니다. 그러므로 누워 있기를 좋아하게 됩니다.

70세에는 비기(脾氣)가 허약해지고 피부가 건조해지게 됩니다.

80세에는 폐기(肺氣)가 쇠약해지고 백(魄)이 흩어지게 됩니다. 그러므로 말하는데 실수를 잘하게 됩니다.

90세에는 신기(腎氣)가 마르게 되고 사장(四臟)의 경맥이 공허해지게 됩니다.

100세에는 오장이 다 허해지고 신기(神氣)가 모두 떠나고 형해(形骸 : 뼈)만 홀로 남아서 세상을 마치게 되는 것입니다."

(황제왈 그 기의 성쇠하여 써 그 사에 지함을 가히 득문아? 기백왈 인생이 십세에 오장이 시정하고 혈기가 이통하고 그 기가 재하하니 고로 호주하고 이십

세에 혈기가 시성하고 기육이 방장하니 고로 호추하고 삼십세에 오장이 대정하
고 기육이 견고하고 혈맥이 성만하니 고로 호보하며 사십세에 오장과 육부와
십이경맥이 다 대성하여 써 평정하고 주리가 시소하고 영화가 퇴락하고 발이
파반백하고 평성하여 불요하니 고로 호좌하며 오십세에 간기가 시쇠하고 간엽
이 시박하며 담즙이 시멸하고 목이 시불명하며 육십세에 심기가 시쇠하고 고우
비하며 혈기가 해타하니 고로 호와하고 칠십세에 비기가 허하고 피부가 고하며
팔십세에 폐기가 쇠하고 혼리하니 고로 언이 선오하고 구십세에 신기가 초하고
사장경맥이 공허하며 백세에 오장이 개허하고 신기가 개거하며 형해가 독거하
여 종이니라.)

黃帝曰 其氣之盛衰 以至其死 可得聞乎 岐伯曰 人生十歲 五藏
始定 血氣已通 其氣在下[1] 故好走 二十歲 血氣始盛 肌肉方長 故
好趨[2] 三十歲 五藏大定 肌肉堅固 血脈盛滿 故好步[3] 四十歲 五藏
六府十二經脈 皆大盛以平定 腠理始疏 榮華頹落[4] 髮頗斑白 平盛
不搖[5] 故好坐 五十歲 肝氣始衰 肝葉始薄 膽汁始減 目始不明 六
十歲 心氣始衰 苦[6]憂悲 血氣懈惰 故好臥 七十歲 脾氣虛 皮膚枯
八十歲 肺氣衰 魄離 故言善誤[7] 九十歲 腎氣焦 四藏經脈空虛 百
歲 五藏皆虛 神氣皆去 形骸獨居而終矣

1) 其氣在下(기기재하) : 그 기가 아래에 있다. 곧 하늘과 땅의 기에서 양은 상
   승을 주관하고 음은 하강을 주관한다. 양이 상승하면 생존하게 되고 음이 하
   강하면 죽음으로 향한다. 그러므로 어릴 때 기가 아래에 있다는 것은 아래에
   서 위로 상승하는 것을 뜻한다.
2) 好趨(호추) : 뛰는 것을 좋아한다. 곧 힘차게 다니는 것을 좋아한다는 뜻.
3) 好步(호보) : 걷는 것을 좋아한다. 천천히 걷는 것을 말한다.
4) 榮華頹落(영화퇴락) : 영화는 안색이 붉고 윤택함이 마치 꽃이 핀 것과 같은
   것을 뜻한다. 퇴락은 쇠퇴해간다.
5) 平盛不搖(평성불요) : 평온함을 추구하여 움직이지 않으려 하다의 뜻.
6) 苦(고) : 선(善)의 오자라 했다.
7) 言善誤(언선오) : 말이 잘 어그러지다. 곧 실수가 많다는 뜻.

4. 천수(天壽)를 다하지 못하는 것

황제가 말했다.

"그 하늘이 준 수명을 다 마치지 못하고 죽는 사람은 무엇 때문입니까?"

기백이 말했다.

"오장이 모두 견실하지 못하고 사도(使道 : 콧구멍)가 길지 못하고 공규(空竅)가 밖으로 벌어져 있어 숨이 차고 갑자기 병이 들고 또 기장(基墻 : 담장)이 낮고 맥이 약하고 혈(血)이 적고 기육이 실하지 못하고 자주 풍(風)과 한(寒)을 맞고 혈기가 허하고 경맥이 불통하며 진기(眞氣)와 사기(邪氣)가 서로 공격하여 혼란스러워지고 서로 끌어당기므로 중간의 수명을 유지하고 생명을 다하는 것입니다."

(황제왈 그 능히 수를 종하지 못하고 사자는 하여오? 기백왈 그 오장이 개불견하고 사도가 부장하고 공이 외이장하고 천식하고 폭질하며 또 기장이 비하고 박맥에 소혈하며 그 육이 불석하고 자주 풍한에 중하고 혈기가 허하고 맥이 불통하고 진사가 상공하여 난하여 상인하니 고로 중수하여 진이니라.)

黃帝曰 其不能終壽而死者 何如 岐伯曰 其五藏皆不堅[1] 使道不長 空外以張 喘息暴疾 又卑基墻 薄脈少血 其肉不石[2] 數中風寒[3] 血氣虛 脈不通 眞邪相攻 亂而相引 故中壽而盡也[4]

1) 皆不堅(개불견) : 다 단단하지 못하다의 뜻. 곧 단단하지 못하여 사기(邪氣)가 침입하면 쉽게 손상되다의 뜻.

2) 石(석) : 실(實)자가 타당하다고 했다.

3) 數中風寒(삭중풍한) : 자주 풍한에 적중되다의 뜻.

4) 中壽而盡也(중수이진야) : 중간의 수명으로 생명을 다하게 된다는 뜻이다.

제55편 역순(逆順篇第五十五)

역순(逆順)은 인체의 기(氣)의 역순(逆順)을 뜻한다.

역순편(逆順篇)에서는, 기에는 역순이 있고 맥에는 성쇠(盛衰)가 있고 침놓을 때는 원칙과 대법(大法)이 있음을 논했다.

또 침을 놓을 수 있는 질병과 아직 침을 놓아서는 안 되는 질병과 침을 놓지 않아야 하는, 세 가지 질병의 정황을 상세하게 밝히고 있다.

I. 침을 놓는 대약(大約)

황제가 백고(伯高)에게 물었다.

"나는 기(氣)에는 역(逆)하고 순(順)하는 것이 있고 맥(脈)에는 성(盛)하고 쇠하는 것이 있고 침을 놓는 데는 대약(大約 : 대강)이 있다고 들었는데 이에 대해 들을 수 있겠습니까?"

백고가 말했다.

"기의 역(逆)하고 순(順)하는 것이란 천지(天地)와 음양(陰陽)과 사시(四時)와 오행(五行)에 응하는 것입니다.

맥의 성(盛)하고 쇠(衰)하는 것이란 혈기(血氣)의 허실(虛實)과 유여(有餘)와 부족(不足)을 살피는 것입니다.

침을 놓는 대약(大約)이란 반드시 질병에 침을 놓아야 하는가 아직 침을 놓아서는 안 되는가 이미 침을 놓을 수 없는 상황인가를 훤히 아는 것입니다."

(황제가 백고에게 문왈 여문하니 기에 유역순하고 맥에 유성쇠하고 자에 유

대약이라 하니 가히 득문아? 백고왈 기의 역순자는 소이 천지와 음양과 사시와
오행에 응함이요 맥의 성쇠자는 소이 혈기의 허실과 유여와 부족을 후함이요
자의 대약자는 필히 병의 가자와 그 미가자와 그 이에 불가자를 명지함이니라.)

黃帝問於伯高曰 余聞氣有逆順 脈有盛衰 刺有大約[1] 可得聞乎
伯高曰 氣之逆順[2]者 所以應天地 陰陽 四時 五行也 脈之盛衰者 所
以候血氣之虛實有餘不足 刺之大約者 必明知病之可刺 與其未可
刺 與其已不可刺也[3]

1) 大約(대약) : 대략(大略). 곧 대체적인 원칙이 있다는 뜻. 대법(大法).

2) 氣之逆順(기지역순) : 네 계절이나 오행(五行)에 어긋나는 기와 따르는 기
   를 파악하고 이에 의거하여 침을 놓아야 하는 것을 뜻함.

3) 病之可刺 與其未可刺 與其已不可刺也(병지가자 여기미가자 여기이불가자
   야) : 질병에서 가히 침을 놓아야 하는 것과 아직 침을 놓아서는 안 되는 것
   과 그 나아서 침을 놓아서는 안 되는 것을 뜻한다. 곧 질병에는 침을 놓을 수
   있는 것과 침을 놓아서는 절대 안 되는 것과 또 아직은 침을 놓을 때가 아니
   라는 상황 판단을 명백히 해야 한다는 것이다. 종시편(終始篇)이나 오금론
   (五禁論)과 팔정신명론(八正神明論)과 본신편(本神篇) 등을 참조 바람.

2. 침놓을 상황을 살피는 것

황제가 말했다.

"이러한 것은 어떻게 살피는 것입니까?"

백고(伯高)가 말했다.

"병법(兵法)에 이르기를 '봉봉(逢逢 : 피어 오르다)한 기세를
마주하지 말고 당당(堂堂 : 왕성한 것)한 진지를 공격하지 말라.'
라고 했습니다. 자법(刺法)에 이르기를 '혹혹(熇熇 : 불꽃이 일어
나는 모양)한 열이 있을 때는 침을 놓지 않고 줄줄 흐르는 땀이 날
때에는 침을 놓지 않고 실마리가 없는 맥일 때에는 침을 놓지 않
고 질병과 맥이 서로 상반될 때에는 침을 놓지 않는다.' 라고 했습
니다."

"그 침을 놓을 만한 상황인지는 어떻게 살피는 것입니까?"

"상공(上工 : 최고의 의사)은 그 질병이 발생하기 전에 침을 놓고, 다음은 그 사기(邪氣)가 왕성하기 전에 침을 놓고, 다음은 이미 쇠약할 때에 침을 놓습니다. 하공(下工 : 서투른 의사)은 그 사기(邪氣)가 바야흐로 침입할 때와 형체가 왕성할 때와 그 병증이 맥과 더불어 서로 어긋날 때에 침을 놓습니다.

그러므로 이르기를 '바야흐로 사기가 왕성할 때에는 감히 손상시키지 않는 것이요, 그 이미 쇠약했을 때 침을 놓으면 일이 반드시 크게 창성한다.' 라고 했습니다. 그러므로 이르기를 '상공(上工)은 질병이 발생하기 전에 다스리고 이미 질병이 된 상태에서는 치료하지 않는다.' 라고 한 말은 이를 이른 것입니다."

(황제왈 후함은 내하오? 백고왈 병법왈 봉봉의 기를 무영하고 당당의 기를 무격이라 하고 자법왈 혹혹의 열을 무자하고 녹녹의 한을 무자하고 혼혼의 맥을 무자하고 병과 맥이 상역자를 무자라 하니라. 황제왈 그 가히 자를 후함을 내하오? 백고왈 상공은 그 미생을 자하고 그 차는 그 미성을 자하고 그 차는 그 이쇠를 자하고 하공은 그 방습자와 그 형의 성자와 그 병의 맥과 상역자를 자하니 고로 왈 바야흐로 그 성함에 훼상을 물감하고 그 이쇠를 자하여 사가 필히 대창이니 고로 왈 상공은 미병을 치하고 이병을 불치니 차를 위함이니라.)

黃帝曰 候之奈何 伯高曰 兵法曰 無迎逢逢之氣[1] 無擊堂堂之氣[2] 刺法曰 無刺熇熇之熱[3] 無刺漉漉之汗[4] 無刺渾渾之脈[5] 無刺病與脈相逆[6]者 黃帝曰 候其可刺奈何 伯高曰 上工 刺其未生者也[7] 其次 刺其未盛者也 其次 刺其已衰者也 下工 刺其方襲[8]者也 與其形之盛者也 與其病之與脈相逆者也 故曰 方其盛也 勿敢毁傷 刺其已衰事必大昌[9] 故曰 上工治未病[10] 不治已病 此之謂也

1) 逢逢之氣(봉봉지기) : 막 피어 오르는 기(氣). 기세가 왕성한 것.
2) 堂堂之氣(당당지기) : 기세가 등등(登登)하다.
3) 熇熇之熱(혹혹지열) : 뜨겁고 뜨거운 열기.
4) 漉漉之汗(녹녹지한) : 땀이 줄줄 흐르는 상태.

5) 渾渾之脈(혼혼지맥) : 밑도 끝도 없는 혼탁한 맥.

6) 逆(역) : 반(反)의 뜻.

7) 上工刺其未生者也(상공자기미생자야) : 뛰어난 의사는 내외에 병사가 있으나 아직 질병이 되지 않은 상태에서 침을 놓아 치료한다.

8) 方襲(방습) : 바야흐로 중첩되다. 곧 질병이 겹치는 것을 뜻함.

9) 事必大昌(사필대창) : 치료함에 크게 효험이 있다는 뜻이다. 곧 시기를 알아서 침을 놓으면 질병이 완치된다는 뜻.

10) 上工治未病(상공치미병) : 뛰어난 의사는 병이 되기 전에 치료한다. 곧 뛰어난 의사는 병이 들기 전에 미리 예방하여 질병이 되는 상태까지 이르게 하지 않는다는 뜻.

제56편 오미(五味篇第五十六)

오미(五味)는 다섯 가지 맛으로, 곧 신(辛 : 매운맛)과 산(酸 : 신맛)과 함(鹹 : 짠맛)과 고(苦 : 쓴맛)와 감(甘 : 단맛)을 뜻한다.

이 편에서는 오곡(五穀)과 오채(五菜)와 오과(五果)와 오축(五畜)이 지니고 있는 다섯 종류의 맛이 인체에 미치는 영향을 설명하고, 다섯 가지 맛이 오장(五臟)의 질병을 치료하는데 어떻게 도움이 되는지와 오장의 질병에 금기해야 하는 다섯 가지 맛을 설명하였다.

1. 오미(五味)가 먼저 달려가는 곳

황제가 말했다.

"원컨대 곡기(穀氣)에는 다섯 가지 맛이 있어서 그것들이 오장(五臟)으로 들어간다고 들었는데 그것들은 어떻게 분별되는 것입니까?"

백고(伯高)가 말했다.

"위(胃)란 오장(五臟)과 육부(六腑)의 바다입니다. 수곡(水穀 : 음식물)은 모두 위로 들어가는데 오장과 육부가 다 기를 위에서 받는 것입니다.

오미(五味)는 각각 좋아하는 곳으로 달려갑니다. 수곡의 맛이 신것은 먼저 간(肝)으로 달려가고 수곡의 맛이 쓴것은 먼저 심(心)으로 달려가고 수곡의 맛이 단것은 먼저 비(脾)로 달려가고 수곡의 맛이 매운것은 먼저 폐(肺)로 달려가고 수곡의 맛이 짠것은 먼저 신(腎)으로 달려갑니다.

수곡의 기인 진액(津液)이 이미 운행되고 영기(營氣)와 위기
(衛氣)가 크게 통하고, 이에 찌꺼기로 변화한 것들은 순차적으로
아래로 전달하여 내보내는 것입니다."

(황제왈 원문컨대 곡기가 유오미하여 그 오장에 입한데 분별을 내하오? 백
고왈 위자는 오장과 육부의 해요 수곡이 다 위에 입하고 오장과 육부가 다 기를
위에 품하니 오미가 각각 그 소희로 주하니 곡미의 산은 선주간하고 곡미의 고
는 선주심하고 곡미의 감은 선주비하고 곡미의 신은 선주폐하고 곡미의 함은
선주신하니 곡기의 진액이 이행하여 영위가 대통하여 이에 조박으로 화하여 써
차로 전하니라.)

黃帝曰 願聞穀氣有五味 其入五藏 分別奈何 伯高曰 胃者 五藏六
府之海也 水穀皆入於胃 五藏六府皆稟¹⁾氣於胃 五味各走其所喜 穀
味酸 先走肝 穀味苦 先走心 穀味甘 先走脾 穀味辛 先走肺 穀味鹹
先走腎 穀氣津液已行 營衛大通 乃化糟粕²⁾ 以次傳下³⁾

1) 稟(품)* : 받다. 곧 받아가는 것을 뜻한다.
2) 糟粕(조박) : 찌꺼기. 곧 인체 밖으로 나오는 배설물.
3) 傳下(전하) : 아래로 전하다. 곧 아래로 쏟아지다의 뜻.

2. 영기(營氣)와 위기(衛氣)의 운행

황제가 말했다.
"영기(營氣)와 위기(衛氣)는 어떻게 운행되는 것입니까?"
백고(伯高)가 말했다.
"음식물이 처음 위(胃)로 들어가면 그 정미(精微)한 것은 먼
저 위(胃)의 상초(上焦)와 중초(中焦)로 나와서 오장(五藏)을
관개(灌漑)해 주고 별도로 두 갈래로 나누어져서 영기(營氣)와
위기(衛氣)의 도(道)를 운행하는 것입니다.
그 대기(大氣)가 뭉쳐서 행하지 않는 것은 가슴 속에 쌓이는데
명(命)하여 '기해(氣海)'라고 이르며 폐(肺)에서 나와 인후(咽

喉)를 따릅니다. 그러므로 숨을 내쉬면 나가고 들이마시면 들어
오는 것입니다.

하늘과 땅의 정기(精氣)는 그 대수(大數)가 항상 나가는 것이
셋이면 들어오는 것이 하나인 것입니다. 그러므로 곡물(穀物)이
들어오지 않은 지 반나절이 되면 기(氣)가 쇠해지고 하루가 되면
기가 적어지는 것입니다."

(황제왈 영위의 행이 내하오? 백고왈 곡이 위에 시입하면 그 정미자는 먼저
위의 양초에서 출하고 써 오장을 개하며 별로 출양하여 영위의 도를 행함이니
그 대기의 단하여 불행자는 흉중에 적하여 명왈 기해니 폐에 출하여 인후를 순
하므로 호즉 출하고 흡즉 입이니 천지의 정기는 그 대수가 항상 출삼하면 입일
이니 고로 곡이 불입하여 반일즉 기쇠하고 일일즉 기소니라.)

黃帝曰 營衛之行奈何 伯高曰 穀始入於胃 其精微者 先出於胃之
兩焦[1] 以漑五藏 別出兩行 營衛之道[2] 其大氣[3]之搏而不行者 積於
胸中 命曰氣海[4] 出於肺 循喉咽 故呼則出 吸則入 天地之精氣[5] 其
大數常出三入一[6] 故穀不入 半日則氣衰 一日則氣少矣

1) 兩焦(양초) : 상초(上焦)와 중초(中焦)를 가리킨다.
2) 別出兩行營衛之道(별출양행영위지도) : 갈라져 두 개가 되어서 영기와 위
   기의 도를 행하다.
3) 大氣(대기) : 종기(宗氣)를 뜻한다.
4) 命曰氣海(명왈기해) : 명하여 기해라고 한다. 태소(太素)에 '곡물이 기로 화
   생(化生)하는 데 모두 네 갈래 길이 있다. 정미한 것이 영기와 위기가 되는
   것이 두 갈래이고 찌꺼기로 화한 것과 탁기가 오줌과 함께 하여 아래로 전하
   는 것이 한 갈래 길이고 모여서 운행되지 않고 가슴 속에 쌓인 것을 기해(氣
   海)라고 하는데 이것이 호흡을 주관하는 또 한 갈래의 길이니 모두 네 갈래
   의 길이다.' 라고 했다. 기해를 일명 전중(膻中)이라고도 한다.
5) 天地之精氣(천지지정기) : 하늘의 정기는 양기(陽氣)이고 땅의 정기는 수
   곡(水穀)의 정미로운 기를 뜻한다.
6) 出三入一(출삼입일) : 나가는 것이 셋이요 들어오는 것이 하나이다. 이 곳의

해설이 주석가마다 다르다. 어떤 이는 곡식의 기를 3푼(三分)을 불어내고 천지(天地)의 기는 일푼(一分)을 흡입한다고 하고 태소(太素)에는 '기해 속에서 수곡의 정기는 호흡을 따라 출입하는데 사람이 숨을 내쉴 때 수곡의 정기가 3푼이 나가면 이에 들이마실 때 1푼이 다시 들어오는 것으로 반드시 음식을 먹어서 그 장위의 허함을 채워 돌아오지 않는 기를 이어야 한다.' 라고 했다. 또 다른 여러 설이 있으나 대개 대동소이하다.

3. 곡식에서의 오미(五味)의 분석

황제가 말했다.

"수곡의 오미(五味)에 대해 가히 얻어들을 수 있겠습니까?"

백고(伯高)가 말했다.

"물으신 내용에 대해 다 말씀드리겠습니다.

오곡(五穀)에서 멥쌀은 달고 참깨는 시고 대두(大豆:콩)는 짜고 보리는 쓰고 누런 기장은 맵습니다.

오과(五果)에서 대추는 달고 오얏은 시고 밤은 짜고 살구는 쓰고 복숭아는 맵습니다.

오축(五畜)에서 쇠고기는 달고 개고기는 시고 돼지고기는 짜고 양고기는 쓰고 닭고기는 맵습니다.

오채(五菜)에서 아욱은 달고 부추는 시고 콩잎은 짜고 염교는 쓰고 파는 맵습니다.

오색(五色)에서 누런색은 마땅히 달고 푸른색은 마땅히 시고 검은색은 마땅히 짜고 붉은색은 마땅히 쓰고 흰색은 마땅히 맵습니다.

이상의 다섯 가지들은 각각 마땅한 바가 있습니다.

다섯 가지 마땅한 것〔五宜〕이 있습니다. 다섯 가지 마땅한 것이라 이르는 것은 비병(脾病)에는 멥쌀밥과 쇠고기와 대추와 아욱을 먹는 것이 마땅하고, 심병(心病)에는 보리밥과 양고기와 살구와 염교를 먹는 것이 마땅하고, 신병(腎病)에는 콩나물〔大豆黃卷〕과 돼지고기와 밤과 콩잎을 먹는 것이 마땅하고, 간병(肝病)에는 참깨와 개고기와 오얏과 부추를 먹는 것이 마땅하고 폐병(肺病)에는 누런 기장밥과 닭고기와 복숭아와 파를 먹는 것이 마땅한 것입니다.

　다섯 가지 금지(禁止)하는 것이란, 간병에는 매운것을 금지하고 심병에는 짠것을 금지하고 비병에는 신것을 금지하고 신병에는 단것을 금지하고 폐병에는 쓴것을 금지하는 것입니다.

　간색은 푸르므로 마땅히 단것을 먹어야 하는데 멥쌀밥과 쇠고기와 대추와 아욱들은 모두 단것입니다. 심(心)의 색은 붉으므로 마땅히 신것을 먹어야 하는데 개고기와 참깨와 오얏과 부추는 모두가 신것입니다. 비(脾)의 색은 노란 것으로 마땅히 짠것을 먹어야 하는데 콩과 돼지고기와 밤과 콩잎들은 모두가 짠것입니다. 폐의 색은 희므로 마땅히 쓴것을 먹어야 하는데 보리와 양고기와 살구와 염교는 모두가 쓴것입니다. 신(腎)의 색은 검은 것으로 마땅히 매운것을 먹어야 하는데 누런 기장과 닭고기와 복숭아와 파는 모두 매운것입니다.”

　(황제왈 곡의 오미를 가히 득문아? 백고왈 청에 진언이니라. 오곡은 갱미는 감하고 마는 산하고 대두는 함하고 맥은 고하고 황서는 신이요 오과는 조는 감하고 이는 산하고 율은 함하고 행은 고하고 도는 신이요 오축은 우는 감하고 견은 산하고 저는 함하고 양은 고하고 계는 신이요 오채는 규는 감하고 구는 산하고 곽은 함하고 해는 고하고 총은 신이요 오색은 황색은 의감하고 청색은 의산하고 흑색은 의함하고 적색은 의고하고 백색은 의신이니 범차의 오자는 각각 유소의니라. 오의라. 오의를 소언자는 비병자는 갱미반과 우육과 조와 규를 의식하고 심병자는 맥과 양육과 행과 해를 의식하고 신병자는 대두황권과 저육과 율과 곽을 의식하고 간병자는 마와 견육과 이와 구를 의식하고 폐병자는 황서와 계육과 도와 총을 의식이니라. 오금은 간병에 금신하고 심병에 금함하고 비병에 금산하고 신병에 금감하고 폐병에 금고하니라. 간색은 청으로 감을 의식이니 갱미반과 우육과 조와 규는 개감이요 심색은 적으로 산을 의식이니 견육과 마와 이와 구는 개산이요 비색은 황으로 함을 의식이니 대두와 시육과 율과 곽은 개함이요 폐색은 백으로 고를 의식이니 맥과 양육과 행과 해는 개고요 신색은 흑으로 신을 의식이니 황서와 계육과 도와 총은 개신이니라.)

黃帝曰 穀之五味 可得聞乎 伯高曰 請盡言之 五穀 秔米[1]甘 麻[2]
酸 大豆鹹 麥苦 黃黍[3]辛 五果 棗甘 李酸 栗鹹 杏苦 桃辛 五畜 牛
甘 犬酸 猪鹹 羊苦 鷄辛 五菜 葵[4]甘 韭酸 藿[5]鹹 薤[6]苦 葱辛 五色
黃色宜甘 靑色宜酸 黑色宜鹹 赤色宜苦 白色宜辛 凡此五者 各有
所宜 五宜 所言五宜者 脾病者 宜食秔米飯牛肉棗葵 心病者 宜食
麥羊肉杏薤 腎病者 宜食大豆黃卷[7]猪肉栗藿 肝病者 宜食麻犬肉李
韭 肺病者 宜食黃黍鷄肉桃葱 五禁 肝病禁辛 心病禁鹹 脾病禁酸
腎病禁甘 肺病禁苦 肝色靑 宜食甘[8] 秔米飯牛肉棗葵皆甘 心色赤
宜食酸[9] 犬肉麻李韭皆酸 脾色黃 宜食鹹[10] 大豆豕肉栗藿皆鹹 肺色
白 宜食苦[11] 麥羊肉杏薤皆苦 腎色黑 宜食辛[12] 黃黍鷄肉桃葱皆辛

1) 秔米(갱미) : 멥쌀. 갱미(粳米)라고도 한다.

2) 麻(마) : 참깨라고 했다. 지마(芝麻)라고도 한다.

3) 黃黍(황서) : 누런 기장. 곧 기장쌀. 일설에 '나미(糯米)이고 북방에서는 황
   미(黃米)라고도 한다.' 라고 했다.

4) 葵(규) : 아욱. 채소류의 하나이며 동규(冬葵)라고도 한다.

5) 藿(곽) : 콩잎이다.

6) 薤(해) : 염교이다. 우리나라의 달래의 일종이다.

7) 大豆黃卷(대두황권) : 콩나물을 뜻한다고 했다.

8) 肝色靑宜食甘(간색청의식감) : 간은 푸른색이고 단맛을 먹는 것이 적당하
   다. 태소에 '간은 목(木)이고 단맛은 토(土)이다. 단맛을 먹기 좋아하는 것
   은 목이 토를 억제하므로 억제하는 것으로 간을 돕게 하는 것이다.'

9) 心色赤宜食酸(심색적의식산) : 태소에 '심(心)은 화(火)이고 신맛은 목
   (木)이다. 목은 화를 낳으므로 어미로 아들을 돕는 것이다.' 라고 했다.

10) 脾色黃宜食鹹(비색황의식함) : 태소에 '비는 토(土)이고 짠맛은 수(水)이
   다. 토는 물을 억제하고 물의 맛은 짜므로 짠맛을 먹음으로써 비를 돕게 한
   다.' 라고 했다.

11) 肺色白宜食苦(폐색백의식고) : 태소에 '폐는 금(金)이고 쓴맛은 화(火)이
   다. 화는 금을 억제하니 억제하는 것으로 돕는다.' 라고 했다.

12) 腎色黑宜食辛(신색흑의식신) : 태소에 '신은 수(水)이고 매운맛은 금(金)
   이다. 금은 수(水)를 생성하므로 어미가 아들을 돕는 것이다.' 라고 했다.

제9권 황제내경영추
(黃帝內經靈樞卷九)

제57편 수창(水脹篇第五十七)

수창(水脹)이란 신장병으로 몸이 붓는 질병을 뜻한다.
이 수창편(水脹篇)에서는 수창(水脹)과 부창(膚脹)과 고창(鼓脹)과 장담(腸覃)과 석하(石瘕) 등이 발생하는 원인과 그 증상과 치료 방법에 대하여 설명하고 있다.

I. 수창(水脹)을 구별하는 방법

황제가 기백에게 물었다.

"수창(水脹)은 부창(膚脹)이나 고창(鼓脹)이나 장담(腸覃)이나 석하(石瘕)나 석수(石水)와 어떻게 구별하는 것입니까?"

기백이 대답했다.

"수창(水脹)이 처음 발생할 때에는 목과(目窠) 위가 약간 부어 잠을 자다 방금 일어난 상태와 같으며 그 경맥(頸脈)이 움직이고 때때로 기침을 하며 안쪽 넓적다리 사이가 차갑고 발의 정강이가 붓고 배가 이에 커집니다. 이런 상태이면 그 수창(水脹)이 이미 자리를 잡아 형성된 것입니다.

손으로 배를 누르면 손을 따라서 눌렸던 자리가 일어나는 것이 마치 물주머니를 눌렀을 때와 같은 것으로 이러한 것이 그 수창(水脹)의 증상입니다."

"부창(膚脹)은 어떻게 관찰하는 것입니까?"

"부창(膚脹)이란 한기(寒氣)가 피부 사이에서 손님 노릇을 하고 있어 북소리가 진동하는 것 같으면서 단단하지 않고 배가 커지고 몸 전체가 붓고 피부가 두꺼워지고 그 배를 누르면 움푹 들어가서 일어나지 않고 복부의 색이 변화하지 않는 것입니다. 이러한 것이 부창(膚脹)의 증상입니다."

"고창(鼓脹)은 어떠한 것입니까?"

"배가 창만(脹滿)하고 몸이 붓고 부은 것이 부창(膚脹)과 같으며 피부색이 푸르면서 누렇게 되고 배의 근육이 일어나는 것으로 이러한 것이 고창(鼓脹)의 증상입니다."

(황제가 기백에 문왈 수는 부창과 고창과 장담과 석하와 석수에 하이로 별이니까? 기백답왈 수가 시기에 목과의 상이 미종하여 새로 와기의 상과 여하여 그 경맥이 동하고 시해하며 음고의 간이 한하고 족경이 종하며 복이 내대하면 그 수가 이성이니 이수로 그 복을 안하면 수수하여 기가 과수의 상과 여하니 차가 그 후니라. 황제왈 부창은 하이로 후니까? 기백왈 부창자는 한기가 피부의 간에 객하여 공공연하여 불견하고 복대하며 신이 진종하며 피후하고 그 복을 안하면 요하여 불기하고 복색이 불변하니 차가 그 후니라. 고창은 하여오? 기백왈 복이 창하며 신이 개대한데 대가 부창과 등하여 색이 창황하고 복근이 기하니 차가 그 후니라.)

黃帝問於岐伯曰 水[1]與膚脹 鼓脹 腸覃[2] 石瘕[3] 石水[4] 何以別之 岐伯答曰 水始起也 目窠[5]上微腫 如新臥起之狀 其頸脈[6]動 時咳 陰股[7]間寒 足脛瘇[8] 腹乃大 其水已成矣 以手按其腹 隨手而起 如裹水之狀 此其候也 黃帝曰 膚脹何以候之 岐伯曰 膚脹者 寒氣客於皮膚之間 鼕鼕然[9]不堅 腹大 身盡腫 皮厚 按其腹 窅[10]而不起 腹色不變 此其候也 鼓脹何如 岐伯曰 腹脹身皆大 大與膚脹等也 色蒼黃 腹筋起 此其候也

1) 水(수) : 수창(水脹). 신장병으로 몸이 붓는 질병이다.
2) 腸覃(장담) : 병 이름이다. 장에 붙어 생긴 종물(腫物)이라 했다. 곧 장 속에 찌꺼기가 엉기고 모여 굳은살이 생기는 것이, 마치 습기가 증발하여 맺혀서 버섯이 흙이나 나무에서 자라듯 하는 것이라고 했다. 태소에서는 '장담은 여섯 가지 구분이 있다. 첫째는 병든 원인이며 한사(寒邪)가 장 밖을 침입하고

위기와 합해져 안에서 덩어리가 형성된 것이요, 둘째는 발생한 형태의 크고 작음이요, 셋째는 병이 형성된 시간인데 오래 된 것은 몇 년이 경과하기도 한다는 것이요, 넷째는 누르면 단단한 것이요, 다섯째는 밀면 이동하는 것이며, 여섯째는 월경(月經)이 정상으로 오는 것이다.' 라고 했다.

3) 石瘕(석하) : 하(瘕)는 부인병이라 했다. 하는 여자의 자궁종류(子宮腫瘤)의 이름이며, 뱃속에 덩어리가 있는 것도 또한 하(瘕)라고 한다.

4) 石水(석수) : 질병의 하나이다. 제4편 사기장부병형편(邪氣藏府病形篇)에서 신맥(腎脈)이 미미하게 대맥(大脈)이면 석수(石水)가 되어 배꼽에서 아래로 아랫배에 이르기까지 무거워져서 처지는데 위로 위완(胃脘)에 이르면 죽게 되고 치료할 수가 없다고 했다. 소문(素問)의 음양별론(陰陽別論)이나 대기론(大奇論)이나 금궤(金匱) 등에 설명이 있다.

5) 目窠(목과) : 눈꺼풀이라 했다. 또 눈 밑을 과(窠)라고 하는데 이것을 와잠(臥蠶)이라고도 한다고 했다.

6) 頸脈(경맥) : 인영맥(人迎脈)이다.

7) 陰股(음고) : 안쪽 넓적다리이다.

8) 足脛瘇(족경종) : 발의 종아리에 부종(浮腫)이 발생하는 것이다. 곧 음사(陰邪)가 음분(陰分)에서 시작하기 때문이라 했다.

9) 鼕鼕然(공공연) : 북소리가 진동하는 모양.

10) 窅(요) : 움푹한 모양. 깊이 들어간 모양.

2. 장담(腸覃)과 석하(石瘕)의 상태

황제가 말했다.

"장담(腸覃)은 어떠한 것입니까?"

기백이 말했다.

"한기(寒氣)가 장(腸) 밖에 손님 노릇을 하여 위기(衛氣)와 더불어 서로 침로해서 위기가 제대로 운영되지 못하고 이로 인하여 연계되어서 덩어리가 만들어져 안에 붙고 나쁜 기가 이에 일어나고 굳은살이 이에 생겨납니다.

그것들이 처음 생겨날 때에는 큰 것이 계란 정도였으나 점점 더

커져서 그것이 성취되는 때에 이르면 임신하여 배가 부른 상태와 같으며 오래 된 것은 해를 거듭합니다. 누르면 단단하고 밀면 이동하고 월사(月事 : 월경)는 제때에 오는데 이러한 것이 장담의 증상입니다."

"석하(石瘕)는 어떠한 것입니까?"

"석하는 포중(胞中 : 태 안)에서 생기는데 한기(寒氣)가 자문(子門 : 子宮)에서 손님 노릇을 하여 자문(子門) 입구가 막히면 기가 통하지 못하게 되고 악혈(惡血 : 나쁜 피)을 당연히 쏟아내야 하는데 쏟아내지 못하여 응결되어서 머물러 있게 되어 나날이 더욱 커져서 그 상태가 임신한 것과 같아지며 월경이 제때에 오지 않게 됩니다. 이러한 것은 모두 여자(女子)에게만 발생하는 병으로 가히 인도하여서 내려가게 할 수 있는 것입니다."

"부창(膚脹)과 고창(鼓脹)에는 침을 놓을 수 있는 것입니까?"

"먼저 그 창병(脹病)의 혈락(血絡)을 사(瀉)해 주고 뒤에 경맥(經脈)을 조절하는데, 침을 놓아서 그 혈락을 제거시켜야 하는 것입니다."

(장담은 하여오? 기백왈 한기가 장외에 객하여 위기와 여하여 상박하여 기가 부득영하면 인하여 유소계하여 벽하여 내착하면 악기가 내기하여 식육이 내생이니 그 시생에 대함이 여계란하나 초하여 써 익대하여 그 성에 지하면 회자의 상과 여하며 구자는 이세한데 안즉 견하고 추즉 이하며 월사가 시하하니 차는 그 후니라. 석하는 하여오? 기백왈 석하가 포중에 생하는데 한기가 자문에 객하면 자문이 폐색하여 기가 부득통하고 악혈이 당사에 불사하고 배하여 써 유지니 일로써 익대하여 상이 회자와 여하고 월사가 써 시하가 불이니라. 다 여자에게 생하고 가히 도하여 하니라. 황제왈 부창과 고창을 가히 자아! 기백왈 먼저 그 창의 혈락을 사하고 후에 그 경을 조하여 자하여 그 혈락을 거하니라.)

腸覃何如 岐伯曰 寒氣客於腸外 與衛氣相搏 氣不得營[1] 因有所系[2] 癖而內著[3] 惡氣[4]乃起 瘜肉[5]乃生 其始生也 大如鷄卵 稍以益大 至其成 如懷子之狀 久者離歲[6] 按之則堅 推之則移 月事以時下

此其候也 石瘕何如 岐伯曰 石瘕生於胞中 寒氣客於子門[7] 子門閉塞 氣不得通 惡血當寫不寫 衃以留止[8] 日以益大 狀如懷子 月事不以時下 皆生於女子 可導而下[9] 黃帝曰 膚脹鼓脹可刺邪 岐伯曰 先寫其脹之血絡[10] 後調其經 刺去其血絡也

1) 氣不得營(기부득영) : 위기가 운영되지 못하다.

2) 因有所系(인유소계) : 인하여 연계(聯系)되는 것이 있다. 계는 계(繫)의 뜻이다.

3) 癖而內著(벽이내착) : 뭉쳐서 안으로 붙다. 벽(癖)은 하(瘕)로 되어야 한다고 했다. 곧 뱃속의 덩어리가 점차 드러난다는 뜻이다.

4) 惡氣(악기) : 나쁜 기이다. 병으로 더러워진 기를 뜻한다.

5) 瘜肉(식육) : 군살이며 나쁜 살[惡肉]이기도 하다.

6) 離歲(이세) : 이(離)는 지나다의 뜻. 곧 해를 지나다의 뜻. 여러 해를 지나다.

7) 子門(자문) : 자궁(子宮)의 문. 자궁 입구를 뜻한다.

8) 衃以留止(배이류지) : 배는 피가 엉긴 것을 뜻한다. 엉긴 피가 머물러 있다.

9) 可導而下(가도이하) : 가히 인도하여 내리게 하다. 하는 내리게 하다의 뜻.

10) 先寫其脹之血絡(선사기창지혈락) : 먼저 창병의 혈락에 침을 놓아서 사(瀉)해 주다의 뜻.

제58편 적풍(賊風篇第五十八)

적풍(賊風)은 네 계절에 있는 부정(不正)한 기(氣)이다. 곧 몰래 인체의 중화(中和)를 해치는 것을 뜻한다.

이 적풍편(賊風篇)에서는 질병(疾病)의 발생은 내인(內因)과 외인(外因)의 상호 작용에 의한 결과이며 절대로 귀신(鬼神)이 일으키는 것이 아니라는 것을 설명하였다.

1. 적풍사기를 만나지 않아도 발병하는 이유

황제가 말했다.

"부자(夫子 : 선생님)께서는 적풍사기(賊風邪氣)가 인체를 손상시켜서 사람에게 질병이 발생한다고 말씀하셨습니다. 지금 병풍으로 가린 곳을 떠나지 않고 집안이나 동굴 속에서 밖으로 나오지 않았는데도 갑자기 병에 걸린 사람이 있습니다. 이는 적풍사기(賊風邪氣)를 떠나지 않은 것도 아닌데 질병에 걸리는 이유는 무엇입니까?"

기백이 말했다.

"이러한 것은 모두 일찍이 습기에 손상된 일이 있어 습기(濕氣)가 혈맥(血脈) 속이나 분육(分肉) 사이에 숨어서 오래도록 머물러 있고 제거되지 않았거나, 또는 높은 곳에서 떨어져 악혈(惡血)이 안에 있는데 제거되지 않았을 때 발생합니다.

이에 갑자기 기쁨이나 노여움을 조절하지 못하거나 음식 섭취에 적당함을 유지하지 못하거나 추위와 더위를 때에 적절하게 맞

추지 못하여 주리가 닫혀 통하지 않다가 그것이 열려 풍한사(風
寒邪)를 만나게 되면 혈기가 응결되고 이전에 감촉되었던 사기
(邪氣)와 서로 겹쳐지게 되어 한비(寒痺)가 되는 것입니다.

열이 있으면 땀이 나오고 땀이 나오게 되면 풍사(風邪)를 받게
됩니다. 비록 적풍사기를 만나지 않더라도 반드시 원인이 있는 것
에 더해져서 발병하게 되는 것입니다."

(황제왈 부자께서 적풍사기의 상인에 영인으로 병함을 언한데 지금 그 병폐
에 불리하고 공혈의 중에 불출함이 유한데 졸연히 병자는 적풍사기를 불리함이
아닌데 그 고는 하오? 기백왈 차는 다 일찍이 습기에 상한 바가 유하여 혈맥의
중과 분육의 간에 장하여 구류하여 불거하며 만약 타추한 바 유하여 악혈이 재
내하여 불거한데 졸연히 희로가 부절하고 음식이 부적하고 한온이 불시하고 주
리가 폐하여 불통하고 그 개하여 풍한을 우하면 곧 혈기가 응결하고 여고사로
상습하여 곧 위한비니 그 유열즉 한출하고 한출즉 수풍이니 비록 적풍사기를
불우라도 필히 유인의 가하여 발하니라.)

黃帝曰 夫子言賊風邪氣[1]之傷人也 令人病焉 今有其不離屛蔽 不
出空穴[2]之中 卒然病者 非不離賊風邪氣 其故何也 岐伯曰 此皆嘗
有所傷於濕氣 藏於血脈之中 分肉之間 久留而不去 若[3]有所墮墜
惡血在內而不去 卒然喜怒不節 飮食不適 寒溫不時 腠理閉而不通
其開而遇風寒 則血氣凝結 與故邪相襲[4] 則爲寒痺[5] 其有熱則汗出
汗出則受風 雖不遇賊風邪氣 必有因加而發焉

1) 賊風邪氣(적풍사기) : 봄·여름·가을·겨울의 네 계절에 따른 부정한 기(氣)
   이다. 이 기가 모르는 사이 인체의 중화를 해치므로 이렇게 이름하였다. 곧 네
   계절의 부정한 기를 모두 적풍사기(賊風邪氣)라고 한다.

2) 空穴(공혈) : 공은 실(室)의 오자라고 했다. 실혈은 고대 사람들이 굴이나 방
   에서 산 것을 뜻한다.

3) 若(약) : 또는. 혹(或)의 뜻.

4) 相襲(상습) : 서로 겹치다.

5) 寒痺(한비) : 주리가 열리고 혹은 한풍(寒風)에 접촉되어 혈기가 응결되면

습기나 악혈 등이 예전에 있던 사기와 서로 만나 한비가 된다는 뜻이다.

2. 귀신이 질병을 일으키는 것인가?

황제가 말했다.

"이제 부자(夫子)께서 말씀하신 내용은 모두 병든 사람이 스스로 아는 것들입니다. 그런데 사기(邪氣)를 만난 적도 없고 또 지(志 : 뜻)를 깜짝 놀라게 한 바도 없는데 갑자기 병이 발생하는 까닭은 무엇입니까? 오직 귀신(鬼神)의 소행으로 인한 것입니까?"

기백이 말했다.

"이러한 것도 또한 예전에 감촉되었던 사기(邪氣)가 안에 머물러 있으면서 아직 발동하지 않은 상태에 있었는데 뜻에 미워하는 바가 있고 사모하는 바가 있으면 인하여 혈기가 안에서 문란하게 되고 두 기(兩氣 : 예전의 사기와 새로 감촉된 사기)가 서로 침로하게 되는 것입니다. 그 따라오는 것들은 미세하여서 보더라도 보이지 않고 들어도 들리지 않으므로 귀신(鬼神)의 소행처럼 생각되는 것입니다."

"그것을 빌어서 낫게 되는 까닭은 무엇입니까?"

"앞서의 무의(巫醫)들은 진실로 온갖 질병을 이기는 방법을 알았으므로 먼저 그 질병이 발생한 원인을 알고 가히 빌어서 낫게 한 것입니다."

(황제왈 이제 부자의 소언자는 다 병인의 소자지니라. 그 사기를 소우도 무하고 또 출척의 소지도 무한데 졸연히 병자는 그 고가 하오? 오직 신귀의 사로 유인함인가? 기백왈 차로 또한 고사가 유하여 미발하고 인하여 지의 유소오와 유소모가 유하여 혈기가 내란하고 양기가 상박이니 그 소종래자는 미하여 시함에 불견하고 청해도 불문하니 고로 사귀신이니라. 황제왈 그 축하여 이자는 그 고가 하오? 기백왈 선무자는 인히 백병의 승을 지하고 먼저 그 병의 소종생자를 지하여 가축하여 이니라.)

黃帝曰 今夫子之所言者 皆病人之所自知也 其毋所遇邪氣 又毋
怵惕之所志 卒然而病者 其故何也 唯有因鬼神之事乎 岐伯曰 此亦
有故邪留而未發 因而志有所惡 及有所慕[1] 血氣內亂 兩氣相搏 其
所從來者微 視之不見 聽而不聞 故似鬼神[2] 黃帝曰 其祝而已者[3] 其
故何也 岐伯曰 先巫者[4] 因知百病之勝 先知其病之所從生者 可祝
而已也

1) 志有所惡及有所慕(지유소오급유소모) : 뜻에 미워하는 바가 있고 또 사모
   하는 바가 있다. 미워하는 것은 증오하는 것이요 사모하는 것은 좋아하는 것
   이다.

2) 故似鬼神(고사귀신) : 짐짓 귀신이 시켜서 하는 것과 같다.

3) 祝而已者(축이이자) : 빌어서 낫게 되다. 곧 굿을 하여 낫는다는 뜻.

4) 先巫者(선무자) : 고대의 무의(巫醫)들을 말하며 이들은 굿을 하여 빌어서
   병을 치료했다.

제59편 위기실상(衛氣失常篇第五十九)

위기실상(衛氣失常)은 위기가 정상을 잃은 것이다.

이 편에서는 위기(衛氣)가 정상적으로 흐르지 않을 때 발생하는 각종 병변(病變)과 침을 놓아 치료하는 방법을 설명하고 피(皮)와 육(肉)과 기(氣)와 혈(血)과 근(筋)과 골병(骨病)에 대한 진단과 치료에 대해서도 설명했다. 또한 치료할 때에는 반드시 형체와 연령 등을 고려해야 한다는 것을 강조하였다.

1. 위기(衛氣)가 정상적이지 않을 때는…

황제가 말했다.

"위기(衛氣)가 뱃속에 머물게 되어 쌓여서 운행되지 않고 울결되어서 정상적인 곳을 얻지 못하여 옆구리가 버티고 위 속이 가득하고 숨이 차고 기역(氣逆)이 생긴 사람은 어떻게 제거해야 합니까?"

백고(伯高)가 말했다.

"그 기(氣)가 가슴 속에 쌓인 사람은 위에서 이를 취하고 뱃속에 쌓인 사람은 아래에서 취하며 위와 아래가 다 가득한 사람은 옆에서 취하는 것입니다."

"이를 취하여 침을 놓을 때는 어떻게 해야 합니까?"

"위에 쌓인 사람은 인영혈(人迎穴)과 천돌혈(天突穴)과 후중(喉中)에 침을 놓아서 사(瀉)해 주고, 아래에 쌓인 사람은 족삼리혈(足三里穴)과 기가혈(氣街穴)에 침을 놓아서 사해 주고, 위

와 아래가 다 가득한 사람은 위와 아래에 침을 놓는데 계협(季脇)
의 아래에서 1치 되는 곳에서 같이 하며, 중(重)한 사람은 계족
법(鷄足法)으로 침을 놓습니다.

진찰해서 그 맥이 대(大)하고 현급(弦急)하거나 또는 끊어져
이르지 않는 사람이나 배의 피부가 심하게 켕기는 사람은 침을 놓
지 않아야 합니다."

"좋은 말씀입니다."

(황제왈 위기가 복중에 유하며 축적하여 불행하고 울온하여 상소를 부득하고
사인으로 지협하고 위중이 만하여 천호하며 역식자는 하이로 거하니이까? 백고
왈 그 기가 흉중에 적한 자는 상취하고 복중에 적한 자는 하취하고 상하가 개만
자는 방취니라. 황제왈 취함을 내하오? 백고대왈 상에 적자는 인영과 천돌과 후
중을 사하고 하에 적자는 삼리와 기가를 사하고 상하가 개만자는 상하를 취하되
여계협의 하일촌을 하고 중자는 계족으로 취하니 진하여 그 맥이 대하고 현급하
고 절하여 부지자와 복피가 급심자를 시하여 불가자니라. 황제왈 선하다.)

黃帝曰 衛氣之留於腹中 搐積[1]不行 苑蘊[2]不得常所 使人支[3]脇胃
中滿 喘呼逆息者 何以去之 伯高曰 其氣積於胸中者 上取之 積於
腹中者 下取之 上下皆滿者 傍取之 黃帝曰 取之奈何 伯高對曰 積
於上 寫人迎 天突 喉中[4] 積於下者 寫三里與氣街[5] 上下皆滿者 上
下取之 與季脇之下一寸[6] 重者 鷄足取之[7] 診視其脈大而弦急[8] 及
絶不至者[9] 及腹皮急甚者 不可刺也 黃帝曰 善

1) 搐積(축적) : 쌓이다. 모이다의 뜻. 축(搐)은 축(稸).
2) 苑蘊(울온) : 울결의 뜻이다. 맺혀서 답답한 것이다.
3) 支(지) : 버티다. 또는 떠받치다의 뜻.
4) 人迎天突喉中(인영천돌후중) : 인영혈과 천돌혈과 염천혈이다. 후중은 염천
혈(廉泉穴)이다.
5) 積於下者寫三里與氣街(적어하자사삼리여기가) : 하(下)는 복부를 뜻한다.
곧 아래에 쌓인 사람은 족삼리혈과 기가에서 사해 준다. 삼리혈과 기가는 족
양명경의 혈이라 했다.

6) 與季脇之下一寸(여계협지하일촌) : 옆구리 끝 갈비에서 아래로 1치이다. 곧 족궐음간경의 장문혈(章門穴)을 뜻한다고 했다.

7) 鷄足取之(계족취지) : 계족법(鷄足法)으로 침을 놓는다. 곧 위에서 인영과 천돌과 후중을 취하고 아래에서는 족삼리와 기가를 취하고 가운데에서는 장문(章門)을 취하는데 이 상중하(上中下)의 세 곳을 취하는 것이 마치 닭발이 세 갈래로 째져 있는 것과 같음을 가리킨다. 계족은 좌우에 여러 번 침을 놓아 침놓은 자리가 닭의 발자국처럼 되도록 침놓는 방법이라고 했다. 제7편 관침(官鍼)에 나온다.

8) 脈大而弦急(맥대이현급) : 맥이 대하고 현하며 급하면 음이 허한 것이며 진장맥(眞臟脈)이 나타난 것이라 했다.

9) 絶不至者(절부지자) : 끊어져서 이르지 않다. 영기(營氣)가 빠져 나간 것이다.

2. 각 부위의 질병을 파악하는 방법

황제가 백고에게 물었다.

"어떠한 방법으로 피부와 기육(肌肉)과 기(氣)와 혈(血)과 근육(筋肉)과 뼈의 질병을 알 수 있는 것입니까?"

백고(伯高)가 말했다.

"얼굴색이 양쪽 눈썹 사이에서 일어나 약하게 윤택한 사람은 질병이 피부에 있는 것입니다. 입술색이 푸르고 누렇고 붉고 희고 검은 사람은 질병이 기육(肌肉)에 있는 것입니다. 영기(營氣)가 젖은 듯한 사람은 질병이 혈기에 있는 것입니다. 눈빛이 푸르고 누렇고 붉고 희고 검은 사람은 질병이 근육에 있는 것입니다. 귀가 그을리고 메말라서 때가 낀 것 같은 사람은 질병이 뼈에 있는 것입니다."

"질병의 형태는 어떠하며 침을 놓을 때는 어느 곳을 취해야 합니까?"

"온갖 질병의 변화를 다 알아서 헤아릴 수는 없는 것입니다. 그러나 피부에는 부위가 있으니 이를 취하고 기육에는 기둥이 있으니 이를 취하고 혈기에는 보내는 것이 있으니 이를 취해야 합니다. 뼈에는 이어진 부분이 있으니 이를 취하는 것입니다."

"원컨대 그 까닭을 듣고자 합니다."

"피부의 부속은 사말(四末 : 四肢의 끝)로 보내지고 기육의 기
둥은 팔뚝이나 정강이 또는 여러 양경(陽經)의 분육(分肉) 사이
와 족소음의 분육 사이에 있으며 혈기의 보내는 것은 모든 낙맥
(絡脈)으로 보내지는데 기혈이 머물러 있게 되면 낙맥이 성(盛)
하여 일어나는 것입니다.

질병이 근부(筋部)에 있는 사람은 음양이나 좌우를 분별하지
않고 질병의 소재를 살핍니다.

뼈의 이어진 것이란 골공(骨空)이 액(液)을 받아서 뇌수(腦
髓)를 보익(補益)하는 것입니다."

"침은 어떻게 놓아야 합니까?"

"대저 질병이 변화하여 부침(浮沈)하고 심천(深淺)한 것을 가
히 다 궁구하지 못하지만 각각 그 부위가 있으니 질병이 뜸하면
침을 얕게 놓고 질병이 심하면 침을 깊게 놓으며 질병이 뜸하면
적게 놓고 질병이 심하면 많이 놓아, 질병의 변화에 따라서 기를
조절해야 하므로 상공(上工)이라고 하는 것입니다."

(황제가 백고에게 문왈 하이로 피와 육과 기와 혈과 근과 골의 병을 지한가?
백고왈 색이 양미에 기하여 박택자는 병이 재피하고 순색이 청황적백흑자는 병
이 재기육하고 영기가 유연자는 병이 재혈기하고 목색이 청황적백흑자는 병이
재근하고 이초고하여 수진구자는 병이 재골이니라. 황제왈 병형이 하여하며 취
함은 내하오? 백고왈 대저 백병의 변화는 불가승수나 연이나 피에 유부하고 육
에 유주하고 혈기에 유수하고 골에 유속이니라. 황제왈 원문컨대 기고하니라.
백고왈 피의 부는 사말에 수하며 육의 주는 비경이나 제양의 분육간과 족소음
분간에 재하니 혈기의 수는 제락으로 수하는데 기혈이 유거하면 곧 성하며 기
하니 근부는 무음하고 무양하고 무좌하고 무우하여 병의 소재를 후하고 골의
속자는 골공의 수익하여 뇌수를 익하는 바니라. 황제왈 취함을 내하오? 백고왈
대저 병이 변화하여 부침하고 심천을 불가승궁이요 각각 그 처에 재하여 병이
간자는 천하고 심자는 심하고 간자는 소하고 심자는 중하여 수변하여 조기니

고로 왈 상공이니라.)

黃帝問於伯高曰 何以知皮肉 氣血 筋骨之病也 伯高曰 色起兩眉 薄澤者[1] 病在皮 脣色靑黃赤白黑者 病在肌肉 營氣濡然者[2] 病在 血氣 目色靑黃赤白黑者 病在筋 耳焦枯受塵垢者[3] 病在骨 黃帝曰 病形何如 取之奈何 伯高曰 夫百病變化 不可勝數 然皮有部[4] 肉有 柱[5] 血氣有輸 骨有屬[6] 黃帝曰 願聞其故 伯高曰 皮之部 輸於四 末[7] 肉之柱 在臂脛諸陽分肉之間 與足少陰分間[8] 血氣之輸 輸於諸 絡 氣血留居 則盛而起 筋部無陰無陽 無左無右 候病所在 骨之屬 者 骨空之所以受益[9]而益腦髓者也 黃帝曰 取之奈何 伯高曰 夫病 變化 浮沈深淺 不可勝窮 各在其處 病間者淺之[10] 甚者深之[11] 間者 小[12]之 甚者衆之 隨變而調氣 故曰上工

1) 色起兩眉薄澤者(색기양미박택자) : 얼굴색이 양쪽 눈썹 사이에서 일어나 엷 게 윤기가 있는 사람을 뜻한다. 박은 미약하다. 양미는 곧 궐중(厥中)이며 폐 의 부위이다.

2) 濡然者(유연자) : 젖어 있는 듯한 것. 혈기(血氣)가 허약한 것을 뜻한다.

3) 受塵垢者(수진구자) : 먼지와 때가 많다는 뜻. 수는 다(多)의 뜻이라 했다. 진구는 귀지라고도 했다.

4) 皮有部(피유부) : 피부에는 부속이 있다. 곧 피부병에는 그 일정한 부위가 있 다는 뜻.

5) 肉有柱(육유주) : 기육에는 기둥이 있다. 주는 군육(䐃肉)의 뜻. 곧 팔과 다 리에 군육이 높게 솟아 기육이 견실하고 두텁게 융기하여 지주(支柱) 작용 을 한다는 뜻.

6) 骨有屬(골유속) : 뼈에는 이어진 부분이 있다. 곧 관절을 뜻한다.

7) 輸於四末(수어사말) : 사말로 보내지다. 곧 질병이 피부에 있다는 것은 양분 (陽分)에 있다는 것이다. 양은 사말(四末)에서 기를 받아들이는데 그 곳의 피부가 얇고 기가 부(浮)하기 때문이다. 그러므로 피부의 부속은 사말(四末) 로 보내져서 배포된다고 했다.

8) 肉之柱~與足少陰分間(육지주~여족소음분간) : 기육의 기둥은 팔뚝과 정 강이와 모든 양의 분육 사이와 족소음의 분육 사이에 있다. 곧 단단하고 두꺼

운 기육은 대부분 수족삼양(手足三陽)의 분육 사이에 있는데 기육은 비(脾)
에 주관당하고 비는 사지(四肢)를 주관한다. 족소음신경은 족심(足心)에서
발단하여 안쪽 복사뼈 뒤를 순행하고 발꿈치로 들어갔다가 장딴지로 올라와
오금의 안쪽으로 나와서 넓적다리 뒤쪽에서 상행하여 꽁무니와 볼기 사이에
서 회합하여 척주(脊柱)를 관통한다. 그 기육이 모두 두꺼우므로 역시 기육
의 기둥이 된다고 했다.

9) 益(익) : 액(液)이 타당하다고 했다.

10) 間者淺之(간자천지) : 간(間)이란 질병이 뜸하다의 뜻. 곧 가볍다의 뜻이
   다. 가벼운 질병에는 침을 얕게 놓는다는 뜻.

11) 甚者深之(심자심지) : 심은 질병이 심하다의 뜻. 곧 질병이 심한 자는 침을
   깊게 놓는다는 뜻.

12) 小(소) : 소(少)가 마땅하다.

3. 노(老)와 장(壯)과 소(少)와 소(小)의 구분법

황제가 백고에게 물었다.

"사람은 체형이 살이 찌고 깡마르고 체구가 크고 작고 체온이
차고 따뜻함에 있어서 늙은이나 건장한 이나 젊은이나 어린이의
차이가 있는데 이를 구별할 때는 어떻게 해야 합니까?"

백고가 대답했다.

"사람의 나이 50세 이상을 노(老 : 늙은이)라 하고 30세 이상을
장(壯 : 건장한 이)이라 하고 18세 이상을 소(少 : 젊은이)라고 하
고 6세 이상을 소(小 : 어린이)라고 합니다."

"어떻게 그 살찌고 깡마른 상태를 헤아려 알 수 있습니까?"

"사람이란 비인(肥人)이 있고 고인(膏人)이 있고 육인(肉人)
이 있습니다."

"어떻게 구별하는 것입니까?"

"군육(䐃肉)이 단단하고 피부가 가득한 자는 비인(肥人)이고,
군육이 단단하지 못하고 피부가 느슨한 자는 고인(膏人)이고, 피
부와 기육이 서로 분리되지 않는 자는 육인(肉人)인 것입니다."

"신체가 차갑거나 따뜻한 것은 어떠한 것입니까?"

"고인(膏人)이 그 살이 물컹거리고 부드러우면서 기육의 살결이 거친 사람은 몸이 차갑고 기육의 살결이 섬세한 자는 몸이 뜨겁습니다. 지인(脂人)이 그 살이 단단하고 기육의 살결이 섬세한 자는 뜨겁고 기육의 살결이 거친 자는 몸이 차갑습니다."

"살찌고 여위고 신체가 크고 작은 것은 어떠한 것입니까?"

"고인(膏人)은 기가 많고 피부가 축 늘어지고 느슨하므로 뱃살이 축 늘어지고 배의 비계가 축 처집니다. 육인(肉人)은 신체가 널찍하고 크며 지인(脂人)은 그 몸이 거두어져서 작습니다."

(황제가 백고에게 문왈 인의 비수와 대소와 한온에 노장과 소소가 유하니 별함을 내하오? 백고대왈 인년이 오십이상을 위로요 이십이상을 위장이요 십팔이상을 위소요 육세이상은 위소니라. 황제왈 하이로 그 비수를 도지오? 백고왈 인이 유비하고 유고하고 유육이니라. 황제왈 별차를 내하오? 백고왈 괵육이 견하고 피만자는 비하고 괵육이 불견하고 피완자는 고하고 피육이 불상리자는 육이니라. 황제왈 신의 한온은 하여오? 백고왈 고자가 그 육이 요하며 조리자는 신한하고 세리자는 신열하고 지자가 그 육이 견하며 세리자는 열하고 조리자는 한이니라. 황제왈 그 비수하고 대소함은 내하오? 백고왈 고자는 다기하여 피가 종완하니 고로 능히 종복하고 수유하며 육자는 신체가 용대하고 지자는 그 신이 수소니라.)

黃帝問於伯高曰 人之肥瘦大小寒溫[1] 有老壯少小 別之奈何 伯高對曰 人年五十已上爲老 二[2]十已上爲壯 十八已上爲少 六歲已上爲小 黃帝曰 何以度[3]知其肥瘦 伯高曰 人有肥 有膏 有肉 黃帝曰 別此奈何 伯高曰 膕[4]肉堅 皮滿者 肥 膕肉不堅 皮緩者 膏 皮肉不相離者 肉 黃帝曰 身之寒溫何如 伯高曰 膏者其肉淖[5] 而粗理者身寒 細理者身熱 脂者其肉堅 細理者熱 粗理者寒 黃帝曰 其肥瘦大小奈何 伯高曰 膏者 多氣而皮縱緩 故能縱腹垂腴[6] 肉者 身體容大 脂者 其身收小

1) 寒溫(한온) : 몸이 차고 따뜻한 것을 뜻한다.

2) 二(이) : 삼(三)이 마땅하다고 했다.

3) 度(도) : 헤아리다. 측정하다의 뜻.

4) 膕(괵) : 군(膕)의 오자라고 했다.

5) 淖(요) : 물컹거리고 부드럽다의 뜻. 곧 단단한 탄력이 없는 것.

6) 縱腹垂腴(종복수유) : 배가 늘어지고 비계가 처지다. 유는 배 아래 비계살이라 했다.

4. 고인(膏人)과 지인(脂人)과 육인(肉人)은

황제가 말했다.

"세 종류의 사람은 기혈의 많고 적음이 어떠합니까?"

백고가 말했다.

"고인(膏人)은 기가 많은데 기가 많은 사람은 몸이 뜨겁고 몸이 뜨거운 사람은 추위를 잘 견딥니다. 육인(肉人)은 혈이 많은데 혈이 많게 되면 형체가 충실해지고 형체가 충실해지면 평화로워집니다. 지인(脂人)은 그 혈이 맑고 기가 매끄러우면서도 적으므로 능히 크지 못합니다. 이러한 것이 중인(衆人)과 다른 점들입니다."

"중인(衆人)은 어떠합니까?"

"중인(衆人)은 피부와 기육(肌肉)과 지(脂)와 고(膏)가 서로 더하지도 못하고 혈이나 기도 능히 서로 많지 않은 것으로 그 형체가 작지도 않고 크지도 않으며 각각 스스로 그 몸에 알맞은 것으로 명명하여 중인(衆人)이라고 이르는 것입니다."

"좋은 말씀입니다. 이를 다스리려면 어떻게 해야 합니까?"

"반드시 먼저 그 세 가지 유형과 혈의 많고 적음과 기의 맑고 탁한 것을 분별하고 뒤에 이를 조절하는데, 치료함에 정상적인 법을 어기지 않아야 하는 것입니다.

그러므로 고인(膏人)은 뱃살이 늘어지고 비계가 아래로 처지며 육인(肉人)은 위와 아래가 큼지막하고 지인(脂人)은 비록 기름기는 많지만 능히 체격이 크지는 못한 것입니다."

(황제왈 삼자의 기혈의 다소는 하여오? 백고왈 고자는 다기하고 다기자는 열하고 열자는 내한하며 육자는 다혈즉 충형하고 충형즉 평하며 지자는 그 혈이 청하고 기가 활소하니 고로 불능대하니 차는 중인과 별이니라. 황제왈 중인은 내하오? 백고왈 중인은 피육과 지고가 불능상가하고 혈과 기가 불능상다하니 고로 그 형이 불소하고 부대하여 각각 스스로 그 신에 칭하니 명왈 중인이니라. 황제왈 선하다. 치함을 내하오? 백고왈 필히 먼저 그 삼형과 혈의 다소와 기의 청탁을 별한 후에 조하여 치함에 상경을 무실이니 시고로 고인은 종복하여 수유하고 육인자는 상하가 용대하고 지인자는 비록 지나 불능대니라.)

黃帝曰 三者之氣血多少何如 伯高曰 膏者多氣 多氣者熱 熱者耐寒[1] 肉者多血則充形 充形則平[2] 脂者 其血淸 氣滑少 故不能大 此別於衆人[3]者也 黃帝曰 衆人奈何 伯高曰 衆人皮肉脂膏 不能相加也 血與氣不能相多 故其形不小不大 各自稱其身 命曰衆人 黃帝曰 善 治之奈何 伯高曰 必先別其三形 血之多少 氣之淸濁 而後調之 治無失常經[4] 是故膏人 縱腹垂腴 肉人者 上下容大 脂人者 雖脂不能大者

1) 熱者耐寒(열자내한) : 뜨거운 사람은 추위를 잘 견딘다. 곧 고인(膏人)은 기가 많은데 기는 양(陽)이므로 몸이 뜨겁고 추위를 잘 견딘다.
2) 肉者多血則充形充形則平(육자다혈즉충형충형즉평) : 육질의 형에 속하는 사람은 혈이 많고 혈이 많으면 형체가 충만하고 형체가 충만하면 평화롭다. 다혈(多血) 밑에 다혈(多血)의 두 글자가 빠졌다고 했다.
3) 衆人(중인) : 일상적인 보통 사람을 뜻한다.
4) 常經(상경) : 정상적인 법칙.

제60편 옥판(玉版篇第六十)

옥판(玉版)은 옥(玉)으로 만든 판(版)이다. 옛날에 쓰던 종이의 일종이며 귀중한 내용을 그림이나 문자로 새겨서 숨겨 두는 것을 뜻한다.

이 옥판편(玉版篇)에서는 옹저(癰疽)를 예로 들어 질병의 형성은 모두 '적미지소생(積微之所生 : 미세한 것이 쌓여서 발생함)'임을 강조했다. 이는 조기 예방이나 조기 진단이나 조기 치료를 중요하게 여긴 것이다. 또 오역(五逆)을 구체적으로 표현하고 역치와 오리(五里)를 영자(迎刺)했을 때의 해로움도 논하였다.

1. 하늘과 땅과 사람과 응하는 침의 의미

황제가 말했다.

"나는 소침(小鍼)을 하찮은 물건으로 여겼는데 부자(夫子)께서는 말씀하기를 '위로는 하늘과 합하고 아래로는 땅과 합하며 가운데로는 사람과 합한다.'라고 하십니다. 나는 침(鍼)의 의미를 지나치게 과장시킨 것으로 여겨지는데, 원컨대 그 이유를 듣고자 합니다."

기백이 말했다.

"어떤 물건이 하늘보다 크겠습니까? 대저 침(鍼)보다 큰 것이란 오직 오병(五兵)이 있습니다. 오병(五兵)이란 죽이기 위한 기구요 살리기 위한 도구는 아닙니다.

대저 사람이란 하늘과 땅에서 소란을 진정시킬 수 있으니 그가히 참여하지 않을 수 없는 것입니다.

대저 백성을 다스리는 것은 또한 오직 침(鍼)인 것입니다. 무릇 침과 오병의 작용을 비교했을 때 그 누가 작다고 하겠습니까?"

(황제왈 여는 소침으로써 세물로 삼는데 부자는 내언하되 상으로 천에 합하고 하로 지에 합하고 중으로 인에 합한다 하니 여는 써 침의 의를 위과한 것이라 하니 원컨대 그 고를 문하노라. 기백왈 하물이 천에 대아? 대저 침보다 대한 자는 오직 오병자니 오병자란 사의 비요 생의 구가 아니라. 또 대저 인자란 천지의 진이니 그 가히 불참치 아니하랴! 대저 치민자는 또한 오직 침이니 대저 침과 오병을 그 누가 소호아!)

黃帝曰 余以小鍼爲細物[1]也 夫子乃言上合之於天 下合之於地 中合之於人 余以爲過鍼之意矣[2] 願聞其故 岐伯曰 何物大於天乎 夫大於鍼者 惟五兵[3]者焉 五兵者 死之備也 非生之具 且夫人者 天地之鎭[4]也 其不可不參乎 夫治民者 亦唯鍼焉 夫鍼之與五兵 其孰小乎[5]

1) 細物(세물) : 하찮은 물건. 곧 소소한 물건.
2) 以爲過鍼之意矣(이위과침지의의) : 침의 의의를 너무 과대평가하는 것이 아닌가의 뜻.
3) 五兵(오병) : 다섯 가지 병기(兵器)를 가리킨다. 곧 과(戈)·수(殳)·극(戟)·추모(酋矛)·이모(夷矛)의 오병이 있고 또는 궁(弓)·수(殳)·모(矛)·과(戈)·극(戟)을 뜻하는 오병이 있고 또 도(刀)·검(劒)·모(矛)·극(戟)·시(矢)의 오병이 있다.
4) 鎭(진) : 진압하다, 진정시키다. 곧 사람은 지상의 소란을 진정시킬 수 있다는 뜻. 일설에는 보기(寶器)라고 했는데 뜻이 미진(未盡)하다.
5) 其孰小乎(기숙소호) : 그 누가 작다고 할 것인가? 곧 대단하다는 뜻.

2. 옹저와 농혈을 치료하려면

황제가 말했다.

"질병이 발생할 때에 기쁨과 성냄을 헤아리지 못하고 음식을

절제하지 못함이 있어서 음기(陰氣)는 부족하고 양기(陽氣)는
유여(有餘)하여 영기(營氣)가 운행되지 못하면 이에 발(發)하
여 옹저(癰疽)가 되는 것입니다. 음양이 통하지 않게 되면 두 열
기(熱氣)가 서로 다투어서 이에 화(化)하여 농(膿 : 고름)이 되
는데 이를 소침(小鍼)으로 능히 다스릴 수 있겠습니까?"

기백이 말했다.

"성인(聖人)은 능히 하여금 변화하지 못하게 한다는 것은 병
사(病邪)가 머무르지 못하게 한다는 것입니다.

그러므로 양쪽 군대가 서로 대적하여 깃발을 서로 바라보고 번
득이는 칼을 중야(中野 : 들 가운데)에 늘어놓는 일은 하루 만에
이루어진 계략이 아닌 것입니다.

능히 그 백성을 부리고 명령을 행하고 금지시켜서 사졸(士卒)
이 번득이는 칼날에 어려움을 당하지 않게 하는 일도 단 하루의
교육이나 잠깐 사이에 얻어지는 것이 아닙니다.

신체에 옹저(癰疽)의 병이나 농혈(膿血)이 모여드는 상태에
이르는 사람도 또한 이러한 도(道)에서 먼 것은 아니지 않습니
까? 대저 옹저가 발생하고 농혈이 형성되는 것은 하늘에서 내려
온 것도 아니고 땅 속에서 나온 것도 아니며 미세한 것이 쌓여서
질병으로 발생한 것입니다.

그러므로 성인(聖人)은 아직 형체가 있지 않은 데에서 스스로
다스리고 어리석은 사람은 그 질병이 이미 형성된 상태에서 만나
는 것입니다."

"이미 옹저가 형성되었는데도 미리 만나 보지 못했고 고름이
이미 형성되었는데도 미리 보지 못했다면 어떻게 해야 합니까?"

"고름이 이미 형성되었으면 열 사람에 한 사람만 살 수 있습니
다. 그러므로 성인(聖人)은 고름이 이루어지지 않게 하고 밝은
좋은 처방을 만들어서 죽백(竹帛 : 지금의 종이)에 기록하여 능력
있는 자로 하여금 계승하게 하여 후세에 전해서 마치는 때가 있
지 않게 하는 것이란, 미리 만나 보지 못하는 사람들을 위한 것입
니다."

"이미 농혈이 있은 뒤에 만난다면 소침(小鍼)으로써 치료하여 낫게 할 수 없습니까?"

"소침(小鍼)으로써 작은 것을 치료하면 그 공효가 적은 것이요, 대침(大鍼)으로써 큰 것을 다스리면 그 해가 많은 것입니다. 그러므로 이미 농혈이 형성되었다면 오직 폄석(砭石)이나 피침(鈹鍼)이나 봉침(鋒鍼)으로 침을 놓아야 하는 것입니다."

(황제왈 병의 생시에는 희로를 불측하고 음식을 부절함이 유하여 음기가 부족하고 양기가 유여하여 영기가 불행하면 내발하여 위옹저니 음양이 불통하고 양열이 상박하고 내화하여 위농한데 소침으로 능취아? 기백왈 성인이 능히 하여금 화하지 못하게 하여 사가 불가류니 고로 양군이 상당하여 기치를 상망하고 백인을 중야에 진자는 차는 일일의 모가 비이며 기민을 능사하고 영행하고 금지하여 사졸이 백인의 난이 무한 자도 일일의 교나 수유의 득이 비니라. 대저 사신으로 옹저의 병과 농혈의 취를 피함에 지한 자도 또한 도를 원하여 이함이 아니니라. 대저 옹저의 생이나 농혈의 성이 천을 종하여 하한 것도 아니요 지를 종하여 출함도 아니요 적미의 소생이니라. 고로 성인은 미유형을 자치하고 우자는 그 이성을 조하니라. 황제왈 그 이형을 불여조하고 농이 이성을 불여견이면 위함이 내하오? 기백왈 농이 이성이면 십사에 일생이니 고로 성인이 이성을 불사하고 명히 위양방하여 죽백에 저하여 사능자로 종하여 후세에 전하여 종시자를 무유케 하여 그 불여조를 위함이니라. 황제왈 그 이미 농혈이 유한 후에 조하면 소침으로써 도하여 치를 붙이오? 기백왈 이소로 치소자는 공소하고 이대로 치대자는 다해니 고로 그 이미 농혈이 성자는 그 오직 폄석과 피와 봉의 소취니라.)

黃帝曰 病之生時 有喜怒不測[1] 飮食不節 陰氣不足 陽氣有餘 營氣不行 乃發爲癰疽[2] 陰陽不通[3] 兩熱相搏 乃化爲膿 小鍼能取之乎 岐伯曰 聖人不能使化者 爲之邪不可留也 故兩軍相當[4] 旗幟相望 白刃陳於中野者 此非一日之謀也 能使其民 令行禁止 士卒無白刃 之難者 非一日之敎也 須臾之得也 夫至使身被癰疽之病 膿血之聚 者 不亦離道遠乎 夫癰疽之生 膿血之成也 不從天下 不從地出 積

微之所生也 故聖人自治於未有形也 愚者遭其已成也 黃帝曰 其已
形 不予遭 膿已成 不予見 爲之奈何 岐伯曰 膿已成 十死一生⁵⁾ 故
聖人弗使已成 而明爲良方 著之竹帛⁶⁾ 使能者踵⁷⁾而傳之後世 無有
終時者 爲其不予遭也 黃帝曰 其已有膿血而後遭乎 不導之以小鍼
治乎 岐伯曰 以小治小者其功小 以大治大者多害 故其已成膿血者
其唯砭石鈹鋒⁸⁾之所取也

1) 不測(불측) : 측정하지 못하다. 일설에는 무상(無常)이라 했다.

2) 乃發爲癰疽(내발위옹저) : 이에 발하여 옹저가 된다. 태소(太素)에 '옹저가
발하는 경우가 네 가지가 있다. 첫째 희로(喜怒)가 무도하여 기가 모여서 옹이
생기는 것이요. 둘째 음식에 절도가 없고 제 마음대로 한온(寒溫)을 가리지 않
아 옹이 생기는 것이요. 셋째 오장의 음기가 허하고 육부의 양기가 실하여 양기
의 실하고 성함으로 인해 옹이 생기는 것이요. 넷째 사기가 혈에 침입하여 혈이
모여서 행하지 않아 옹이 생기는 것이다. 여기서 옹과 저는 동일한 것이다. 옹
이 오래되면 뼈까지 손상시키는데 이를 저(疽)라고 한다.' 라고 했다.

3) 陰陽不通(음양불통) : 사기가 피부 속에 침입하여 한기와 온기가 조화롭지
않은 것이다.

4) 相當(상당) : 서로 마주보다. 곧 대적하다.

5) 十死一生(십사일생) : 열 명 중에서 하나만 살 수 있다는 것. 아주 어려운 것
을 뜻한다.

6) 竹帛(죽백) : 대나무 조각이나 비단. 옛날에 종이가 없을 때 종이 대신 사용
한 것들이다.

7) 踵(종) : 이르다. 따르다의 뜻이 있다. 이으다의 뜻.

8) 鈹鋒(피봉) : 피침(鈹鍼)과 봉침(鋒鍼)을 뜻한다.

3. 역(逆)과 순(順)의 증상

황제가 말했다.

"해로움이 많은 사람은 치유될 수 없습니까?"

기백이 말했다.

"그것은 역(逆)하느냐 순(順)하느냐에 있는 것입니다."

"원컨대 역하고 순하는 것에 대하여 듣고자 합니다."

"손상당한 사람이 그 눈의 흰자위가 푸르스름하고 검으며 눈이 작으면 이는 첫 번째 역(逆)이요, 약을 복용하고 구토를 하면 이는 두 번째 역(逆)이요, 복통(腹痛)이 있고 갈증이 심하면 이는 세 번째 역(逆)이요, 어깨와 목의 중앙이 불편하면 이는 네 번째 역(逆)이요, 목소리가 쉬고 얼굴에 핏기가 없으면 이는 다섯 번째 역(逆)입니다. 이상의 다섯 가지를 제외한 증상들은 순(順)이 되는 것입니다."

"모든 질병에는 다 역(逆)함과 순(順)함이 있다는데 그에 대해 들을 수 있겠습니까?"

"배가 창만(脹滿)하고 몸에 열이 있으며 맥(脈)이 소(小)하면 이는 첫 번째 역(逆)입니다. 배에서 소리가 나고 가득하며 팔다리가 싸늘하고 설사를 하며 그 맥이 대(大)하면 이는 두 번째 역(逆)입니다. 코피가 나서 그치지 않고 맥이 대(大)하면 이는 세 번째 역(逆)입니다. 기침하고 소변에 피가 섞여 나오고 살이 빠지고 그 맥이 소(小)하면서 굳세면 이는 네 번째 역(逆)입니다. 기침하고 살이 빠지면서 몸에 열이 있고 맥이 소(小)하면서 빠르면 이는 다섯 번째 역(逆)입니다. 이상과 같은 증상이 있는 자는 15일을 넘기지 못하고 죽게 되는 것입니다.

그 배가 크게 창만하고 손이나 발이 싸늘하고 살이 빠지고 설사가 심하면 이는 첫 번째 역(逆)입니다. 배가 창만하고 변에 피가 보이며 그 맥이 대한데 때때로 끊어지면 이는 두 번째 역(逆)입니다. 기침하고 소변에 피가 보이고 형체에서 기육이 빠져 나가고 맥이 박동하면 이는 세 번째 역(逆)입니다. 피를 토하고 가슴이 가득하고 등이 켱기며 맥이 소(小)하면서 빠르면 이는 네 번째 역입니다. 기침하고 구토하며 배가 창만하고 또 손설(殮泄)하며 그 맥이 끊어지면 이는 다섯 번째 역입니다. 이와 같은 환자는 2시간이 못 되어 죽게 되는 것입니다.

의사가 이러한 증상을 진찰하지 못하고 침을 놓게 되면 이러한 것을 '역치(逆治)'라고 하는 것입니다."

(황제왈 다해자는 그 불가전아? 기백왈 그 역순에 재하니라. 황제왈 역순을 원문하노라. 기백왈 써 위상자가 그 백안이 청흑하고 안소하면 시는 일역이요 납약하여 구자하면 시는 이역이요 복통하고 갈심하면 시는 삼역이요 견항의 중이 불편하면 시는 사역이요 음시하고 색탈하면 시는 오역이니 차의 오자를 제하면 위순이니라. 황제왈 제병이 다 역순이 유하니 가득문아! 기백왈 복창하고 신열하여 맥대하면 시는 일역이요 복명하여 만하고 사지가 청하고 설하여 그 맥이 대면 시는 이역이요 뉵하여 부지하며 맥대하면 시는 삼역이요 해하고 또 수혈하며 탈형하고 그 맥이 소경하면 이시는 사역이요 해하고 탈형하며 신열하여 맥소하여 이질이면 시위를 오역이라 하니 여시자는 십오일을 불과하여 사니라. 그 복이 대창하고 사말이 청하며 탈형하고 설심하면 시는 일역이요 복창하고 변혈하여 그 맥이 대한데 시절하면 시는 이역이요 해하고 수혈하며 형육이 탈하고 맥박하면 시는 삼역이요 구혈하고 흉만하며 인배하여 맥소하고 질하면 시는 사역이요 해구하고 복창하며 또 손설하고 그 맥이 절하면 시는 오역이니 여시자는 일시를 불급하여 사니 공이 차자를 불찰하고 자함을 시위를 역치니라.)

黃帝曰 多害者其不可全乎[1] 岐伯曰 其在逆順焉[2] 黃帝曰 願聞逆順 岐伯曰 以爲傷者 其白眼靑黑 眼小 是一逆也 內藥[3]而嘔者 是二逆也 腹痛 渴甚[4] 是三逆也 肩項中不便[5] 是四逆也 音嘶色脫[6] 是五逆也 除此五者爲順矣[7] 黃帝曰 諸病[8]皆有逆順 可得聞乎 岐伯曰 腹脹 身熱 脈大[9] 是一逆也 腹鳴而滿 四肢淸[10] 泄 其脈大 是二逆也 衄而不止 脈大 是三逆也 咳且溲血脫形[11] 其脈小勁 是四逆也 咳 脫形身熱 脈小以疾 是謂五逆也 如是者 不過十五日而死矣 其腹大脹 四末淸 脫形 泄甚 是一逆也 腹脹便血 其脈大 時絶 是二逆也 咳 溲血 形肉脫 脈搏 是三逆也 嘔血 胸滿引背 脈小而疾 是四逆也 咳嘔 腹脹 且飧泄 其脈絶 是五逆也 如是者 不及一時[12]而死矣 工不察此者而刺之 是謂逆治[13]

1) 多害~全乎(다해~전호) : 다해는 옹저가 심한 사람. 전(全)은 치유의 뜻으로 유(愈)와 통한다.

2) 逆順焉(역순언) : 역하고 순하는 것. 태소에서 '역(逆)이면 대부분 손상되어 죽게 되고 순(順)이면 대부분 농(膿)이 형성되어서 살게 된다.' 라고 했다.

3) 內藥(납약) : 납(內)은 납(納)과 같다. 곧 약을 복용하다의 뜻. 약을 복용하
고 구토하면 비기가 쇠한 것이다.

4) 腹痛渴甚(복통갈심) : 배가 아프고 갈증이 심하다. 배가 아픈 것은 사기(邪
氣)가 심한 것이고 갈증이 심한 것은 화(火)가 성한 것이다.

5) 肩項中不便(견항중불편) : 어깨와 목의 중앙이 불편하다. 어깨는 수삼양경
(手三陽經)이 지나는 곳이고 목덜미는 수족육양경(手足六陽經) 및 독맥(督
脈)이 지나는 곳으로 이 곳이 불편한 것은 양기(陽氣)가 손상된 것이다.

6) 瘖嘶色脫(음시색탈) : 목소리가 쉬고 혈색에 핏기가 없다. 목이 쉬고 얼굴에
핏기가 없는 것은 심(心)이 상한 것이다. 어떤 이는 목이 쉰 것은 폐가 쇠약
하기 때문이고 얼굴에 핏기가 없는 것은 장(臟)이 상한 것이라고도 한다.

7) 爲順矣(위순의) : 순(順)이 되다. 위에서 열거한 다섯 가지의 상한 경우가 없
고 농이 형성된 후에 비침(鈹鍼)을 놓는 것은 순증(順證)이라고 태소에서
지적했다.

8) 諸病(제병) : 모든 질병이라는 뜻. 대저 병이라면 대부분 영위와 혈기가 조화
롭지 못한데서 생기는데 유독 옹저만은 그러한 것이 아니라는 뜻이다.

9) 大(대) : 소(小)가 타당하다고 했다.

10) 淸(청) : 서늘하다. 곧 싸늘하다의 뜻.

11) 脫形(탈형) : 삐쩍 말라 가는 것.

12) 一時(일시) : 지금의 2시간을 말한다. 옛날에는 하루가 12시간이었다.

13) 逆治(역치) : 치료할 수 없는 질병인데도 억지로 치료하게 되면 이로움이
없을 뿐 아니라 또 다른 해를 끼칠 수도 있으므로 이러한 것을 '역치(逆治)'
라고 한다.

4. 침(鍼)의 도(道)를 바꿀 수 있겠는가?

황제가 말했다.

"부자(夫子)께서 말씀하시기를 '침(鍼)'이란 그 효과가 매우
커서 하늘과 땅에 짝하고 위로는 천문(天文)을 계산하고 아래로
는 지기(地紀)를 재며 안으로는 오장(五臟)을 분별하고 밖으로
는 육부(六腑)를 차례하며 28경맥(二十八經脈)이 모이는데 모

두 주기(周紀)가 있어서 능히 산 사람을 죽일 수는 있으나 능히 죽은 사람을 살릴 수는 없다.' 라고 하였습니다. 선생께서는 능히 반대로 할 수 있겠습니까?"

기백이 말했다.

"살아 있는 사람을 죽이는 데는 능하지만 죽은 사람을 살리는 데에는 능하지 못합니다."

"내가 그 내용을 들으면 불인(不仁)이 되겠지만 그 도를 듣기를 원하노니 다른 사람에게 행하지는 않겠습니다."

"이는 밝은 도(道)이며 반드시 그러한 것이니, 마치 도검(刀劍)이 사람을 죽이는 것과 같고 술을 마시면 사람이 취하는 것과 같아서 비록 진찰하지 않더라도 오히려 알 수 있는 것들입니다."

"원컨대 전부를 듣고자 합니다."

"사람이 기를 받는 것은 수곡(水穀)에서입니다. 수곡이 모여서 들어오는 곳은 위(胃)입니다. 위란 수곡과 기혈의 바다입니다. 바다에서 운기(雲氣)를 운행하는 곳은 천하(天下)입니다. 위(胃)에서 기혈을 나가게 하는 곳은 경수(經隧)입니다. 경수(經隧)는 오장과 육부의 대락(大絡)입니다. 맞이하여 이를 빼앗게 되면 죽게 되는 것입니다."

"위와 아래에 침을 놓는 원칙이 있습니까?"

"오리혈(五里穴)에서 맞이하여 침을 놓으면 장기(臟氣)의 운행이 중도(中道)에서 중지되고 다섯 번 이르면 그치게 되는데, 다섯 번을 행하면 장기(臟氣)가 다하게 되므로 5에 5를 곱하면 25번이 반복되어서 그 수혈(輸穴)의 기가 다하는 것입니다. 이는 이른바 그 천기(天氣)를 빼앗는 것이요 능히 그 명을 끊어서 수명을 기울게 하는 것은 아닙니다."

"원컨대 모두를 듣고자 합니다."

"기혈이 들고나는 문호(門戶)를 엿보아 침을 놓으면 침을 맞은 환자는 집안에서 죽게 되고, 기혈이 들고나는 문호(門戶)에 들어가서 침을 놓으면 침을 맞은 환자는 마루의 대청에서 죽게 되는 것입니다."

"훌륭하도다. 처방이시여! 밝으시도다. 도(道)여! 청컨대 옥판(玉版)에 기록하여 귀중한 보배로 삼아서 후세에 전하겠으며, 침자법(鍼刺法)의 금기로 삼아서 백성들이 감히 범하지 못하도록 하겠습니다."

(황제왈 부자가 언하되 침이 심준하여 써 천지에 배하고 상으로 천문을 수하고 하로 지기를 탁하며 내로 오장을 별하고 외로 육부를 차하며 경맥의 이십팔회가 모두 주기가 유하여 생인을 능살하고 사자를 기함은 불능이라 하니 자는 능히 반인가? 기백왈 생인을 능살하고 사자를 기함을 불능이니라. 황제왈 여는 문한즉 위불인이나 연이나 그 도를 원문하되 인에 불행이리라. 기백왈 시는 명도이니 그 필연이니 그 도검의 가히 써 살인과 여하고 음주하면 사인으로 취함과 여하며 비록 물진이나 오히려 가지니라. 황제왈 원컨대 졸문이니라. 기백왈 인의 소수기자는 곡이요 곡의 소주자는 위요 위자는 수곡과 기혈의 해니 해의 운기를 소행자는 천하요 위의 기혈을 소출자는 경수니 경수자는 오장과 육부의 대락이니 영하여 탈하면 이니라. 황제왈 상하가 유수니까? 기백왈 오리에서 영하면 중도에서 지하되 오지하면 이하니 오왕하면 장의 기가 진이니 고로 오오는 이십오하여 그 수를 갈하니 차는 소위 그 천기를 탈함이요 능히 그 명을 절하여 그 수를 경함이 비니라. 황제왈 원컨대 졸문하노라. 기백왈 문을 규하여 자한 자는 가중에서 사하나 입문하여 자한 자는 당상에서 사니라. 황제왈 선하다 방이여 명하다 도여! 청컨대 옥판에 저하여 써 중보를 삼아 후세에 전하여 써 자금으로 삼아서 영민으로 물감범이니라.)

黃帝曰 夫子之言鍼甚駿[1] 以配天地 上數天文 下度地紀[2] 內別五藏 外次六府 經脈二十八會[3] 盡有周紀[4] 能殺生人 不能起死者 子能反之乎 岐伯曰 能殺生人 不能起死者也 黃帝曰 余聞之則爲不仁 然願聞其道 弗行於人 岐伯曰 是明道也 其必然也 其如刀劍之可以殺人 如飮酒使人醉也 雖勿診 猶可知矣 黃帝曰 願卒聞之 岐伯曰 人之所受氣者 穀也 穀之所注[5]者 胃也 胃者 水穀氣血之海也 海之所行雲氣者 天下也 胃之所出氣血者 經隧也 經隧者 五藏六府之大絡也 迎而奪之而已矣 黃帝曰 上下[6]有數[7]乎 岐伯曰 迎之五里 中

道而止[8] 五至而已 五往而藏之氣盡矣[9] 故五五二十五而竭其輸矣
此所謂奪其天氣者也 非能絶其命而傾其壽者也 黃帝曰 願卒聞之
岐伯曰 闔門而刺之者[10] 死於家中 入門而刺之者[11] 死於堂上 黃帝
曰 善乎方 明哉道 請著之玉版[12] 以爲重寶 傳之後世 以爲刺禁 令
民勿敢犯也

1) 甚駿(심준) : 매우 거대하다의 뜻. 준은 대(大)의 뜻이다.

2) 度地紀(탁지기) : 지기를 헤아리다. 지기는 지리(地理)와 같다.

3) 經脈二十八會(경맥이십팔회) : 수족(手足)의 12경맥이 좌와 우를 합하면 24
   맥이고 음교(陰蹻)와 양교(陽蹻)와 독맥(督脈)과 임맥(任脈)을 합하면 모
   두 28맥이 됨을 뜻한다. 회는 모이다, 만나다의 뜻.

4) 周紀(주기) : 일정한 규율과 일정하게 교회하는 것을 뜻한다.

5) 注(주) : 모이다의 뜻.

6) 上下(상하) : 수족(手足)의 경맥을 뜻한다.

7) 數(수) : 술(術)이다. 곧 침을 놓는 데 금지하는 원칙을 뜻함.

8) 迎之五里中道而止(영지오리중도이지) : 오리혈에서 맞이하면 중도에서 중
   지한다. 오리는 팔꿈치에서 위로 3치 되는 곳인데 안으로 행하는 대맥(大脈)
   의 중앙에 있어서 침을 금하는 곳이다.

9) 五至而已五往而藏之氣盡矣(오지이이오왕이장지기진의) : 다섯 번 이르면
   그치게 되니 다섯 번을 왕하면 장의 기가 다하다의 뜻. 곧 한 장(臟)의 기는
   대략 5번 이르면 그친다. 5번 이르는 기를 맞이하여 침을 놓으면 한 장의 기
   가 없어진다. 만약 25번을 사하여 장기를 빼앗으면 오장으로 수송되는 기가
   모두 고갈되어 산 사람이 죽게 된다. 이것을 '천진(天眞)의 기'를 빼앗는 것
   이라 한다.

10) 闔門而刺之者(규문이자지자) : 기혈이 들고나는 문호를 엿보아 침을 놓는
    다. 규문은 얕게 침놓는 것을 뜻한다. 얕게 침을 놓으면 해로움이 늦게 나타
    나서 집안에서 죽게 된다는 것이다.

11) 入門而刺之者(입문이자지자) : 문호에 입하여 침을 놓는다. 입문은 깊게 침
    을 놓는 것. 침을 깊게 놓으면 해로움이 빨리 나타나 대청에서 죽게 된다는 뜻.

12) 玉版(옥판) : 옥으로 된 판. 귀중한 판이며 옛날에 종이가 없을 때는 귀중한
    내용을 종이 대신 옥판에 새겨 두었다. 곧 소중함을 뜻한다.

제61편 오금(五禁篇第六十一)

오금(五禁)은 침놓을 때 금지해야 할 다섯 가지 법이다. 곧 갑을(甲乙)일이나 병정(丙丁)일이나 무기(戊己)일이나 경신(庚辛)일이나 임계(壬癸)일에 따라 금법이 있음을 논했다.

이 편(篇)에서는 침놓을 때 주의해야 할 오금(五禁)은 물론 오탈(五奪)과 오과(五過)와 오역(五逆)에 대하여 논하고 있다.

1. 오탈(五奪)과 오과(五過)와 오역(五逆)이란…

황제가 기백(岐伯)에게 물었다.

"나는 들으니 침을 놓는 데에 오금(五禁：다섯 가지 금법)이 있다고 하는데 어떤 것을 오금이라고 이르는 것입니까?"

기백이 말했다.

"그 가히 침을 놓아서는 안 되는 곳에 침놓는 것을 금하라는 말입니다."

"나는 들으니 침놓는 데에 오탈(五奪)이 있다고 합니다."

"그 가히 탈취(奪取)해서는 안 되는 곳에는 사법(瀉法)을 사용하지 않는 것을 말합니다."

"나는 들으니 침놓는 데에 오과(五過)가 있다고 합니다."

"보(補)하고 사(瀉)하는 일이 도(度)를 지나치는 경우가 없어야 한다는 것을 말합니다."

"나는 들으니 침놓는 데에 오역(五逆)이 있다고 합니다."

"질병과 맥이 서로 역(逆)하는 것을 명(命)하여 오역(五逆)이라고 하는 것입니다."

　"나는 들으니 침놓는 데에 구의(九宜)가 있다고 합니다."

　"구침(九鍼)의 논(論)을 밝게 아는 것을 구의(九宜)라고 하
는 것입니다."

　(황제가 기백에게 문왈 여문하니 자에 유오금이라 하니 하위를 오금고? 기
백왈 그 불가자를 금이니라. 황제왈 여문하니 자에 유오탈이라 하니라. 기백왈
그 불가탈자를 무사니라. 황제왈 여문하니 자에 유오과라 하니라. 기백왈 보사
에 그 도를 무과니라. 황제왈 여문하니 자에 유오역이라 하니라. 기백왈 병과 맥
이 상역함을 명왈 오역이니라. 황제왈 여문하니 자에 유구의라 하니라. 기백왈
구침의 논을 명지하면 시를 구의라 위하니라.)

　黃帝問於岐伯曰 余聞刺有五禁 何謂五禁 岐伯曰 禁其不可刺也 黃
帝曰 余聞刺有五奪[1] 岐伯曰 無寫其不可奪者也 黃帝曰 余聞刺有五
過[2] 岐伯曰 補寫無過其度 黃帝曰 余聞刺有五逆 岐伯曰 病與脈相
逆 命曰五逆 黃帝曰 余聞刺有九宜 岐伯曰 明知九鍼之論 是謂九宜

1) 奪(탈) : 탈(脫)의 뜻이라 했다. 또 가차(假借)의 글자라 했다. 곧 기육이 쇠
　하여 여윈 것을 뜻한다고 했다.
2) 五過(오과) : 보(補)해 주고 사(瀉)해 주는 것이 일정한 한도를 넘어섰다는 뜻.
　또 오과의 밑에 연결된 뜻이 없는 것으로 보아 일부 문장이 탈간(脫簡)한 것이
　아닌가 했다. 오과란 보해 주는 것이 너무 지나치면 그 사기(邪氣)를 도와 주
　고 사(瀉)해 주는 것이 너무 지나치면 그 정기(正氣)를 마르게 하는 것을 뜻
　한다고 했다. 일설에는 '오장의 바깥에서 배합하는 피(皮)와 맥(脈)과 육(肉)
　과 근(筋)과 골(骨)에 사기와 정기와 허실이 있어서 이를 조화롭게 조절해야
　하는데 만약 보하고 사함이 과도하게 되는 것을 오과라 한다.' 라고 했다.

2. 오금(五禁) 오탈(五奪) 오역(五逆)이 일어나는 것

　황제가 말했다.

　"어떠한 것을 오금(五禁)이라고 합니까? 원컨대 침을 놓아서

는 안 되는 시기에 대하여 듣고자 합니다?"

기백이 말했다.

"갑을일(甲乙日)을 자승(自乘 : 만나다)하면 머리에 침을 놓지 않고 귓속에는 발몽법(發蒙法)을 쓰지 않아야 합니다. 병정일(丙丁日)을 만나면 어깨와 후두와 염천혈(廉泉穴)에 진애법(振埃法)을 쓰지 않아야 합니다. 무기일(戊己日)은 사계(四季)에 응하는데 무기일을 만나면 배에 침을 놓아 거조법(去爪法)으로 수(水)를 사(瀉)하지 않는 것입니다. 경신일(庚辛日)을 만나면 고슬(股膝)의 관절에 침을 놓지 않는 것입니다. 임계일(壬癸日)을 만나면 발이나 정강이에 침을 놓지 않는 것입니다. 이러한 것을 일러 오금(五禁)이라고 하는 것입니다."

"어떠한 것을 오탈(五奪)이라고 합니까?"

"형체의 기육이 이미 빠졌으면 이것이 첫 번째 탈증(奪證)입니다. 크게 혈(血)이 빠져 나간 뒤이면 이것이 두 번째 탈증입니다. 땀을 많이 흘린 뒤이면 이것이 세 번째 탈증입니다. 크게 설사한 뒤이면 이것이 네 번째 탈증입니다. 처음으로 출산(出産)하거나 심한 출혈이 있은 후면 이것이 다섯 번째 탈증입니다. 이러한 때에는 모두 사법(瀉法)을 써서는 안 되는 것입니다."

"어떠한 것을 오역(五逆)이라고 합니까?"

"열병(熱病)인데 맥이 안정되어 있거나 땀이 이미 나왔는데도 맥이 매우 조동(躁動)하면 이것이 첫 번째 역증(逆證)입니다. 설사병일 때 맥이 홍대(洪大)하면 이것이 두 번째 역증입니다. 착비(著痺)가 제거되지 않고 군육(䐃肉)이 파손되고 몸에 열이 나고 맥이 한쪽만 끊어지면 이것이 세 번째 역증입니다. 음(淫)하여 형체가 빠지고 몸에 열이 나며 안색이 죽은 듯 창백하고 대변에 혈배(血坏)가 섞여 나오고 혈배가 더욱 중해지면 이것이 네 번째 역증입니다. 한열(寒熱)하고 형체가 손상당하고 맥이 견실하게 박동하면 이것이 다섯 번째 역증입니다."

(황제왈 하위를 오금고? 원컨대 그 불가자의 시를 문하노라. 기백왈 갑을일

을 자승하면 무자두하고 이내에 발몽을 무하며 병정일을 자승하면 견후와 염천
에 진애를 무하며 무기일 사계를 자승하면 자복하되 거조로 수를 사치 말며 경
신일을 자승하면 고슬에 관절을 무자하며 임계일을 자승하면 족경을 무자니 시
위를 오금이니라. 황제왈 하위를 오탈고? 기백왈 형육이 이탈이면 시일탈이요
대탈혈의 후면 시이탈이요 대한출의 후면 시삼탈이요 대설의 후면 시사탈이요
신산 및 대혈의 후면 시오탈이니 차는 다 불가사니라. 황제왈 하위를 오역고?
기백왈 열병인데 맥정이나 한이출에 맥이 성조면 시일역이요 병설하여 맥이 홍
대하면 시이역이요 착비에 불이하고 군육이 파하고 신열하여 맥이 편절이면 시
삼역이요 음하여 탈형하고 신열하여 색이 요연히 백하고 혈배를 후하고 혈배
가 독중하면 시위사역이요 한열에 탈형하고 맥이 견박하면 시위오역이니라.)

黃帝曰 何謂五禁 願聞其不可刺之時 岐伯曰 甲乙日自乘[1] 無刺
頭 無發蒙[2]於耳內 丙丁日自乘[3] 無振埃[4]於肩喉廉泉 戊己日自乘四
季[5] 無刺腹去爪[6]寫水 庚辛日自乘[7] 無刺關節於股膝 壬癸日自乘[8]
無刺足脛 是謂五禁 黃帝曰 何謂五奪 岐伯曰 形肉已奪 是一奪也 大
奪血之後 是二奪也 大汗出之後 是三奪也 大泄之後 是四奪也 新産
及大血之後 是五奪也 此皆不可寫 黃帝曰 何謂五逆 岐伯曰 熱病脈
靜 汗已出 脈盛躁 是一逆也 病泄 脈洪大 是二逆也 著痺不移[9] 䐃肉
破 身熱 脈偏絶 是三逆也 淫[10]而奪形身熱 色夭然[11]白 及後[12]下
血衃[13] 血衃篤重[14] 是謂四逆也 寒熱奪形 脈堅搏 是謂五逆也

1) 自乘(자승) : 매일마다의 일(日)에 천간(天干)과 지지(地支)가 하나씩 해
   당하는 것이 있다는 뜻. 곧 그 날을 만난다는 뜻. 그 날에 해당하다의 뜻. 오
   행(五行)에 배당하는 간지(干支)가 서로 합해져 있을 때를 뜻한다. 예를 들
   면 갑인(甲寅)이나 을묘(乙卯)일에는 두부(頭部 : 머리)에 침을 놓는 것을
   금한다는 뜻. 쉽게 말하면 해당하는 천간이 들어 있는 날에는 그에 따른 금기
   를 지켜야 한다는 뜻.
2) 發蒙(발몽) : 발몽법(發蒙法)이다. 귀·눈·머리·얼굴의 질병을 치료할 때 사
   용하는 일종의 침놓는 법이며 정오 무렵에 청궁혈(聽宮穴)에 침을 놓는 것
   이다. 자세한 것은 본서의 제75편 자절진사(刺節眞邪)를 참조할 것.
3) 丙丁日自乘(병정일자승) : 병진(丙辰)과 정사(丁巳)일을 만나다. 이 날에

　는 어깨와 인후에 침놓는 것을 금한다.

4) 振埃(진애) : 양기(陽氣)가 가슴 속에서 역(逆)하여 기침하고 가슴이 가득
　하고 숨쉴 때 어깨를 들썩이고 상기(上氣)한 상태의 질병을 치료하는, 일종
　의 침놓는 법이다. 이 때는 천용(天容)과 염천혈에 침을 놓는다.

5) 戊己日自乘四季(무기일자승사계) : 무기일은 사계에 응하는데 무기일이 되
　면의 뜻. 무기는 토(土)에 속하는 천간(天干)이고 사계란 토(土)에 속하는
　진(辰), 술(戌), 축(丑), 미(未)의 네 지지(地支)이다. 곧 무진(戊辰), 무술
　(戊戌)과 기축(己丑), 기미(己未)일에는 복부에 침을 놓는 것을 금한다는
　뜻이다.

6) 去爪(거조) : 거조법(去爪法)이며 고대에 행했던 침놓는 법의 하나. 곧 관절
　이나 낙맥이나 사지의 병 및 음낭에 수종이 발생한 것을 치료하는 침자법이
　다. 제75편을 참조.

7) 庚辛日自乘(경신일자승) : 경신(庚申)과 신유(辛酉)일에는 관절이나 넓적
　다리나 무릎에 침을 놓는 것을 금한다.

8) 壬癸日自乘(임계일자승) : 임자(壬子)와 계해(癸亥)일에는 족부(足部)와
　정강이에 침놓는 것을 금한다.

9) 著痺不移(착비불이) : 착비는 지체(肢體)가 불인(不仁)하거나 약간 아프며
　무겁고 막힌 것 같은 질병. 불이는 제거되지 않은 것을 뜻한다.

10) 淫(음) : 음진(陰津)을 소모하고 손상시킨 병변을 가리킨다. 음이란 독하고
　사나운 사기(邪氣)를 뜻한다고 했다.

11) 夭然(요연) : 죽은 것처럼 된 것.

12) 後(후) : 대변을 뜻한다.

13) 血㾦(혈배) : 배혈(㾦血)과 뜻이 같다. 어혈이 있는데 그 색이 적흑색(赤黑
　色)인 것.

14) 篤重(독중) : 병이 두터워 중하다. 곧 위중하다의 뜻.

제62편 동수(動輸篇第六十二)

동수(動輸)란 동수(動腧)이며 박동하는 동맥의 뜻이 아닌가 한다.
이 편에서는 12경맥(十二經脈) 가운데서 수태음(手太陰)과 족양
명(足陽明)과 족소음(足少陰)의 삼경(三經)만이 유독 박동하여 그
치지 않는 이유를 설명하고, 영기와 위기의 운행 중에서 낙(絡)이 끊
어져도 지름길이 통하는 사유에 대해서도 논하고 있다.

1. 3맥(三脈)만 유독 박동하는 이유는

황제가 말했다.

"경맥(經脈)이 12경인데 수태음경(手太陰經)과 족소음경(足
少陰經)과 족양명경(足陽明經)의 세 맥에서만 홀로 박동하여 휴
식하지 않는 데에 무슨 이유가 있습니까?"

기백이 말했다.

"족양명은 위맥(胃脈)입니다. 위(胃)는 오장과 육부의 바다이
며 그 청기(淸氣 : 精氣)는 위로 폐(肺)에 주입됩니다. 폐기는 수
태음맥을 따라서 행하는데 그 행함은 호흡함으로써 왕래하게 하
는 것입니다. 사람이 한 번 숨을 내쉴 때 맥은 2번 뛰고 한 번 숨
을 들이마실 때 맥은 또한 2번 뛰는데 내쉬고 들이마시는 것이 그
치지 않으므로 박동하여 쉬지 않는 것입니다."

"맥기(脈氣)가 촌구(寸口)를 지날 때에는 위에서 십(十 : 尺)
은 어디서 식(息 : 生長)하고 아래에서 팔(八)은 어디서 엎드립니
까? 또 어느 길을 따라 돌아옵니까? 그 끝을 알지 못하겠습니다."

"수태음(手太陰)의 맥기가 장을 떠날 때는 갑작스러워서 마치 쇠뇌의 화살이 발사되는 것과 같고 물이 언덕 아래로 떨어지는 것과 같으며 어제(魚際)에 올라서는 도리어 쇠하니, 그 남은 기는 쇠하여 흩어져서 거슬러 올라감으로써 그 행하는 것이 미약한 것입니다."

(황제왈 경맥이 십이인데 수태음과 족소음과 족양명만 독동하여 불휴하니 하오? 기백왈 시명은 위맥이니 위는 오장과 육부의 해가 되고 그 청기가 상하여 폐에 주하면 폐기가 종태음하여 행하는데 그 행함이 이식으로 왕래하니 고로 인이 일호에 맥이 재동하고 일흡에 맥이 또한 재동하는데 호흡이 불이하니 고로 동하여 부지니라. 황제왈 기가 촌구에 과함에 상십에 언식하고 하팔에 언복고? 하도로 종환고? 기극을 부지니라. 기백왈 기가 이장함은 졸연하여 궁노의 발과 여하고 수의 하안과 여하여 어에 상하여 써 도리어 쇠하니 그 여기가 쇠산하여 써 역상 고로 그 행이 미니라.)

黃帝曰 經脈十二 而手太陰 足少陰 陽明獨動不休[1] 何也 岐伯曰 是明[2] 胃脈也 胃爲五藏六府之海 其淸氣[3] 上注於肺 肺氣從太陰而行之 其行也 以息[4]往來 故人一呼脈再動[5] 一吸脈亦再動 呼吸不已 故動而不止 黃帝曰 氣之過於寸口也 上十焉息 下八焉伏[6] 何道從還 不知其極 岐伯曰 氣之離藏也 卒然如弓弩之發 如水之下岸 上於魚[7]以反衰 其餘氣衰散以逆上 故其行微

1) 手太陰足少陰陽明獨動不休(수태음족소음양명독동불휴) : 수태음맥과 족소음맥과 족양명의 맥이 유독 박동하여 쉬지 않는다. 이 삼경맥(三經脈)에서 수태음의 태연(太淵)과 족소음의 태계(太谿)와 족양명 상부의 인영(人迎)혈과 하부의 충양(衝陽)의 박동이 특히 심하다.
2) 是明(시명) : 족양명(足陽明)으로 고쳐야 한다고 했다.
3) 淸氣(청기) : 정기(正氣)이다.
4) 息(식) : 일식(一息)이며, 한 번 숨을 내쉬고 들이마시는 것을 뜻한다.
5) 脈再動(맥재동) : 맥이 2번 박동하다. 맥은 수태음맥이다. 사람이 곡기를 받아 가슴 속에 쌓는 것인데 숨을 내쉬면 수태음으로 밀어주어 2번 동하게 하

고 숨을 들이마시면 수태음으로 끌어당겨 다시 2번 동하게 하는데 이를 기해
(氣海)라고 이름한다고 했다.

6) 上十焉息下八焉伏(상십언식하팔언복) : 상의 십(十)은 어디서 식하고 하의
팔(八)은 어디서 복하는가의 뜻이 조금은 미상한 것 같다. 일설에 '위에서 호
흡을 따라 행하는 것은 십분(十分)으로 비길 수 있고 아래에서 장의 내부에
저장되는 것은 팔분(八分)에 비길 수 있으나 단 그것이 어느 길로 가며 어느
길로 돌아오는 지를 알 수 없다… 또 폐경에서부터 1주야를 행하면 모두 50
도인데, 그것이 어제(魚際)에 올라갈 때 십분은 식(息)에 있으며 어제에서
내려온 후의 8분은 복장(伏藏)되므로 어제에 이미 올라갔으면 기는 도리어
해칠 것이다.' 라고 했다. 또 일설에는 '촌구는 수태음맥이다. 상하(上下)는
나아가고 물러나는 기세를 말하고 십(十)과 팔(八)은 성쇠의 형세를 비유한
것이다. 언(焉)은 어찌의 뜻이고 식(息)은 장생(長生)이다. 상십언식(上十
焉息)은 맥이 올 때 그 기가 성한데 이는 어디에서 왔고 어디에서 생성되었
는가를 말하고 하팔언복(下八焉伏)은 맥이 물러갈 때 그 기가 쇠한 것이 어
디에 가서 저장되는가를 말한 것이다. 이러한 맥이 가고 되돌아오는 도에 대
하여 진정한 군자라도 그 지극한 것을 연구하기란 어렵다.' 라고 했다.

7) 魚(어) : 어제(魚際)이다.

2. 족양명과 족소음경맥이 박동하는 이유는…

황제가 말했다.

"족양명경맥(足陽明經脈)은 어떤 연유로 박동하는 것입니까?"

기백이 말했다.

"위기(胃氣)는 위로 폐(肺)에 주입되는데 그 사납고 날랜 기
는 위로 머리까지 치올랐다가 인후(咽喉)를 따라서 위로 공규(空
竅)로 달려가 안계(眼系)를 따라 들어가 뇌(腦)에 이어지고 함
(頷)으로 나와 객주인(客主人)으로 내려서 아거(牙車)를 따라
양명(陽明)과 회합하고 아울러서 인영혈로 내려오는데 이러한
것을 위기(胃氣)가 별도로 양명경을 주행하는 것이라고 합니다.

그러므로 음과 양이 올라가고 내려오는 활동이 한결같습니다.

양(陽)이 병들어서 양맥이 소(小)한 사람은 역(逆)이 되고 음(陰)이 병들어서 음맥이 대(大)한 사람은 역(逆)이 됩니다. 그러므로 음과 양이 함께 진정되고 함께 활동하는 것은 마치 먹줄을 당기는 것과 같아야 하고 한쪽으로 기울어지면 병이 되는 것입니다."

"족소음경맥은 어떤 연유로 활동하는 것입니까?"

"충맥(衝脈)이란 12경맥(十二經脈)의 바다이며 족소음의 대락(大絡)과 함께 신(腎) 아래에서 발단하여 기가(氣街)로 나오고 넓적다리 안쪽을 따라서 비스듬히 오금 속으로 들어가며 경골(脛骨)의 안쪽을 따라 소음경맥과 아울러 아래로 안쪽 복사뼈 뒤로 들어가 발 아래로 들어가는 것입니다.

그의 별락(別絡)은 비스듬히 복사뼈로 들어가 속(屬 : 경골과 부골(跗骨)이 이어진 곳)과 발등 위로 나와서 엄지발가락 사이로 들어가 모든 낙맥(絡脈)으로 주입하여 발과 정강이를 따뜻하게 하는데 이러한 것이 족소음맥이 항상 박동하는 이유입니다."

(황제왈 족의 양명은 하인으로 동고? 기백왈 위기는 상으로 폐에 주한데 그 한기가 상으로 충두하여 순인하여 위로 공규를 주고 안계를 순하여 입하여 낙뇌하고 출함하여 객주인으로 하하며 아거를 순하여 양명에 합하고 아울러 인영으로 하한데 차는 위기가 별로 양명으로 주함이니 고로 음양이 상하하여 그 동이 약일이니 고로 양병하여 양맥이 소자는 위역하고 음병하여 음맥이 대자도 위역하니 고로 음양이 구정하고 구동하여 약인승하여야 하고 상경자는 병이니라. 황제왈 족소음은 하인으로 동고? 기백왈 충맥자는 십이경의 해니 소음의 대락과 여하여 신하에 기하여 기가에 출하여 음고의 내렴을 순하여 사히 괵중으로 입하여 경골의 내렴을 순하여 소음의 경을 병하여 하로 내과의 후로 입하여 족하로 입이니 그 별자는 사히 입과하여 속과 부상으로 출하여 대지간으로 입하여 제락에 주하여 써 족경을 온한데 차는 맥의 상동자니라.)

黃帝曰 足之陽明 何因而動 岐伯曰 胃氣上注於肺 其悍氣[1]上衝頭者 循咽 上走空竅[2] 循眼系 入絡腦 出顑[3] 下客主人 循牙車[4] 合

陽明 幷下人迎 此胃氣別走於陽明者也 故陰陽上下⁵⁾ 其動也若一
故陽病而陽脈小者爲逆 陰病而陰脈大者爲逆 故陰陽俱靜俱動 若
引繩 相傾者病 黃帝曰 足少陰何因而動 岐伯曰 衝脈者 十二經之
海也 與少陰之大絡 起於腎下⁶⁾ 出於氣街⁷⁾ 循陰股內廉 邪入膕中 循
脛骨內廉 幷少陰之經 下入內踝之後 入足下 其別者 邪入踝 出屬
跗⁸⁾上 入大指之間 注諸絡⁹⁾ 以溫足脛 此脈之常動者也

1) 悍氣(한기) : 날래고 사나운 기이며 본경(本經)이 운행하는 기(氣)이다.

2) 空竅(공규) : 인체의 일곱 구멍을 뜻한다.

3) 顑(함) : 머리와 얼굴을 뜻하며 두 태양혈(太陽穴)의 사이를 뜻한다고 했다.

4) 牙車(아거) : 곡아(曲牙)와 협거(頰車)의 부위이다.

5) 陰陽上下(음양상하) : 음은 촌구(寸口)이며 수태음폐맥을 뜻하고 양은 인영
   (人迎)이며 족양명위맥을 뜻한다. 상하는 상은 인영이고 하는 촌구이다. 인
   영이 목에 있기에 상이 되고 촌구는 손에 있기 때문에 하가 된다.

6) 腎下(신하) : 회음혈(會陰穴)을 뜻한다.

7) 氣街(기가) : 기충혈(氣衝穴)을 뜻한다.

8) 屬跗(속부) : 속은 정강이뼈와 부골이 서로 이어진 곳이라 했다. 부는 발등이다.

9) 諸絡(제락) : 족소음경맥이 족경부(足脛部)에 있는 모든 낙맥을 뜻한다.

3. 기의 흐름은 고리에 끝이 없는 것과 같다

황제가 말했다.

"영기(營氣)와 위기(衛氣)의 운행은 위와 아래가 서로 꿰뚫려
서 마치 고리에 처음과 끝이 없는 것과 같습니다. 그런데 이제 갑
자기 사기(邪氣)를 만나거나 또는 대한(大寒)을 만나서, 손과 발
이 이완되고 그 맥의 음양의 도(道)와 서로 보내 회합하는 일이 서
로 어긋나게 행해지면 기는 어디를 말미암아서 돌아오게 됩니까?"

기백이 말했다.

"대저 사말(四末 : 손발)에서 음과 양이 모이는 것은 기의 대락
(大絡)입니다. 사가(四街)라는 것은 기의 지름길인 것입니다. 대
락이 끊어지면 지름길이 통하고 사말(四末)이 풀리게 되면 기가

따라서 합하니, 서로 보내는 것이 둥근 고리와 같은 것입니다.”

황제가 말했다.

“훌륭한 말씀입니다. 이른바 ‘고리에 단서가 없는 것과 같아서 그 실마리를 알지 못하고 마치면 다시 시작된다.' 라고 한 말은 이를 이른 것입니다.”

(황제왈 영위의 행은 상하가 상관함이 환의 무단과 여하되 지금 그 졸연히 사기를 우하고 대한을 봉함이 있으면 수족이 해타하여 그 맥의 음양의 도와 상수의 회가 행하여 상실하면 기가 하유로 환이니까? 기백왈 대저 사말에서 음양의 회는 차는 기의 대락이니 사가자는 기의 경로이니 고로 낙절즉 경통하고 사말해즉 기종이 합하여 상수여환이니라. 황제왈 선하다. 차를 소위 환이 무단과 여하여 그 기를 막지하고 종하여 부시라 하니 차를 위함이니라.)

黃帝曰 營衛之行也 上下相貫 如環之無端 今有其卒然遇邪氣 及逢大寒 手足懈惰 其脈陰陽之道 相輸之會 行相失也 氣何由還[1] 岐伯曰 夫四末[2] 陰陽之會者 此氣之大絡也 四街[3]者 氣之徑路也 故絡絶則徑通 四末解則氣從合 相輸如環 黃帝曰 善 此所謂如環無端 莫知其紀 終而復始 此之謂也

1) 氣何由還(기하유환) : 기가 어디로 말미암아서 돌아오는가? 영기와 위기는 음분과 양분을 행하는데 도(度)가 있다. 만약 사기가 안으로 들어와 거처하고 있으면 그 운행의 도를 서로 잃기 마련이다. 그러므로 어떻게 해야 왕복하여 그치지 않을 것인가 라는, 돌아올 수 있는 원인을 물었다.

2) 四末(사말) : 몸의 끝으로 손과 발을 말한다.

3) 四街(사가) : 흉부(胸部)와 복부(腹部)와 두부(頭部)와 행부(胻部)를 뜻하며 맥기의 통로라고 했다. 일설에는 사가는 영기와 위기의 두 기의 경로(經路)라고 했다.

제63편 오미론(五味論篇第六十三)

오미론(五味論)이란 다섯 가지 맛, 곧 매운맛〔辛〕, 신맛〔酸〕, 짠맛〔鹹〕, 쓴맛〔苦〕, 단맛〔甘〕 등을 논한 것이다.

이 오미론편(五味論篇)에서는 인체의 경락(經絡)과 장부(臟腑)가 오미(五味)와 어떻게 연관되는가를 논하고, 오미를 과다하게 섭취했을 때 인체에 발생하는 변화와 각종 질병에 대해 설명했다.

1. 오미(五味)를 과다하게 섭취하면 일어나는 질병

황제가 소유(少兪)에게 물었다.

"오미(五味)가 입으로 들어가면 각각 달려가는 곳이 있고 각각 질병이 되는 곳이 있습니다.

신맛은 근(筋)으로 달려가는데 신맛을 많이 먹게 되면 사람이 융(癃 : 소변 불통)하게 됩니다. 짠맛은 혈(血)로 달려가는데 짠것을 많이 먹게 되면 사람이 갈증이 나게 됩니다. 매운맛은 기(氣)로 달려가는데 매운것을 많이 먹게 되면 사람이 통심(洞心)하게 됩니다. 쓴맛은 뼈로 달려가는데 쓴것을 많이 먹게 되면 사람이 구토하게 됩니다. 단맛은 육(肉)으로 달려가는데 단것을 많이 먹게 되면 사람은 마음이 흐려지게 됩니다.

나는 이 맛들이 그러하다는 것을 알고 있지만 그것들이 어떤 이유에서 그렇게 되는지를 알지 못하니, 원컨대 그 까닭을 듣고자 합니다."

(황제가 소유에 문왈 오미가 구에 입하여 각각 주한 바가 있고 각각 병한 바가 있으니 산은 주근한데 다식하면 영인으로 융하고 함은 주혈한데 다식하면 영인으로 갈하고 신은 주기한데 다식하면 영인으로 통심하고 고는 주골한데 다식하면 영인으로 변구하고 감은 주육한데 다식하면 영인으로 문심하니 여는 그 연을 지하고 그 하유를 부지하니 원컨대 그 고를 문하노라.)

黃帝問於少兪曰 五味入於口也 各有所走 各有所病 酸走筋 多食之 令人癃[1] 鹹走血 多食之 令人渴 辛走氣 多食之 令人洞心 苦走骨 多食之 令人變嘔[2] 甘走肉 多食之 令人悗心 余知其然也 不知其何由 願聞其故

1) 癃(융) : 소변이 잘 통하지 않는 질병이다.
2) 變嘔(변구) : 쉽게 토하다. 구역질하여 토하다.

2. 소변 불통이 되는 이유

소유(少兪)가 대답했다.

"신맛이 위(胃)로 들어가면 그 기(氣)가 껄끄러우므로 수렴하게 되어서 위로 상초(上焦)와 중초(中焦)로 가 능히 출입하지 못하게 됩니다. 나가지 못하면 위 속에 머물게 되는데 위 속이 온화해지면 아래로 방광(膀胱)으로 쏟아집니다. 방광의 포(胞)는 얇으면서 적셔져, 신맛을 얻게 되면 신축되고 말리게 되어 방광의 출구가 묶여져서 통하지 않게 됩니다. 수도(水道)가 통하지 않게 되므로 융(癃)이 되는 것입니다.

음(陰 : 前陰)이라는 것은 근(筋)이 쌓여 끝마치는 곳이므로 신맛이 들어오면 근(筋)으로 달려가는 것입니다."

황제가 말했다.

"짠맛은 혈(血)로 달려가는데 짠것을 많이 먹게 되면 사람이 갈증을 느끼는 이유는 무엇입니까?"

소유가 말했다.

"짠맛이 위로 들어가면 그 기가 위로 중초(中焦)로 달려가서

맥(脈)으로 쏟아지고 혈기(血氣)로 달려갑니다. 이에 혈(血)과
짠맛이 서로 얻게 되면 엉기게 되고 엉기면 위 속의 즙(汁)이 맥
으로 주입되고 즙이 맥으로 주입되면 위 속이 갈(竭)하게 되고
위 속이 갈하게 되면 인후의 길이 타게 됩니다. 그러므로 설본(舌
本 : 혀뿌리)이 건조해지고 갈증이 잘 나게 됩니다. 혈맥이란 중
초(中焦)의 길입니다. 그러므로 짠맛이 들어가면 혈(血)로 달려
가는 것입니다."

(소유답왈 산이 위에 입하면 그 기가 삽이 수하여 위로 양초로 지하여 능히
출입치 못하는데 불출이면 곧 위중에 유하고 위중이 온화하면 곧 하로 방광으
로 주하는데 방광의 포는 박하고 유하여 득산즉 축권하여 약하여 불통하고 수
도가 불행하니 고로 융이니라. 음자는 적근의 소종이니 고로 산입하면 주근이
니라. 황제왈 함은 주혈한데 다식하면 영인으로 갈은 하오? 소유왈 함이 위에
입하면 그 기가 상하여 중초로 주하여 맥에 주하면 곧 혈기가 주하는데 혈과 함
이 상득즉 응하고 응즉 위중의 즙이 주지하고 주지즉 위중이 갈하고 갈즉 인로
가 초니 고로 설본이 건하고 선갈이니라. 혈맥자는 중초의 도니 고로 함이 입하
면 주혈이니라.)

少兪答曰 酸入於胃 其氣澀以收[1] 上之兩焦[2] 弗能出入也 不出卽
留於胃中 胃中和溫 則下注膀胱 膀胱之胞[3]薄以濡[4] 得酸則縮綣
約[5]而不通 水道不行 故癃 陰者積筋之所終也[6] 故酸入而走筋矣 黃
帝曰 鹹走血[7] 多食之 令人渴 何也 少兪曰 鹹入於胃 其氣上走中焦
注於脈 則血氣走之 血與鹹相得則凝 凝則胃中汁注之 注之則胃中
竭 竭則咽路[8]焦 故舌本乾而善渴 血脈者 中焦之道也 故鹹入而走
血矣

1) 澀以收(삽이수) : 껄끄러워져서 거두어들이다.
2) 上之兩焦(상지양초) : 위로 상초(上焦)와 중초로 가다. 지는 가다의 뜻으로
   쓰였다.
3) 膀胱之胞(방광지포) : 포는 껍질의 뜻. 오줌보를 말한다.
4) 薄以濡(박이유) : 얇으면서 항상 젖어 있다는 뜻. 오줌보는 항상 오줌이 모

여 있기 때문에 젖어 있는 상태를 뜻한다.

5) 約(약) : 묶다의 뜻.

6) 陰者積筋之所終也(음자적근지소종야) : 전음(前陰)은 근육이 쌓여 있는 끝이다. 곧 최종적으로 집결하는 곳이라는 뜻.

7) 鹹走血(함주혈) : 태소에 '신(腎)은 뼈를 주관하고 짠맛은 뼈로 달려간다. 그런데 혈(血)로 간다고 한 것은 혈이 수(水)이기 때문이다.' 라고 했다. 또 '혈(血)은 수(水)에서 화생한 것이고 짠맛도 역시 수(水)에 속하므로 짠맛이 혈과 서로 엉으므로 혈맥으로 달려가 주입한다.' 라고 했다.

8) 咽路(인로) : 인후의 통로이다.

3. 매운맛·쓴맛·단맛이 부르는 질병

황제가 말했다.

"매운맛은 기로 달려가는데 이를 많이 먹게 되면 사람에게 통심(洞心)이 있게 되는 이유는 무엇입니까?"

소유가 말했다.

"매운맛이 위로 들어가면 그 기가 상초(上焦)로 달려갑니다. 상초(上焦)란 기를 받아서 모든 양경(陽經)이 운행되게 하는 것입니다. 생강이나 부추의 매운 기운이 상초를 훈증하게 되면 영기(營氣)와 위기(衛氣)가 불시(不時)에 받아서 오랫동안 심하(心下)에 머물게 하기 때문에 통심(洞心)하게 됩니다. 매운맛과 기는 함께 행하므로 매운맛이 위에 들어오면 땀이 함께 나오는 것입니다."

"쓴맛은 뼈로 달려가는데 많이 먹게 되면 사람이 구토하게 되는 이유는 무엇입니까?"

"쓴맛이 위로 들어가면 오곡(五穀)의 기가 다 쓴맛을 이겨내지 못하는데 쓴맛이 하완(下脘)으로 들어가면 상초와 중초와 하초의 길이 모두 폐쇄되어 통하지 않게 되므로 구토하는 것입니다. 이〔齒牙〕라는 것은 뼈가 끝나는 곳입니다. 쓴것이 위로 들어가면 뼈로 달려가므로 들어가면 다시 나오는데 이에 그 뼈로 달려간다는 것을 알 수 있는 것입니다."

"단맛은 기육으로 달려가는데 많이 먹게 되면 사람의 마음이 답답해지게 되는 이유는 무엇입니까?"

"단맛이 위로 들어가면 그 기는 약소(弱小)해져서 능히 위로 상초에 이르지 못하게 되고 곡기(穀氣)와 함께 하여 위 속에 머무르게 되는데 이것은 사람으로 하여금 부드럽고 윤택하게 하는 것입니다. 위가 부드럽게 되면 그 운행이 완만해지고 그 운행이 완만해지면 충(蟲)이 꿈틀거리게 되고 충(蟲)이 꿈틀거리게 되면 사람의 마음이 답답하게 되는 것입니다. 그 기는 밖으로 기육에 통하므로 단맛이 기육으로 달려간다는 것입니다."

(황제왈 신은 주기한데 다식하면 영인으로 통심함은 하오? 소유왈 신이 위에 입하면 그 기가 상초로 주하니 상초자는 수기하여 제양을 영하니 강구의 기가 훈하면 영위의 기가 불시에 수하여 심하에 구류하니 고로 통심이니 신이 여기로 구행하니 고로 신입하여 여한으로 구출이니라. 황제왈 고는 주골한데 다식이면 영인으로 변구함은 하오? 소유왈 고가 위에 입하면 오곡의 기가 다 고를 불능승하니 고가 하완에 입하면 삼초의 도가 개폐하여 불통이니 고로 변구니 치자는 골의 소종이니 고로 고입하여 주골이니 고로 입하여 부출이니 그 주골을 지하니라. 황제왈 감은 주육한데 다식하면 영인으로 문심함은 하오? 소유왈 감이 위에 입하면 그 기가 약소하여 상으로 상초에 지함이 불능하고 여곡으로 위중에 유하여 영인으로 유윤자한데 위유즉 완하고 완즉 충동하고 충동즉 영인으로 문심이니 그 기가 외로 육에 통하니 고로 감이 주육이니라.)

黃帝曰 辛走氣 多食之 令人洞心 何也 少兪曰 辛入於胃 其氣走於上焦 上焦者 受氣而營諸陽者也 薑韭之氣薰之 營衛之氣 不時受之 久留心下[1] 故洞心 辛與氣俱行 故辛入而與汗俱出 黃帝曰 苦走骨 多食之 令人變嘔 何也 少兪曰 苦入於胃 五穀之氣 皆不能勝苦 苦入下脘 三焦之道 皆閉而不通 故變嘔 齒者 骨之所終也 故苦入而走骨 故入而復出[2] 知其走骨也 黃帝曰 甘走肉 多食之 令人悗心 何也 少兪曰 甘入於胃 其氣弱小 不能上至於上焦 而與穀留於胃中

者 令人柔潤者也 胃柔則緩 緩則蟲動[3] 蟲動則令人悗心 其氣外通
於肉 故甘走肉[4]

1) 心下(심하) : 심(心)의 아래는 위중(胃中)이라 했다.

2) 入而復出(입이부출) : 들어가서 다시 나오다. '쓴맛이 들어가면 뼈로 달려가
   고 뼈로 달려가면 치아로 달려간다고 했다. 곧 다시 나온다는 것은 치아로 나
   온다는 것이다.' 라고 했다.

3) 緩則蟲動(완즉충동) : 완만해지면 충(蟲)이 꿈틀거린다. 충은 곡충(穀蟲)이
   라 했다.

4) 甘走肉(감주육) : 단맛은 육(肉)으로 달려간다. 곧 단맛은 비(脾)로 들어가
   는데 비는 기육을 주관하므로 단맛이 기육으로 달려간다고 했다.

제64편 음양이십오인
(陰陽二十五人篇第六十四)

　음양이십오인(陰陽二十五人)은 음양에 입각한 25가지 유형의 사람에 대해 논한 것을 뜻한다.

　이 편에서는 사람이 타고난 체질이 동일하지 않으므로 음양오행의 설을 근거로 하여 사람을 25가지로 분류하고 그 특성을 논하였다. 아울러 수족삼양경맥(手足三陽經脈)이 인체의 상하를 순행할 때 기혈의 변화가 형체와 안색에 나타나는 특징을 설명하고 25유형에 따라 각자 다르게 치료해야 한다는 점도 논하고 있다.

　1. 음인(陰人)과 양인(陽人)이란 어떤 것인가?

　황제가 말했다.

　"나는 음인(陰人)과 양인(陽人)이 어떠한지를 듣고자 합니다."

　백고(伯高)가 말했다.

　"하늘과 땅 사이나 육합(六合 : 上下東西南北)의 안에서는 오행(五行)을 떠나지 않으며 사람도 또한 이에 응하는 것입니다.

　5에 5를 곱한 25가지 유형의 사람에 음인과 양인이 포함되지 않으며 그 형태가 또한 일반 사람과 합치되지 않는 것이 5가지라는 것을 나는 이미 알고 있습니다.

　원컨대 25인의 형태는 기혈에서 나타나는 것으로 구별하여 살피고 밖에서부터 안까지 알려면 어떻게 해야 하는지 듣고자 합니다?"

　기백이 말했다.

"종합했도다 질문이시여! 이는 선사(先師)의 비방이니 비록 백고(伯高)라도 오히려 이를 명확히 밝힐 수가 없을 것입니다."

황제가 자리를 피하여 뒤로 물러나서 말했다.

"나는 듣건대 그 사람을 얻고도 가르치지 않으면 이를 일러 '거듭 잃다〔重失〕' 라고 하고 학문을 얻고서 이를 함부로 누설하면 '하늘이 장차 싫어한다.' 라고 했습니다. 나는 원컨대 얻어서 밝히고 금궤(金匱)에 저장하여 감히 드러나지 않게 하겠습니다."

기백이 말했다.

"먼저 다섯 가지 유형인 금(金)·목(木)·수(水)·화(火)·토(土)를 세우고 그것을 다섯 가지 색으로 구별하여 그 다섯 가지 유형의 사람과 다르게 하면 25인이 갖추어지는 것입니다."

(황제왈 여는 음양의 인이 하여함을 문하노라. 백고왈 천지의 간과 육합의 내에는 오에 불리하니 인도 또한 응하니 고로 오오는 이십오인의 정에 음양의 인이 불여하니 그 태도 또한 중에 불합자 오니 여는 이지니 원컨대 이십오인의 형이나 혈기의 소생이니 별하여 이후하여 종외하여 지내면 하여오? 기백왈 실호재라 문이여 차는 선사의 비니 비록 백고라도 오히려 불능명이리라. 황제가 피석하고 준순하여 각왈 여는 문하니 기인을 득하고 불교면 시위를 중실이요 득하여 설함은 천장염이라 하니 여는 원컨대 득하여 명하여 금궤에 장하여 불감양이니라. 기백왈 먼저 오형인 금목수화토를 입하고 그 오색을 별하여 그 오형의 인을 이하여 이십오인을 구하니라.)

黃帝曰 余聞[1] 陰陽之人何如 伯高曰 天地之間 六合之內 不離於五[2] 人亦應之 故五五二十五人之政[3] 而陰陽之人不與焉 其態又不合於衆者五 余已知之矣 願聞二十五人之形 血氣之所生 別而以後 從外知內何如 岐伯曰 悉乎哉問也 此先師之秘也 雖伯高猶不能明之也 黃帝避席遵循而却[4]曰 余聞之 得其人弗教 是謂重失[5] 得而泄之 天將厭之 余願得而明之 金匱藏之 不敢揚之 岐伯曰 先立五形金木水火土 別其五色 異其五形之人 而二十五人具矣

1) 聞(문) : 문(問)이 맞다고 했다.

2) 不離於五(불리어오) : 오행(五行)을 떠나지 않다. 곧 음양으로 말미암아서 오행(五行)이 변화하므로 천지 만물의 이치는 언제나 오행을 떠나지 못하며 사람의 몸도 항상 오행과 상응할 뿐이라는 뜻.

3) 政(정) : 형(形)의 오자(誤字)라고 했다. 일설에는 식(式)으로 풀이한다고 도 했다.

4) 遵循而却(준순이각) : 준순은 뒤로 물러나다. 곧 더듬더듬 뒤로 물러나다의 뜻. 준순은 준순(遵巡)이라 했다.

5) 重失(중실) : 거듭 실수하다의 뜻.

2. 목형(木形)의 인간상(人間像)

황제가 말했다.

"원컨대 모두를 듣고자 합니다."

기백이 말했다.

"삼가고 삼가야 하는데, 신이 물으신 내용에 대해 말씀드리겠습니다.

목형(木形)의 사람은 상각(上角)에 비교되고 창제(蒼帝)에 유사합니다. 그 사람됨은 피부가 푸른색이고 머리가 작고 얼굴이 길고 어깨와 등이 크고 몸은 곧고 손과 발은 작고 재주가 있으며 마음 써서 사려(思慮)하고 힘이 적고 일을 할 때는 근심하며 애를 씁니다. 봄과 여름은 잘 견디고 가을과 겨울은 잘 견디지 못하여 사기에 감촉되어 질병이 발생하고 족궐음과 상응하며 타타연(佗佗然)한 것입니다.

대각(大角)의 사람은 왼쪽의 족소양(足少陽)에 비교되는데 소양(少陽)의 윗부분과 상응하며 유유연(遺遺然)한 것입니다.

좌각(左角 : 少角)의 사람은 오른쪽의 족소양에 비교되는데 소양의 아랫부분과 상응하며 수수연(隨隨然)한 것입니다.

체각(鈦角 : 右角)의 사람은 오른쪽의 족소양에 비교되는데 소양의 윗부분과 상응하며 추추연(推推然)한 것입니다.

판각(判角)의 사람은 왼쪽의 족소양에 비교되는데 소양의 아랫부분과 상응하며 괄괄연(栝栝然)한 것입니다.

(황제왈 원컨대 졸문이니라. 기백왈 신지하고 신지니 신이 청에 언하리라. 목형의 인은 상각에 비하고 창제에 사니 그 위인이 창색이며 소두이고 장면이며 대견배하고 직신하며 소수족하고 호유재하고 노심하며 소력하며 사에 우로가 다하니 춘하에 능하고 추동에 불능하여 감하여 병생하여 족궐음이 타타연이요 대각의 인은 좌족소양에 비하는데 소양의 상이 유유연이요 좌각의 인은 우족소양에 비하는데 소양의 하가 수수연이요 체각의 인은 우족소양에 비하는데 소양의 상이 추추연이요 판각의 인은 좌족소양에 비하는데 소양의 하가 괄괄연하니라.)

黃帝曰 願卒聞之 岐伯曰 愼之愼之 臣請言之 木形之人 比於上角[1] 似於蒼帝[2] 其爲人蒼色 小頭 長面 大肩背 直身 小手足 好有才 勞心 少力 多憂勞於事 能春夏不能秋冬 感而病生 足厥陰佗佗然[3] 大角之人[4] 比於左足少陽[5] 少陽之上[6]遺遺然[7] 左角之人[8] 比於右足少陽 少陽之下[9]隨隨然[10] 鈦角之人[11] 比於右足少陽 少陽之上推推然[12] 判角之人[13] 比於左足少陽 少陽之下栝栝然[14]

1) 比於上角(비어상각) : 상각에 비교한다. 곧 비교하여 논하다의 뜻. 오행(五行)의 목형(木形)에 다섯 가지가 있는데 상각(上角)·대각(大角)·좌각(左角)·체각(鈦角)·판각(判角)이며 이는 목음(木音)의 분류이다. 각(角)은 오음(五音)의 하나이며 각음은 목(木)에 속하고 목음은 동방이고 색은 푸른 색이다. 대저 오행(五行) 속에서 한 행(一行)의 기를 온전하게 얻은 것을 상(上)이라고 하는데 본행(本行)의 음경(陰經)에 속한다. 상각(上角)이 족궐음에 속하는 것이 그 예이다. 일행(一行)의 기를 치우치게 얻은 것을 '대(大)'라고 하고 '소(少)'라고 하는 것은 본행(本行)에 소속된 음경과 서로 표리가 되는 양경(陽經)에 속한다. 그러므로 대(大)와 소(少)에 근거하여 상하를 나누는데 대(大)는 상(上)에 속하고 소는 하(下)에 속한다. 아래에서도 이와 서로 같다.

2) 似於蒼帝(사어창제) : 창제와 같다. 창제는 동방을 맡은 제왕으로 목덕(木德)의 제왕이며 청제(靑帝)와 같다.

3) 佗佗然(타타연) : 평온하고 점잖은 모양. 옹용(雍容)하고 자득(自得)한 모양.

4) 大角之人(대각지인) : 부여받은 오형(五形)이 한쪽으로 치우친 것들이 각각 넷인데 좌의 상하와 우의 상하라고 했다. 여기서 목형의 좌상(左上)은 대각(大角)을 뜻한다.

5) 比於左足少陽(비어좌족소양) : 왼쪽의 족소양과 비교된다. 곧 그 형체가 밖으로 드러나 있는 것은 좌족의 소양경에 속한다는 것이다.

6) 少陽之上(소양지상) : 대각(大角)과 체각(鈦角)이 이에 속한다.

7) 遺遺然(유유연) : 형체가 아름답고 온화한 것을 형용한 것이다.

8) 左角之人(좌각지인) : 소각(少角)이라 했다.

9) 少陽之下(소양지하) : 좌각(左角)과 판각(判角)이 이에 속한다.

10) 隨隨然(수수연) : 순종하는 모습이다.

11) 鈦角之人(체각지인) : 우각(右角)으로 오른발 소양에 비교된다. 대각은 좌상이고 체각은 우상이다.

12) 推推然(추추연) : 성대하다는 뜻. 또는 전진하다의 뜻도 있다. 노력하다.

13) 判角之人(판각지인) : 대각(大角)의 아래쪽인 왼발의 소양에 비교된다. 좌각은 우하이고 판각은 좌하이다.

14) 栝栝然(괄괄연) : 정직한 모습이다. 또는 방정하다. 바르고 곧다.

3. 화형(火形)의 인간상(人間像)

화형(火形)의 사람은 상치(上徵)에 비교되고 적제(赤帝)에 유사합니다. 그 사람됨은 피부가 붉은색이며 잇몸이 넓고 얼굴이 예리하고 머리는 작고 어깨와 등과 넓적다리와 복부(腹部)의 발육이 양호하고 손과 발이 작고 행동하는데 편안하고 성질이 급하며 행하는데 몸이 흔들리고 어깨와 등의 살이 풍만하고 재물을 가볍게 여기는 기질이 있고 믿음이 적으며 생각이 많으며 일을 보는데 밝고 안색이 좋고 마음이 조급하며 갑자기 죽어 오래 살지 못합니다.

봄과 여름은 잘 견뎌 내지만 가을과 겨울은 잘 견뎌 내지 못하여 가을과 겨울철에는 사기에 감응되어 질병이 발생하며 수소음경(手少陰經)과 상응하며 핵핵연(核核然)한 것입니다.

질치(質徵)의 사람은 왼쪽의 수태양에 비교되는데 수태양의 위와 상응하며 기기연(肌肌然)한 것입니다.

소치(少徵)의 사람은 오른쪽의 수태양에 비교되는데 수태양의 아래와 상응하며 도도연(慆慆然)한 것입니다.

우치(右徵)의 사람은 오른쪽의 수태양에 비교되는데 수태양의 위와 상응하며 교교연(鮫鮫然)한 것입니다.

질판(質判)의 사람은 왼쪽의 수태양에 비교되는데 수태양의 아래와 상응하며 이이연(頤頤然)한 것입니다.

(화형의 인은 상치에 비하고 적제와 사하니 그 위인은 적색이며 광윤하고 예면하며 소두하고 견배와 비복이 호하고 수족이 소하고 행에 안지하고 질심하며 행요하고 견배의 육이 만하고 유기하여 경재하며 소신하고 다려하며 견사에 명하고 호안하며 급심하여 불수하고 폭사니라. 춘하에 능하고 추동에 불능하며 추동에 감하여 병생하고 수소음이 핵핵연이요 질치의 인은 좌수태양에 비하되 태양의 상이 기기연이요 소치의 인은 우수태양에 비하되 태양의 하가 도도연이요 우치의 인은 우수태양에 비하되 태양의 상이 교교연이요 질판의 인은 좌수태양에 비하되 태양의 하에 지지하여 이이연하니라.)

火形之人 比於上徵[1] 似於赤帝[2] 其爲人 赤色 廣䏖 銳面[3] 小頭 好肩背髀腹 小手足 行安地[4] 疾心 行搖 肩背肉滿 有氣輕財 少信 多慮 見事明 好顔 急心 不壽暴死 能春夏 不能秋冬 秋冬感而病生 手少陰核核然[5] 質徵之人[6] 比於左手太陽 太陽之上肌肌然[7] 少徵之人[8] 比於右手太陽 太陽之下慆慆然[9] 右徵之人[10] 比於右手太陽 太陽之上鮫鮫然[11] 質判之人[12] 比於左手太陽 太陽之下支支頤頤然[13]

1) 比於上徵(비어상치) : 상치에 비교되다. 치는 오음(五音)의 화(火)에 속하는 소리이다. 치음(徵音)은 상치(上徵)와 질치(質徵)와 소치(少徵)와 우치(右徵)와 질판(質判) 등 다섯 가지로 분류한다. 상치는 화기(火氣)를 가장 완전하게 부여받은 사람을 비교한 것이다.

2) 赤帝(적제) : 남방(南方)의 불을 주관하는 전설상의 임금이다.

3) 銳面(예면) : 얼굴 모양이 날카로운 것을 가리킨다.

4) 行安地(행안지) : 다니는데 걸음걸이가 편안한 것.

5) 手少陰核核然(수소음핵핵연) : 수소음이 모아져서 형체를 이루는 것이다.
수소음심경은 화(火)에 속하고 핵핵연은 불이 흩어지지 않고 모여져서 형체
를 이루는 것이다. 진실한 모습을 형용한 것이다.

6) 質徵之人(질치지인) : 대치(大徵)의 사람이다. 치의 형태로 왼쪽 윗부분에
상응한 것을 대치의 사람이라 한다. 좌수태양(左手太陽)의 상(上)에 속한다.

7) 肌肌然(기기연) : 얇고 얇은 모양이다. 일설에는 기육이 충만하다는 뜻이라
했다. 밝으면서 뜻이 커서 작은 일에 구애되지 않는 모습.

8) 少徵之人(소치지인) : 우치(右徵)의 아래 부위에 상응하는 것을 소치의 사
람이라 하고 우수태양(右手太陽)의 하(下)에 속한다.

9) 慆慆然(도도연) : 본래는 오래된 것을 뜻하나 여기서는 의심이 많은 것을 뜻
한다. 매우 기뻐하는 모습이라고도 했다.

10) 右徵之人(우치지인) : 치형(徵形)이면서 우수태양(右手太陽)의 상에 속
하는 것을 우치의 사람이라고 한다.

11) 鮫鮫然(교교연) : 뛰어오르는 뜻이라 했다. 용약(踊躍)이다. 잘 움직이다라
고도 했다.

12) 質判之人(질판지인) : 질치(質徵)의 아래에 위치하므로 질판(質判)이라
고 하며 좌수태양의 하에 속한다. 판(判)은 반(半)의 뜻이라 했다.

13) 支支頤頤然(지지이이연) : 지지는 가지가 갈라져 나가다의 뜻이고 이이연
은 의기양양해 하는 모양이다. 일설에 지지이이연은 위와 아래가 서로 응하
는 모양이라 했다.

4. 토형(土形)의 인간상(人間像)

토형(土形)의 사람은 상궁(上宮)에 비교되고 상고 시대의 황
제(黃帝)와 유사합니다. 그 사람됨이 피부가 황색이고 얼굴이 둥
글고 머리가 크고 어깨와 등이 아름답고 배가 크고 넓적다리와 정
강이가 보기 좋고 손과 발이 작고 살이 많으며 상하가 균형을 이
루어 행동하는데 편안해 보이고 발을 들어 올리면 믿음직하며 마
음이 안정되어 있고 남을 돕기를 좋아하고 권세를 좋아하지 않으

며 남에게 의지하기를 좋아합니다.

가을과 겨울은 잘 견디지만 봄과 여름은 잘 견뎌 내지 못하고 봄이나 여름에는 사기에 감염되어 질병이 발생하고 족태음에 상응하며 돈돈연(敦敦然)한 것입니다.

대궁(大宮)의 사람은 왼쪽의 족양명에 비교되고 족양명의 윗부분과 상응하며 완완연(婉婉然)한 것입니다.

가궁(加宮)의 사람은 왼쪽의 족양명에 비교되고 족양명의 아랫부분과 상응하며 감감연(坎坎然)한 것입니다.

소궁(少宮)의 사람은 오른쪽의 족양명에 비교되고 족양명의 윗부분과 상응하며 추추연(樞樞然)한 것입니다.

좌궁(左宮)의 사람은 오른쪽의 족양명에 비교되고 족양명의 아랫부분과 상응하며 올올연(兀兀然)한 것입니다.

(토형의 인은 상궁에 비하고 상고의 황제와 사하니 그 위인이 황색이며 원면하고 대두하고 견배가 미하고 대복하고 고경이 미하고 수족이 소하고 다육하며 상하가 상칭하고 행이 안지하고 거족이 부하고 안심하며 호리인하고 권세를 불희하며 선부인이니라. 추동에 능하고 춘하에 불능하며 춘하에 감하여 병생하며 족태음에 돈돈연이요 대궁의 인은 좌족양명에 비하는데 양명의 상이 완완연이요 가궁의 인은 좌족양명에 비하는데 양명의 하가 감감연이요 소궁의 인은 우족양명에 비하는데 양명의 상이 추추연이요 좌궁의 인은 우족양명에 비하는데 양명의 하가 올올연하니라.)

土形之人 比於上宮[1] 似於上古黃帝[2] 其爲人 黃色 圓面 大頭 美肩背 大腹 美股脛 小手足 多肉 上下相稱 行安地 擧足浮 安心 好利人 不喜權勢 善附人也 能秋冬不能春夏 春夏感而病生 足太陰敦敦然[3] 大宮之人[4] 比於左足陽明 陽明之上婉婉然[5] 加宮之人[6] 比於左足陽明 陽明之下坎坎然[7] 少宮之人[8] 比於右足陽明 陽明之上樞樞然[9] 左宮之人[10] 比於右足陽明 陽明之下兀兀然[11]

1) 比於上宮(비어상궁) : 상궁(上宮)에 비교하다. 토형의 완전한 기를 받은 사람이다. 궁(宮)은 오음(五音)에서 토(土)에 해당하고 중앙은 토(土)의 소

속이며 군주의 음이다. 궁(宮)에서 상궁(上宮)과 대궁(大宮)과 가궁(加宮)
과 소궁(少宮)과 좌궁(左宮)의 다섯으로 분류한다.

2) 上古黃帝(상고황제) : 상고 시대의 토덕으로 군주가 된 사람을 뜻한다.

3) 足太陰敦敦然(족태음돈돈연) : 족태음은 비경(脾經)이다. 돈돈연은 성실하
고 충후(忠厚)한 모습이다.

4) 大宮之人(대궁지인) : 대궁의 사람이다. 곧 궁형(宮形)으로 왼쪽 위에 상응
하는 것을 대궁지인(大宮之人)이라고 하는데 왼쪽 족양명의 위에 속한다.

5) 婉婉然(완완연) : 화순(和順)한 모양. 일설에는 굽혀 따르는 모양이라 했다.

6) 加宮之人(가궁지인) : 가궁의 사람. 곧 대궁(大宮)의 아래에 있는 것에 상응
하는 것을 가궁지인이라고 하는데 왼쪽 족양명의 아래에 속한다. 가궁이란 우
궁(右宮)이다.

7) 坎坎然(감감연) : 희열하는 모습이다. 또는 깊고 굳은 모양이라고도 했다.

8) 少宮之人(소궁지인) : 소궁의 사람. 곧 대궁(大宮)의 오른쪽에 있는 것에 상
응하므로 소궁의 사람이라고 하는데 오른쪽 족양명의 위에 속한다.

9) 樞樞然(추추연) : 둥글게 회전하는 모양이다. 곧 지도리가 도는 모습의 형용.
언행이 원만한 모습의 표현이라 했다.

10) 左宮之人(좌궁지인) : 좌궁의 사람. 곧 오른쪽 족양명의 하에 속한다.

11) 兀兀然(올올연) : 독립하여 동하지 않는 모양이다.

5. 금형(金形)의 인간상(人間像)

금형(金形)의 사람은 상상(上商)에 비교되는데 백제(白帝)와
유사합니다. 그 사람됨은 얼굴이 모나고 피부가 흰색이며 머리가
작고 어깨와 등이 작고 배도 작고 손과 발이 작으며 뼈가 발의 뒤
꿈치 밖으로 솟은 것 같고 뼈가 가볍고 몸이 맑고 깨끗하며 마음
이 급하고 조용하면서 사나우며 관리되기를 좋아합니다.

가을과 겨울에는 잘 견디고 봄과 여름에는 잘 견디지 못하여 봄
과 여름에는 사기에 잘 감응되어 질병이 발생하고 수태음(手太
陰)에 상응하며 돈돈연(敦敦然)한 것입니다.

체상(釱商)의 사람은 왼쪽의 수양명과 비교되는데 수양명의

윗부분과 상응하며 염염연(廉廉然)한 것입니다.

우상(右商)의 사람은 왼쪽의 수양명과 비교되는데 수양명의 아랫부분과 상응하며 탈탈연(脫脫然)한 것입니다.

대상(大商)의 사람은 오른쪽 수양명과 비교되는데 수양명의 윗부분과 상응하며 감감연(監監然)한 것입니다.

소상(少商)의 사람은 오른쪽의 수양명과 비교되는데 수양명의 아랫부분과 상응하며 엄엄연(嚴嚴然)한 것입니다.

(금형의 인은 상상과 비한데 백제와 사하니 그 위인은 방면하고 백색이며 소두하고 견배가 소하며 소복하고 수족이 소하며 골이 종외로 발과 여하며 골경하고 신이 청렴하고 급심하고 정한하여 위리를 선하니라. 추동을 능하고 춘하를 불능하며 춘하에 감하여 병생하고 수태음에 돈돈연이요 체상의 인은 좌수양명에 비하는데 양명의 상이 염염연이요 우상의 인은 좌수양명에 비하는데 양명의 하가 탈탈연이요 대상의 인은 우수양명에 비하는데 양명의 상이 감감연이요 소상의 인은 우수양명에 비하는데 양명의 하가 엄엄연하니라.)

金形之人 比於上商[1] 似於白帝[2] 其爲人方面 白色 小頭 小肩背 小腹 小手足 如骨發踵外 骨輕 身淸廉 急心靜悍 善爲吏 能秋冬不能春夏 春夏感而病生 手太陰敦敦然[3] 鈇商之人[4] 比於左手陽明 陽明之上廉廉然[5] 右商之人[6] 比於左手陽明 陽明之下脫脫然[7] 大商之人[8] 比於右手陽明 陽明之上監監然[9] 少商之人[10] 比於右手陽明 陽明之下嚴嚴然[11]

1) 比於上商(비어상상) : 상상에 비교되다. 서방(西方)은 금(金)을 주관하고 금은 오음(五音)에서 상(商)이며 그 색은 백색이므로 금형의 사람은 상상(上商)에 비교한다. 상상은 곧 금의 적절한 기를 받은 사람이다.

2) 白帝(백제) : 금기(金氣)를 받아 제왕이 된 사람이다. 백은 금의 색이다.

3) 手太陰敦敦然(수태음돈돈연) : 수태음은 금(金)에 속한다. 아래에서 수양명 대장경을 말한 것은 폐와 대장이 표리(表裏)이기 때문이다. 돈돈연은 결단성이 있는 성질을 말한다. 앞에 족태양의 돈돈연과는 뜻이 다르다. 금은 단단한 것이요 토는 무거운 것이라 했다.

4) 釱商之人(체상지인) : 좌우의 상은 모두 체(釱)라 할 수 있으므로 목형(木形)에서의 체각은 우족소양의 상이고 여기에서는 좌수양명의 상을 비교한 것이다.
5) 廉廉然(염염연) : 청렴하고 결백하다의 뜻.
6) 右商之人(우상지인) : 우상의 사람. 좌상지인(左商之人)의 잘못인 듯하다고 했다. 곧 우수양명이어야 우상의 인이 된다고 했다.
7) 脫脫然(탈탈연) : 의젓한 모양이라 했다. 금이 단단하고 흰 것처럼 검게 물들지 않는 것. 인품(人品)이 맑아 속기(俗氣)가 없는 것이라 했다.
8) 大商之人(대상지인) : 대상의 사람. 이는 마땅히 좌수양명이어야 좌상지인(左商之人)과 서로 이어진다고 했다.
9) 監監然(감감연) : 여러 번 살피는 모양이다. 곧 금(金)에 비추어 보듯이 명확하게 살피는 것이라 했다. 총명하고 예민하여 밝게 살피는 것.
10) 少商之人(소상지인) : 소상의 사람. 곧 좌우의 하에 상응하는 것을 뜻하는데 우수양명의 하에 속한다.
11) 嚴嚴然(엄엄연) : 엄숙하고 장중하다. 곧 위엄이 있는 모양이다.

6. 수형(水形)의 인간상(人間像)

수형(水形)의 인간은 상우(上羽)에 비교하는데 흑제(黑帝)와 같은 것입니다. 그의 사람됨은 피부가 검고 얼굴은 평평하지 못하고 머리가 크고 턱이 날카롭게 각져 있고 어깨가 작고 배가 크며 손과 발을 잘 움직이고 걸어갈 때는 몸체를 흔들며 꽁무니가 길어 아래로 처지고 등이 길고 경외하지 않으며 남을 잘 속이고 죽임을 당하게 됩니다.

가을과 겨울은 잘 견디고 봄과 여름은 잘 견뎌 내지 못하며 봄과 여름에 사기에 감응되어 질병이 발생하는데 족소음에 상응하며 한한연(汗汗然)한 것입니다.

대우(大羽)의 사람은 오른쪽의 족태양과 비교하는데 족태양의 윗부분과 상응하며 협협연(頰頰然)한 것입니다.

소우(少羽)의 사람은 왼쪽의 족태양과 비교하는데 족태양의 아랫부분과 상응하며 우우연(紆紆然)한 것입니다.

　중인(衆人)의 사람됨은 오른쪽의 족태양과 비교되는데 족태양의 아랫부분과 상응하며 결결연(潔潔然)한 것입니다.

　질인(桎人)의 사람됨은 왼쪽의 족태양과 비교되는데 족태양의 윗부분과 상응하며 안안연(安安然)한 것입니다.

　이와 같이 오형(五形)의 사람이 25번 변화하는 것은 중인(衆人)이 서로 다르게 품부받았기 때문에 이러한 것입니다.

　(수형의 인은 상우에 비하되 흑제와 사하니 그 위인은 흑색이며 면이 불평하고 대두하며 염이하고 소견하며 대복하고 수족이 동하여 발행에 요신하며 하고가 장하며 배가 연연연하며 불경외하고 인을 잘 기태하여 육사니라. 추동에 능하고 춘하에는 불능하며 춘하에 감하여 병생하며 족소음이 한한연이요 대우의 인은 우족태양에 비하는데 태양의 상이 협협연이요 소우의 인은 좌족태양에 비하는데 태양의 하가 우우연이요 중의 위인은 우족태양에 비하는데 태양의 하가 결결연이요 질의 위인은 좌족태양에 비하는데 태양의 상이 안안연하니라. 시고로 오형의 인이 이십오변자는 중의 상기한 소이로 시니라.)

　水形之人 比於上羽[1] 似於黑帝[2] 其爲人黑色 面不平 大頭 廉頤 小肩 大腹 動手足 發行[3]搖身 下尻長 背延延然[4] 不敬畏 善欺紿[5]人 戮死[6] 能秋冬不能春夏 春夏感而病生 足少陰汗汗然[7] 大羽之人[8] 比於右足太陽 太陽之上頹頹然[9] 少羽之人[10] 比於左足太陽 太陽之下紆紆然[11] 衆之爲人[12] 比於右足太陽 太陽之下潔潔然[13] 桎之爲人[14] 比於左足太陽 太陽之上安安然[15] 是故五形之人二十五變者[16] 衆之所以相欺[17]者是也

1) 比於上羽(비어상우) : 상우에 비교하다. 상우는 흑의 기를 온전히 받은 사람이다. 곧 북방(北方)은 수(水)이고 수는 오음(五音)에서 우(羽)이며 그 색은 흑색이다.

2) 黑帝(흑제) : 수기(水氣)로 왕을 한 것을 뜻한다. 수성(水星)인 태백성(太白星)이다.

3) 發行(발행) : 행동하는 것을 뜻한다.

4) 延延然(연연연) : 길고 길다의 뜻.

5) 欺紿(기태) : 속이다. 거듭 속이다.

6) 戮死(육사) : 죽임을 당하다의 뜻.

7) 足少陰汗汗然(족소음한한연) : 족소음신경은 수(水)에 속한다. 한한연은 습기가 윤택함이다. 또는 의탁할 곳이 있다. 비천하다는 뜻이다. 밑에서 족태양 방광경을 말한 것은 신(腎)과 방광은 표리이기 때문이다.

8) 大羽之人(대우지인) : 대우의 인간. 수형의 인간으로 오른쪽 상에 상응하는 것을 뜻하며 우족태양의 상에 소속한다는 뜻.

9) 頰頰然(협협연) : 득의양양하거나 또는 만족한 모양이다. 일설에는 마음이 상쾌하다고 했다.

10) 少羽之人(소우지인) : 소우의 인간. 왼쪽 아래에 있는 것에 상응하는 것을 뜻한다. 좌족태양의 아래에 속한다.

11) 紆紆然(우우연) : 구불구불하다는 뜻. 일설에는 마음이 답답하고 퍼지지 않는 것이라고도 한다.

12) 衆之爲人(중지위인) : 중인의 사람됨. 곧 재우(在羽)에 속하는 사람이다. 중은 상(常)이라 했다. 뜻이 자세하지 않다고 했다.

13) 潔潔然(결결연) : 조용한 모양이다.

14) 桎之爲人(질지위인) : 질인(桎人)의 사람됨. 곧 좌우(左右)에 속하는 사람이다. 일설에는 뜻이 자세하지 않다고 했다. 질에 대해서는 여러 가지 뜻이 있다. 곧 육시당하는 사람이라는 뜻과 질곡(桎梏)을 당한 사람이나 또는 국부가 막힌 사람 등등의 여러 뜻이 있다.

15) 安安然(안안연) : 편안하고 안정한 모양이다.

16) 五形之人二十五變者(오형지인이십오변자) : 오형의 인간은 또 스물 다섯 가지의 변화가 있다.

17) 欺(기) : 이(異)의 오자라고 했다.

7. 형상과 피부가 일치해야 한다

황제가 말했다.

"그 형상을 얻고 그 피부의 색은 얻지 못한다면 어찌되는 것입니까?"

기백이 말했다.

"형상이 피부의 색을 이기거나 피부의 색이 형상을 이기는 자는 그 승하는 때의 연기(年忌)에 이르러 사기(邪氣)에 감응하게 되면 질병이 행해지고 실기하게 되면 근심하게 됩니다.

형상과 피부의 색이 서로 갖추어진 사람은 부하고 귀하여 크게 즐거워질 것입니다."

"그 형상과 피부의 색이 서로 승하는 때의 연기(年忌)를 알 수 있겠습니까?"

"대저 상하 사람의 연기(年忌)를 말하면 사람의 대기(大忌)는 항상 9세를 더해 주는 것입니다. 7세와 16세와 25세와 34세와 43세와 52세와 61세는 모든 사람들의 대기(大忌)입니다. 스스로 편안하지 않으면 안 되는 것입니다.

이에 사기에 감응하면 질병이 발생하고 실기하면 우려하는 것입니다. 이러한 때를 만나면 간악한 일을 하지 않아야 하는데 이를 일러 '연기(年忌)'라고 하는 것입니다."

(황제왈 기형을 득하고 기색을 부득이면 하여오? 기백왈 형이 승색하고 색이 승형자는 그 승시의 연가에 지하여 감하면 곧 병행하고 실하면 곧 우하니 형색이 상득한 자는 부귀하여 대락이니라. 황제왈 그 형색이 상승의 시의 연가를 가지아? 기백왈 무릇 연기 상하의 인의 대기는 항상 가하니 칠세와 십육세와 이십오세와 삼십사세와 사십삼세와 오십이세와 육십일세는 다 인의 대기니 자안이 불가불이니 감즉 병행하고 실즉 우니 당차의 시에 간사가 무위니 시위를 연기니라.)

黃帝曰 得其形[1] 不得其色何如 岐伯曰 形勝色 色勝形[2]者 至其勝時年加[3] 感則病行 失[4]則憂矣 形色相得者 富貴大樂 黃帝曰 其形色相勝之時 年加可知乎 岐伯曰 凡年忌下上之人 大忌常加[5] 七歲 十六歲 二十五歲 三十四歲 四十三歲 五十二歲 六十一歲 皆人之大忌 不可不自安也 感則病行 失則憂矣 當此之時 無爲奸事[6] 是謂年忌

1) 得其形(득기형) : 형상을 얻다. 곧 25가지 유형에서 하나의 형을 얻다의 뜻.
2) 形勝色色勝形(형승색색승형) : 형체가 색을 이기고 색이 형체를 이기다. 오

행(五行)의 상생(相生)과 상극(相剋)에 근거하여 말한 것이다. 예를 들어 목형(木形)인 사람에게 황색이 나타나면 목이 토(土)를 이기고 화형(火形)인 사람에게 백색이 나타나면 화(火)가 금(金)을 이길 수 있어 이들은 모두가 형체가 색(色)을 이긴 것이다. 그러나 화형(火形)인 사람에게 흑색(黑色)이 나타나면 혹은 수(水)이므로 색이 형체의 화(火)를 이기는 것이다.

3) 至其勝時年加(지기승시연가) : 가(加)는 기(忌)의 오자라고 했다. 그 이기는 때에 연기(年忌)가 이르게 되면의 뜻. 연기는 그 사람에게 불리한 나이인데 혹은 금기가 있는 나이라고도 한다. 곧 형체와 얼굴색이 서로 억제할 때 연기(年忌)가 더해지는 것이 있게 되면 이런 나이에는 쉽게 질병에 걸리게 된다는 뜻이다. 연기(年忌)는 7세부터 시작하여 9세를 더하는데 곧 현재 사람이 7세이면 양(陽)이 적으며 여기에 다시 9세를 더하면 16세, 또 더하면 25세, 또 더하면 34세, 또 더하면 43세, 또 더하면 52세, 또 9세를 더하면 61세가 된다. 수의 9는 노양(老陽)이며 양이 극(極)에 이르면 반드시 변하므로 이는 모두 사람의 대기(大忌)이니 이 때에는 자신의 본분을 지켜야 한다. 이러한 각각의 해당년에는 간음하거나 나쁜 일을 하지 않으면 스스로 면하나 그렇지 않으면 형체와 얼굴색이 서로 얻지 못하고 서로 억제함에 이르는 것으로 이 때에 연기(年忌)마저 가해지게 되면 이어 사기(邪氣)를 감수하여 질병이 발생하는데 이 때 치료의 시기를 잃으면 우려된다고 했다.

4) 失(실) : 치료 시기를 놓치다의 뜻.

5) 大忌常加(대기상가) : 대기는 항상 9세를 더한다고 했다. 가(加) 아래에 구세(九歲)의 두 글자가 있어야 한다고 했다.

6) 奸事(간사) : 간사한 일. 정당하지 않은 일을 뜻한다.

8. 삼양경(三陽經)이 인체를 순행할 때

황제가 말했다.

"부자(夫子)께서 맥의 상하와 혈기의 증후로써 형기(形氣)를 알 수 있다고 말씀하셨는데 무슨 뜻입니까?"

기백이 말했다.

"족양명경의 윗부분에 혈기가 성하면 구레나루가 아름답고 길며, 혈이 적고 기가 많으면 구레나루가 짧습니다. 기가 적고 혈이 많으면 구레나루가 적고, 혈기가 다 적으면 구레나루가 없고 양쪽 입의 귀쪽에 주름이 많습니다.

족양명경의 아랫부분에 혈과 기가 왕성하면 아래의 털이 아름답고 길어 가슴까지 이르게 되고, 혈이 많고 기가 적으면 아래의 털이 아름답고 짧으며 배꼽까지 이르고 다닐 때에는 발을 높이 잘 들고 발가락에 살이 적고 발이 자주 차갑게 됩니다. 또 혈이 적고 기가 많으면 살에 동상이 잘 걸리고, 혈과 기가 다 적으면 털이 없으며 털이 있더라도 드물고 메말라 파리하며 위궐(痿厥)이나 족비(足痺)가 잘 발생하는 것입니다.

족소양경의 윗부분에 기혈이 성하면 구레나루가 아름답고 길며, 혈이 많고 기가 적으면 구레나루가 아름답고 짧으며, 혈이 적고 기가 많으면 구레나루가 적고, 혈기가 다 적으면 턱수염이 없으며 한사(寒邪)나 습사(濕邪)에 감촉되면 비증(痺證)에 잘 걸리고 뼈가 아프고 손발톱이 마르게 됩니다.

족소양경의 아랫부분에 혈기가 성하면 정강이의 털이 아름답고 길며 바깥 복사뼈가 살이 찌고, 혈이 많고 기가 적으면 정강이의 털이 아름답고 짧으며 바깥 복사뼈의 피부가 단단하고 두껍습니다. 혈이 적고 기가 많으면 정강이의 털이 적고 바깥 복사뼈의 피부가 얇고 연하며, 혈기가 다 적으면 털이 없고 바깥 복사뼈가 마르고 살이 없습니다.

족태양경의 윗부분에 혈기가 성하면 눈썹이 아름답고 눈썹에 긴 털이 있으며, 혈이 많고 기가 적으면 눈썹이 거칠고 얼굴에 잔주름이 많으며, 혈이 적고 기가 많으면 얼굴에 살이 많고, 혈기가 조화로우면 얼굴빛이 아름답습니다.

족태양경의 아랫부분에 혈기가 성하면 발꿈치에 살이 풍만하고 발뒤축이 단단하며, 기가 적고 혈이 많으면 수척하고 발꿈치가 공허하고, 혈기가 다 적으면 전근(轉筋)에 잘 걸리고 발뒤축 아래에 통증이 있습니다.

수양명경의 윗부분에 혈기가 성하면 콧수염이 아름답고, 혈이

적고 기가 많으면 콧수염이 거칠고, 혈기가 다 적으면 콧수염이
없습니다.

수양명경의 아랫부분에 혈기가 성하면 겨드랑이 아래의 털이
곱고 수어(手魚)의 살이 따뜻하며, 기혈이 다 적으면 손이 여위
고 또 차갑습니다.

수소양경의 윗부분에 혈기가 성하면 눈썹이 아름답고 길며 귀
의 색이 아름답고, 혈기가 다 적으면 귀가 그을린 것 같고 빛이 좋
지 않습니다.

수소양경의 아랫부분에 혈기가 성하면 손을 쥐면 살이 많고 따
뜻하며, 혈기가 다 적으면 손이 차고 여위며, 기가 적고 혈이 많으
면 여위고 맥이 많습니다.

수태양경의 윗부분에 혈기가 성하면 수염이 많이 나고 얼굴에
살이 많아 평평하고, 혈기가 다 적으면 얼굴이 야위고 빛이 사납
습니다.

수태양경의 아랫부분에 혈기가 성하면 손바닥의 살이 충만하
고, 혈기가 다 적으면 손바닥이 여위고 차갑습니다."

(황제왈 부자의 언에 맥의 상하와 혈기의 후로써 지형기는 내하오? 기백왈
족양명의 상에 혈기가 성즉 염이 미장하고 혈소하고 기다즉 염단하니 고로 기
소하고 혈다즉 염소하고 혈기가 개소즉 무염하여 양문이 다화니라. 족양명의 하
에 혈기가 성즉 하모가 미장하여 지흉하고 혈다하고 기소즉 하모가 미단하여
지제하며 행즉 거족을 선고하고 족지가 소육하고 족이 선한하며 혈소하고 기다
즉 육하여 선촉하고 혈기가 개소즉 무모하며 유즉 희하고 고췌하며 위궐과 족
비를 선하니라. 족소양의 상에 기혈이 성즉 통염에 미장하고 혈다하고 기소즉
통염이 미단하고 혈소하고 기다즉 소염하고 혈기가 개소즉 무수하여 한습에 감
즉 선비하여 골통하며 조고하며 족소양의 하에 혈기가 성즉 경모가 미장하고
외과가 비하며 혈다하고 기소즉 경모가 미단하여 외과의 피가 견하고 후하며
혈소하고 기다즉 행모가 소하고 외과피가 박하고 연하며 혈기가 개소즉 무모하
여 외과가 수하여 무육이니라. 족태양의 상에 혈기가 성즉 미미하여 미에 유호
모하고 혈다하고 기소즉 악미하여 면에 다소리하고 혈소하고 기다즉 면에 다육

하며 혈기가 화즉 미색하고 족태양의 하에 혈기가 성즉 근육이 만하고 종견하
며 기소하고 혈다즉 수하여 근공하고 혈기가 개소즉 희전근하여 종하가 통이니
라. 수양명의 상에 혈기가 성즉 자미하고 혈소하고 기다즉 자악하고 혈기가 개
소즉 무자하고 수양명의 하에 혈기가 성즉 액하모가 미하여 수어의 육이 온하
고 기혈이 개소즉 수수하여 써 한하니라. 수소양의 상에 혈기가 성즉 미미가 장
하고 이색이 미하고 혈기가 개소즉 이초하여 악색하고 수소양의 하에 혈기가
성즉 수권하면 다육하여 써 온하고 혈기가 개소즉 한하여 써 수하며 기소하고
혈다즉 수하여 써 다맥하니라. 수태양의 상에 혈기가 성즉 수가 유다하여 면에
다육하여 써 평하고 혈기가 개소즉 면수하고 악색하며 수태양의 하에 혈기가
성즉 장육이 충만하고 혈기가 개소즉 장수하여 써 한이니라.)

黃帝曰 夫子之言 脈之上下 血氣之候 以知形氣奈何 岐伯曰 足
陽明之上 血氣盛則髥[1]美長 血少氣多則顴短 故氣少血多則髥少
血氣皆少則無髥 兩吻多畵[2] 足陽明之下 血氣盛則下毛美長至胸
血多氣少則下毛美短至臍 行則善高擧足 足指少肉 足善寒 血少氣
多則肉而善瘃[3] 血氣皆少則無毛 有則稀枯悴 善痿厥足痺 足少陽
之上 氣血盛則通髥[4]美長 血多氣少則通髥美短 血少氣多則少髥
血氣皆少則無鬚[5] 感於寒濕則善痺 骨痛爪枯也 足少陽之下 血氣
盛則脛毛美長 外踝肥 血多氣少則脛毛美短 外踝皮堅而厚 血少氣
多則胻毛少 外踝皮薄而軟 血氣皆少則無毛 外踝瘦無肉 足太陽之
上 血氣盛則美眉 眉有毫毛[6] 血多氣少則惡眉[7] 面多少理 血少氣多
則面多肉 血氣和則美色 足太陽之下 血氣盛則跟肉滿 踵堅 氣少血
多則瘦 跟空[8] 血氣皆少則善轉筋 踵下痛 手陽明之上 血氣盛則髭
美[9] 血少氣多則髭惡 血氣皆少則無髭 手陽明之下 血氣盛則腋下毛
美 手魚肉[10]以溫 氣血皆少則手瘦以寒 手少陽之上 血氣盛則眉美
以長 耳色美 血氣皆少則耳焦惡色 手少陽之下 血氣盛則手卷[11]多
肉以溫 血氣皆少則寒以瘦 氣少血多則瘦以多脈[12] 手太陽之上 血
氣盛則有多鬚 面多肉以平 血氣皆少則面瘦惡色 手太陽之下 血氣
盛則掌肉充滿 血氣皆少則掌瘦以寒
1) 髥(염) : 귀밑에서 턱까지 난 수염. 또 일설에는 턱에 있는 것을 수(須)라고

하고 뺨에 있는 것을 염이라고 한다고 했다.

2) 兩吻多畫(양문다화) : 양쪽 입가에 주름이 많다. 문은 입가를 뜻하고 화는 입가의 주름이다.

3) 瘃(촉) : 동창(凍瘡)이다. 동상을 입어서 허는 것.

4) 通髥(통염) : 귀밑의 털과 연결되어 자라는 수염을 뜻한다. 곧 연빈호수(連鬚胡須)라고 한다.

5) 鬚(수) : 염(髥)으로 되어야 한다고 했다.

6) 豪毛(호모) : 눈썹 속에 길게 솟아난 털을 뜻한다. 곧 긴눈썹이다.

7) 惡眉(악미) : 눈썹이 거친 것이다.

8) 跟空(근공) : 발의 뒤축에서 땅에 닿는 곳이다. 곧 그 곳이 공허하다의 뜻.

9) 髭美(자미) : 콧수염이 아름답다. 자는 코 아래 수염을 뜻한다.

10) 手魚肉(수어육) : 엄지손가락 본마디 뒤쪽의 두꺼운 기육을 뜻한다.

11) 卷(권) : 권(拳)이 타당하다고 했다.

12) 多脈(다맥) : 피육(皮肉)이 여위어 맥락이 대부분 밖으로 드러나 보이는 것을 뜻한다.

9. 25인의 각 유형에 따른 침놓는 법

황제가 말했다.

"25인의 유형에 침을 놓는 데에 적당한 것이 있습니까?"

기백이 말했다.

"눈썹이 아름다운 사람은 족태양경맥의 기혈이 많고 눈썹이 거친 사람은 혈과 기가 적으며 살이 찌고 윤택한 사람은 혈기가 유여(有餘)하고 살이 찌되 기름기가 없는 사람은 기가 유여하되 혈이 부족하고 여위어 윤기가 없는 사람은 기혈이 다 부족한 것입니다.

그 형기의 유여와 부족을 자세히 살펴 조절한다면 가히 역순(逆順)을 알 수 있는 것입니다."

"모든 음양경에 침을 놓는 데는 어떻게 해야 합니까?"

"그 촌구맥과 인영맥을 눌러서 음과 양을 조절하고 그 경락의 엉기고 깔깔한 것과 맺혀서 통하지 않는 것을 더듬어 진맥해 보

아야 합니다. 이들은 몸에 있어서 다 통비(痛痺)가 되는 것이며
심하면 순행하지 못하는 것으로 엉기고 껄끄러워지는 것입니다.

엉기고 껄끄러워진 것은 기를 이르게 하여 따뜻하게 해야 하는
데 혈(血)이 조화되면 이에 중지하는 것입니다.

그 낙맥이 맺힌 사람은 맥이 맺혀서 혈이 조화롭지 못한 것이
니 결단하여서 이에 행하게 해야 합니다.

그러므로 이르기를 '기가 위에서 유여한 사람은 인도하여 내려
가게 하고 기가 위에서 부족한 사람은 밀어서 휴식시키고 그 계
류하여 이르지 않는 것은 인하여 맞이하는데 반드시 경수에서 밝
혀야 이에 능히 유지한다.' 라고 한 것입니다.

한사와 열사가 다투는 사람은 인도하여 행하게 하고 그 울결함
이 오래 되었지만 혈이 맺히지 않은 사람은 예방하여야 합니다.

반드시 먼저 25인의 유형을 명확히 안다면 곧 혈기의 소재와 좌
우와 상하에 침을 놓는 규율을 마치는 것입니다.”

(황제왈 이십오인자는 자에 유약이니까? 기백왈 미미자는 족태양의 맥의 기
혈이 다고 악미자는 혈기가 소하며 기비하여 택자는 혈기가 유여하고 비하여
불택자는 기가 유여하고 혈이 부족하며 수하여 무택자는 기혈이 구부족하니 그
형기의 유여와 부족을 심찰하여 조하면 가히 써 역순을 지나라. 황제왈 그 제음
양을 자함을 내하오? 기백왈 그 촌구와 인영을 안하여 써 음양을 조하고 그 경
락의 응삽과 결하여 불통자를 절순하는데 차는 신에 다 위통비하고 심즉 불행
하니 고로 응삽이라. 응삽자는 치기하여 써 온하되 혈이 화하면 내지니 그 결락
자는 맥결하고 혈이 불화니 결하여 내행이니라. 고로 왈 기가 상에 유여한 자는
도하여 하하고 기가 상에 부족한 자는 추하여 휴하며 그 계류하여 부지자는 인
하여 영하니 필히 경수에 명해야 이에 능히 지함이니라. 한과 열이 쟁자는 도하
여 행하고 그 울진하여 혈이 결자즉 여이니 필히 먼저 이십오인을 명지하면 혈
기의 소재와 좌우와 상하의 자약을 필하니라.)

黃帝曰 二十五人者 刺之有約[1]乎 岐伯曰 美眉者 足太陽之脈 氣
血多 惡眉者 血氣少 其肥而澤者 血氣有餘 肥而不澤者 氣有餘 血

不足 瘦而無澤者 氣血俱不足 審察其形氣有餘不足而調之 可以知
逆順矣 黃帝曰 刺其諸陰陽奈何 岐伯曰 按其寸口人迎 以調陰陽
切循其經絡之凝澀 結而不通者 此於身皆爲痛痺 甚則不行 故凝澀
凝澀者 致氣以溫之 血和乃止 其結絡者 脈結血不和 決²⁾之乃行 故
曰 氣有餘於上者 導而下之 氣不足於上者 推而休³⁾之 其稽留不至
者 因而迎之 必明於經隧 乃能持之 寒與熱爭者 導而行之 其宛陳
血不結者 則而予之 必先明知二十五人 則血氣之所在 左右上下 刺
約¹⁾畢也

1) 約(약) : 적(的)의 뜻이다. 알맞게 또는 적당하게의 뜻이다.
2) 決(결) : 터 주다.
3) 休(휴) : 양(揚)의 오자라 했다. 유침(留鍼)시켜서 기를 기다리다의 뜻.

제10권 황제내경영추
(黃帝內經靈樞卷十)

제65편 오음오미(五音五味篇第六十五)

오음오미(五音五味)는, 다섯 가지 소리인 궁(宮) 상(商) 각(角) 치(徵) 우(羽)와 다섯 가지 맛인 신(辛) 산(酸) 함(鹹) 고(苦) 감(甘)을 뜻한다.

이 편(篇)에서는 25유형의 사람에게 각각 맞게 조절하고 치료하는 적절한 방법을 설명하고 오음(五音)에 속하는 각종 유형의 사람을 설명하고 오음이 수족양경(手足陽經)과 오장음경(五臟陰經)과 갖는 밀접한 관계를 설명하였다. 오장(五臟)과 오곡(五穀)과 오축(五畜)과 오과(五果)와 오색(五色)과 오미(五味)의 배합 관계를 열거하고 부인이나 환관(宦官)이나 천환(天宦)은 수염이 나지 않는 이유를 소개하고 삼음과 삼양경맥의 혈기의 다소를 소개하였다. 일설에는 '오음오미분배장(五音五味分配臟)'편이라고도 했다.

1. 오음(五音)의 해당 부위

우치(右徵)와 소치(少徵)는 오른쪽 수태양(手太陽)의 윗부분을 조절하고 좌상(左商)과 좌치(左徵)는 왼쪽 수양명(手陽明)의 윗부분을 조절합니다.

소치(少徵)와 대궁(大宮)은 왼쪽 수양명의 윗부분을 조절하고 우각(右角)과 대각(大角)은 오른쪽 족소양(足少陽)의 아랫부분을 조절합니다.

대치(大徵)와 소치(少徵)는 왼쪽 수태양(手太陽)의 윗부분을 조절하고 중우(衆羽)와 소우(少羽)는 오른쪽 족태양(足太陽)

의 아랫부분을 조절합니다.

소상(少商)과 우상(右商)은 오른쪽 수태양의 아랫부분을 조절하고 질우(桎羽)와 중우(衆羽)는 오른쪽 족태양의 아랫부분을 조절합니다.

소궁(少宮)과 대궁(大宮)은 오른쪽 족양명의 아랫부분을 조절하고 판각(判角)과 소각(少角)은 오른쪽 족소양의 아랫부분을 조절합니다.

체상(鈦商)과 상상(上商)은 오른쪽 족양명의 아랫부분을 조절하고 체상과 상각(上角)은 왼쪽 족태양의 아랫부분을 조절합니다.

상치(上徵)는 우치(右徵)와 같은데 오곡(五穀)에서는 보리요, 오축(五畜)에서는 양(羊)이요, 오과(五果)에서는 살구요, 경맥에서는 수소음(手少陰)이요, 오장(五臟)에서는 심(心)이요, 오색(五色)에서는 적색이요, 오미(五味)에서는 쓴맛이요, 계절에서는 여름입니다.

상우(上羽)는 대우(大羽)와 같은데 오곡에서는 대두(大豆 : 콩)요, 오축에서는 돼지요, 오과에서는 밤이요, 경맥에서는 족소음(足少陰)이요, 오장에서는 신(腎)이요, 오색에서는 흑색이요, 오미에서는 짠맛이요, 계절에서는 겨울입니다.

상궁(上宮)은 대궁(大宮)과 같은데 오곡에서는 직(稷 : 메기장)이요, 오축에서는 소요, 오과에서는 대추요, 경맥에서는 족태음(足太陰)이요, 오장에서는 비(脾)요, 오색에서는 황색이요, 오미에서는 단맛이요, 계절에서는 계하(季夏)입니다.

상상(上商)은 우상(右商)과 같은데 오곡에서는 기장이요, 오축에서는 닭이요, 오과에서는 복숭아요, 경맥에서는 수태음(手太陰)이요, 오장에서는 폐(肺)요, 오색에서는 백색이요, 오미에서는 매운맛이요, 계절에서는 가을입니다.

상각(上角)은 대각(大角)과 같은데 오곡에서는 마(麻)요, 오축에서는 개요, 오과에서는 오얏이요, 경맥에서는 족궐음(足厥陰)이요, 오장에서는 간(肝)이요, 오색에서는 청색이요, 오미에서는 신맛이요, 계절에서는 봄입니다.

대궁(大宮)은 상각(上角)과 같은데 오른쪽 족양명의 윗부분이고, 좌각(左角)은 대각(大角)과 같은데 왼쪽 족양명의 윗부분이며 소우(少羽)는 대우(大羽)와 같은데 오른쪽 족태양의 아랫부분이며 좌상(左商)은 우상(右商)과 같은데 왼쪽 수양명의 윗부분이며 가궁(加宮)은 대궁(大宮)과 같은데 왼쪽 족소양의 윗부분이며 질판(質判)은 대궁(大宮)과 같은데 왼쪽 수태양의 아랫부분이며 판각(判角)은 대각(大角)과 같은데 왼쪽 족소양의 아랫부분이며 대우(大羽)는 대각(大角)과 같은데 오른쪽 족태양의 윗부분이며 대각(大角)은 대궁(大宮)과 같은데 오른쪽 족소양의 윗부분입니다.

우치(右徵)와 소치(少徵)와 질치(質徵)와 상치(上徵)와 판치(判徵)는 화형(火形)이요, 우각(右角)과 체각(鈇角)과 상각(上角)과 대각(大角)과 판각(判角)은 목형(木形)이요, 우상(右商)과 소상(少商)과 체상(鈇商)과 상상(上商)과 좌상(左商)은 금형(金形)이요, 소궁(少宮)과 상궁(上宮)과 대궁(大宮)과 가궁(加宮)과 좌궁(左宮)은 토형(土形)이요, 중우(衆羽)와 질우(桎羽)와 상우(上羽)와 대우(大羽)와 소우(少羽)는 수형(水形)입니다."

(우치와 소치는 우의 수태양상을 조하고 좌상과 좌치는 좌의 수양명상을 조하고 소치와 대궁은 좌의 수양명상을 조하고 우각과 대각은 우의 족소양하를 조하고 대치와 소치는 좌의 수태양상을 조하고 중우와 소우는 우의 족태양하를 조하고 소상과 우상은 우의 수태양하를 조하고 질우와 중우는 우의 족태양하를 조하고 소궁과 대궁은 우의 족양명하를 조하고 판각과 소각은 우의 족소양하를 조하고 체상과 상상은 우의 족양명하를 조하고 체상과 상각은 좌의 족태양하를 조하니라. 상치는 우치와 동한데 곡은 맥이요 축은 양이요 과는 행이요 수소음이며 장은 심이요 색은 적이요 미는 고요 시는 하며 상우는 대우와 동한데 곡은 대두요 축은 체요 과는 율이요 족소음이요 장은 신이요 색은 흑이요 미는 함이요 시는 동이며 상궁은 대궁과 동한데 곡은 직이요 축은 우요 과는 조요 족태음이

요 장은 비요 색은 황이요 미는 감이요 시는 계하며 상상은 우상과 동한데 곡은
서요 축은 계요 과는 도요 수태음이며 장은 폐요 색은 백이요 미는 신이요 시는
추며 상각은 대각과 동한데 곡은 마요 축은 견이요 과는 이요 족궐음이요 장은
간이요 색은 청이요 미는 산이요 시는 춘이니라. 대궁은 상각과 동인데 우의 족
양명상이요 좌각은 대각과 동인데 좌의 족양명상이요 소우는 대우와 동인데 우
의 족태양하요 좌상은 우상과 동인데 좌의 수양명상이요 가궁은 대궁과 동인데
좌의 족소양상이요 질판은 대궁과 동인데 좌의 수태양하요 판각은 대각과 동인
데 좌의 족소양하요 대우는 대각과 동인데 우의 족태양상이요 대각은 대궁과 동
인데 우의 족소양상이니라. 우치와 소치와 질치와 상치와 판치요 우각과 체각과
상각과 대각과 판각이요 우상과 소상과 체상과 상상과 좌상이요 소궁과 상궁과
대궁과 가궁과 좌궁이요 중우와 질우와 상우와 대우와 소우니라.)

右徵與少徵 調右手太陽上[1] 左商與左徵 調左手陽明上 少徵與大
宮 調左手陽明上 右角與大角 調右足少陽下 大徵與少徵 調左手太
陽上 衆羽與少羽 調右足太陽下 少商與右商 調右手太陽下 桎羽與
衆羽 調右足太陽下 少宮與大宮 調右足陽明下 判角與少角 調右足
少陽下 欽商與上商 調右足陽明下 欽商與上角 調左足太陽下 上徵
與右徵同 穀麥 畜羊 果杏 手少陰 藏心 色赤 味苦 時夏 上羽與大羽
同 穀大豆 畜彘 果栗 足少陰 藏腎 色黑 味鹹 時冬 上宮與大宮同
穀稷 畜牛 果棗 足太陰 藏脾 色黃 味甘 時季夏 上商與右商同 穀黍
畜鷄 果桃 手太陰 藏肺 色白 味辛 時秋 上角與大角同 穀麻 畜犬
果李 足厥陰 藏肝 色靑 味酸 時春 大宮與上角同 右足陽明上 左角
與大角同 左足陽明上 少羽與大羽同 右足太陽下 左商與右商同 左
手陽明上 加宮與大宮同 左足少陽上 質判與大宮同 左手太陽下 判
角與大角同 左足少陽下 大羽與大角同 右足太陽上 大角與大宮同
右足少陽上 右徵 少徵 質徵 上徵 判徵 右角 欽角 上角 大角 判角
右商 少商 欽商 上商 左商 少宮 上宮 大宮 加宮 左宮 衆羽 桎羽 上
羽 大羽 少羽

1) 右徵與少徵調右手太陽上(우치여소치조우수태양상) : 우치와 소치는 오른
  쪽 수태양의 윗부분을 조절한다. 이하의 12개 소목과 밑의 9개 조목을 합하

여 모두 육양(六陽)의 표(表)를 뜻한 것이라 했다.

※ 문장에 서로 모순되는 부분들이 많아서 잘 이해되지 않는 점이 많다.

2. 부인에게는 수염이 없는 이유

황제가 말했다.

"부인(婦人)에게는 수염이 없는 것은 혈기(血氣)가 없기 때문입니까?"

기백이 말했다.

"충맥(衝脈)과 임맥(任脈)은 모두 포중(胞中)에서 발단하여 위로 등의 속을 따라 행하며 경락(經絡)의 바다가 되는 것입니다. 그 띄워져서 밖에 한 것은 배의 오른쪽을 따라 위로 행하여 인후에 모였다가 갈라져서 순구(脣口)에 연락합니다. 이때 혈기가 성하면 피부를 충만시키고 기육을 따뜻하게 하며 혈(血)만 홀로 성하면 피부에 스며들어 잔털이 돋아나게 합니다.

지금 부인(婦人)들이 살아가는데는 기는 유여(有餘)하고 혈(血)은 부족한데, 자주 그 혈(血)을 빼앗기는 상태에서 충맥(衝脈)과 임맥(任脈)이 입술을 왕성하게 해 주지 못하기 때문에 수염이 나지 않는 것입니다."

"어떤 사람이 음기(陰器)가 상한 일이 있어 음기(陰氣)가 단절되어 발기하지 않아서 음기(陰器)를 사용하지 못하지만 그 수염이 제거되지 않는 까닭은 무엇입니까? 환관(宦官 : 내시)들은 유독 수염이 없는 이유는 무엇입니까? 원컨대 그 이유를 듣고자 합니다."

"환관(宦官)은 그 종근(宗筋)을 제거하여 그 충맥을 손상시켜서 혈이 쏟아지고 회복되지 않아서 피부가 안으로 맺혀 입술을 번성하게 하지 못하므로 수염이 나지 않는 것입니다."

"그 유형에 천환(天宦)이라는 사람이 있는데 일찍이 손상되지도 않았고 혈(血)도 빼앗긴 적이 없으나 수염이 나지 않는 까닭은 무엇입니까?"

"이것은 선천적으로 부족한 사람이며 그 임맥과 충맥이 성하지 못하고 종근(宗筋)이 이루어지지 않아 기는 있고 혈이 없어 입술이 번영하지 못하므로 수염이 나지 않는 것입니다."

(황제왈 부인이 무수자는 혈기가 무아? 기백왈 충맥과 임맥이 다 포중에 기하여 상으로 배리를 순하고 경락의 해가 되니 그 부하여 외자는 복우를 순하여 상행하여 인후에 회하여 별하여 순구로 낙하니 혈기가 성즉 충부하고 열육하며 혈이 독성즉 피부를 담삼하여 호모를 생하니 금의 부인의 생은 기는 유여하고 혈이 부족한데 써 그 자주 탈혈하여 충과 임맥이 구순을 불영 고로 수가 불생이니라. 황제왈 사인이 음에 유상하여 음기가 절하여 불기하고 음을 불용하니 연이나 그 수는 불거는 그 고가 하오? 환자는 독거는 하오? 기고를 원문하노라. 기백왈 환자는 그 종근을 거하고 그 충맥을 상하여 혈이 사하여 불복하고 피부가 내결하여 순구가 불영 고로 수가 불생이니라. 황제왈 그 천환이 유한 자는 일찍이 피상치 않고 혈이 불탈이나 연이나 그 수가 불생은 기고가 하오? 기백왈 차는 천지의 소부족으로 그 임충이 불성하고 종근이 불성하여 유기하고 무혈하여 순구가 불영 고로 수가 불생이니라.)

黃帝曰 婦人無鬚者 無血氣乎 岐伯曰 衝脈任脈皆起於胞中[1] 上循背裏[2] 爲經絡[3]之海 其浮而外者 循腹右上行 會於咽喉 別而絡脣口 血氣盛則充膚熱肉 血獨盛則澹滲[4]皮膚 生毫毛 今婦人之生 有餘於氣 不足於血 以其數[5]脫血也 衝任之脈 不榮口脣 故鬚不生焉 黃帝曰 士人有傷於陰 陰氣絶而不起 陰不用[6] 然其鬚不去 其故何也 宦者獨去何也 願聞其故 岐伯曰 宦者去其宗筋[7] 傷其衝脈 血寫不復 皮膚內結 脣口不榮 故鬚不生 黃帝曰 其有天宦[8]者 未嘗被傷 不脫於血 然其鬚不生 其故何也 岐伯曰 此天地所不足也 其任衝不盛 宗筋不成 有氣無血 脣口不榮 故鬚不生

1) 衝脈任脈皆起於胞中(충맥임맥개기어포중) : 충맥과 임맥이 다 포중에서 발단하다. 태소에 '포(胞)의 아래는 방광이고 방광은 오줌을 싸므로 포(胞)라고 한다. 포는 곧 요부(尿腑)이다. 포문(胞門)과 자호(子戶)는 서로 가까운데 임맥과 충맥이 그 속에서 시작한다.'라고 했다. 일설에 포는 자궁(子宮)

이라고 했다.

2) 背裏(배리) : 척리(脊裏)로 고쳐야 한다고 했다. 또 척은 척주골(脊柱骨)이라
   했다. 태소에서는 척리는 피부와 기육 속에서 행하지 않음을 뜻한다고 했다.

3) 絡(낙) : 맥(脈)으로 보아야 한다고 했다.

4) 澹滲(담삼) : 스며들다. 또는 삼관(滲灌)의 뜻이라 했다.

5) 數(삭) : 자주의 뜻이다.

6) 陰不用(음불용) : 음기(陰器)를 사용하지 못하다. 곧 음경(陰莖)이 위약(萎
   弱)한 것이다.

7) 宗筋(종근) : 여기에서는 고환(睪丸)을 말한다.

8) 天宦(천환) : 선천적으로 몸은 남자인데 평생 수염이 나지 않아 하늘이 낸 내
   시라고 하여 천환이라 한다. 또 천엄(天閹)이라고도 하는데 전음(前陰 : 陰
   莖)이 생기지 않았거나 있어도 번데기처럼 위축되어 발기하지 못하고 길어
   지지도 않아서 여자와 성교를 하여 아이를 낳을 수가 없는 사람이다.

3. 하늘이 정한 상수(常數)

황제가 말했다.

"훌륭한 말씀입니다. 성인(聖人)이 만물(萬物)에 통달하심은
마치 해와 달의 빛이나 그림자와 같고 음성이나 북이 울리면 그
소리를 듣고 그 형체를 아는 것과 같습니다. 부자(夫子)가 아니
면 누가 능히 만물의 정미한 것을 밝히겠습니까?

그러므로 성인(聖人)께서는 그 얼굴색을 살펴보아 누렇고 붉
은 사람은 열기가 많은 것이요, 푸르고 흰 사람은 열기가 적은 것
이요, 검은 사람은 혈(血)이 많고 기가 적은 것이요, 눈썹이 아름
다운 사람은 태양경에 혈이 많은 것이요, 구레나루가 턱수염까지
이어진 사람은 소양경에 혈이 많은 것이요, 수염이 아름다운 사
람은 양명경에 혈이 많은 것으로 여깁니다. 이는 그 법칙이 항상
그러하다는 것입니다.

대저 사람의 상수(常數)는 태양경은 항상 혈이 많고 기가 적으
며 소양경은 항상 기가 많고 혈이 적으며 양명경은 항상 혈이 많

고 기도 많으며 궐음경은 항상 기가 많고 혈이 적으며 소음경은
항상 혈이 많고 기가 적으며 태음경은 항상 혈이 많고 기가 적은
것입니다. 이러한 것은 하늘이 정한 상수(常數)인 것입니다."

(황제왈 선하다. 성인의 만물을 통은 일월의 광영과 여하고 음성과 고향에 그
성을 문하고 그 형을 지함과 같아 그 비부자면 누가 능히 만물의 정을 명하랴!
시고로 성인이 그 안색을 시하고 황적자는 다열기하고 청백자는 소열기하고 흑
색자는 다혈하고 소기하며 미미자는 태양에 다혈하고 통염이 극수자는 소양이
다혈하고 미수자는 양명이 다혈하니 차는 그 시연이니 대저 인의 상수는 태양
은 항상 다혈하고 소기하며 소양은 항상 다기하고 소혈하며 양명은 항상 다혈
하고 다기하며 궐음은 항상 다기하고 소혈하며 소음은 항상 다혈하고 소기하며
태음은 항상 다혈하고 소기하니 차는 천의 상수니라.)

　黃帝曰 善乎哉 聖人之通萬物也 若日月之光影 音聲鼓響 聞其聲
而知其形 其非夫子 孰能明萬物之精 是故聖人視其顏色 黃赤者多
熱氣 靑白者少熱氣 黑色者多血少氣 美眉者太陽多血[1] 通髯極鬚者
少陽多血 美鬚者陽明多血 此其時然也[2] 夫人之常數 太陽常多血少
氣 少陽常多氣少血 陽明常多血多氣 厥陰常多氣少血 少陰常多血
少氣 太陰常多血少氣 此天之常數也

1) 美眉者太陽多血(미미자태양다혈) : 눈썹이 아름다운 사람은 태양경(太陽
　經)에 혈(血)이 많다는 뜻.
2) 此其時然也(차기시연야) : 기는 칙(則)의 뜻이고 시는 상(常)의 뜻이며 연
　은 여차(如此)의 뜻이라 했다.

제66편 백병시생(百病始生篇第六十六)

백병시생(百病始生)은 온갖 질병이 처음 발생하다의 뜻이다.
　이 백병시생편(百病始生篇)에서는 모든 질병의 발생 원인이 풍(風)과 우(雨)와 청(淸)과 습(濕)과 한(寒)과 서(暑)와 그리고 희로(喜怒)라는 것을 논하고, 그 병이 되는 원인과 발병하는 규칙과 옮겨졌을 때 나타나는 병증과 치료에 대하여 설명하였다.

1. 온갖 질병이 처음 발생하는 원인

황제가 기백에게 물었다.
　"대저 온갖 질병이 처음 발생할 때에는 모두 풍(風)과 우(雨)와 한(寒)과 서(暑)와 청(淸)과 습(濕)과 희(喜)와 노(怒)에서 발생하는 것입니다. 기쁨과 성냄을 절제하지 못하면 오장(五臟)을 상하게 되고 바람과 비는 윗부분을 손상시키고 서늘하고 습한 것은 아랫부분을 손상시키는 것입니다. 삼부(三部)의 사기(邪氣)에 손상되는 것이 종류가 다른데 원컨대 그것들이 모여 통하는 것을 듣고자 합니다."
　기백이 말했다.
　"삼부의 사기(邪氣)는 각각 동일하지 않아서 어떤 것은 음(陰)에서 발생하고 어떤 것은 양(陽)에서 발생하는데 질문하신 내용에 대해 그 의의를 말씀드리겠습니다. 기쁨과 성냄이 절제되지 않으면 오장(五臟)을 상하게 하고 오장이 상하게 되면 병은 음에서 발생하게 됩니다. 싸늘하고 습한 기가 허한 곳에 겹치게 되면 병이 하부에서 발단하게 됩니다. 바람이나 비가 허한 곳에 겹치게 되면 병은 상부에서 발단하는데 이러한 것을 일러 삼부(三部)라고 합니다. 그 정도에 지나치게 되면 가히 헤아려 셀 수가 없는 것입니다."

(황제가 기백에게 문왈 대저 백병의 시생에는 다 풍우와 한서와 청습과 희로에서 생하니 희로를 부절즉 상장하고 풍우즉 상상하며 청습즉 상하니 삼부의 기는 소상이 이류하니 기회를 원문하노라. 기백왈 삼부의 기는 각부동하여 혹은 음에서 기하고 혹은 양에서 기하니 청에 그 방을 언하리라. 희로가 부절즉 상장하고 상장즉 병이 음에 기하여 청습이 습허즉 병이 하에 기하고 풍우가 습허즉 병이 상에 기하니 시위를 삼부니 그 음일에 지하여는 불가승수니라.)

黃帝問於岐伯曰 夫百病之始生也 皆生於風雨寒暑 淸濕[1]喜怒 喜怒不節則傷藏 風雨則傷上 淸濕則傷下 三部之氣 所傷異類 願聞其會[2] 岐伯曰 三部之氣各不同 或起於陰 或起於陽[3] 請言其方[4] 喜怒不節則傷藏 藏傷則病起於[5]陰也 淸濕襲虛 則病起於下 風雨襲虛則病起於上 是謂三部 至於其淫泆[6] 不可勝數

1) 淸濕(청습) : 청은 싸늘하다. 곧 차다. 습은 습기, 곧 축축한 기운.
2) 會(회) : 모여 통하다.
3) 或起於陰或起於陽(혹기어음혹기어양) : 어떤 것은 음에서 발단하고 어떤 것은 양에서 발단하다. 음에서 발단하는 것은 팔뚝·정강이·꽁무니를 뜻하고 양에서 발단하는 것이란 면부(面部)와 항부(項部)와 응부(膺部)와 배부(背部)를 뜻한다.
4) 方(방) : 방법의 뜻. 의의를 뜻한다.
5) 於(어) : 연문(衍文)이다.
6) 淫泆(음일) : 침음(浸陰)하여 유일(流泆)하다의 뜻.

2. 사기의 침입으로 병이 되는 원인
황제가 말했다.
"나는 진실로 능히 헤아리지 못하므로 선사(先師)에게 묻습니다. 원컨대 그 도를 모두 듣고자 합니다."

기백이 말했다.

"풍(風)과 우(雨)와 한(寒)과 열(熱)이 허한 곳을 얻지 못하면 사기(邪氣)는 능히 사람을 손상시키지 못합니다. 갑자기 질풍(疾風)이나 폭우(暴雨)를 만나더라도 병에 걸리지 않는 사람은 대개 허한 곳이 없으므로 사기가 홀로 사람을 손상시키지 못한 것입니다.

반드시 허사(虛邪)의 풍(風)으로 인하고 그 신체의 형이 허함과 함께 하여, 양허(兩虛)인 외사(外邪)와 체내의 허약함이 서로 침입하여야만 이에 그 형체에 손님 노릇을 하는 것입니다. 양실(兩實)인 네 계절의 정기와 건강한 신체가 서로 만나게 되면 보통 사람들의 기육은 더욱 단단해집니다.

그 허사(虛邪)에 맞게 되는 것은, 천시(天時)에 따라서 그 신형이 함께 하고 허와 실이 참여하여 큰 질병이 이에 이루어지며 사기가 머무는 곳이 정해져 있게 됩니다. 그 머무르는 곳에 따라서 이름을 얻게 되며 상하(上下)와 중외(中外)로 나누어서 삼원(三員)이 되는 것입니다.

허사(虛邪)가 사람에게 적중하는 것은 피부에서 시작하는데 피부가 느슨해지면 주리(腠理)가 열리게 되고 주리가 열리게 되면 사기가 모발(毛髮)을 따라 들어오고 들어오게 되면 깊은 곳으로 이르게 됩니다. 깊은 곳에 이르면 모발이 꼿꼿하게 서게 되고 모발이 서게 되면 몸이 석연(淅然 : 오싹하다)해지는 것으로 피부에 통증이 있게 됩니다.

사기(邪氣)가 머물러 떠나지 않게 되면 옮아 가 낙맥(絡脈)에 머무는데 낙(絡)에 있을 때에는 기육에 통증이 있으며 그 통증이 때때로 쉬기도 하는데 큰 경맥이 이에 대신합니다.

이 때도 머물러 제거되지 않으면 경맥(經脈)으로 옮아 가 머무는데 경맥에 있을 때에는 으슬으슬 떨고 잘 놀랍니다.

머물러 다시 제거되지 않으면 수맥(輸脈)으로 옮아 가 머무는데 수맥에 있을 때에는 육경맥(六經脈)이 사지(四肢)로 통하지 못하게 되면 팔다리의 관절이 아프고 허리와 척추가 뻣뻣해집니다.

또 머물러 제거되지 않으면 복충맥(伏衝脈)으로 옮아 가 머무는데 복충맥에 있을 때는 몸이 무겁고 아프게 됩니다.

머물러 제거되지 않으면 장위(腸胃)로 옮아 가 머무는데 장위(腸胃)에 있을 때에는 분향(賁嚮)과 복창(腹脹)이 생깁니다. 한기(寒氣)가 많게 되면 장명(腸鳴)이나 손설(殄泄)이 있게 되고 음식물이 소화되지 않으며 열이 많으면 당설(溏泄 : 죽 같은 변)하거나 죽과 같이 나오게 됩니다.

머물러 제거되지 않으면 장위의 밖이나 모원(募原)의 사이로 옮아 가 머물게 되는데 맥에 머물러 붙어 있게 되고, 붙어서 머물러 있게 되어 제거되지 않으면 휴식하여 적(積)이 이루어집니다.

어떤 것은 손맥(孫脈)에 붙고 어떤 것은 낙맥(絡脈)에 붙고 어떤 것은 경맥에 붙고 어떤 것은 수맥(輸脈)에 붙고 어떤 것은 복충맥(伏衝脈)에 붙고 어떤 것은 여근(膂筋)에 붙고 어떤 것은 장위의 모원(募原)에 붙어서 위로 완근(緩筋)에 연결되는데 사기(邪氣)가 흘러 넘치는 것을 다 헤아릴 수는 없는 것입니다."

(황제왈 여는 진실로 불능수니 고로 선사에 문하니 원컨대 기도를 졸문하노라. 기백왈 풍우와 한열이 부득허하면 사가 홀로 상인이 불능하니라. 졸연히 질풍과 폭우를 봉하여 불병자는 대개 무허니 고로 사가 홀로 상인이 불능이니 차는 필히 허사의 풍으로 인하여 그 신형과 여하여 양허가 상득하여 이에 그 형에 객하며 양실이 상봉하면 중인은 육견이니라. 그 허사에 중은 천시에 인하여 그 신형과 여하여 허실을 참하여 대병이 내성이니 기에 유정사하고 인처하여 위명이니 상하와 중외가 분하여 위삼원이니 시고로 허사의 중인은 피부에 시하고 피부가 완즉 주리가 개하고 개즉 사가 종모발하여 입하고 입즉 저심하고 심즉 모발이 입하고 모발이 입즉 석연하니 고로 피부가 통하니라. 유하여 불거즉 낙맥에 전사하고 재락의 시엔 기육이 통하고 그 통이 시식하며 대경이 내대니라. 유하여 불거면 경에 전사하고 재경의 시엔 쇄석하고 회경이며 유하여 불거면 수에 전사하고 재수의 시엔 육경이 사지로 불통즉 지절이 통하고 요척이 내강하니라. 유하여 불거면 복충맥에 전사하고 복충에 재할 시는 체중하고 신통하니라. 유하여 불거면 장위에 전사하고 장위에 재할 시는 분향하고 복창하여 다

한즉 장명하고 손설하며 식불화하고 다열즉 당하거나 출미하니라. 유하여 불거면 장위의 외와 모원의 간에 전사하여 맥에 유착하고 계류하여 불거면 식하여 성적이니라. 혹은 손맥에 착하고 혹은 낙맥에 착하고 혹은 경맥에 착하고 혹은 수맥에 착하고 혹은 복충맥에 착하고 혹은 여근에 착하고 혹은 장위의 모원에 착하여 상으로 완근에 연하여 사기가 음일하여 불가승론이니라.)

　　黃帝曰 余固不能數 故問先師 願卒聞其道 岐伯曰 風雨寒熱不得虛 邪不能獨傷人 卒然逢疾風暴雨而不病者 蓋無虛 故邪不能獨傷人 此必因虛邪之風 與其身形 兩虛[1]相得 乃客其形 兩實[2]相逢 衆人肉堅 其中於虛邪也 因於天時 與其身形 參[3]以虛實 大病乃成 氣有定舍 因處爲名[4] 上下中外 分爲三員[5] 是故虛邪之中人也 始於皮膚[6] 皮膚緩[7]則腠理開 開則邪從毛髮入 入則抵深 深則毛髮立 毛髮立則淅然[8] 故皮膚痛 留而不去[9] 則傳舍[10]於絡脈 在絡之時 痛於肌肉 其痛之時息 大經乃代 留而不去 傳舍於經 在經之時 洒淅喜驚[11] 留而不去 傳舍於輸[12] 在輸之時 六經[13]不通四肢則肢節痛 腰脊乃强 留而不去 傳舍於伏衝之脈[14] 在伏衝之時 體重身痛 留而不去 傳舍於腸胃 在腸胃之時 賁響[15]腹脹 多寒則腸鳴殆泄 食不化 多熱則溏出麋[16] 留而不去 傳舍於腸胃之外 募原[17]之間 留著[18]於脈 稽留[19]而不去 息而成積[20] 或著孫脈 或著絡脈 或著經脈 或著輸脈 或著於伏衝之脈 或著於膂筋[21] 或著於腸胃之募原 上連於緩筋[22] 邪氣淫泆不可勝論

1) 兩虛(양허) : 외부의 사기와 인체 내부의 허기(虛氣).
2) 兩實(양실) : 네 계절의 정기(正氣)와 인체의 건강.
3) 參(참) : 결합하다. 곧 참여하다.
4) 氣有定舍因處爲名(기유정사인처위명) : 사기는 인체에 손님 노릇 하여 머무는 곳이 있게 되고 그 머무는 곳이 결정되면 그에 따른 명칭을 얻게 된다.
5) 上下中外分爲三員(상하중외분위삼원) : 상하는 상중하의 뜻이고 중외는 내외(內外)이며 횡으로 나누면 표(表)와 이(裏)와 반표반리(半表半裏)의 삼부(三部)로 나누어지는데 이러한 것을 나누어 삼원(三員)이라고 한다. 삼원(三員)은 곧 삼부(三部)이다.

6) 虛邪之中人也始於皮膚(허사지중인야시어피부) : 허사가 사람에게 적중할
때는 피부에서부터 시작된다.

7) 皮膚緩(피부완) : 피부가 느슨해지다. 곧 피부에 사기가 적중하면 느슨해져
서 수축되지 않는다는 뜻.

8) 淅然(석연) : 으슬으슬하다. 곧 추운 모양이다.

9) 去(거) : 제거하다의 뜻.

10) 傳舍(전사) : 옮겨 머물다의 뜻.

11) 洒淅喜驚(쇄석희경) : 쇄석은 추워서 몸을 떠는 것. 희경은 잘 놀라다.

12) 輸(수) : 수맥(輸脈)이며 족태양맥을 가리킨다.

13) 六經(육경) : 수육경(手六經)이다. 곧 수태음경, 수양명경, 수소음경, 수태
양경, 수궐음경, 수소양경이다.

14) 伏衝之脈(복충지맥) : 충맥이 척부(脊部)에 있는데 그 맥이 가장 깊게 있
으므로 복충(伏衝)이라 한다. 곧 충맥의 운행은 척주(脊柱)의 안쪽에 가깝
다는 것을 뜻한다.

15) 賁䖏(분향) : 허(虛)하여 일어나는 모양을 뜻함.

16) 溏出麋(당출미) : 설사나 혹은 이질(痢疾)을 뜻한다. 미는 황색을 띠고 죽
과 같은 것이라 했다.

17) 募原(모원) : 장(腸) 밖의 지막(脂膜)을 뜻한다고 했다.

18) 留著(유착) : 달라붙다.

19) 稽留(계류) : 머물러 있다의 뜻.

20) 息而成積(식이성적) : 자라서 적병(積病)이 이루어지다.

21) 膂筋(여근) : 등골뼈에 붙어 있는 근육이다.

22) 緩筋(완근) : 족양명근(足陽明筋)을 뜻한다고 했다. 이는 족양명의 기가 완
만한 것을 주관하기 때문이라 했다.

3. 사기(邪氣)의 전이에 따라 나타나는 증상
황제가 말했다.
"원컨대 그 말미암는 사유를 모두 듣고 싶습니다."
기백이 말했다.

"그것이 손락(孫絡)의 맥에 붙어서 적(積)을 이루는 사람은 그 적(積)이 위와 아래로 왕래하고 손락이 있는 곳으로 모이는 것입니다.

손락(孫絡)은 떠 있고 느슨하여 능히 구계(句稽：句積)하여 그치지 못하므로 장위(腸胃)의 사이를 왕래하고 옮겨 갑니다. 수기(水氣)가 모여들어 스며들고 관주(灌注)하는 것이 물 흐르는 소리가 나고, 한(寒)이 있게 되면 배가 붓고 그득하며 뇌명(雷鳴)이 있고 당기므로 때때로 통증이 있습니다.

그것이 양명경에 붙게 되면 배꼽을 끼고 살게 되므로 포식하면 더욱 커지고 굶주리면 더욱 작아지는 것입니다.

그것이 완근(緩筋)에 붙게 되면 양명경의 적(積)과 같아서 포식하면 아프고 굶으면 편안해집니다.

그것이 장위(腸胃)의 모원(募原)에 붙으면 아프면서 밖으로 완근(緩筋)까지 이어져서, 포식하면 편안해지고 굶으면 아프게 됩니다.

그것이 복충맥(伏衝脈)에 붙게 된 사람은 췌췌(揣揣)히 손에 응하여 느껴지는데 손을 놓으면 열기가 양쪽 넓적다리로 내려가 마치 끓는 물에 담그는 상태와 같게 됩니다.

그것이 등골뼈 근육에 붙어 장(腸)의 뒤에 있게 된 사람은 굶으면 적(積)이 나타나고 배가 부르면 적이 나타나지 않으며 눌러 보아도 잡히지가 않습니다.

그것이 수맥(輸脈)에 붙어 있는 사람은 막혀서 통하지 않고 진액(津液)이 내려가지 못하여 공규(孔竅)가 말라서 막힙니다. 이러한 것은 사기(邪氣)가 밖에서 따라와 안으로 들어와, 위에서 아래로 내려간 것입니다."

(황제왈 원컨대 그 소유연을 진문하니라. 기백왈 그 손락의 맥에 착하여 성적자는 그 적이 상하로 왕래하여 손락의 거에 비수하여 부하여 완하여 능히 구적하여 지치 못하므로 장위의 간을 왕래이행하는데 수가 주삼주관함에 탁탁하는 음이 있고 유한즉 진진만하고 뇌인 고로 시에 절통이니 그 양명의 경에 착즉

협제하여 거하며 포식즉 익대하고 기즉 익소하니 그 완근에 착하면 양명의 적
과 사하여 포식즉 통하고 기즉 안이니 그 장위의 모원에 착하면 통하여 외로 완
근에 연하여 포식즉 안하고 기즉 통하니 그 복충의 맥에 착한 자는 췌췌히 응수
하여 동하고 발수즉 열기가 양고로 하함이 탕옥의 상과 여하니 그 여근에 착하
여 장후에 재한 자는 기즉 적현하고 포즉 적이 불현하여 안에 부득하니 그 수의
맥에 착한 자는 폐색하여 불통하고 진액이 불하하며 공규가 건옹한데 차는 사
기의 종외하여 입내하고 종상하여 하니라.)

黃帝曰 願盡聞其所由然 岐伯曰 其著孫絡[1]之脈而成積者 其積往
來上下 臂手[2]孫絡之居也 浮而緩 不能句[3]積而止之 故往來移行腸
胃之間 水湊滲[4]注灌 濯濯[5]有音 有寒則䐜䐜滿雷引[6] 故時切痛[7] 其
著於陽明之經 則挾臍而居[8] 飽食則益大 饑則益小 其著於緩筋也
似陽明之積 飽食則痛 饑則安 其著於腸胃之募原也 痛而外連於緩
筋 飽食則安 饑則痛 其著於伏衝之脈者 揣揣[9]應手而動 發手[10]則熱
氣下於兩股 如湯沃[11]之狀 其著於膂筋[12]在腸後者 饑則積見 飽則積
不見 按之不得 其著於輸之脈者 閉塞不通 津液不下 孔竅[13]乾壅 此
邪氣之從外入內 從上下也[14]

1) 孫絡(손락) : 낙맥(絡脈)이 작고 가는 것을 모두 뜻한다.
2) 臂手(비수) : 벽호(擘乎)의 잘못이라 했다. 상착(相著)의 뜻이 있다고 했다.
3) 句(구) : 구(拘)라고 했다.
4) 湊滲(주삼) : 모여서 아래로 스며드는 물을 뜻함.
5) 濯濯(탁탁) : 물이 흐르는 소리의 형용사.
6) 雷引(뇌인) : 장명(腸鳴)이 벼락치듯이 하고 서로 끌어당기는 것.
7) 故時切痛(고시절통) : 그러므로 때때로 켕기며 아프다의 뜻.
8) 挾臍而居(협제이거) : 배꼽을 끼고 있다. 곧 족양명경은 배꼽을 끼고 하행하
   므로 그것으로 인해 적(積)이 생기면 배꼽을 끼고 위치한다.
9) 揣揣(췌췌) : 천천(喘喘)의 뜻이라 했다. 곧 숨이 가쁘다의 뜻.
10) 發手(발수) : 손을 놓다의 뜻. 발은 거(擧)의 뜻이 있다.
11) 沃(옥) : 물을 붓다의 뜻.
12) 膂筋(여근) : 등골뼈의 근육이다.

13) 孔竅(공규) : 칠규(七竅)이다.
14) 從上下也(종상하야) : 위에서 아래로 내려가다의 뜻.

4. 적(積)이 이루어지는 과정

황제가 말했다.

"적(積)이 처음으로 발생하여 그것이 이미 이루어지기까지의 과정은 어떠합니까?"

기백이 말했다.

"적(積)이 처음으로 발생하게 되는 것은 한(寒)을 얻어서 이에 생성되는데 위로 궐역(厥逆)하게 되면 적(積)이 이루어지는 것입니다."

"그 적(積)이 이루어지게 되면 어떻게 됩니까?"

"궐기(厥氣)하여 족부(足部)에 통증이 쌓이고 행동이 불편한 증상이 생기고 발에 통증이 생기고 행동이 불편함이 있으면 정강이가 시린 증상이 발생합니다. 정강이가 시린 증상이 있게 되면 혈맥이 엉겨 껄끄럽게 되고 혈맥이 엉겨 껄끄럽게 되면 한기(寒氣)가 위로 올라가 장위(腸胃)로 들어가게 됩니다. 한기가 장위로 들어가게 되면 진창(䐜脹 : 부어 오르다)하고 진창하게 되면 장(腸) 밖의 즙말(汁沫)이 핍박받아 모여져서 흩어지지 않게 되고 이에 날마다 적(積)이 이루어지게 되는 것입니다.

이에 갑자기 음식을 많이 먹게 되면 장이 가득 차게 되고 기거함이 절제가 없고 힘을 지나치게 쓰면 낙맥(絡脈)이 손상됩니다. 이 때 양락(陽絡)이 손상되면 혈이 밖으로 넘치고 혈이 밖으로 넘치면 코피가 흐르며, 음락(陰絡)이 손상되면 혈이 안으로 넘쳐나고 혈이 안으로 넘치게 되면 혈변(血便)이 되는 것입니다.

장위(腸胃)의 낙맥(絡脈)이 손상되면 혈이 장 밖으로 넘쳐나고, 장 밖에 한기(寒氣)가 있어서 즙말(汁沫)과 혈이 서로 뭉치게 되면 함께 합쳐져 엉기고 모여져서 흩어지지 못하고 적(積)이 이루어지는 것입니다.

이에 갑자기 밖으로 한사(寒邪)에 적중하고 혹 안으로 근심이
나 화나는 것에 손상당하게 되면 기가 상역(上逆)하게 되고 기
가 상역하게 되면 육경맥(六經脈)의 수혈(輸穴)이 통하지 않고
온기가 행해지지 않으며 엉긴 혈이 쌓여서 흩어지지 않고 진액이
깔깔한 상태로 스며드는데 붙어서 제거되지 않게 되면 적(積)이
모두 이루어진 것입니다."

"그 음(陰)에서 생기는 것은 어떠합니까?"

"근심이나 사고(思考)는 심(心)을 손상시키고 거듭 한(寒)한
것은 폐(肺)를 손상시키고 분노는 간을 손상시킵니다. 술에 취하
여 방사(房事 : 성교)에 들어가고 땀이 날 때 바람을 맞게 되면 비
(脾)가 손상되고 힘을 과도하게 사용하거나 혹은 방사에 들어가
땀이 난 상태에서 목욕을 하면 신(腎)이 상하게 됩니다. 이러한 것
들은 내외(內外)의 삼부(三部)에서 질병이 발생하는 것입니다."

"훌륭한 말씀입니다. 치료할 때에는 어떻게 해야 합니까?"

"그 아픈 곳을 살펴서 그 응하는 곳을 알고 유여(有餘)와 부족
(不足)을 살펴서 마땅히 보해야 하면 보해 주고 마땅히 사(瀉)
해야 하면 사해 주며 천시(天時)를 거역하지 않아야 합니다. 이
를 일러 '지치(至治 : 지극한 치료)'라고 하는 것입니다."

(황제왈 적의 시생하여 그 이성에 지함은 내하오? 기백왈 적의 시생은 득한
에 내생하고 궐하면 이에 성적이니라. 황제왈 그 성적이 내하오? 기백왈 궐기
는 족문을 생하고 문생즉 경한하고 경한즉 혈맥이 응삽하고 혈맥이 응삽 한
기가 상하여 장위에 입하고 장위에 입즉 진창하고 진창즉 장외의 즙말이 박취
하여 부득산하여 날로써 성적이니라. 졸연히 다음식즉 창만하여 기거가 부절하
고 용력이 과도즉 낙맥이 상하는데 양락이 상즉 혈이 외일하고 혈이 외일즉 뉵
혈하며 음락이 상즉 혈이 내일하고 혈이 내일즉 후혈하며 장위의 낙이 상즉 혈
이 장외로 일하여 장외가 유한하여 즙말이 여혈로 상단즉 병합하고 응취하여
부득산하여 적성이니라. 졸연히 외로 한에 중하거나 혹은 내로 우로에 상즉 기
가 상역하고 기가 상역즉 육수가 불통하고 온기가 불행하여 응혈이 온리하여
불산하고 진액이 삽삼하여 착하여 불거하면 적이 개성이니라. 황제왈 그 음에

생한 자는 내하오? 기백왈 우사는 상심하고 중한은 상폐하고 분로는 상간하고
취하여 써 입방하고 한출에 당풍은 상비하고 용력이 과도하고 혹 입방하여 한
출에 욕즉 상신이니 차는 내외삼부의 소생병이니라. 황제왈 선하다. 치함을 내
하오? 기백답왈 그 소통을 찰하고 그 응을 지하며 유여와 부족에는 당보즉 보
하고 당사즉 사하여 천시를 무역이니 시위를 지치니라.)

  黃帝曰 積之始生 至其已成奈何 岐伯曰 積之始生 得寒乃生[1] 厥
乃成積[2]也 黃帝曰 其成積奈何 岐伯曰 厥氣生足悗[3] 悗生脛寒 脛
寒則血脈凝澁 血脈凝澁則寒氣上入於腸胃 入於腸胃則䐜脹 䐜脹
則腸外之汁沫迫聚不得散 日以成積 卒然多食飮則腸滿 起居不節
用力過度 則絡脈傷 陽絡[4]傷則血外溢 血外溢則衄血[5] 陰絡[6]傷則血
內溢 血內溢則後血[7] 腸胃之絡傷 則血溢於腸外 腸外有寒 汁沫與
血相搏 則幷合凝聚不得散 而積成矣 卒然外中於寒 若內傷於憂怒
則氣上逆 氣上逆則六輸[8]不通 溫氣不行 凝血蘊裏[9]而不散 津液澁
滲 著而不去 而積皆成矣 黃帝曰 其生於陰者奈何 岐伯曰 憂思傷
心 重寒[10]傷肺 忿怒傷肝 醉以入房 汗出當風傷脾 用力過度 若入房
汗出浴 則傷腎 此內外三部之所生病者也 黃帝曰 善 治之奈何 岐
伯答曰 察其所痛 以知其應 有餘不足 當補則補 當寫則寫 毋逆天
時[11] 是謂至治[12])

1) 得寒乃生(득한내생) : 한기(寒氣)를 얻으면 이에 발생한다. 곧 사기가 한기
   를 얻어서 족부(足部)로 들어가 머무는 것을 적(積)의 시작이라 한다.

2) 厥乃成積(궐내성적) : 한궐의 사기가 위로 행하여 장위(腸胃)로 들어가 적
   (積)을 형성하는 것이다.

3) 足悗(족문) : 족부(足部)에 통증이 쌓여 행동이 불편하다는 뜻이다.

4) 陽絡(양락) : 상행(上行)하는 낙맥(絡脈)이다.

5) 衄血(뉵혈) : 코피가 날 때에는 코피가 나는 부위를 차갑게 해야 한다.

6) 陰絡(음락) : 하행하는 낙맥(絡脈)이다.

7) 後血(후혈) : 음경(陰經)의 혈로 마땅히 따뜻하게 해야 한다.

8) 六輸(육수) : 육경(六經)의 수혈(腧穴)이다.

9) 裏(이) : 과(裹)가 타당하다고 했다.

10) 重寒(중한) : 거듭된 한기(寒氣). 음식물은 외한(外寒)이고 몸이 찬 것은 내한(內寒)인데 이것을 뜻한다.

11) 天時(천시) : 네 계절에 순응하는 것을 뜻한다.

12) 至治(지치) : 선치(善治)와 같다. 곧 잘 치료하다의 뜻.

제67편 행침(行鍼篇第六十七)

행침(行鍼)은 침술(鍼術)을 시행하다, 곧 침을 놓다의 뜻이다.
이 행침편(行鍼篇)에서는 사람의 형체나 체질이 동일하지 않아서
침을 놓았을 때 그 반응에 차이가 있음을 논하고, 형체를 살피지 않
고 침을 놓았을 때의 부작용도 제시하고 있다.

1. 침을 놓으면 나타나는 여섯 가지

황제가 기백에게 물었다.

"나는 부자(夫子 : 선생)에게 구침(九鍼)을 듣고 백성에게 행
하였습니다. 그런데 백성들의 혈기(血氣)는 각각 형체가 동일하
지 않아서 혹은 신기(神氣)가 동하는데 기가 침(鍼)보다 먼저 행
하기도 하고, 혹은 기와 침이 서로 만나기도 하고, 혹은 침을 이미
뽑았는데 기만 홀로 행하기도 하고, 혹은 여러 번 침을 놓아야 비
로소 알게 되기도 하고, 혹은 침을 뽑았는데 기가 역하기도 하고,
혹은 여러 번 침을 놓았는데도 병이 더욱 심해지기도 합니다. 무
릇 이상의 여섯 가지들은 각각 형체가 동일하지 않으니 원컨대 그
방(方 : 도리)을 듣고자 합니다."

(황제가 기백에게 문왈 여는 부자에게 구침을 문하고 백성에게 행한데 백성
의 혈기가 각각 부동형하여 혹은 신동에 기가 침보다 선행하고 혹은 기와 침이
상봉하고 혹은 침이 이출에 기가 독행하고 혹은 삭자하여 내지하며 혹은 발침
하여 기역하고 혹은 삭자하여 병이 익극하니 범차의 육자는 각각 부동형하니

원컨대 기방을 문하노라.)

黃帝聞於岐伯曰 余聞九鍼於夫子 而行之於百姓 百姓之血氣 各不
同形 或神動而氣先鍼行 或氣與鍼相逢[1] 或鍼已出 氣獨行 或數刺乃
知 或發鍼而氣逆[2] 或數刺病益劇[3] 凡此六者 各不同形 願聞其方

1) 或氣與鍼相逢(혹기여침상봉) : 혹은 기와 침이 서로 만나다. 침을 놓은 후에
   침의 효험이 제때에 이르는 것을 뜻한다.
2) 氣逆(기역) : 역은 깔깔하다의 뜻. 기역은 침의 효능이 늦게 나타나는 것을
   뜻한다.
3) 劇(극) : 엄중하다. 또는 심하다의 뜻.

2. 중양인(重陽人)은 어떤 사람인가?

기백이 말했다.

"중양인(重陽人)은 그 신(神)이 쉽게 동하고 그 기는 쉽게 떠
나가는 것입니다."

황제가 말했다.

"어떠한 사람을 중양인(重陽人)이라고 합니까?"

"중양인(重陽人)은 양기(陽氣)가 불꽃처럼 왕성하게 흐르고
언어가 유창하고 빠르며 발을 들되 높이 잘 올리며 심(心)과 폐
(肺)의 장기(臟氣)가 유여(有餘)하며 양기(陽氣)가 윤활하고
성하여 드날리므로 신이 동하여 기가 먼저 행하는 것입니다."

"중양인으로써 신(神)이 먼저 행하지 않는 사람은 왜 그러한
것입니까?"

"이런 사람은 약간의 음(陰)이 있는 사람입니다."

"어떻게 그 약간의 음이 있다는 것을 알 수 있습니까?"

"양(陽)이 많은 사람은 잘 즐거워하고 음이 많은 사람은 화를
잘 내는데 자주 화를 내는 사람은 쉽게 풀리는 것으로 조금의 음
이 있다고 하며, 그 음양의 이합(離合)이 어려워지므로 그 신이
먼저 행하지 못하는 것입니다."

(기백왈 중양의 인은 그 신이 이동하고 그 기가 이왕이니라. 황제왈 하를 중양의 인이라 위하는가? 기백왈 중양의 인은 혹혹하고 호호하며 언어가 선질하고 거족이 선고하여 심폐의 장기가 유여하여 양기가 활성하여 양하니 고로 신동하여 기가 선행이니라. 황제왈 중양의 인이 신이 불선행자는 하오? 기백왈 차인은 파히 유음자니라. 황제왈 하이로 그 파히 유음을 지하니까? 기백왈 다양자는 다희하고 다음자는 다로하고 삭로자는 이해하니 고로 왈 파유음이라 하니 그 음양의 이합이 난하니 고로 그 신이 능히 선행치 못하니라.)

　岐伯曰 重陽之人[1] 其神易動 其氣易往也[2] 黃帝曰 何謂重陽之人
岐伯曰 重陽之人 熇熇高高[3] 言語善疾 擧足善高[4] 心肺之藏氣有
餘[5] 陽氣滑盛而揚[6] 故神動而氣先行 黃帝曰 重陽之人而神不先行
者 何也 岐伯曰 此人頗有陰者也 黃帝曰 何以知其頗有陰也 岐伯
曰 多陽者多喜 多陰者多怒 數怒者易解 故曰頗有陰 其陰陽之離
合[7]難 故其神不能先行也

1) 重陽之人(중양지인) : 양(陽)이 유여함이다. 곧 양이 넘쳐나는 것이다.
2) 往也(왕야) : 지야(至也)의 뜻. 이르다.
3) 熇熇高高(혹혹고고) : 혹혹은 불꽃이 성하게 일어나는 모양이고 고고는 수증기가 오르는 모양이다.
4) 擧足善高(거족선고) : 발을 들되 높이 잘 든다의 뜻이다. 족삼양(足三陽)이 아래에 있기 때문이다.
5) 心肺之藏氣有餘(심폐지장기유여) : 심과 폐의 장기가 유여하다. 곧 오장에서 심과 폐는 양(陽)이고 간과 비와 신은 음(陰)이므로 심과 폐의 기가 유여하면 중양(重陽)이 된다.
6) 揚(양) : 흩어지게 하다. 곧 휘날리다.
7) 離合(이합) : 문의 지도리 역할을 뜻한다.

3. 기(氣)와 침(鍼)이 서로 만나면
황제가 말했다.
"그 기(氣)와 침(鍼)이 서로 만난다고 하는 것은 무엇을 뜻하는 것입니까?"

기백이 말했다.

"음과 양이 조화롭게 되면 혈기가 요택(淖澤)하고 윤활하고 이로워지므로 침이 들어가면 기가 나오는 것이 빨라져서 서로 만나게 되는 것입니다."

"침을 이미 뽑았는데도 기가 홀로 행하는 사람은 어떤 기가 그렇게 시키는 것입니까?"

"그것은 음기가 많고 양기가 적은 것인데 음기는 내려앉고 양기는 떠올라서 안에 저장되므로 침을 이미 뽑으면 기가 이에 그 뒤를 따르게 되므로 홀로 행하는 것입니다."

"자주 침을 놓아야 이에 알 수 있는 것은 어떤 기가 그렇게 시키는 것입니까?"

"이러한 사람은 음이 많고 양이 적으며 그 기가 가라앉아 있어서 기가 가기 어려워지므로 자주 침을 놓아 보아야 이에 알 수 있는 것입니다."

"침이 들어가면 기가 상역하는 사람은 어떤 기가 그렇게 시키는 것입니까?"

"그 기가 상역하는 것과 자주 침을 놓으면 병이 더욱 심해지는 것은 음양의 기나 뜨고 가라앉는 형세가 그렇게 만드는 것이 아닙니다. 이러한 것은 다 서투른 의사의 실패와 일반 의사의 실수에서 비롯된 것이요 그 형체와 기에는 과오가 없는 것입니다."

(황제왈 그 기와 침이 상봉은 내하오? 기백왈 음양이 화조하여 혈기가 요택하고 활리하니 고로 침입하여 기출함이 질하여 상봉이니라. 황제왈 침이 이출한데 기가 독행자는 하기가 사연고? 기백왈 그 음기가 다하고 양기가 소함이니 음기가 침하고 양기가 부자는 내장하니 고로 침이 이출함에 기가 이에 기후를 수하니 고로 독행이니라. 황제왈 삭자에 내지는 하기가 사연고? 기백왈 차는 인의 다음하고 소양이니 그 기침하여 기가 왕에 난하니 고로 삭자에 내지니라. 황제왈 침입하여 기역자는 하기가 사연고? 기백왈 그 기역과 그 삭자하여 병이 익심자는 음양의 기와 부침의 세가 아니요 차는 다 조의 소패와 공의 소실이니 그

형기에는 무과니라.)

黃帝曰 其氣與鍼相逢[1]奈何 岐伯曰 陰陽和調而血氣淖澤滑利[2]
故鍼入而氣出 疾而相逢也 黃帝曰 鍼已出而氣獨行者 何氣使然 岐
伯曰 其陰氣多而陽氣少 陰氣沈而陽氣浮者內藏 故鍼已出 氣乃隨
其後 故獨行也 黃帝曰 數刺乃知[3] 何氣使然 岐伯曰 此人之多陰而
少陽 其氣沈而氣往難 故數刺乃知也 黃帝曰 鍼入而氣逆者 何氣使
然 岐伯曰 其氣逆與其數刺病益甚者 非陰陽之氣 浮沈之勢也 此皆
粗之所敗 工之所失 其形氣無過焉

1) 相逢(상봉) : 서로 만나다. 곧 침을 놓으면 곧바로 기가 이르는 것이다. 응하
   는 것이 신속한 것을 뜻한다.
2) 淖澤滑利(요택활리) : 요택은 습윤(濕潤)하다의 뜻. 활리는 미끌거려 잘 돌
   다의 뜻이 있다.
3) 知(지) : 질병이 치유된다는 뜻이라 했다.

제68편 상격(上膈篇第六十八)

상격(上膈)은 음식을 먹은 후 토하는 열격증(噎膈症)을 뜻하며 일설에는 이것을 격식(膈食)이라고도 한다. 격(膈)이란 칸막이라는 뜻으로 격막(膈膜)의 위와 아래가 막혀서 서로 통하지 않는 것을 뜻하기도 한다.

이 상격편(上膈篇)에서는 격식증(膈食症) 가운데 하완(下脘)의 충적(蟲積)으로 생기는 옹(癰)의 원인과 증상 및 치료법을 논하고 있다.

1. 상격(上膈)이 된 사람이란…

황제가 말했다.

"기(氣)로 말미암아 상격(上膈)이 된 사람은 음식물이 들어가면 되돌아나온다는 것을 나는 알고 있습니다. 충(蟲)으로 하격(下膈)이 된다는데 하격이 된 사람은 음식을 먹은 후 하룻만에 나오게 되는데 나는 아직 그 의미를 얻지 못하였으니 원컨대 모두를 듣고자 합니다."

기백이 말했다.

"기뻐하고 화내는 것이 적절하지 않고 음식을 먹는 것이 절제되지 않고 차갑고 따뜻한 것이 때에 맞지 않게 되면 한즙(寒汁)이 장 속으로 흘러듭니다. 장 속으로 흘러들게 되면 충(蟲)이 한기를 감촉하고, 충이 한기를 감촉하여 쌓이고 모여서 하관(下管:下脘)을 지키게 되면 장위(腸胃)가 확장되고 위기(衛氣)가 운행되지 못하고 사기(邪氣)가 그 곳에 살게 됩니다.

사람이 음식을 먹으면 충(蟲)도 올라와 먹게 되고 충이 올라와 먹게 되면 하관(下管)이 허해집니다. 하관이 허해지면 사기가 이를 이겨서 쌓이고 모여 머무르게 되고 머무르게 되면 옹(癰)이 이루어지게 되고 옹이 이루어지면 하관(下管)이 묶이게 됩니다. 그 옹(癰)이 관내에 있는 사람은 곧바로 통증이 깊어지고, 그 옹이 밖에 있는 사람은 옹이 밖에 하여 통증이 떠 있으며 옹 위의 피부가 뜨겁게 되는 것입니다."

(황제왈 기가 상격이 된 자는 음식이 입하면 환출하는데 여는 이미 지어니와 충이 하격이 되고 하격자는 식하고 수시에 내출한데 여는 기의를 미득하니 원컨대 졸문하노라. 기백왈 희로가 부적하고 음식이 부절하고 한온이 불시즉 한즙이 장중에 유하고 장중에 유즉 충한하고 충한즉 적취하여 하관을 수즉 장위가 충곽하여 위기가 불영하고 사기가 거니라. 인이 식즉 충이 상하여 식하고 충이 상하여 식즉 하관이 허하고 하관이 허즉 사기가 승하여 적취가 써 유하고 유즉 옹성하고 옹성즉 하관이 약하니 그 옹이 재관내자는 곧바로 통심하고 그 옹이 재외자즉 옹외하여 통부하는데 옹상의 피가 열하니라.)

黃帝曰 氣爲上膈[1]者 食飮入而還出 余已知之矣 蟲爲下膈[2] 下膈者 食晬時[3]乃出 余未得其意 願卒聞之 岐伯曰 喜怒不適 食飮不節 寒溫不時 則寒汁流於腸中 流於腸中則蟲寒 蟲寒則積聚 守於下管[4] 則腸胃充郭[5] 衛氣不營 邪氣居之 人食則蟲上食 蟲上食則下管虛 下管虛則邪氣勝之 積聚以留 留則癰成 癰成則下管約[6] 其癰[7] 在管內者 卽而痛深 其癰在外者 則癰外而痛浮 癰上皮熱

1) 上膈(상격) : 음식을 먹은 후 곧바로 토하는 열격증(噎膈症)이다. 민간에서는 격식(膈食)이라고 하며 격은 격막의 상하가 옹색하여 통하지 않는 것을 뜻한다. 격은 옹(癰)이라고도 했다.

2) 下膈(하격) : 음식을 먹은 후 적당한 시간이 지난 후에 다시 토하는 증상으로 반위(反胃)와 같은 병에 속한다. 여기서는 충옹(蟲癰)이 주요 원인인 일종의 격증을 뜻한다.

3) 晬時(수시) : 1주시(一周時)이며 24시간을 뜻한다.

4) 守於下管(수어하관) : 관은 완(脘)과 같다. 곧 하완을 지키다. 충(蟲)이 쌓여 하완의 부위에 자리잡고 있음을 가리킨다.

5) 郭(곽) : 확(廓)이다.

6) 約(약) : 얽어매다. 곧 구속하다.

7) 癰(옹) : 옹(壅)과 같다고 했다.

2. 옹(癰)에 침을 놓을 때에는…

황제가 말했다.

"침을 놓는 데는 어떻게 해야 합니까?"

기백이 말했다.

"그 옹(癰)을 살짝 누르고 기가 운행하는 곳을 관찰하여 먼저 옹의 옆 부근에 얕게 침을 놓고 점점 안으로 더욱 깊게 침을 놓고 또 반복하여 침을 놓는데 세 번을 넘게 행하지 않아야 합니다. 그 얕고 깊은 것을 살펴서 깊게 하고 얕게 하는 것을 정하되 이미 침을 놓았으면 반드시 약찜질을 하여 열이 속으로 들어가도록 해야 합니다. 날마다 열이 속으로 들어가게 하면 사기(邪氣)가 점점 쇠약해져 대옹(大癰)이 이에 무너지게 됩니다.

여러 가지 금기를 참고하여 안에 있는 병인을 제거하고 편안하게 하고 걱정이 없어야 이에 능히 기가 행해집니다. 뒤에 짜고 쓴 것으로 수곡을 화(化)하게 하면 이에 내리게 되는 것입니다."

(황제왈 자를 내하오? 기백왈 그 옹을 미안하고 기의 소행을 시하여 먼저 그 방을 천자하고 초납하여 익심하여 환하여 자하여 삼행을 무과하며 그 부침을 찰하여 써 심천을 삼고 이자에 필위하여 영열로 입중하여 일에 사열로 내하여 사기가 익쇠하여 대옹이 내궤하니 참오로써 금하여 써 그 내를 제하고 염담이 무위하여야 이에 능히 기를 행하는데 뒤에 함고로써 곡을 화하여 내하하니라.)

黃帝曰 刺之奈何 岐伯曰 微按其癰 視氣所行 先淺刺其傍 稍內益深 還而[1]刺之 毋過三行 察其浮沈[2] 以爲深淺 已刺必熨 令熱入中

日使熱內 邪氣益衰 大癰乃潰 伍以參禁[3] 以除其內 恬憺[4]無爲 乃
能行氣 後以鹹苦 化穀乃下矣

1) 還而(환이) : 도로. 곧 다시의 뜻이 있다. 부(復)의 뜻.

2) 浮沈(부침) : 얕고 깊은 상태를 말한다.

3) 伍以參禁(오이참금) : 오이는 이오(以伍)의 잘못이다. 오참(伍參)은 섞여
배합되다의 뜻.

4) 恬憺(염담) : 편안하고 한가하다의 뜻.

제69편 우에무언(憂恚無言篇第六十九)

우에(憂恚)는 근심하고 성내다. 무언(無言)은 말이 없다의 뜻이다. 곧 근심하고 화를 내다가 갑자기 말을 해도 소리가 나지 않는 것을 뜻한다.

이 편(篇)에서는 실음증(失音症)의 원인과 침놓는 방법을 논하고 또 발음기관(發音器官)의 기능이나 그에 따른 병리현상을 각각 설명하고 있다.

I. 말을 하는데 갑자기 소리가 나오지 않는 이유

황제가 소사(少師)에게 물었다.

"사람이 갑자기 근심하거나 화를 내어, 말을 해도 소리가 나지 않는 사람은 어떤 길이 막혀서 그리하며 어떤 기기 행헤지지 않아서 소리로 하여금 드러나지 못하게 하는 것입니까? 원컨대 그 방도를 듣고자 합니다."

소사(少師)가 대답했다.

"인후(咽喉)란 수곡(水穀 : 음식물)의 길입니다. 후롱(喉嚨)이란 기가 오르고 내리는 곳입니다. 회염(會厭)이란 음성(音聲)의 문호입니다. 구순(口脣 : 입술)이란 음성의 문짝입니다. 혀란 음성의 기틀입니다. 현옹수(懸雍垂)란 음성의 자물쇠입니다. 항상(頏顙)이란 기가 나뉘어 새어나가는 곳입니다. 횡골(橫骨)이란 신기(神氣)를 부려 혀가 움직이도록 주관하는 곳입니다.

그러므로 콧구멍에서 콧물이 나와도 거두어들이지 못하는 사

람은 항상(頏顙)이 열리지 않아 나누어지는 기가 상실되어서 그
런 것입니다.

그러므로 회염(會厭)이 작고 얇으면 기가 발하는 것이 빠르고
열리고 닫히는 것이 이로워서 그 기가 나가는 것이 쉬워지고, 회
염이 크고 두꺼우면 닫히고 열리는 것이 어려워져서 그 기가 나
오는 것이 더디게 되므로 말을 더듬게 되는 것입니다.

사람이 갑자기 말을 못하는 이유는 한기(寒氣)가 회염(會厭)
에 손님 노릇을 하게 되면 회염이 능히 발동하지 못하고 발동하
여도 능히 아래로 내려가지 못하며 그 열리고 닫히는 것이 이롭
지 못하는 데에 이르므로 소리가 나지 않는 것입니다."

황제가 말했다.

"침을 놓을 때에는 어떻게 해야 합니까?"

기백이 말했다.

"발의 소음경맥은 위로 혀에 매이고 횡골(橫骨)에 연락되며 회
염(會厭)에서 끝마치는 것입니다. 그 혈맥을 두 번 사(瀉)해 주
면 탁기(濁氣)는 이에 제거됩니다. 회염의 경맥은 위로 임맥(任
脈)에 연락되므로 천돌혈(天突穴)을 취하게 되면 그 회염이 이
에 발하게 되는 것입니다."

(황제가 소사에 문왈 인이 졸연히 우에하여 언에 무음자는 하도의 색이며 하
기가 출행하여 사음으로 불창고? 그 방을 원문하노라. 소사답왈 인후자는 수곡
의 도요 후롱자는 기의 소이 상하자요 회염자는 음성의 호요 구순자는 음성의
선이요 설자는 음성의 기요 현옹수자는 음성의 관이요 항상자는 분기의 소설이
요 횡골자는 신기의 소사로 발설을 주하니 고로 인의 비동에서 체출하여 불수
자는 항상이 불개하고 분기가 실이니 시고로 염이 소하고 질박이면 발기가 질
하여 그 개합이 이하고 그 출기가 이하며 그 염이 대하고 후즉 개합이 난하여
그 기출이 지고로 중언이니라. 인이 졸연히 무음자는 한기가 염에 객즉 염이 불
능발하고 발에도 불능하여 그 개합이 불치함에 지고로 무음이니라. 황제왈 자
함이 내하오? 기백왈 족의 소음은 상으로 설에 계하고 횡골로 낙하며 회염에 종
하니 그 혈맥을 양사하면 탁기가 내벽하여 회염의 맥이 상으로 임맥에 낙하니

천돌에 취하면 그 염이 내발이니라.)

黃帝問於少師曰 人之卒然憂恚[1]而言無音者 何道之塞 何氣出
行[2] 使音不彰 願聞其方 少師答曰 咽[3]喉[4]者 水穀之道也 喉嚨[5]者
氣之所以上下者也 會厭[6]者 音聲之戶也 口脣者 音聲之扇[7]也 舌
者 音聲之機[8]也 懸雍垂[9]者 音聲之關也 頏顙[10]者 分氣之所泄也
橫骨[11]者 神氣所使 主發舌者也 故人之鼻洞[12]涕出不收者 頏顙不開
分氣失也 是故厭小而疾薄 則發氣疾 其開闔利 其出氣易 其厭大而
厚 則開闔難 其氣出遲 故重言[13]也 人卒然無音者 寒氣客於厭 則厭
不能發 發不能下 至其開闔不致 故無音 黃帝曰 刺之奈何 岐伯曰
足之少陰 上繫於舌 絡於橫骨 終於會厭 兩寫[14]其血脈 濁氣乃辟[15]
會厭之脈 上絡任脈 取之天突[16] 其厭乃發也

1) 憂恚(우에) : 우는 근심하다. 에는 화를 내다. 곧 남을 원망하다.

2) 出行(출행) : 불행(不行)이 타당하다고 했다.

3) 咽(인) : 구공(口腔)의 뒷부분이며 호흡이나 소화를 주관한다.

4) 喉(후) : 연문(衍文)이라 했다.

5) 喉嚨(후롱) : 후는 인(咽)과 기관(氣管) 사이에 끼어 있다. 이는 소리가 나
   오는 기관(器官)의 일부이다. 곧 후롱은 인부(咽部)와 후부(喉部)의 통칭
   이다.

6) 會厭(회염) : 연골(軟骨) 조직이며 인(咽)과 후(喉)가 사귀어 모이는 곳에
   위치하며 기관의 상구를 뒤덮고 있으며 소리를 내면 열리고 음식을 삼키면
   닫힌다.

7) 扇(선) : 문짝의 뜻이다.

8) 機(기) : 틀이다. 곧 기계의 몸체이다.

9) 懸雍垂(현옹수) : 현옹(懸癰)이라고도 한다. 원추형의 작은 기육이며 연악
   (軟齶)의 끝부분. 곧 목젖이다.

10) 頏顙(항상) : 뒤쪽의 비도(鼻道)이다. 콧구멍의 길을 뜻한다.

11) 橫骨(횡골) : 설근부(舌根部)에 부착되어 있는 연골을 가리킨다.

12) 鼻洞(비동) : 코의 외공(外孔)이다. 일설에 비연(鼻淵)이라고도 한다.

13) 重言(중언) : 언어가 막히고 중복되다.

14) 兩寫(양사) : 두 번 사해 주다의 뜻.

15) 辟(벽) : 제거하다의 뜻.

16) 天突(천돌) : 혈명(穴名)이다. 임맥(任脈)에 속하는데 음유맥(陰維脈)과
    임맥(任脈)의 교회혈(交會穴)이라 했다. 이 곳을 취하면 갑자기 말 못하는
    것을 치료할 수 있다고 했다.

제70편 한열(寒熱篇第七十)

한열(寒熱)이란 오한(惡寒)과 신열(身熱)을 뜻한다. 곧 온몸에 오한이 나면서 열이 대단하게 나는 것이다. 이 편에서는 나력(瘰癧 : 일명 鼠瘻)의 원인과 치료 방법을 설명하였다. 나력은 한열의 독기(毒氣)가 경맥 사이에 머물러서 형성된다고 믿었고 그 병증의 대부분에 한열이 함께 하므로 편의 이름도 한열(寒熱)이라고 한 것 같다.

1. 나력(瘰癧)이 발생하는 이유
황제가 기백에게 물었다.

"한열(寒熱)로 나력(瘰癧 : 鼠瘻)이 목과 겨드랑이에 있는 것은, 모두 어떠한 기가 생겨나게 하는 것입니까?"

기백이 밀했다.

"이것은 모두 서루(鼠瘻)이며 한열(寒熱)의 독기(毒氣)가 맥(脈 : 경맥)에 머물러 제거되지 않은 것들입니다."

"제거하려면 어떻게 해야 합니까?"

"서루(鼠瘻)의 근본은 모두 장(臟)에 있고 그 말(末 : 병의 표)은 목과 겨드랑이 사이에서 나타나는데 그것이 맥 속에 떠 있어 안으로 기육(肌肉)에 붙지 않고 밖으로 농혈(膿血)이 된 자는 제거하기가 쉽습니다."

"제거하려면 어떻게 해야 합니까?"

"여쭙건대 그 근본에서부터 그 끝을 끌어당기면 가히 쇠약하게 해서 제거하여 그 한열을 끊을 수 있습니다. 그 경로를 살펴 눌러

짚어서 침을 놓는데 천천히 놓고 천천히 침을 뽑아 독기를 제거
합니다. 그것이 보리 알처럼 작은 것은 한 번 침을 놓으면 효과를
알고 세 번 침을 놓으면 낫게 됩니다."

"그 죽고 사는 것을 결정하는 데는 어떻게 하는 것입니까?"

"그 눈꺼풀을 뒤집어 살펴보았을 때 속에 붉은 핏줄이 있어 위
아래로 눈동자를 관통하는 한 줄기 맥이 나타나면 1년 만에 죽게
되고 한 줄기 반이 나타나면 1년 반 만에 죽게 되고 두 맥이 나타
나면 2년 만에 죽게 되고 두 맥 반이 나타나면 2년 반 만에 죽게 되
고 세 줄기 맥이 나타나면 3년 만에 죽게 되는데 실핏줄이 나타났
으나 눈동자를 관통하지 않았으면 가히 치료할 수 있는 것입니다."

(황제가 기백에 문왈 한열에 나력이 경액에 재한 자는 다 하기가 사생고? 기
백왈 차는 다 서루인 한열의 독기가 맥에 유하여 불거자니라. 황제왈 거함을 내
하오? 기백왈 서루의 본은 다 장에 재하니 그 말이 상으로 경액의 간에 출하여
그 맥중에 부하여 내로 기육에 착하지 못하고 외로 농혈이 된 자는 이거니라. 황
제왈 거함을 내하오? 기백왈 청컨대 그 본을 종하여 그 말을 인하여 가사하여
쇠거하면 그 한열을 절이니 그 도를 심안하여 써 여하여 서왕하고 서래하여 써
거니 그 소함이 여맥자는 일자에 지하고 삼자에 이니라. 황제왈 그 생사를 결함
을 내하오? 기백왈 그 목을 반하여 시하니 그 중에 유적맥하여 상하가 관동자
한 일맥이 현하면 일세에 사하고 일맥반이 현하면 일세반에 사하고 이맥이 현
하면 이세에 사하고 이맥반이 현하면 이세반에 사하고 삼맥이 현하면 삼세에
사하고 적맥이 현하되 동자를 관하여 불하면 가치니라.)

黃帝問於岐伯曰 寒熱瘰癧[1] 在於頸腋者 皆何氣使生 岐伯曰 此皆
鼠瘻寒熱之毒氣[2]也 留於脈而不去者也 黃帝曰 去之奈何 岐伯曰
鼠瘻之本 皆在於藏[3] 其末上出於頸腋之間 其浮於脈中 而未內著於
肌肉 而外爲膿血者 易去也 黃帝曰 去之奈何 岐伯曰 請從其本引
其末[4] 可使衰去 而絶其寒熱 審按其道以予之[5] 徐往徐來[6]以去之
其小如麥者 一刺知[7] 三刺而已 黃帝曰 決其生死奈何 岐伯曰 反[8]其
目視之 其中有赤脈[9] 上下貫瞳子[10] 見一脈 一歲死 見一脈半 一歲

半死 見二脈 二歲死 見二脈半 二歲半死 見三脈 三歲而死 見赤脈 不下貫瞳子 可治也

1) 瘰癧(나력) : 외과(外科)의 질병이며, 주로 목 부분이나 겨드랑이 아래에 생기는데 모양이 단단하고 핵(核)과 같아 밀어도 움직이지 않는다. 작은 것을 나(瘰)라 하고 큰 것을 역(癧)이라 하며 작은 것에서부터 점점 많아지고 작은 것이 점점 커지며, 짓무른 후에 희박한 농액이 흘러나오고 창구(瘡口)가 오랫동안 아물지 않으면 서루(鼠瘻)가 된다. 흔히 오한과 신열이 동반하여 발작한다. 대부분 임파결핵(淋巴結核)과 같은 유에 속하는 질병이다. 또 누(瘻)는 목 부분에 생기는 종기라고도 했다. 이 질병은 처음 발생했을 때는 나력이라 하고 이미 형성되었으면 서루(鼠瘻)라 한다고 했다.

2) 毒氣(독기) : 사악(邪惡)한 기를 뜻한다. 옛 사람들은 질병을 일으킬 수 있는 좋지 않은 기를 항상 독기라 했다.

3) 皆在於藏(개재어장) : 모두가 장(臟)에 있다. 나력은 반드시 소양(少陽)에서 시작하여 후에 양명(陽明)으로 미치는데 두 경맥이 표리(表裏)가 되어 서로 전하여 이에 궐음과 태양에 이르기 때문에 모두 질병이 생길 수 있는 것이다. 이것들은 울기(鬱氣)가 쌓이거나 먹는 맛이 너무 진하거나 풍열(風熱)의 독이 결취하여 발생하므로 이를 발생시키는 근본은 모두 장(臟)에서 나오고 그의 표(標)는 모두 목과 겨드랑이에서 나타나게 된다.

4) 從其本引其末(종기본인기말) : 그 근본을 따라서 그 끝[標]에서 끌어당기다. 본은 발병의 원인인 내장(內臟), 말(末)은 밖으로 나타나는 증상으로 곧 나력의 환부(患部). 곧 본은 장(臟)이고 말(末)은 나력이 발생한 부위를 뜻함.

5) 道以予之(도이여지) : 도는 장부의 경맥이 흐르는 혈도(穴道)이다. 여는 여(與)와 같고 침을 놓다의 뜻이다.

6) 徐往徐來(서왕서래) : 서서히 침을 놓고 서서히 침을 뽑다의 뜻.

7) 知(지) : 효과를 조금 알다. 곧 조금의 효험이 있다는 뜻.

8) 反(반) : 뒤집다.

9) 赤脈(적맥) : 홍색(紅色)의 낙맥(絡脈)이다.

10) 貫瞳子(관동자) : 눈동자를 관통하다. 적맥이 아래로 동자를 관통한 것은 사독(邪毒)의 화염(火焰)이 음분(陰分)으로 깊숙이 침입한 것이므로 사망할 조짐이라는 뜻이다.

제71편 사객(邪客篇第七十一)

사객(邪客)은 사기(邪氣)가 인체에 손님 노릇을 하다의 뜻이다. 손님이란 일시적으로 왔다가 나가기도 하고 오래 머무르기도 하여 정처가 없는 것을 뜻한다.

이 사객편(邪客篇)에서는 불면증(不眠症)의 병기(病機)와 치료법, 영기(營氣)와 위기(衛氣)와 종기(宗氣)의 순행과 작용, 인체와 자연계가 상응하는 현상, 침을 놓고 유침시키는 의의나 조작 방법, 수태음과 수궐음경맥의 개괄적인 순행, 수소음심경만 홀로 수혈(腧穴)이 없는 이유, 사람에게는 팔허(八虛 : 팔다리의 관절)가 있어서 오장의 병변(病變)을 각각 살필 수 있는 것 들을 논하고 있다.

I. 불면증이 생기는 이유와 그 치료

황제가 백고(伯高)에게 물었다.

"대저 사기(邪氣)가 사람 몸에 손님 노릇을 하게 되면 혹은 사람이 눈을 감지 못하거나 눕지 못하고 밖으로 나다니게 되는 것은 어떤 기가 그렇게 시키는 것입니까?"

백고(伯高)가 말했다.

"오곡(五穀)이 위(胃)로 들어가면 그 찌꺼기와 진액(津液)과 종기(宗氣)는 세 갈래 길로 분류됩니다. 그러므로 종기(宗氣)는 가슴 속에 쌓여서 후롱(喉嚨)으로 나가서 심폐(心肺)를 관통하여 호흡을 행하는 것입니다.

영기(營氣)란 그 진액을 분비시켜서 맥에 주입하고 화(化)하여 혈(血)이 되어서 사말(四末 : 팔과 다리)을 번영케 하고 안으로 오장과 육부에 흘러들어서 각수(刻數)와 응합니다.

위기(衛氣)란 그 한기(悍氣 : 날랜 기)의 사납고 빠른 것에서 나오며 먼저 사말(四末)과 분육(分肉)과 피부 사이를 운행하여 휴식하지 않는 것으로 낮에는 양(陽)에서 행하고 밤에는 음(陰)에서 행하며 항상 족소음의 분간(分間)을 따라서 오장과 육부를 행합니다.

이제 궐기(厥氣)가 오장과 육부에서 손님 노릇을 하게 되면 위기(衛氣)가 홀로 그 밖을 호위하고 양에 행하여 음(陰)으로 들어가지 못하게 됩니다. 양에만 행하게 되면 양기가 왕성해지고 양기가 왕성해지면 양교맥(陽蹻脈)의 맥기가 충만해지게 되어 음분에 들어가지 못하고 음이 허해지므로 눈을 감지 못하는 것입니다."

"훌륭한 말씀입니다. 치료할 때에는 어떻게 해야 합니까?"

"그 부족한 것을 보해 주고 그 유여(有餘)한 것을 사(瀉)해 주어 그 허와 실을 조절하여 그 길을 통하게 하고 사기를 제거하고 반하탕(半夏湯) 한 제(一齊)를 복용하게 하여 음과 양이 이미 통하게 되면, 누우면 곧바로 자게 되는 것입니다."

"좋은 말씀입니다. 이러한 것이 이른바 막혀 있는 것을 터 주어서 경락이 크게 통하여 음과 양이 조화를 얻은 사람입니다. 원컨대 그 방도를 듣고 싶습니다."

"그 탕방(湯方 : 탕약)은 천리 밖에서 흘러온 물 8되를 만 번을 휘날리어 그 맑은 것 5되를 취하여 끓이되 갈대를 땔나무로 써서 불을 지핍니다. 물이 끓으면 차좁쌀 1되와 잘 조련된 반하(半夏) 5홉을 넣어서 서서히 불을 때 달여서 1되 반이 되도록 합니다. 그 찌꺼기를 버리고, 즙을 작은 잔으로 하루에 세 번 마시는데 양을 늘리는 것은 효과가 나타나는 것으로 한도를 삼는 것입니다.

그러므로 병이 새로 발생한 사람은 약잔을 엎자마자 누워서 자게 되고 땀이 나오면 낫습니다. 오래된 사람은 세 번을 마시면 낫습니다."

(황제가 백고에게 문왈 대저 사기의 객인은 혹은 영인으로 목불명하고 불와
하여 출자는 하기가 사연고? 백고왈 오곡이 위에 입하여 그 조박과 진액과 종
기가 분하여 위삼수하니 고로 종기가 흉중에 적하고 후롱에 출하여 써 심맥을
관하여 호흡을 행하니 영기자는 그 진액을 비하여 맥에 주하여 화하여 써 위혈
하여 써 사말을 영하고 내로 오장과 육부에 주하여 써 각수를 응하고 위기자는
그 한기의 표질을 출하여 먼저 사말과 분육과 피부의 간에 행하여 불휴자니 주
일은 양에 행하고 야는 음에 행하여 항상 족소음의 분간을 종하여 오장과 육부
에 행하니 금에 궐기가 오장과 육부에 객즉 위기가 홀로 기외에 위하고 양에 행
하여 음에 부득입하니라. 양에 행즉 양기가 성하고 양기가 성즉 양교가 함하고
음에 불득입이면 음허하니 고로 목이 불명이니라. 황제왈 선하다. 치함을 내하
오? 백고왈 그 부족을 보하고 그 유여를 사하고 그 허실을 조하여 써 그 도를 통
하고 그 사를 거하며 반하탕 일제로써 음하면 음양이 이통하여 그 와에 입지니
라. 황제왈 선하다. 차는 소위 옹색을 결독하여 경락이 대통하고 음양이 화득자
니 그 방을 원문하노라. 백고왈 그 탕방은 유수로써 천리 이외자 팔승하여 만편
을 양하여 그 청을 오승을 취하여 자하되 위신의 화로써 취하여 불하면 출미 일
승과 치한 반하 오합을 치하고 서취하여 영갈하여 위일승반하여 그 재를 거하
고 즙일소배를 음하여 일삼하되 초익은 지로써 위도니 고로 그 병이 신발자는
복배즉 와하고 한출즉 이니 구자는 삼음하여 이니라.)

黃帝問於伯高曰 夫邪氣之客人也 或令人目不瞑不臥出者[1] 何氣
使然 伯高曰 五穀入於胃也 其糟粕津液宗氣[2] 分爲三隧[3] 故宗氣積
於胸中[4] 出於喉嚨 以貫心脈[5] 而行呼吸焉 營氣者 泌[6]其津液 注之
於脈 化以爲血 以榮四末 內注五藏六府 以應刻數[7]焉 衛氣者 出其
悍氣之慓疾 而先行於四末分肉皮膚之間 而不休者也 晝日行於陽
夜行於陰 常從足少陰之分間 行於五藏六府 今厥氣[8]客於五藏六府
則衛氣獨衛其外 行於陽 不得入於陰 行於陰則陽氣盛 陽氣盛則陽
蹻陷[9] 不得入於陰 陰虛 故目不瞑 黃帝曰 善 治之奈何 伯高曰 補
其不足 寫其有餘 調其虛實 以通其道而去其邪 飮以半夏湯[10]一劑
陰陽已通 其臥立至 黃帝曰 善 此所謂決瀆壅塞[11] 經絡大通 陰陽和
得者也 願聞其方 伯高曰 其湯方以流水千里[12]以外者八升 揚之萬

遍¹³⁾ 取其淸五升煮之 炊以葦薪¹⁴⁾火 沸¹⁵⁾置秫米一升 治半夏¹⁶⁾五合
徐炊 令竭爲一升半 去其滓 飮汁一小杯 日三稍益 以知爲度 故其
病新發者 覆杯則臥¹⁷⁾ 汗出則已矣 久者 三飮而已¹⁸⁾也

1) 目不瞑不臥出者(목불명불와출자) : 눈이 감겨지지 않고 눕지 못하여 나다니
게 된다는 뜻.

2) 宗氣(종기) : 영기와 위기가 흉중(胸中)에 쌓인 것이라 했다.

3) 三隧(삼수) : 세 곳의 길이다. 곧 찌꺼기[糟粕]는 하초(下焦)에서 나오고 진
액은 중초(中焦)에서 나오고 종기(宗氣)는 상초(上焦)에서 나오는 세 길을
뜻한다고 했다.

4) 胸中(흉중) : 전중(膻中)을 뜻한다.

5) 脈(맥) : 폐(肺)의 오자라 했다.

6) 泌(비) : 분비(分泌)하는 것이다.

7) 刻數(각수) : 하루를 100각(百刻)으로 나눈 고대의 하루 시간 분류. 중국의
명나라 이후부터 하루를 24시간으로 나누게 되었다. 한 시간은 대략 사각(四
刻)이 조금 넘는다. 곧 인체의 영기(營氣)가 하루의 밤낮 동안 50바퀴를 순
행하는데 이것이 100각의 수와 서로 응한다.

8) 厥氣(궐기) : 사기(邪氣)이다.

9) 陷(함) : 만(滿)의 오자이다. 가득하다의 뜻.

10) 半夏湯(반하탕) : 반하를 끓여 양재가 된 것. 반하는 맛이 맵고 성질이 따뜻
하며 기를 내려 주고 담을 삭일 수 있는 것이며 신약(臣藥)으로 사용한다. 또
위를 조화시켜 주고 사기를 흩어지게 하며 복창과 눈을 감을 수 없는 것을 제
거할 수 있어서 함께 쓴다.

11) 決瀆壅塞(결독옹색) : 막혀 있으면 터 주어야 한다. 태소에 '봇도랑의 물이
막혀 있으면 이를 터 주어서 통하게 해야 한다. 음양의 기가 막히게 되면 침
이나 탕약으로 도인하여 터 주어야 한다.' 라고 했다.

12) 流水千里(유수천리) : 천리를 흘러온 물. 그 근원이 먼 물을 뜻한다.

13) 揚之萬遍(양지만편) : 휘날리기를 만 번을 한다. 곧 먼 곳에서 흘러온 물을
채취하여 끓여서 국자로 일만 번 높이 날려 물방울이 둥글게 하는데, 이를 감
란수(甘瀾水)라고 한다. 옛 사람들은 이 물을 취하여 약을 달이면 음양을 조
화시킬 수 있다고 했다.

14) 葦薪(위신) : 갈대로 땔나무를 삼는 것.

15) 沸(불) : 먼저 불로 물을 끓이고 뒤에 약재를 넣어 끓이는 것이다.

16) 治半夏(치반하) : 포제(炮製)한 반하이다.

17) 覆杯則臥(복배즉와) : 약잔을 마시고 엎으면 잠이 들다. 곧 약을 마시면 곧
바로 잠이 온다는 뜻.

18) 三飮而已(삼음이이) : 세 번을 마시면 낫는다. 곧 1되 반이 1제이니 3제를
복용하면 오래된 병이 낫는다는 뜻이다.

2. 팔과 다리의 관절이 천지(天地)에 응하는 것

황제가 백고에게 물었다.

"원컨대 사람의 팔과 다리의 관절이 하늘이나 땅과 서로 응한
다고 들었는데 어떻게 응하는 것입니까?"

백고가 대답했다.

"하늘은 둥글고 땅은 네모나며 사람의 머리는 둥글고 발은 모
나 있어서 응합니다. 하늘에는 태양과 달이 있고 인체에는 두 눈
이 있으며 땅에는 구주(九州)가 있고 사람에게는 구규(九竅)가
있습니다.

하늘에는 바람과 비가 있고 사람에게는 기뻐하고 성내는 것이
있으며 하늘에는 우레와 번개가 있고 사람에게는 음(音)과 소리
가 있으며 하늘에는 네 계절이 있고 사람에게는 사지(四肢)가 있
으며 하늘에는 오음(五音)이 있고 사람에게는 오장(五臟)이 있
으며 하늘에는 육률(六律)이 있고 사람에게는 육부(六府)가 있
으며 하늘에는 겨울과 여름이 있고 사람에게는 춥고 뜨거운 것이
있으며 하늘에는 10일이 있고 사람에게는 열 손가락이 있습니다.

진(辰 : 地支)에는 12기가 있는데 사람에게는 발가락 10개와 고
환 2개가 있어서 응하고 여자는 두 마디가 부족하지만 사람은 형
체를 감싸안는 것이 있습니다.

하늘에는 음양이 있고 사람에게는 부부가 있으며 한 해는 365
일이고 사람에게는 365마디가 있습니다.

땅에는 높은 산이 있고 사람에게는 어깨와 무릎이 있으며 땅에는 깊은 계곡이 있고 사람에게는 겨드랑이와 오금이 있으며 땅에는 12경수(十二經水)가 있고 사람에게는 12경맥(十二經脈)이 있으며 땅에는 천맥(泉脈)이 있고 사람에게는 위기(衛氣)가 있으며 땅에는 초명(草蓂 : 들풀)이 있고 사람에게는 호모(豪毛 : 잔털)가 있습니다.

하늘에는 낮과 밤이 있고 사람에게는 잠을 자고 활동하는 것이 있고 하늘에는 무수한 별들이 있고 사람에게는 치아(齒牙)가 있습니다.

땅에는 작은 산이 있고 사람에는 작은 마디가 있으며 땅에는 산에 바위가 있고 사람에게는 높은 뼈가 있으며 땅에는 숲의 나무가 있고 사람에게는 모근(募筋)이 있으며 땅에는 취읍(聚邑)이 있고 사람에게는 군육(䐃肉)이 있습니다.

해에는 12개월이 있고 사람에게는 12마디가 있으며 땅에는 네 계절에 풀이 나지 않는 시기가 있고 사람에게는 자식이 없는 사람이 있습니다.

이러한 것들이 사람이 하늘이나 땅과 서로 응하는 것입니다."

(황제가 백고에 문왈 원컨대 인의 지절이 써 천지로 응이라 문하니 내하오? 백고답왈 천원지방하고 인의 두원하고 족방하여 써 응하니라. 전에 유일월하고 인에 유양목하여 지에 유구주하고 인에 유구규하며 천에 유풍우하고 인에 유희로하며 천에 유뢰전하고 인에 유성음하며 천에 유사시하고 인에 유사지하며 천에 유오음하고 인에 유오장하며 천에 유육률하고 인에 유육부하며 천에 유동하고 인에 유한열하며 천에 유십일하고 인에 유수십지하며 진에 유십이하고 인에 유족십지에 경수하여 써 응하고 여자는 이절이 부족이나 인형을 포로써 하고 천에 유음양하고 인에 유부처하며 세에 삼백육십오일이 유하고 인에 삼백육십절이 유하고 지에 유고산하고 인에 유견슬하며 지에 유심곡하고 인에 유액괵하고 지에 유십이경수하고 인에 유십이경맥하며 지에 유천맥하고 인에 유위기하고 지에 유초명하고 인에 유호모하고 천에 유주야하고 인에 유와기하고 천에 유렬성하고 인에 유아치하고 지에 유소산하고 인에 유소절하고 지에 유산석하

고 인에 유고골하고 지에 유림목하고 인에 유모근하고 지에 유취읍하고 인에
유곽육하고 세에 유십이월하고 인에 유십이절하며 지에 사시 불생초가 유하고
인에 유무자하니 차는 인이 여천지로 상응자니라.)

黃帝問於伯高曰 願聞人之肢節 以應天地奈何 伯高答曰 天圓地
方[1] 人頭圓足方以應之 天有日月 人有兩目 地有九州[2] 人有九竅[3]
天有風雨 人有喜怒 天有雷電 人有音聲 天有四時 人有四肢 天有
五音 人有五藏 天有六律[4] 人有六府 天有冬夏 人有寒熱 天有十
日[5] 人有手十指 辰有十二[6] 人有足十指 莖垂[7]以應之 女子不足二節
以抱人形 天有陰陽 人有夫妻 歲有三百六十五日 人有三百六十[8]節
地有高山 人有肩膝 地有深谷 人有腋膕 地有十二經水 人有十二經
脈 地有泉脈[9] 人有衛氣 地有草蓂[10] 人有毫毛 天有晝夜 人有臥起
天有列星 人有牙齒 地有小山 人有小節 地有山石 人有高骨[11] 地有
林木 人有募筋[12] 地有聚邑[13] 人有䐃肉[14] 歲有十二月 人有十二節
地有四時不生草 人有無子 此人與天地相應者也

1) 天圓地方(천원지방) : 하늘은 둥글고 땅은 모나다. 옛날의 학설인데 이것을
   수치로 분석하면 원(圓)은 직경이 1이고 둘레가 3으로 양(陽)의 기수(奇數)
   이고 방(方)은 직경이 1이고 둘레가 4이니 음(陰)의 우수(偶數)라고 했다.

2) 九州(구주) : 옛날에 중국을 아홉 권역으로 나눈 것을 뜻한다. 요순(堯舜) 임
   금 때 중국을 아홉 권역으로 나누었는데 기(冀) · 연(兗) · 청(靑) · 서(徐) · 형
   (荊) · 양(揚) · 예(豫) · 양(梁) · 옹(雍)이다. 하(夏)나라 이후로 그 명칭이 조
   금씩 바뀌었다.

3) 九竅(구규) : 사람에게 있는 아홉 구멍. 귓구멍이 둘, 눈이 둘, 콧구멍이 둘,
   입과 전음(前陰 : 요도)과 후음(後陰 : 똥구멍)을 합하여 말한 것이다.

4) 六律(육률) : 12율(十二律)을 음률(陰律)과 양률(陽律)로 나눈 것이며 양
   률 여섯을 뜻한다. 곧 황종(黃鍾) · 태주(太簇) · 고선(姑洗) · 유빈(蕤賓) · 이
   칙(夷則) · 무역(無射)이다. 음률은 대려(大呂) · 협종(夾鍾) · 중려(仲呂) ·
   임종(林鍾) · 남려(南呂) · 응종(應鍾)이다.

5) 十日(십일) : 십간(十干)을 뜻하며 갑(甲) 을(乙) 병(丙) 정(丁) 무(戊) 기
   (己) 경(庚) 신(辛) 임(壬) 계(癸)이다.

6) 辰有十二(진유십이) : 지지(地支)의 열 둘을 뜻한다. 곧 자(子) 축(丑) 인 (寅) 묘(卯) 진(辰) 사(巳) 오(午) 미(未) 신(申) 유(酉) 술(戌) 해(亥)의 열 둘을 뜻한다.

7) 莖垂(경수) : 고환(睾丸) 두 개를 뜻한다.

8) 六十(육십) : 뒤에 오(五)가 붙어야 마땅하다고 했다.

9) 泉脈(천맥) : 샘물이 나오는 줄기의 뜻.

10) 草蓂(초명) : 들에 많은 잡풀들을 뜻한다.

11) 高骨(고골) : 몸에서 높이 솟은 뼈이다. 곧 관골(顴骨), 어깨뼈, 슬개골, 과 골(踝骨 : 복사뼈) 등이다.

12) 募筋(모근) : 모든 근골이 모이는 것을 뜻한다.

13) 聚邑(취읍) : 사람들이 모여 읍이 된 곳을 뜻한다.

14) 䐃肉(군육) : 기육(肌肉)과 지방이 모여 있는 곳이다.

3. 침놓는 기술과 도(道)의 모든 것

황제가 기백에게 물었다.

"나는 침을 잡는 기술과 침을 놓는 이치와 침을 조작하는 의의 와 피(皮)를 당겨서 주리(腠理)를 열어 주는 것을 어떻게 하는지 에 대해 듣고 싶습니다. 또 맥의 굴절(屈折)이나 출입하는 곳은 어 디에 이르러 나가며 어디에 이르러 그치며 어디에 이르러 서서히 하고 어디에 이르면 빨리하며 어디에 이르러 들어가는 것입니까? 육부(六腑)가 신체에 보내 주는 것에 대해 나는 원컨대 그 순서를 모두 듣고자 합니다. 별락(別絡)이 떠나는 곳이나 떠나서 음(陰) 으로 들어가는 것과 갈라져서 양(陽)에 들어가는 것 등, 이는 어느 길을 따라 행하는지 원컨대 그 방법을 모두 듣고자 합니다."

기백이 말했다.

"임금께서 질문하신 내용은 침놓는 도(道)의 모든 것입니다."

"원컨대 모두를 듣고자 합니다."

"수태음경맥(手太陰經脈)은 엄지손가락 끝에서 나와 안으로 굽어져 백육제(白肉際)를 순행하여 본마디의 뒤쪽인 태연혈(太

淵穴)에 이르러 머물러 있으면서 움직이다가 밖으로 굽어져 본 마디의 아래로 올라갑니다. 안으로 굽어져서 여러 음락(陰絡)과 함께 어제혈(魚際穴)에서 회합하여 여러 경맥의 맥기가 함께 쏟아지는데 그 기는 매끄럽고 예리하여 옹골(甕骨:第一掌骨) 아래로 엎드려 행하여 밖으로 굽어져서 촌구(寸口)로 나와서 행합니다. 위로 팔꿈치 내렴(內廉:안쪽 모서리)으로 이르러 대근(大筋)의 아래로 들어가고 안쪽으로 굽어져서 노음(臑陰:팔의 안쪽)으로 올라서 겨드랑이 아래로 들어가며 안쪽으로 굽어져 폐로 달려갑니다. 이러한 것을 순행(順行)한다고 하고, 역수(逆數)의 굴절(屈折)이라고 합니다.

심주(心主)의 맥은 가운뎃손가락의 끝에서 나와 안쪽으로 굽어져 가운뎃손가락 안쪽을 따라서 위로 올라가 손바닥 가운데 머물고 두 골의 사이를 엎드려 행하여 밖으로 굽어져 두 근육의 사이와 골육(骨肉)의 사이로 나옵니다. 그 기가 매끄럽고 예리하여 위로 3치를 행하여 밖으로 굽어져서 나와 두 근육 사이를 행하여 위로 팔꿈치 안쪽으로 이르며 소근(小筋)의 아래로 들어가 두 골이 합혈(合穴:曲澤穴)에 머물러 위로 가슴 속으로 들어가 안으로 심맥(心脈)과 연락합니다."

(황제가 기백에게 문왈 여가 원컨대 지침의 수와 납침의 이와 종사의 의와 한피하고 개주리의 내하를 문하오며 맥의 굴절과 출입의 처와 언지하여 출하며 언지하여 지하며 언지하여 서하며 언지하여 질하며 언지하여 입인가? 육부의 신에 수자는 여는 원컨대 소서를 진문하고 별리의 처와 이하여 입음하고 별하여 입양이 차는 하도로 종행하는지 원컨대 그 방을 진문하노라. 기백왈 제의 소문은 침도의 필이니라. 황제왈 원컨대 졸문하노라. 기백왈 수태음의 맥은 대지의 단에서 출하여 내굴하여 백육제를 순하여 본절의 후인 태연에 지하여 유하여 써 담하고 외굴하여 본절의 하로 상하니라. 내굴하여 음의 제락과 여하여 어제에 회하여 수맥과 병주하니 그 기는 활리하고 옹골의 하로 복행하여 외굴하여 촌구로 출하여 행하여 상하여 주내렴으로 지하여 대근의 하로 입하여 내굴하여 상하여 노음으로 행하여 액하로 입하여 내굴하여 주폐니라. 차는 순행하

고 역수의 굴절이니라. 심주의 맥은 중지의 단에서 출하여 내굴하여 중지내렴
의 이상을 순하며 장중에 유하며 양골의 간에 복행하여 외굴하여 양근의 간과
골육의 제를 출하여 그 기가 활리하여 이촌을 상하여 외굴하여 출하여 양근의
간을 행하여 상으로 주내렴에 지하여 소근의 하로 입하여 양골의 회에 유하여
상하여 흉중에 입하여 내로 심맥에 낙하니라.)

黃帝問於岐伯曰 余願聞持鍼之數[1] 內鍼之理 縱舍[2]之意 扞皮[3]開
腠理 奈何 脈之屈折 出入之處 焉至而出[4] 焉至而止 焉至而徐 焉至
而疾 焉至而入 六府之輸於身者 余願盡聞少序[5] 別離之處[6] 離而入
陰 別而入陽 此何道而從行 願盡聞其方 岐伯曰 帝之所問 鍼道畢
矣 黃帝曰 願卒聞之 岐伯曰 手太陰之脈 出於大指之端 內屈循白
肉際[7] 至本節[8]之後太淵留以澹[9] 外屈上於本節下內屈 與陰諸[10]絡
會於魚際[11] 數脈[12]幷注 其氣滑利 伏行壅骨[13]之下 外屈出於寸口而
行 上至於肘內廉 入於大筋之下 內屈上行臑陰[14] 入腋下 內屈走肺
此順行逆數之屈折[15]也 心主之脈 出於中指之端[16] 內屈循中指內廉
以上留於掌中[17] 伏行兩骨[18]之間 外屈出兩筋之間 骨肉之際[19] 其氣
滑利 上二寸[20] 外屈出行兩筋之間[21] 上至肘內廉 入於小筋之下 留
兩骨之會[22] 上入於胸中 內絡於心脈

1) 數(수) : 기술을 뜻한다. 곧 침놓는 기술을 말한다.
2) 縱舍(종사) : 신속하게 하고 유침하는 것이다. 종은 빨리하다, 신속하게 하다
   의 뜻. 사는 머무르다의 뜻. 곧 침을 조작하는 방법을 말한다.
3) 扞皮(한피) : 피부를 좁히다. 곧 피부를 보호하다의 뜻. 기육을 상하지 않게
   하면서 침놓는 방법이라 했다.
4) 焉至而出(언지이출) : 어디에서 이르러 나오다. 언(焉)은 어디의 뜻이다.
5) 少序(소서) : 기서(其序)의 잘못이라 했다. 태소에는 기서(其序)로 되어 있다.
6) 別離之處(별리지처) : 경락(經絡)의 분지(分支)나 별락(別絡)의 이합(離
   合)을 뜻한다.
7) 白肉際(백육제) : 제는 분계선을 뜻함. 손과 발에서 바닥과 등의 피부와 기
   육이 적백(赤白)의 구분이 있는 것을 뜻한다. 곧 손바닥과 손등의 기육이 연
   결된 곳의 피부색에서 바닥이 유난히 희어 백육제(白肉際)라고 한다.

8) 本節(본절) : 본마디. 손이나 발에서 제일 위쪽에 있는 마디이다. 손과 발에
   는 각각 열 개의 본마디가 있다.

9) 留以澹(유이담) : 머물러 있으면서 활동하다. 담은 물이 출렁거리는 모양이
   라 했다.

10) 陰諸(음제) : 제음(諸陰)의 착오이다.

11) 魚際(어제) : 수태음폐경의 영혈(滎穴)이다.

12) 數脈(수맥) : 여러 맥. 곧 수태음과 수소음과 수심주(手心主)의 세 가지 경
    맥이다.

13) 壅骨(옹골) : 제1장골(第一掌骨)이다.

14) 臑陰(노음) : 어깨 아래에서 팔꿈치 이상의 부분을 뜻함. 곧 상박(上膊)이다.

15) 順行逆數之屈折(순행역수지굴절) : 폐경맥이 장(臟)에서 손으로 가는 것
    이 순행이고 손에서 폐로 들어가는 것이 역행(逆行)이다. 역수는 역행하는
    순서이다. 태소에서는 '수태음경 속에서 상하로 항상 행하는데 이를 순수(順
    數)라고 하며 그것이 굴절하여 손에서 몸통쪽으로 향하기 때문에 역수(逆
    數)라 한다.' 라고 했다.

16) 中指之端(중지지단) : 가운뎃손가락의 끝. 곧 중충혈(中衝穴)이며 정혈(井
    穴)로 오수(五腧)의 하나이다.

17) 掌中(장중) : 노궁혈(勞宮穴)이며 영혈(滎穴)로 오수(五腧)의 하나이다.

18) 兩骨(양골) : 가운뎃손가락과 둘째손가락 본마디의 두 골(骨) 사이이다.

19) 骨肉之際(골육지제) : 대릉혈(大陵穴)을 가리킨다. 수혈(腧穴)로 오수의
    하나이다.

20) 上二寸(상이촌) : 태소(太素)에 '상행삼촌(上行三寸)'이라 했는데 이것
    이 타당하다. 상행 3촌은 간사혈(間使穴)을 가리킨다고 했다.

21) 兩筋之間(양근지간) : 간사혈(間使穴)이며 경혈이다.

22) 兩骨之會(양골지회) : 곡택혈(曲澤穴)이며 합혈(合穴)로 오수의 하나이다.

4. 수소음맥에만 홀로 수혈(腧穴)이 없다

황제가 말했다.

"수소음맥에만 홀로 수혈(腧穴)이 없는 이유는 무엇입니까?"

기백이 말했다.

"소음(少陰)은 심맥(心脈)입니다. 심(心)이란 오장(五臟)과 육부(六腑)의 큰 주인이며 정신이 머무는 곳입니다. 그 장기는 견고하고 사기(邪氣)가 능히 손님 노릇을 할 수가 없습니다.

사기가 손님 노릇을 하게 되면 심(心)이 손상되고 심이 손상되면 신(神)이 떠나가게 되고 신이 떠나면 죽게 됩니다.

그러므로 여러 사기(邪氣)가 심(心)에 있다는 자는 모두 심포락(心包絡)에 있다는 것입니다. 심포락(心包絡)이란 심(心)이 주관하는 경맥(經脈)이므로 홀로 수혈(腧穴)이 없는 것입니다."

"소음에 홀로 수혈(腧穴)이 없는 사람은 병들지 않는 것입니까?"

"그 외경(外經)에 병이 들고 장(臟)은 병들지 않은 것이니, 그러므로 홀로 그 경(經)을 손바닥 뒤쪽 예골(銳骨)의 끝에서 취하는 것입니다. 그 나머지 경맥의 출입하고 굴절함이나 그 운행의 서서히하고 빨리함에 따라서 모두 수태음경맥(手太陰經脈)과 수심주경맥의 순행과 같습니다.

그러므로 본수(本腧)란 모두 그 기의 허와 실과 빠르고 느림에 따라서 이를 취하는데 이러한 것을 일러 '충(衝)하면 인하여 사(瀉)해 주고 쇠하면 인하여 보해 준다.' 라고 하는 것입니다. 이와 같은 환자는 사기가 제거되고 진기(眞氣)가 견고해지니 이러한 것을 '하늘의 순서에 따른다.' 라고 이르는 것입니다."

(황제왈 수소음의 맥이 홀로 무수는 하오? 기백왈 소음은 심맥이요 심자는 오장과 육부의 대주이며 정신의 소사이니 그 장이 견고하고 사가 불능용이니라. 용즉 심상하고 심상즉 신거하고 신거즉 사니 고로 제사의 심에 재한 자는 다 심의 포락에 재하니 포락자는 심주의 맥이니 고로 홀로 무수니라. 황제왈 소음이 홀로 무수자는 불병인가? 기백왈 그 외경이 병하고 장이 불병이니 고로 홀로 그 경을 장후의 예골의 단에서 취함이니 그 여맥의 출입과 굴절이나 그 행의 서질이 다 수소음과 심주의 맥행과 여하니라. 고로 본수자는 다 그 기의 허실과 질서를 인하여 취하니 시위를 인충하여 사하고 인쇠하여 보하니 여시자는 사기가 득거하고 진기가 견고니 시위를 인천의 서니라.)

黃帝曰 手少陰之脈獨無腧[1] 何也 岐伯曰 少陰 心脈也 心者 五藏
六府之大主也 精神之所舍也 其藏堅固 邪弗能容[2]也 容之則心傷
心傷則神去 神去則死矣 故諸邪之在於心者 皆在於心之包絡 包絡
者 心主之脈[3]也 故獨無腧焉 黃帝曰 少陰獨無腧者 不病乎 岐伯曰
其外經病而藏不病 故獨取其經於掌後銳骨之端[4] 其餘[5]脈出入屈
折 其行之徐疾 皆如手少陰[6]心主之脈行也 故本腧[7]者 皆因其氣之
虛實疾徐以取之 是謂因衝[8]而寫 因衰而補 如是者 邪氣得去 眞氣
堅固 是謂因天之序[9]

1) 手少陰之脈獨無腧(수소음지맥독무수) : 수소음의 맥이 홀로 수혈이 없다.
   곧 12경맥에는 본래 각각 특정한 수혈(腧穴 : 井·滎·腧·經·合)이 있다. 그
   런데 제2편 본수(本輸)에 따르면 심경(心經)에서 취하는 수혈(腧穴)은 실
   제로 심포락경(心包絡經)에 속한다. 그러므로 이러한 물음이 있게 된다.
2) 容(용) : 객(客)의 오자라고 했다.
3) 心主之脈(심주지맥) : 포락(包絡)은 심(心)의 바깥쪽을 호위하며 심(心)의
   지배를 받으므로 포락(包絡)을 심주맥(心主脈)이라 한다고 했다. 또 포락은
   밖에 있어서 심(心)의 호위가 된다.
4) 銳骨之端(예골지단) : 신문혈(神門穴)을 가리킨다.
5) 其餘(기여) : 열 가지 경맥을 뜻한다.
6) 手少陰(수소음) : 수태음(手太陰)이 맞다고 했다.
7) 本腧(본수) : 소음본경(少陰本經)의 수혈(腧穴)을 뜻하고 윗줄의 심포(心
   包)의 뜻은 아니다.
8) 衝(충) : 성(盛)의 뜻이다.
9) 因天之序(인천지서) : 하늘의 네 계절의 순서에 근거하여 사기를 제거하고
   진기(眞氣)를 보존하는 것이다.

5. 침을 가지고 종(縱)하고 사(舍)하는 것
황제가 말했다.
"침을 가지고 신속하게 하고 유침시키는 것은 어떻게 합니까?"
기백이 말했다.

"반드시 먼저 12경맥(十二經脈)의 본말(本末)과 피부의 한열(寒熱)과 맥의 성쇠(盛衰)와 활색(滑濇)을 명확히 알아야 합니다. 그 맥이 활(滑)하고 성(盛)한 사람은 질병이 날로 더해지고, 허(虛)하고 미세한 사람은 오래하고 또 지속되며, 대(大)하면서 색(濇)한 사람은 통비증(痛痺證)이 되고, 음과 양이 한결같은 사람은 병을 치료하기 어려운 것입니다.

그 본말(本末)에 오히려 열이 있는 사람은 병이 오히려 존재하는 것이요 그 열이 이미 쇠한 사람은 병도 또한 제거된 것입니다.

그 척맥(尺脈)을 짚어 보고 그 기육(肌肉)의 단단하고 무른 것과 대하고 소한 것과 활(滑)하고 색(濇)한 것과 한(寒)하고 온(溫)한 것과 건조하고 습한 상태를 살피는 것입니다.

또 눈의 오색(五色)을 살펴서 오장(五臟)의 상태를 알아 죽고 사는 것을 결정하고, 그 혈맥(血脈)을 살피고 그 색을 관찰하여 한비(寒痺)와 열비(熱痺)와 통비(痛痺)를 알 수 있는 것입니다."

"침을 잡아 신속하게 하고 유침하는 의의를 나는 얻지 못했습니다."

"침을 잡는 도는 단정하여 바르고 편안하여서 고요하고자 하는 것입니다. 먼저 허와 실을 알아서 신속히 하고 서서히 행하는데 왼손으로는 뼈를 잡고 오른손으로는 혈위를 따라서 놓되 기육이 과(果)함이 없어야 합니다. 사법(瀉法)에서는 난정하며 바르게 해야 하고 보법(補法)에서는 반드시 피부의 침구멍을 막아야 합니다. 침(鍼)으로 보하여 기를 인도하여 사기가 음일(淫泆)하게 되면 진기(眞氣)가 거처하게 되는 것입니다."

(황제왈 지침하여 종사는 내하오? 기백왈 필히 먼저 십이경맥의 본말과 피부의 한열과 맥의 성쇠와 활색을 명지하니라. 그 맥활하며 성자는 병이 일진하고 허하여 세자는 구이지하며 대이색자는 위통비며 음양여일자는 병이 난치하고 그 본말이 상열자는 병이 상재하며 그 열이 이쇠자는 그 병이 또한 거니라. 그 척을 지하여 그 육의 견취와 대소와 활색과 한온과 조습을 찰하여 인하여 목의 오색을 시하여 써 오장을 지하고 사생을 결하며 그 혈맥을 시하여 그 색을 찰하

여 써 그 한열통비를 지니라. 황제왈 지침하고 종사는 여는 그 의를 미득이니라. 기백왈 지침의 도는 단이정하고 안이정코자 하니 먼저 허실을 지하고 질서를 행하여 좌수는 집골하고 우수는 순하여 여육으로 과가 무이니 사는 단이정코자 하고 보는 필히 폐부니 보침하고 도기하여 사가 득음일이면 진기가 득거니라.)

黃帝曰 持鍼縱舍奈何 岐伯曰 必先明知十二經脈之本末[1] 皮膚之寒熱 脈之盛衰滑濇[2] 其脈滑而盛者 病日進 虛而細者 久以持[3] 大以濇[4]者 爲痛痺 陰陽如一[5]者 病難治 其本末[6]尙熱者 病尙在 其熱已衰者 其病亦去矣 持其尺[7] 察其肉之堅脆 大小 滑濇 寒溫 燥濕因視目之五色[8] 以知五藏而決死生 視其血脈 察其色 以知其寒熱痛痺[9] 黃帝曰 持鍼縱舍 余未得其意也 岐伯曰 持鍼之道 欲端以正安以靜 先知虛實 而行疾徐 左手執骨 右手循之 無與肉果 寫欲端以正 補必閉膚 輔鍼導氣 邪得淫泆 眞氣得居

1) 本末(본말) : 경맥(經脈)이 일어나고 중지된 곳을 뜻한다. 곧 시작하는 곳이 본이고 나오는 곳이 말(末)이다.

2) 滑濇(활색) : 태소에 '양기가 성하면서 약한 열이 나는 것을 활이라 하고 혈이 많고 기가 적으면서 약간 차가운 것을 색(濇)이라 한다.' 라고 했다.

3) 久以持(구이지) : 오랫동안 유지되어 오면서 치료되지 않는 것을 뜻한다.

4) 大以濇(대이색) : 대하고 써 색하다. 태소에 '기가 많고 혈이 적은 것은 맥상이 대한 것이요 혈이 많고 기가 적은 것은 맥상이 색하므로 통비(痛痺)가 된다.' 라고 했다.

5) 陰陽如一(음양여일) : 태소에 음맥과 양맥을 구별할 수 없으므로 한결같다고 했다. 또 표리(表裏)가 모두 상하고 혈기가 모두 패한 경우를 뜻한다. 이에 침을 놓으면 반드시 병이 심해진다고 했다.

6) 本末(본말) : 이 곳의 본말은 가슴과 배가 본(本)이고 사지(四肢)가 말(末)인 것이다.

7) 持其尺(지기척) : 그 척맥을 잡다. 곧 척부(尺部)의 피부를 짚어 보아서 생과 사를 결정하다.

8) 目之五色(목지오색) : 눈의 오색. 곧 오장의 혈색이 눈에 나타나므로 눈의 오색을 살펴서 오장을 알아 생하고 사하는 것을 결정한다는 것.

9) 察其色以知其寒熱痛痺(찰기색이지기한열통비) : 그 피부색을 살펴서 그 한
   비와 열비와 통비를 알 수 있다. 이는 고래의 척부진법(尺膚診法)이다. 이러
   한 것이 소문(素問)의 피부론(皮膚論)편에 자세히 나와 있다.

6. 피부를 당겨서 주리(腠理)를 여는 것

황제가 말했다.

"피부를 끌어당겨서 주리(腠理)가 열리게 하려면 어떻게 해야
합니까?"

기백이 말했다.

"그 분육(分肉)으로 인하여 그 피부를 분별하는 데 있습니다.
침을 약간 찔러서 서서히 단정하게 하여 신(神)이 흩어지지 않게
되면 사기(邪氣)가 제거되는 것입니다."

황제가 기백에게 물었다.

"사람에게는 팔허(八虛)가 있는데 각각 무엇으로써 살피는 것
입니까?"

기백이 대답했다.

"오장(五臟)으로써 살피는 것입니다."

"살피는 것을 어떻게 합니까?"

"폐와 심(心)에 사기(邪氣)가 있으면 그 기는 양쪽 팔꿈치에
머물러 있고 간에 사기가 있으면 그 기는 양쪽 겨드랑이에서 흘
러들고 비(脾)에 사기가 있으면 그 기는 양쪽 넓적다리에 머물고
신(腎)에 사기가 있으면 그 기는 양쪽 오금에 머물러 있습니다.

대저 이상의 팔허(八虛)라는 것은 모두 기관(機關)의 실(室 :
집)이고 진기(眞氣)가 지나는 곳이며 혈락이 유영하는 곳입니다.
사기와 악혈(惡血)이 굳이 그 곳에 머물러 있어서는 안 되는 것
입니다.

머물러 있게 되면 근락(筋絡)과 골절(骨節)이 상하게 되어 기
관의 펴고 오므리는 것을 얻지 못하므로 구련(拘攣)이 되는 것
입니다."

(황제왈 한피하여 개주리는 내하오? 기백왈 그 분육을 인하여 그 부를 별함
이 재하면 미납하여 서단하여 신이 불산케 하여 사기가 득거니라. 황제가 기백
에게 문왈 인이 유팔허한데 각각 무엇으로써 후오? 기백답왈 써 오장을 후니라.
황제왈 후함을 내하오? 기백왈 폐심이 유사면 그 기가 양주에 유하고 간에 유
사면 그 기가 양액에 유하고 비에 유사면 그 기가 양비에 유하고 신에 유사면
그 기가 양괵에 유하니 범차의 팔허자는 다 기관의 실이니 진기의 소과이며 혈
락의 소유니 사기와 악혈이 고이 주류를 부득이니 주류즉 근락과 골절을 상하
여 기관이 굴신을 부득이니 고로 구련이니라.)

黃帝曰 扞皮開腠理奈何 岐伯曰 因其分肉 左別其膚[1] 微內而徐
端之 適[2]神不散 邪氣得去 黃帝問於岐伯曰 人有八虛[3] 各何以候 岐
伯答曰 以候五藏 黃帝曰 候之奈何 岐伯曰 肺心有邪 其氣留於兩
肘[4] 肝有邪 其氣流於兩腋[5] 脾有邪 其氣留於兩髀[6] 腎有邪 其氣留
於兩膕[7] 凡此八虛者 皆機關之室[8] 眞氣之所過 血絡之所遊 邪氣惡
血 固不得住留 住留則傷筋絡骨節 機關不得屈伸 故拘攣也

1) 左別其膚(좌별기부) : 좌는 재(在)가 마땅하다고 했다. 그 피부를 분별하는
   데에 있다. 부는 피부이다.
2) 適(적) : 약(若)과 같다.
3) 八虛(팔허) : 양주(兩肘 : 양쪽 팔꿈치), 양액(兩腋 : 양쪽 겨드랑이), 양비
   (兩髀 : 양쪽 넓적다리), 양괵(兩膕 : 양쪽 오금)이 약한 것을 뜻한다.
4) 肺心有邪其氣留於兩肘(폐심유사기기류어양주) : 폐와 심(心)에 사기가 있
   으면 그 기는 양쪽 팔꿈치에 머물러 있다. 폐와 심의 경맥은 모두 수경(手經)
   이다. 폐경(肺經)의 혈인 척택혈(尺澤穴)과 심경(心經)의 혈인 소해혈(少
   海穴)은 모두 양쪽 팔꿈치 사이에 있기 때문에 사기가 허한 틈을 타서 모이
   는 데는 대부분 양쪽 팔꿈치에 있는 것이다.
5) 肝有邪其氣流於兩腋(간유사기기류어양액) : 간에 사기가 있으면 그 기는 양
   쪽 겨드랑이에 흐른다. 곧 간담(肝膽)의 경맥은 옆구리와 겨드랑이를 행하
   는데 그 혈은 기문(期門)과 연액(淵液)의 혈에서 나오므로 사기는 대부분
   겨드랑이로 모이게 된다.
6) 脾有邪其氣留於兩髀(비유사기기류어양비) : 비(脾)에 사기가 있으면 그 기

는 양쪽 넓적다리에 머물러 있다. 비(髀 : 넓적다리)란 가랑이 부위이다. 비
(脾)의 경맥은 정강이와 넓적다리에서 위로 충문(衝門)으로 나오는데 사기
가 넓적다리와 살의 사이에 머무르면 이 병은 비경(脾經)에 있는 것이다.

7) 腎有邪其氣留於兩膕(신유사기기류어양괵) : 신(腎)에 사기가 있으면 그 기
는 양쪽 오금에 머물러 있다. 곧 무릎 뒤쪽 구부러진 곳을 뜻한다. 신(腎)의
경맥은 상행하여 오금의 부위인 음곡(陰谷) 등의 혈로 나오는데 이 곳에 사
기가 양쪽으로 오금에 머물러 있으면 이 병은 신경(腎經)에 있는 것이다.

8) 機關之室(기관지실) : 기혈이 모이는 곳이며 모든 운동의 중추이다. 실은 집
을 말하며 모이는 곳을 말한다.

제72편 통천(通天篇第七十二)

통천(通天)은 하늘과 통하다이다. 곧 동양 의술은 하늘과 통한다는 것을 의미한다.

이 통천편(通天篇)에서는 사람이 타고난 체질이 같지 않은 데에 근거하여 태음(太陰)과 소음(少陰)과 태양(太陽)과 소양(少陽)과 음양화평(陰陽和平) 등의 다섯 가지 유형으로 구분하고, 그들의 의식(衣食)이나 성격상의 특징을 기술하여 각각의 개성에 따라서 다르게 치료해야 하는 법칙을 논하고 있다.

I. 음인(陰人)과 양인(陽人)이란…

황제가 소사(少師)에게 물었다.

"나는 일찍이 사람에게는 음인(陰人)과 양인(陽人)이 있다고 들었습니다. 어떤 사람을 음인(陰人)이라 하고 어떤 사람을 양인(陽人)이라고 합니까?"

소사(少師)가 말했다.

"하늘과 땅 사이와 상하동서남북의 사이 안에서는 오행(五行)을 떠나지 않습니다. 사람도 또한 이에 응합니다. 한낱 일음(一陰)과 일양(一陽)에 그치는 것은 아닙니다. 대략만 말씀드릴 수 있으며 입으로는 능히 두루 밝힐 수가 없는 것입니다."

"원컨대 그 의의(意義)를 대략이라도 듣고 싶습니다. 현인(賢人)이나 성인(聖人)이 있어서 마음으로 능히 완비하여서 행할 수 있는 것입니까?"

"대저 태음인(太陰人)과 소음인(少陰人)과 태양인(太陽人)과 소양인(少陽人)과 음양화평인(陰陽和平人)이 있는데 무릇 이상의 다섯 사람들은 그 형태가 동일하지 않고 그 근골과 기혈(氣血)도 각각 동등하지 않은 것입니다."

(황제가 소사에게 문왈 여는 일찍 인이 음양이 유하다 문하니 하위를 음인이고 하위를 양인가? 소사왈 천지의 간과 육합의 내에 오를 불리한데 인도 또한 응하니 한낱 일음과 일양하여 이가 비이니 약언한데 구로 능히 편명치 못함이니라. 황제왈 원컨대 그 의를 약문한데 현인과 성인이 유하여 심으로 능비하여 행이니까? 소사왈 대개 태음의 인과 소음의 인과 태양의 인과 소양의 인과 음양화평의 인이 유하니 무릇 오인자는 그 태가 부동하고 그 근골과 기혈이 각기 부등하니라.)

黃帝問於少師曰 余嘗聞人有陰陽 何謂陰人 何謂陽人 少師曰 天地之間 六合之內 不離於五 人亦應之 非徒一陰一陽而已也 而略言耳 口弗能徧明也 黃帝曰 願略聞其意 有賢人聖人 心能備而行之乎[1] 少師曰 蓋有太陰之人 少陰之人 太陽之人 少陽之人 陰陽和平之人 凡五人者 其態不同 其筋骨氣血各不等[2]

1) 心能備而行之乎(심능비이행지호) : 이 문장은 '필능비이형지호(必能備而衡之乎)'로 수정해야 한다고 했다. 곧 '반드시 능히 갖추어져서 균형을 이루는 것입니까?'의 뜻이다.
2) 等(등) : 균등하다. 동등하다의 뜻.

2. 다섯 가지 유형(類形)의 인간상
황제가 말했다.
"그 균등하지 않은 것에 대해 들을 수 있습니까?"
소사(少師)가 말했다.
"태음인(太陰人)은 탐욕스러워 어질지 못하고 아래로는 겸손한 척하며 깊어서 헤아리기가 어렵고, 받기를 좋아하고 내주기는 싫어하며 마음을 억제하여 드러내지 않고, 때에 할 일을 하지 않고 남이 하면 뒤따르는데 이러한 것이 태음인인 것입니다.

소음인(少陰人)은 탐하는 것이 적으나 해치려는 마음이 있고 남의 잘못된 것을 보고 항상 얻은 것이 있는 듯하며 손상하기를 좋아하고 해치기를 좋아하며 남의 영화로운 것을 보고 이에 도리어 화를 내고 마음으로 미워하고 은혜를 갚지 않는데 이러한 것이 소음인인 것입니다.

태양인(太陽人)은 거처함에 만족하고 큰 일을 논하기를 좋아하고 무능하면서 실없는 말을 잘하고 뜻이 사방으로 발동하고 행동거지에서 시비를 돌아보지 않고 일을 위해서는 항상 제멋대로 하여 일이 비록 실패하여도 항상 후회하지 않는데 이러한 것이 태양인인 것입니다.

소양인(少陽人)은 세밀하게 살피고 스스로 귀하게 굴고 소소한 관직에 있으면서도 스스로 뽐내 높은 체하고 밖으로 사귀기를 좋아하나 안으로는 친근함이 없는데 이러한 것이 소양인인 것입니다.

음양화평인(陰陽和平人)은 거처에 편안하고 안정되며 지나치게 두려워하는 것이 없고 지나치게 기뻐하는 것이 없으며 완연(婉然)하게 사물을 따라서 혹은 더불어 다투지 않고 세월과 함께 하여 대처하여 살며 존귀하게 되면 더욱더 겸손해지고 이야기로써 하고 힘으로 다스리지 않는데 이러한 것을 '지극한 다스림〔至治〕'이라고 이르는 것입니다.

옛날에 침을 놓고 뜸을 잘 사용하는 사람은 사람의 다섯 가지 형태를 관찰하여 이에 치료했는데 성한 사람에게는 사법을 쓰고 허한 사람에게는 보법을 썼습니다."

(황제왈 그 부등자는 가히 득문가? 소사왈 태음인은 탐하여 불인하고 하제하여 잠잠하고 호납하고 오출하여 심화하고 불발하여 시에 불무하고 동하여 후하니 차는 태음인이니라. 소음인은 소탐하여 적심하고 인의 유망을 견하고 항상 약유득하며 호상하고 호해하며 인이 유영을 견하고 이에 도리어 온로하여 심질하고 무은한데 차는 소음인이니라. 태양인은 거처가 우우하고 대사를 호언

하고 무능하되 허설하며 지가 사야에 발하여 거조가 시비를 불고하고 위사에
항상 자용을 여하여 사가 수패나 항상 무회한데 차는 태양인이니라. 소양인은
시체하여 호자귀하고 소소관에 유즉 고자의하여 위외교를 호하되 불내부한데
차는 소양인이니라. 음양화평인은 거처가 안정하고 구구됨이 무하고 흔흔됨이
무하여 완연히 종물하여 혹은 여하여 부쟁하고 여시와 변화하고 존즉 겸겸하고
담하여 불치한데 시를 위지치니라. 옛날의 선용침애자는 인의 오태를 시하고 내
치하니 성자는 사지하고 허자는 보지라.)

　黃帝曰 其不等者 可得聞乎 少師曰 太陰之人 貪而不仁 下齊湛
湛[1] 好內而惡出[2] 心和而不發[3] 不務於時 動而後之 此太陰之人也
少陰之人 小貪而賊心[4] 見人有亡 常若有得[5] 好傷好害 見人有榮 乃
反慍怒 心疾而無恩[6] 此少陰之人也 太陽之人 居處于于[7] 好言大事
無能而虛設 志發於四野[8] 擧措[9]不顧是非 爲事如常自用[10] 事雖敗
而常無悔 此太陽之人也 少陽之人 諟諦[11]好自貴 有小小官 則高自
宜[12] 好爲外交而不內附[13] 此少陽之人也 陰陽和平之人 居處安靜
無爲懼懼[14] 無爲欣欣[15] 婉然[16]從物 或與不爭[17] 與時變化 尊則謙謙
譚而不治[18] 是謂至治[19] 古之善用鍼艾者 視人五態乃治之 盛者寫之
虛者補之

1) 下齊湛湛(하제잠잠) : 하제는 아래로는 가지런하다. 곧 겸손하다의 뜻이다.
　 잠잠은 깊고 깊은 모양으로 곧 속을 알 수가 없다는 뜻이나. 따라서 음험함이
　 깊이 숨어 있다는 뜻이 된다.
2) 好內而惡出(호납이오출) : 들어오는 것을 좋아하고 나가는 것을 싫어하다.
　 납(內)은 납(納)의 뜻.
3) 心和而不發(심화이불발) : 화는 억(抑)의 오자라 했다. 곧 마음이 억제되어
　 서 밖으로 발동하지 않다. 마음 속에 억울함이 있지만 발산되지는 않는다. 솔
　 직하지 않다는 뜻.
4) 賊心(적심) : 남을 해치려는 마음.
5) 見人有亡常若有得(견인유망상약유득) : 남에게 불행이 있는 것을 보고 항
　 상 좋아한다는 뜻이다.
6) 心疾而無恩(심질이무은) : 마음 속으로 질투하고 은혜를 모른다.

7) 于于(우우) : 만족스러운 모양.

8) 志發於四野(지발어사야) : 뜻이 사야에서 발동되다. 곧 이것저것 가리지 않고 일에 참여한다는 뜻.

9) 擧措(거조) : 행동거지(行動擧止)이다.

10) 爲事如常自用(위사여상자용) : 일을 위하여 항상 스스로 힘을 다하는 것 같다. 곧 잘난 체하고 일을 도맡아 하는 것이다. 여는 이(而)와 같다. 경비도 혼자 부담한다.

11) 諟諦(시체) : 세밀하게 살피다. 곧 꼼꼼하게 하다.

12) 宜(의) : 선(宣)이 마땅하다고 했다.

13) 不內附(불내부) : 속으로 붙임이 없다. 곧 정이 없다는 뜻. 부는 친(親)의 뜻이다.

14) 懼懼(구구) : 두렵고 두렵다. 곧 크게 두려워한다는 뜻. 두려움이 지나친 것.

15) 欣欣(흔흔) : 기쁘고 기쁘다의 뜻. 기쁨이 과도한 것.

16) 婉然(완연) : 화평하고 유순한 것이다.

17) 或與不爭(혹여부쟁) : 혹은 함께 기뻐하면서도 다투지 않다.

18) 譚而不治(담이불치) : 말로써 하고 힘으로 다스리지 않는다. 곧 덕으로 감화시키고 무력으로 하지 않는 것을 뜻한다.

19) 至治(지치) : 지극한 다스림. 곧 음양화평인이라야 덕으로써 다스릴 수 있다는 것을 뜻한다.

3. 다섯 가지 형태의 인간을 치료하는 법

황제가 말했다.

"다섯 가지 형태의 사람을 치료하는 데는 어떻게 해야 합니까?"

소사(少師)가 말했다.

"태음인(太陰人)은 음(陰)이 많고 양(陽)이 없다시피 하여 그 음혈(陰血)이 탁하고 그 위기(衛氣)가 껄끄럽습니다. 음과 양이 조화되지 못하여 근(筋)이 늘어지고 피부는 두꺼워서 신속하게 사(瀉)해 주지 않으면 능히 질병을 제거할 수가 없습니다.

소음인(少陰人)은 음이 많고 양이 적으며 위(胃)가 작고 장

(腸)이 크며 육부(六腑)가 조화롭지 못하여 양명맥이 작고 태양맥은 커서 반드시 살펴서 조절해야 합니다. 그 혈(血)은 쉽게 빠져 나가고 그 기는 쉽게 손상됩니다.

태양인(太陽人)은 양(陽)이 많고 음이 없는 듯하여 반드시 삼가 조절해야 하며 그 음을 빠져 나가지 않게 하고 그 양을 사(瀉)해 주어야 합니다. 양이 거듭 빠져 나가는 사람은 쉽게 미치게 되고 음양이 다 빠져 나가게 되면 갑자기 죽거나 사람을 알아보지 못하게 됩니다.

소양인(少陽人)은 양이 많고 음이 적으며 경맥이 작고 낙맥이 크며 혈은 안에 있고 기는 밖에 있습니다. 음을 실(實)하게 하고 양을 허하게 해야 하며 홀로 그 낙맥을 사해 주면 뻣뻣해지고 기가 빠져 나가는 것이 빨라지며 중기(中氣)가 부족하여 병이 나면 일어나지를 못합니다.

음양화평인(陰陽和平人)은 음과 양의 기가 화평하고 혈맥이 조화롭습니다. 삼가 그 음과 양을 진찰하고 그 사기와 정기를 살펴보고 그 용모와 거동을 익히 살펴보고 유여(有餘)하고 부족(不足)한 것을 살펴서 성하면 사해 주고 허하면 보해 주고 성하지도 않고 허하지도 않으면 경(經)에서 취하여 침을 놓습니다.

이러한 것이 음과 양을 조화롭게 하는 것이며 다섯 가지 형태의 사람을 분별하는 것입니다."

(황제왈 인의 오태를 치함은 내하오? 소사왈 태음인은 다음하고 무양하며 그 음혈이 탁하고 그 위기가 색하며 음양이 불화하고 완근하고 후피하며 질사하지 않으면 이를 불능하니라. 소음인은 다음하고 소양하며 소위하고 대장하며 육부가 부조하고 그 양명맥이 소하고 태양맥이 대하며 필히 심조하여 그 혈이 이탈하고 그 기가 이패니라. 태양인은 다양하고 소음하며 필히 근조하여 그 음이 무탈하고 그 양을 사하며 양이 중탈자는 이광하고 음양이 개탈자는 폭사하고 부지인이니라. 소양인은 다양하고 소음하며 경소하고 낙대하며 혈이 재중하고 기가 외하며 실음하고 허양하여 홀로 그 낙맥을 사즉 강하고 기탈하여 질하고 중기가 부족하여 병에 불기니라. 음양화평인은 그 음양의 기가 화하고 혈맥이 조

니라. 삼가 그 음양을 진하며 그 사정을 시하고 용의를 안하며 유여와 부족을
심하고 성즉 사하고 허즉 보하여 불성하고 불허하면 써 경을 취하니 차는 소이
음양을 조하며 오태의 인을 별하니라.)

黃帝曰 治人之五態奈何 少師曰 太陰之人 多陰而無陽 其陰血濁
其衛氣濇 陰陽不和 緩筋而厚皮 不之疾寫 不能移之[1] 少陰之人 多
陰少陽 小胃而大腸[2] 六府不調 其陽明脈小而太陽脈大 必審調之
其血易脫 其氣易敗[3]也 太陽之人 多陽而少陰 必謹調之 無脫其陰
而寫其陽 陽重脫者易狂 陰陽皆脫者 暴死[4]不知人也 少陽之人 多
陽少陰 經小而絡大 血在中而氣外[5] 實陰而虛陽 獨寫其絡脈則强
氣脫而疾 中氣不足 病不起也[6] 陰陽和平之人 其陰陽之氣和 血脈
調 謹診其陰陽 視其邪正 安其容儀[7] 審有餘不足 盛則寫之 虛則補
之 不盛不虛 以經取之 此所以調陰陽 別五態之人者也

1) 不之疾寫不能移之(부지질사불능이지) : 빨리 사해 주지 않으면 병세를 제
   거하지 못하다. 질은 급(急)의 뜻. 이(移)는 거(去)의 뜻이다.
2) 小胃而大腸(소위이대장) : 위가 작고 장은 크다. 곧 위는 양명(陽明)이니 양
   명은 오장과 육부의 바다이고 소장은 전달하는 부(腑)이다. 위가 작으면 저
   장하는 것도 적고 기도 미약하며 장이 크면 전송하는 것이 빠르고 기도 쌓이
   지 않으니 양기가 적으면서도 쌓이지 않으므로 음이 많고 양이 적다고 했다.
   이러한 것으로 보면 장은 소장을 뜻한다.
3) 敗(패) : 상(傷)과 같다.
4) 暴死(폭사) : 두 가지 뜻이 있다고 했다. 하나는 갑자기 죽는다는 뜻이고 하
   나는 인사불성(人事不省)이 되어 죽은 것과 같다는 뜻이라 했다.
5) 氣外(기외) : 갑을경(甲乙經)에는 기재외(氣在外)로 되어 있다.
6) 病不起也(병불기야) : 병이 들어 일어나지 못하다. 곧 병이 잘 낫지 않는다
   는 뜻.
7) 安其容儀(안기용의) : 그 용모와 거동을 살피다. 안은 습(習)의 뜻이라 했다.
   기는 원문에는 없으나 갑을경에 따라 보충하다.

4. 다섯 가지 유형의 사람을 구별하는 법

황제가 말했다.

"다섯 가지 형태의 사람은 서로 더불어 우의(友誼)를 가질 수가 없으며 갑자기 처음 모이면 그 행동하는 것을 알지 못할 것이니 어떻게 분별해야 합니까?"

소사(少師)가 대답했다.

"중인(衆人)의 무리는 다섯 가지 형태의 사람과 같지 않으니 5에 5를 곱하면 25인이 되지만 다섯 가지 형태의 사람은 포함되지 않습니다. 다섯 가지 형태의 사람은 더욱 중인(衆人)과는 합하지 않는 것입니다."

"다섯 가지 형태의 사람을 어떻게 분별하는 것입니까?"

"태음인은 그 형상이 검고 검은 흑색이며 염연(念然)히 자신을 낮추고 임임연(臨臨然)하여 장대하고 자세는 구부정하되 곱사등이는 아닌데 이러한 것이 태음인입니다.

소음인은 그 형상이 맑은 듯한데 행동은 수상하고 고정으로 몰래 해치려는 마음을 품으며 서 있으면 조급하여서 불안해 하며 행함에는 엎드린 듯이 하는데 이러한 것이 소음인입니다.

태양인은 그 형상이 헌헌상부로 교(驕)만스럽고 자만하며 몸을 뒤로 젖혀서 오금을 구부린 듯하는데 이러한 사람이 태양인입니다.

소양인은 그 형상이 서 있으면 하늘을 보고 행함에는 흔들거리기를 좋아하고 그 양쪽 팔과 양쪽 팔꿈치는 항상 등쪽으로 나오는데 이러한 사람이 소양인입니다.

음양화평인은 그 형상이 의젓하고 점잖으며 시세에 잘 어울리고 태도가 엄숙하고 온화하며 항상 유쾌하고 눈빛은 상냥하고 행동에 절도가 있어서 모든 사람들이 다 군자(君子)라고 이르는데 이러한 사람을 음양화평인이라고 하는 것입니다."

(황제왈 대저 오태의 인자는 상여하여 무고하고 졸연히 신회나 그 행을 미지

니 하이로 별고? 소사답왈 중인의 속은 오태의 인과 불여하니 고로 오오는 이
십오인이니 오태의 인과 불여니 오태의 인은 더욱 중에 불합이니라. 황제왈 오
태의 인을 별함은 내하오? 소사왈 태음인은 그 상이 담담연하여 흑색이며 염연
하여 하의하며 임임연하여 장대하고 괵연하여 미루니 차는 태음인이니라. 소음
인은 그 상이 청연하고 절연하여 진실로 써 음적하고 입하여 조험하며 행하여
사복이니 차는 소음인이니라. 태양인은 그 상이 헌헌하고 저저하여 반신하고 절
괵하니 차는 태양인이니라. 소양인은 그 상이 입즉 호앙하고 행즉 호요하며 그
양비와 양주는 곧 항상 배에 출하니 차는 소양인이니라. 음양화평인은 그 상이
위위연하고 수수연하고 옹옹연하고 유유연하며 선선연하며 두두연하여 중인이
개왈 군자라 하니 차는 음양화평인이니라.)

　黃帝曰 夫五態之人者 相與毋故[1] 卒然新會 未知其行也 何以別
之 少師答曰 衆人[2]之屬 不如五態之人者 故五五二十五人 而五態
之人不與焉 五態之人 尤不合於衆者也 黃帝曰 別五態之人奈何
少師曰 太陰之人 其狀黮黮然[3]黑色 念然下意[4] 臨臨然[5]長大 膕然
未僂[6] 此太陰之人也 少陰之人 其狀清然竊然[7] 固以陰賊[8] 立而躁
險[9] 行而似伏[10] 此少陰之人也 太陽之人 其狀軒軒儲儲[11] 反身折
膕[12] 此太陽之人也 少陽之人 其狀立則好仰 行則好搖 其兩臂兩
肘 則常出於背[13] 此少陽之人也 陰陽和平之人 其狀委委然[14] 隨隨
然[15] 顒顒然[16] 愉愉然[17] 暶暶然[18] 豆豆然[19] 衆人皆曰君子[20] 此陰陽
和平之人也

1) 毋故(무고) : 친구와 우의가 없는 것을 말한다.
2) 衆人(중인) : 앞에 25인의 범주를 뜻한다. 5행(五行)에 다섯 가지가 있어서
　　5×5는 25인을 뜻한다.
3) 黮黮然(담담연) : 구름 같은 것이 검은 모양. 피부색이 어두운 흑색이고 광
　　택이 없는 것.
4) 念然下意(염연하의) : 염연은 겸손한 척하다. 하의는 자신의 뜻을 낮추다. 곧
　　일종의 겸손을 나타내다. 속으로는 남을 속이려는 계책이 있고 겉으로는 겸
　　손하고 화합하는 것.
5) 臨臨然(임임연) : 성대한 모양이다. 곧 장대하다의 뜻. 높이 임하는 모양.

6) 膕然未僂(괵연미루) : 괵은 군(膕)의 잘못이라 했다. 사태살이 굽어진 것처럼 굽어졌으되 구루는 아니라는 뜻.

7) 淸然竊然(청연절연) : 청연은 맑고 고결한 듯하다. 얼굴 표정이 냉혹한 것. 절연은 행동이 수상하여 도둑 같은 인상이라는 뜻.

8) 陰賊(음적) : 몰래 해치려는 고약한 마음씨.

9) 躁險(조험) : 조급해하고 음험하다.

10) 似伏(사복) : 굴복한 것과 같다. 실제로는 굴복하지 않았는데 엎드린 것처럼 하다의 뜻. 행동이 은밀한 것.

11) 軒軒儲儲(헌헌저저) : 헌헌은 득의한 모양. 출중한 것. 저저는 쌓이고 쌓이는 모양. 곧 쌓여서 넘치는 것.

12) 反身折膕(반신절괵) : 반신은 허리를 젖히다. 절괵은 허리를 젖히면 오금이 따라서 굽어지는 것. 곧 거드름부리는 모양.

13) 常出於背(상출어배) : 항상 등으로 나온다. 곧 두 손으로 뒷짐을 지다. 오만한 모습이다.

14) 委委然(위위연) : 마음이 여유롭고 침착한 모양.

15) 隨隨然(수수연) : 따르고 따르다. 곧 환경에 잘 적응하는 것.

16) 顒顒然(옹옹연) : 엄정한 모양. 엄숙한 모양. 온화한 모양.

17) 愉愉然(유유연) : 기뻐하는 모양.

18) 暶暶然(선선연) : 상냥하고 부드러운 모양.

19) 豆豆然(두두연) : 행동에 질도가 있고 일을 처리함에 분명한 것.

20) 君子(군자) : 행동이 어질고 덕이 높은 사람. 남의 사표가 될 만한 사람.

제11권 황제내경영추
(黃帝內經靈樞卷十一)

제73편 관능(官能篇第七十三)

관능(官能)이란 인체의 모든 기관(器官)과 기능(機能)을 뜻한다. 여기서의 관능은 맡은 일에 능하다의 뜻인 것 같다.

이 관능편(官能篇)에서는 사람의 생리와 질병의 음양(陰陽)과 한열(寒熱)과 허실(虛實)의 관계를 잘 파악하여 침을 놓는데 보법과 사법을 행해야 함을 논하고, 또 질병을 치료할 때에는 반드시 하늘의 금기와 사기(邪氣)가 인체를 상하게 할 때 나타나는 여러 증상을 살펴야 함을 논하고, 아울러 조기 치료의 중요성을 강조하였다.

I. 침(鍼)을 사용하는 도리(道理)

황제가 기백에게 물었다.

"나는 구침(九鍼)에 관하여 부자(夫子)께 들은 것이 너무 많아서 가히 다 셀 수가 없습니다. 나는 미루어서 논한 지 12년이나 되었습니다. 내가 시험삼아 외워볼 테니 부자(夫子: 선생)께서는 그 이치를 들어보시고 틀리면 나에게 말씀해 주십시오 청컨대 그 바른 도를 청하여 가히 오래도록 전하여 후세에 우환이 없게 하고 또 그 적당한 사람을 얻어서 이에 전하여 그 적당한 사람이 아니라면 말하지 못하도록 할 것입니다."

기백이 머리를 조아리고 두 번 절하고 말했다.

"청하심에 성왕(聖王)의 도(道)에 귀를 기울이겠습니다."

황제가 말했다.

"침(鍼)을 사용하는 이치는 반드시 형기(形氣)가 소재(所在)

하는 좌우와 상하와 음양의 표리(表裏)와 혈기의 다소와 운행하는 역순(逆順)과 출입의 회합(會合)을 알아서, 과실이 있는 것을 꾀하여 쳐내야 합니다.

엉겨 맺힌 곳을 풀어줄 줄 알고 허(虛)한 것을 보해 주고 실(實)한 것을 사(瀉)해 주고 위와 아래의 기문(氣門)을 알고 기해(氣海)와 혈해(血海)와 수해(髓海)와 수곡해(水穀海)인 사해(四海)를 명확히 통달하여 그 질병이 있는 곳과 한열(寒熱)하고 임로(淋露 : 피로)함에는 영혈(榮穴)과 수혈(輸穴)이 곳을 달리하므로 조절하는 기를 살피고 경수(經隧)와 좌우의 지락(支絡)을 밝혀서 그 교회(交會)하는 부위를 다 알아야 합니다.

한(寒)과 열(熱)이 다투면 능히 합하여 조절하며 허(虛)와 실(實)이 서로 이웃하면 이를 결단하여 통하게 하는 것을 알아야 합니다.

좌우가 조절되지 않으면 피부를 잡고 침을 놓으며 역하고 순하는 것을 밝혀서 이에 가히 치료할 수 있음을 아는 것입니다.

음과 양이 한쪽으로 쏠리지 않으므로 병상에서 일어날 수 있는 시간을 알 수 있고 본말(本末)을 살피고 그 한열(寒熱)을 살펴서 사기(邪氣)가 있는 곳을 얻게 되면 만 번 침을 놓아도 위태하지 않습니다.

곧 구침(九鍼)을 맡아 사용할 줄 알게 되면 침놓는 도를 마치는 것입니다."

(황제가 기백에게 문왈 여는 구침을 부자에게 문함이 중다하여 불가승수니라. 여는 추하여 논하여 써 위일기한데 여가 사송하리니 자는 그 이를 청하고 비즉 어여하여 그 정도를 청하여 하여금 가히 구전하여 후세에 무환케 하여 그 인을 득하여 내전하여 그 인이 비면 물언이리라. 기백이 계수하여 재배왈 청컨대 성왕의 도를 청하리라. 황제왈 용침의 이가 필히 형기의 소재와 좌우의 상하와 음양의 표리와 혈기의 다소와 행의 역순과 출입의 합을 지하여 유과를 모벌이리라. 해결을 지하고 보허하고 사실하여 상하의 기문을 지하며 사해를 명통하여 그 소재의 한열과 임로를 심하여 영수를 이처하며 조기를 심하고 경수와

좌우의 지락을 명하여 그 회를 진지니라. 한과 열이 쟁하면 능합하여 조하고 허
와 실이 인하면 결하여 통함을 지하며 좌우가 부조하면 파하여 행하고 역순에
명하여 가치를 내지하며 음양이 불기하니 고로 기시를 지하며 본말을 심하고
그 한열을 찰하여 사의 소재를 득하면 만자해도 불태니 구침을 관하여 지하면
자도가 필이니라.)

　黃帝問於岐伯曰 余聞九鍼於夫子衆多矣 不可勝數 余推而論之
以爲一紀[1] 余司誦之[2] 子聽其理 非則語余 請其正道 令可久傳 後
世無患 得其人乃傳 非其人勿言 岐伯稽首再拜曰 請聽聖王之道 黃
帝曰 用鍼之理 必知形氣之所在[3] 左右上下[4] 陰陽表裏 血氣多少 行
之逆順[5] 出入[6]之合 謀伐有過[7] 知解結[8] 知補虛寫實 上下[9]氣門[10]
明通於四海 審其所在 寒熱淋露[11] 榮輸異處[12] 審於調氣 明於經隧[13]
左右肢絡[14] 盡知其會 寒與熱爭 能合而調之 虛與實隣 知決而通之
左右不調[15] 把而行之[16] 明於逆順 乃知可治 陰陽不奇[17] 故知起時
審於本末 察其寒熱 得邪所在 萬刺不殆 知官[18]九鍼 刺道畢矣

1) 一紀(일기) : 12년을 뜻한다. 곧 황제가 기백과 침술을 논한 지 12년이나 되
　었다는 뜻이다. 일설에는 일강(一綱)으로도 본다.

2) 司誦之(사송지) : 맡아서 외워보겠다는 뜻.

3) 形氣之所在(형기지소재) : 형체의 소재는 비수(肥瘠)이고 기의 소재는 허
　실(虛實)이다.

4) 左右上下(좌우상하) : 좌와 우와 상과 하이다. 태소에 '간은 왼쪽에서 생기
　고 폐는 오른쪽에 저장하고 심은 표(表)를 지배하고 신(腎)은 이(裏)를 다
　스리며 남자는 왼쪽이고 여자는 오른쪽으로 음양의 상하를 모두 알게 된다.'
　라고 했다.

5) 行之逆順(행지역순) : 운행하는 역순이다. 곧 경기(經氣)가 운행하는 역순
　(逆順)의 상황을 가리킨다.

6) 出入(출입) : 나가고 들어오는 것. 곧 표(表)에서 이(裏)로 향하는 것은 입
　(入)이고 이(裏)에서 표(表)로 향하는 것은 출(出)이다.

7) 謀伐有過(모벌유과) : 과오가 있으면 꾀하여 정벌하다. 곧 질병에 걸린 것이
　과실로 인한 것이면 모략을 써서 정벌해야 한다는 뜻.

8) 解結(해결) : 울결한 것을 풀다. 곧 결취(結聚)를 풀어 문호가 통하게 하다.

9) 上下(상하) : 수족육경(手足六經) 및 여러 경의 표준을 뜻한다.

10) 氣門(기문) : 수혈(腧穴)을 가리킨다. 일설에는 기문은 지기(之氣)의 오자라 했다.

11) 淋露(임로) : 피곤(疲困)이라 했다.

12) 榮輸異處(영수이처) : 영혈과 수혈이 곳을 다르게 하다. 영은 본래 이(以)로 되어 있었는데 태소에 의거하여 교정했다. 곧 오행(五行)의 영혈과 수혈은 다른 점이 있다는 뜻이라 했다.

13) 經隧(경수) : 경은 정경(正經)과 기경(奇經)이고 수는 여러 낙맥(絡脈)이라 했다.

14) 左右肢絡(좌우지락) : 좌우의 작은 낙맥(絡脈)이다. 지는 지(支)가 타당하다고 했다.

15) 左右不調(좌우부조) : 좌우가 조화롭지 않다. 곧 인영맥과 기구맥이 조화롭지 못한 것이다.

16) 把而行之(파이행지) : 살을 잡아서 침을 놓다. 곧 무자법(繆刺法)으로 침을 놓는 것이다.

17) 不奇(불기) : 기는 의(倚)로 해석한다. 곧 치우치지 않다.

18) 官(관) : 맡은 직분이라는 뜻이다.

2. 질병이 있는 곳을 알아내는 법

오수혈(五腧穴)과 서질법(徐疾法 : 補瀉法)을 사용하는 경우와 침을 놓을 때 굽히고 펴고 들어가고 나오는 것에 모두 조리가 있음을 밝혀야 하는 것입니다.

음(陰)과 양(陽)을 말하면 오행(五行)과 합해지고 오장과 육부에 또한 감추어지는 것이 있습니다.

사시(四時)와 팔풍(八風)에는 모두 음과 양이 있으며 각각 그 지위를 얻어서 명당(明堂)에 합해집니다. 각각의 색부(色部)에 처하여 오장과 육부가 아픈 곳을 살펴서 좌우와 상하에 그 차고 따뜻한 것들이 어느 경맥에 있는지를 알아내는 것입니다.

피부의 한온(寒溫)과 활색(滑濇)을 살펴서 그 고통스러운 것을 알고 격막에는 위와 아래가 있으니 그 기의 소재를 알아서 먼저 그 도를 얻어서 침을 놓는데 드물게도 하고 성기게도 하되 점점 깊게 찔러서 유침(留鍼)하므로 정기(正氣)가 능히 서서히 들어갑니다.

대열(大熱)이 위에 있으면 밀어서 내리게 하고 아래에서 위로 한 것은 끌어당겨서 제거하며 앞에 있었던 병을 살펴서 항상 먼저 침을 놓습니다.

대한(大寒)이 밖에 있으면 유침(留鍼)하여 보(補)해 주고 속으로 들어간 것은 합혈(合穴)을 따라 사(瀉)해 줍니다. 침을 놓는 일은 적당하지 못하고 뜸을 떠 주는 것이 적당합니다.

상기(上氣)가 부족하면 미루어서 휘날리게 하고 하기가 부족하면 쌓여서 따르게 하며 음과 양이 모두 허한 것은 뜸을 떠 주는 것이 스스로 적당합니다.

궐역하여 한증(寒證)이 심하고 골(骨)의 모서리가 함몰하여 한사(寒邪)가 무릎까지 지나면 아래의 삼리혈(三里穴)을 취하는 것입니다.

음락(陰絡)이 지나는 부위에 한사(寒邪)가 침입하면 머물러 그치는 것입니다. 한사(寒邪)가 안으로 들어가면 밀어서 경기(經氣)를 행하는데 경맥이 함몰된 자는 화(火)인 뜸을 떠 주는 것이 적당합니다. 맺힌 낙맥(絡脈)이 단단하고 긴장되면 뜸을 떠서 치료하는 것입니다.

고통스러운 곳을 알지 못하면 음교(陰蹻)와 양교(陽蹻)의 아래를 다스리는데 남자는 양교맥(陽蹻脈)을 취하고 여자는 음교맥(陰蹻脈)을 취하는 것은 현명한 의사는 금하는 것입니다. 침(鍼)의 의논을 끝마칩니다.

(오수와 서질의 소재와 굴신과 출입에 모두 조리가 유함을 명하니 음과 양을 언하고 오행에 합하며 오장과 육부에 또한 유소장하고 사시와 팔풍에 다 유음양하며 그 위를 각득하고 명당에 합하여 각각 색부에 처하며 오장과 육부의 그

소통을 찰하며 좌우와 상하에 그 한온이 하경의 소재를 지하니라. 피부의 한온
과 활색을 심하여 그 소고를 지하고 격에 유상하니 그 기의 소재를 지하여 먼저
그 도를 득하여 회하며 소하되 초심하여 써 유하니 고로 능히 서입이니라. 대열
이 재상하면 추하여 하하고 종하하여 상자는 인하여 거하며 전에 통한 자를 시
하여 항상 선취함이니라. 대한이 재외하면 유하여 보하고 중에 입한 자는 합을
종하여 사니 침의 소불위는 구의 소의니라. 상기의 부족은 추하여 양하며 하기
의 부족은 적하여 종하며 음양이 개허는 화가 자당이니 궐하여 한이 심하고 골
의 염이 함하며 한이 슬을 과하면 하의 삼리를 능하니이다. 음락이 소과에 득
하면 유지니 한이 중에 입하면 추하여 행하되 경이 함하자는 화즉 당이니라. 결
락하여 견긴함은 화의 소치니 소고를 부지면 양교의 하이니 남음하고 여양은
양공의 소금이니 침론이 필이니라.)

明於五輪 徐疾所在[1] 屈伸出入[2] 皆有條理 言陰與陽 合於五行 五
藏六府 亦有所藏 四時八風[3] 盡有陰陽 各得其位 合於明堂 各處色
部 五藏六府 察其所痛 左右上下[4] 知其寒溫 何經所在 審皮膚之寒
溫滑濇 知其所苦 膈有上下 知其氣所在[5] 先得其道 稀而疏之 稍深
以留[6] 故能徐入之 大熱在上 推而下之 從下上者 引而去之 視前痛
者[7] 常先取之 大寒在外 留而補之 入於中者 從合寫之[8] 鍼所不爲
灸之所宜[9] 上氣不足 推而揚之 下氣不足 積而從之 陰陽皆虛 火[10]
自當之 厥而寒甚 骨廉陷下 寒過於膝 下陵三里[11] 陰絡所過 得之當
止 寒入於中 推而行之 經陷下者 火則當之[12] 結絡堅緊 火所治之[13]
不知所苦 兩蹻之下[14] 男陰女陽[15] 良工所禁 鍼論畢矣

1) 明於五輪徐疾所在(명어오수서질소재): 오수혈(五腧穴)과 서질법(徐疾
   法)의 소재를 밝히다. 오수혈은 오장(五臟)의 정(井)·영(榮)·수(腧)·경
   (經)·합(合)혈을 뜻하고 서질법은 보법(補法)과 사법(瀉法)이다.
2) 屈伸出入(굴신출입): 침을 놓을 때 굴신(屈伸)해야 하는 것과 경맥의 출입
   을 알아야 한다.
3) 四時八風(사시팔풍): 사시는 네 계절, 팔풍은 동방의 영아풍(嬰兒風), 남방
   의 대약풍(大弱風), 서방의 강풍(剛風), 북방의 대강풍(大剛風), 동북방의
   흉풍(凶風), 동남방의 약풍(弱風), 서남방의 모풍(謀風), 서북방의 절풍(折

風)이다.

4) 左右上下(좌우상하) : 얼굴의 좌우와 상하에 나타나는 색택(色澤)을 뜻한다.

5) 膈有上下知其氣所在(격유상하지기기소재) : 횡격(橫膈)의 상하에 서로 같지 않은 장기(臟器)가 분포되어 있으므로 마땅히 그 병기(病氣)가 격의 위에 있는지 아래에 있는지를 파악하고 더 나아가 어느 장의 병변인지도 살펴서 알아야 한다는 뜻이다.

6) 稀而疏之稍深以留(희이소지초심이류) : 침을 드물게 놓고 성기게 놓는데 점점 깊이 침을 놓고 유침(留鍼)시킨다는 것. 희는 침을 적게 놓는다는 뜻, 소는 침을 띄엄띄엄 놓고, 심은 깊게 찌르고, 유는 침을 오래 놓아 두는 것.

7) 前痛者(전통자) : 병이 시작된 부위를 뜻한다. 곧 병의 뿌리.

8) 從合寫之(종합사지) : 합혈(合穴)을 따라서 사해 주다. 곧 한기가 골수로 들어갔으면 합혈에서 사해 준다는 뜻.

9) 灸之所宜(구지소의) : 뜸을 떠 주는 것이 적합하다의 뜻.

10) 火(화) : 뜸을 뜨다의 뜻.

11) 下陵三里(하릉삼리) : 아래의 삼리혈에 침을 놓다. 능은 취(取)하다의 뜻이라 했다. 또 하릉은 삼리(三里)의 별명이므로 능은 침을 놓다의 뜻이 된다.

12) 經陷下者火則當之(경함하자화즉당지) : 경맥이 함몰된 자는 뜸을 떠 주어야 마땅하다.

13) 火所治之(화소치지) : 뜸으로 치료하다. 갑을경과 태소에는 화지소치(火之所治)로 되어 있는데 타당하다고 했다.

14) 兩蹻之下(양교지하) : 음교와 양교의 아래이다. 곧 조해(照海)와 신맥(申脈)의 두 혈을 뜻한다.

15) 男陰女陽(남음여양) : 갑을경과 태소에는 남양여음(男陽女陰)이라 했는데 이것이 마땅하다고 했다. 질병이 있으되 아픈 곳을 모르게 되면 음교와 양교를 취하는데 남자는 음교맥을 취하고 여자는 양교맥을 취해야 한다. 이와 반대로 해서는 안 된다.

3. 침을 놓아 병을 치료하는 데에 법칙이 있다

침을 놓아서 병을 치료하는 데는 반드시 법칙이 있는데 위로는 천광(天光)을 살피고 아래로는 팔정(八正)을 엿보아서 기사(奇邪)를 피하도록 백성에게 알려 주고 허와 실을 살펴서 그 사기를 범하지 않도록 해야 합니다.

하늘의 노(露)를 얻게 되고 세기(歲氣)의 허함을 만나게 되면 구제해도 이겨내지 못하고 도리어 그 재앙을 받게 되는 것입니다.

그러므로 이르기를 '반드시 천기(天忌)를 알아야 이에 침의 의의를 말할 수 있는 것'이라고 합니다.

지나간 옛것을 본받고 돌아오는 오늘에 검증하여 깊고 어두운 것을 관찰하고 다함이 없는 것을 통달하는 것은 서투른 의사가 보지 못하는 것이요 고명한 의사는 귀하게 여기는 것으로, 그 형체를 알지 못하니 신(神)과 비슷한 것입니다.

사기(邪氣)가 사람에게 적중하였을 때에는 으슬으슬하여 형체가 동합니다. 정사(正邪)가 사람에게 적중하면 미약하여 먼저 색에 나타나지만 그 몸에서는 알지 못합니다. 있는 듯도 하고 없는 듯도 하고 망한 듯도 하고 존재하는 듯도 하고 형체가 있기도 하고 형체가 없기도 하여 그 정황을 알지 못하게 됩니다.

그러므로 현명한 의사는 사기(邪氣)에 침을 놓고 그 싹이 돋아나려고 할 때 구제하지만, 서투른 의사는 이미 형성된 것을 지켜서 이로 인하여 그 형체만 손상시키는 것입니다.

이런 까닭으로 의사가 침을 놓을 때에는 맥기(脈氣)의 소재를 잘 파악하고 그 문호(門戶)를 지켜서 기를 조절하고, 보하고 사해 주는 곳의 소재와 서서히 하고 신속히 하는 의의와 침을 놓을 곳에 밝아야 하는 것입니다.

사(瀉)해 줄 때는 반드시 원활하고 능숙하게 사용해야 하는데 진맥하여 눌러서 침을 돌리면 그 기가 이에 행하고 신속히 하고 서서히 뽑으면 사기가 이에 나오게 됩니다. 펴되 이를 맞이하여 그 침구멍을 흔들어 크게 하면 기가 나가는 것이 신속하게 됩니다.

보(補)해 줄 때는 반드시 방정하고 안전한 상태를 사용하는데 밖으로 그 피부를 당겨서 그 혈위(穴位 : 문)에 마땅하도록 하고 왼손으로 그 지도리를 당기고 오른손으로 그 피부를 밀어 미약하게 돌리면서 서서히 침을 밀어 넣습니다. 반드시 단정하고 바르게 하며 편안하고 고요하게 하며 마음을 단단히 하고 풀어지지 않도록 하여 약간 유침(留鍼)하되 사기(邪氣)가 내려가면 신속하게 침을 뽑고 그 피부를 밀어서 그 외문(外門)을 덮어 주어야 진기(眞氣)가 이에 보존됩니다.

　침을 사용하는 요체는 그 신(神)을 잃지 않는 것입니다."

　(용침의 복에 필히 유법칙하니 상으로 천광을 시하고 하로 팔정을 사하여 써 기사를 피하여 백성을 관하여 허실을 심하여 그 사를 무범이니 시는 천의 노를 득하고 세의 허를 우하면 구하되 불승하고 그 앙을 반수하니 고로 왈 필히 천기를 지하여야 이에 침의를 언하며 왕고에 법하고 내금에 험하며 요명을 관하여 무궁에 통함을 추의 소불견이요 양공의 소귀니 그 형을 막지면 약신과 방불이니라. 사기가 중인에 쇄석하여 동형이나 정사가 중인에 미하면 먼저 색에 견하나 그 신에 부지니 약유하고 약무하고 약망하고 약존하여 유형인지 무형인지 그 정를 막지니라. 시고로 상공의 취기는 이에 그 맹아를 구하나 하공은 그 이성을 수하니 인하여 그 형을 패니라. 시고로 공의 용침엔 기의 소재를 지하여 그 문호를 수하며 기를 조함과 보사의 소재와 서질의 의와 소취의 처를 명이니라. 사는 필히 용원하되 절하여 전하면 그 기가 내행인데 질하여 서출하면 사기가 내출인데 신하되 영하며 그 혈을 요하여 대하면 기출이 내질이니라. 보는 필히 용방하되 외로 기피를 인하여 하여금 그 문을 당하고 좌로 그 추를 인하여 우로 그 부를 추하며 미선하여 서추하되 필히 단이정하고 안이정하며 견심하고 무해하여 미하여 써 유하되 기하여 질출하고 그 피를 추하여 그 외문을 개하면 진기가 내존한데 용침의 요는 그 신을 무망이니라.)

　用鍼之服 必有法則[1] 上視天光[2] 下司八正[3] 以辟[4]奇邪 而觀百姓[5] 審於虛實 無犯其邪 是得天之露 遇歲之虛[6] 救而不勝 反受其殃 故曰 必知天忌 乃言鍼意 法於往古 驗於來今 觀於窈冥[7] 通於無窮 麤之所不見 良工之所貴 莫知其形 若神髣髴 邪氣[8]之中人也 洒淅動形 正邪[9]之中人也 微先見於色 不知於其身 若有若無 若亡若存 有形無形 莫知其情 是故上工之取氣 乃救其萌芽[10] 下工守其已

成 因敗其形 是故工之用鍼也 知氣之所在 而守其門戸[11] 明於調氣
補寫所在[12] 徐疾之意 所取之處 寫必用員[13] 切[14]而轉之 其氣乃行
疾而徐出 邪氣乃出 伸而迎之 遙[15]大其穴 氣出乃疾 補必用方[16] 外
引其皮 令當其門 左引其樞[17] 右推其膚 微旋而徐推之 必端以正 安
以靜 堅心無解 欲微以留 氣下而疾出之 推其皮 蓋其外門 眞氣乃
存 用鍼之要 無忘其神[18]

1) 用鍼之服必有法則(용침지복필유법칙) : 침을 사용하는 일에는 반드시 법칙
   이 있다. 복(服)은 사(事)라 했다. 또는 학습하다라고도 했다. 법칙은 법도와
   기준이라 했다.

2) 天光(천광) : 햇빛과 기후를 뜻한다. 소문의 '팔정신명론(八正神明論)'을
   참조할 것.

3) 下司八正(하사팔정) : 아래로 팔절(八節)의 정기(正氣)를 엿보다. 사는 사
   (伺)와 통한다. 소문의 '팔정신명론(八正神明論)'을 참조할 것.

4) 辟(피) : 피(避)와 같다.

5) 觀百姓(관백성) : 백성에게 보여 주다. 관은 보여 주다의 뜻.

6) 得天之露遇歲之虛(득천지로우세지허) : 하늘의 풍우(風雨)가 불시에 오는
   것을 만나게 되고 세기(歲氣)가 부족하여 오는 때를 만나다의 뜻. 노는 하늘
   의 바람과 비가 불시에 오는 것이요 세허(歲虛)는 해의 기가 부족하여 나타
   나는 비정상적인 기후이다.

7) 窈冥(요명) : 깊숙하여 어두운 것. 육안으로는 볼 수 없는 것이다.

8) 邪氣(사기) : 허사(虛邪)이다. 허사는 인체에 침입하게 되면 심해져 추워서
   떨고 형체가 통한다.

9) 正邪(정사) : 힘쓰는 일을 하여 땀이 난 후에 풍사(風邪)를 감수(感受)한 것
   을 뜻한다.

10) 萌芽(맹아) : 싹이 트는 것. 곧 씨앗에서 움이 트는 것을 뜻한다. 초기의 뜻.

11) 守其門戸(수기문호) : 그 문호를 지키다. 문호는 공혈(孔穴)이다.

12) 明於調氣補寫所在(명어조기보사소재) : 기를 조절하고 보해 주고 사해 줄
    수 있는 곳에 밝다. 곧 어떤 곳은 보해 주고 어떤 곳은 사해 주어야 할지 잘
    알아서 함부로 하지 않는다는 뜻이다.

13) 寫必用員(사필용원) : 원은 방(方)으로 되어야 한다고 했다. 곧 원활하고

능숙한 침법이라 했다. 사에는 반드시 원활하고 능숙한 침법을 사용해야 한다는 뜻.

14) 切(절) : 요점을 뜻한다. 곧 아픈 통증이 있는 곳을 뜻함.

15) 遙(요) : 갑을경과 태소에는 요(搖)로 되어 있는데 그것이 타당하다.

16) 補必用方(보필용방) : 보할 때에는 반드시 단정하고 침착한 방법을 사용한다. 방은 갑을경이나 태소에는 원으로 되어 있다. 방은 단정하고 침착한 것을 뜻한다.

17) 樞(추) : 침이 움직이는 것을 뜻한다. 곧 지도리처럼 움직이는 것.

18) 用鍼之要無忘其神(용침지요무망기신) : 침놓는 중요한 요체는 신기(神氣)를 조절하여 생기 있게 함으로써 정기를 도와서 사기(邪氣)를 제거하는 것이다. 곧 신기를 되돌려 놓는 것이라는 뜻.

4. 전수할 수 있는 적당한 사람이란

뇌공(雷公)이 황제에게 물었다.

" '침론(鍼論)'에 이르기를 '그 적당한 사람을 얻으면 이에 전수하고 그 사람이 아니면 말하지 말라.' 라고 했는데 어떻게 전수할 수 있는 적당한 사람인지 알 수 있는 것입니까?"

황제가 말했다.

"각각 그에 적당한 사람을 얻어서 그 능력에 따라 맡김으로써 능히 그 일을 밝게 할 수 있는 것이다."

뇌공이 말했다.

"원컨대 능력에 따라 맡기는 것이란 무엇을 뜻하는지 듣고자 합니다."

황제가 말했다.

"눈이 밝은 사람에게는 얼굴의 색을 살피게 한다.

귀가 총명한 사람에게는 소리를 듣게 한다.

말이 빠른 사람에게는 논한 것을 전하게 한다.

말을 천천히 하고 안정되어 있으며 손재주가 있고 마음으로 요체를 파악하는 사람에게는 침을 놓고 뜸을 뜨는 치료를 행하여 혈기를 다스리고 역과 순을 조절하고 음과 양을 살펴서 모든 처방을 겸하게 한다.

마디가 느슨하고 근육이 부드럽고 마음이 화평하고 조화로운 사람에게는 도인법(導引法)으로 기를 운행하게 한다.

언어가 질투하는 말을 하고 독하며 남을 가벼이 여기는 사람에게는 타옹(唾癰)하고 주병(呪病)하게 한다.

손톱이 강하고 손이 매워서 일을 하는데 남을 잘 상하게 하는 사람에게는 적(積)을 안마하고 비증(痹證)을 치료하게 한다.

각각의 그 재능을 얻어 바야흐로 이에 행하면 그 이름이 빛날 것이다. 그에 적합한 사람이 아니면 그 공로는 성취되지 못하고 그의 스승에 대한 명성은 없을 것이다.

그러므로 이르기를 '그에 적당한 사람을 얻으면 이에 말해 주고 그에 적합한 사람이 아니면 전하지 말라.' 라고 한 것은 이를 이른 것이다.

손이 독한 사람이란 시험삼아 거북이를 누르게 하는데 거북이를 그릇 밑에 놓아 두고 그 위를 누르면 50일 만에 거북이 죽게 되는 것이다. 손이 부드러운 사람이란 다시 누르면 예전과 같이 살아나는 것이니라."

(뇌공이 황제에 문월 침론월 그 인을 득하면 내전히고 그 인이 비면 물언이라 하니 하이로 그 가전을 지오? 황제왈 각각 그 인을 득하여 그 능을 임하니 고로 능히 그 사를 명이니라. 뇌공왈 원문컨대 관능은 내하오? 황제왈 명목자는 가사하여 시색하고 총이자는 가사하여 청음하고 사어가 첩질자는 가사하여 전론하며 어서하고 안정하여 수교하되 심이 심체자는 가사하여 침애를 행하고 혈기를 이하여 제역순을 조하여 음양을 찰하고 제방을 겸하며 완절하고 유근하며 심이 화조자는 가사하여 도인하고 행기하며 언어가 질독하고 경인자는 가사하여 타옹하고 주병하며 조고하고 수독하며 위사에 선상자는 가사하여 안적하고 억비니라. 각각 그 능을 득하여 바야흐로 이에 가행이니 그 명이 내창이니라. 그 인을 부득이면 그 공이 불성하고 그 사가 무명이니 고로 왈 그 인을 득하면 내언하고 그 인이 비면 물전이란 차를 위함이니 수독자는 가사하여 시하여 안구니 구를 기

하에 치하여 그 상을 안하면 오십일에 사요 수감자는 부생하여 여고니라.)

雷公問於黃帝曰 鍼論曰 得其人乃傳 非其人勿言 何以知其可傳
黃帝曰 各得其人 任之其能 故能明其事 雷公曰 願聞官能[1]奈何 黃
帝曰 明目者 可使視色 聰耳者 可使聽音 捷疾辭語者[2] 可使傳論 語
徐而安靜 手巧而心審諦者[3] 可使行鍼艾 理血氣而調諸逆順 察陰陽
而兼諸方 緩節柔筋而心和調者 可使導引行氣 疾毒言語輕人者[4] 可
使唾癰呪病[5] 爪苦手毒[6] 爲事善傷者 可使按積抑[7]痺 各得其能 方
乃可行 其名乃彰 不得其人 其功不成 其師無名 故曰 得其人乃言
非其人勿傳 此之謂也 手毒者 可使試按龜 置龜於器下 而按其上五
十日而死矣 手甘者[8] 復生如故也

1) 官能(관능) : 능력에 따라서 임무를 맡아 주관하는 것이다. 본래는 관능이란
   사람이 타고난 기관과 기능을 뜻한다. 관은 사(司)라고 했다.
2) 捷疾辭語者(첩질사어자) : 민첩하고 언어가 좋은 사람을 뜻하는 것 같다. 곧
   말을 잘 하는 사람.
3) 審諦者(심체자) : 요점을 잘 추스르다. 곧 핵심을 잘 파악하다의 뜻.
4) 疾毒言語輕人者(질독언어경인자) : 언어가 혹독하고 남을 가볍게 보는 사
   람. 곧 두려움이 없는 사람이다.
5) 唾癰呪病(타옹주병) : 뜻이 자세한 것 같지는 않다. 단 질병을 저주하고 기
   도를 하여 병을 치료하는 것을 뜻하는 것 같다. 일종의 무당이 아닌가 한다.
6) 爪苦手毒(조고수독) : 손톱이 쓰고 손이 독하다. 곧 손톱이 억세고 손이 맵
   다는 뜻.
7) 抑(억) : 치(治)의 뜻이 있다고 했다.
8) 手甘者(수감자) : 손이 약손이라는 뜻이다. 손이 부드러운 것.

제74편 논질진척(論疾診尺篇第七十四)

논질진척(論疾診尺)은 척부(尺膚)를 진맥하는 것을 논하다이다.
이 편에서는 척부(尺膚)의 매끄럽고 껄끄러운 것과 한(寒)과 열
(熱)과 육탈(肉脫)과 육약(肉弱) 등을 살펴 장부(臟腑)와 일부 부
위의 발병 상태를 예측하는 방법과, 눈과 치아와 임신이나 또는 소아
들의 질병을 진단하는 방법을 논하고 있다.

1. 척부(尺膚)로써 질병을 파악하는 것

황제가 기백에게 물었다.

"나는 안색을 살피고 맥을 짚어 보는 일 없이 홀로 그 척부(尺
膚)만 진찰하여 그 질병을 말하고 밖을 따라서 내부를 알고자 하
는데 이렇게 하려면 어떻게 해야 합니까?"

기백이 말했다.

"그 척부(尺膚)의 느슨하고 팽팽한 것과 작고 큰 것과 매끄럽
고 껄끄러운 것과 기육(肌肉)의 단단하고 무른(연함) 것을 살피
면 병의 형태가 정해지는 것입니다.

사람의 목과(目窠 : 눈구멍)의 위를 살펴보면 약간 부어 있어
방금 잠에서 깨어난 것과 같으며 그 경부(頸部)의 맥이 움직이
고 때때로 기침하고 그 손등과 발등을 누르면 움푹 들어가 살아
나지 않는 사람은 풍수(風水)의 부창(膚脹)입니다.

척부(尺膚)가 반드럽고 그것이 광택이 나는 사람은 풍병(風
病)입니다. 척부(尺膚)의 기육(肌肉)이 연약한 사람은 해역(解

侊)입니다. 드러눕기를 편안하게 여기고 살이 빠진 사람은 한열
증으로 치료하지 못합니다.

척부(尺膚)가 반드럽고 지방(脂肪)처럼 윤택한 사람은 풍병
(風病)입니다. 척부가 꺼칠한 사람은 풍비증(風痺證)입니다. 척
부가 거칠고 마른 물고기의 비늘과 같은 사람은 수습(水濕)으로
인한 일음증(溢飮症)입니다.

척부에 열이 심하고 맥이 왕성하고 조급한 사람은 온병(溫病)
입니다. 그 맥이 왕성하면서 반드러운 사람은 병이 곧 낫게 됩니
다. 척부가 차갑고 그 맥이 소한 사람은 설사를 하고 소기증(少氣
證)입니다. 척부가 불이 타오르는 듯하여 먼저 열이 나고 뒤에 차
가워지는 사람은 한열증(寒熱證)입니다. 척부가 먼저는 차가웠
다가 오래 지나서 열이 나는 사람은 또한 한열증인 것입니다.

팔꿈치에 홀로 열이 나는 사람은 허리 위쪽에도 열이 있습니다.
손에 홀로 열이 나는 사람은 허리 아래에도 열이 있습니다. 팔꿈
치 앞쪽이 홀로 열이 있는 사람은 가슴 앞쪽에 열이 있습니다. 팔
꿈치 뒤쪽에 홀로 열이 있는 사람은 어깨와 등에도 열이 있습니다.

팔뚝의 중앙에 홀로 열이 있는 사람은 허리와 배에도 열이 있
습니다. 팔꿈치 뒤쪽 모서리 아래의 3~4치 되는 곳에 열이 있는
사람은 장 속에 충(蟲)이 있습니다. 손바닥 중앙에 열이 나는 사
람은 뱃속에도 열이 있습니다. 손바닥 중앙이 찬 사람은 뱃속도
차갑습니다.

어제(魚際)의 위쪽 백육(白肉)에 청색의 혈맥이 있는 사람은
위 속에 한기(寒氣)가 있습니다. 척부에 타오르는 듯한 열이 있
고 인영맥이 대(大)한 사람은 탈혈증(奪血證)에 해당합니다. 척
부가 단단하고 대하며 인영맥이 소(小)함이 심하고 소기(少氣)
인데 여기에 번민함이 더해지면 곧바로 죽게 됩니다."

(황제가 기백에게 문왈 여는 시색하고 지맥이 무하여 홀로 그 척을 조하
여 써 그 병을 언하고 종외하여 지내코자 하는데 위함을 내하오? 기백왈 그
척의 완급과 소대와 활색과 육의 견취를 심하면 병형이 정이니라. 인의 목

과상을 시하여 미옹하여 신와하여 기상과 여하고 그 경의 맥이 동하며 시해
하고 그 수족상을 안하면 요하여 불기자는 풍수의 부창이니라. 척부가 활하
고 그 요택자는 풍이요 척육이 약자는 해역이요 안와하여 탈육자는 한열로
불치요 척부가 활하여 택지자는 풍이요 척부가 색자는 풍비요 척부가 추하
여 고어의 인자와 여는 수의 일음이요 척부가 열심하고 맥이 성조자는 병온
이요 그 맥이 성하고 활자는 병하고 또 출이요 척부가 한하여 그 맥이 소자
는 설하고 소기요 척부가 거연하여 선열하고 후한자는 한열이요 척부가 선
한하여 구지하여 열자는 또한 한열이니라. 주의 소독열자는 요의 이상이 열
하며 수의 소독열자는 요이하가 열하고 주의 전이 독열자는 응전이 열하고
주의 후독열자는 견배가 열하고 비중이 독열자는 요복이 열하고 주의 후렴
이하의 삼사촌이 열자는 장중에 유충하니라. 장중에 열자는 복중이 열하고
장중이 한자는 복중이 한하고 어상의 백육에 청혈맥이 유한 자는 위중이 유
한하고 척이 거연열하고 인영이 대자는 당히 탈혈하고 척이 견대하고 맥이
소가 심하고 소기한데 문하여 유가면 입사니라.)

黃帝問於岐伯曰 余欲無視色持脈 獨調其尺[1] 以言其病 從外知內
爲之奈何 岐伯曰 審其尺之緩急小大 滑濇 肉之堅脆 而病形定矣 視
人之目窠[2]上微癰[3] 如新臥起狀 其頸脈動[4] 時咳[5] 按其手足上 窅而
不起者[6] 風水膚脹也 尺膚滑其淖澤[7]者 風也 尺肉弱者 解㑊[8] 安臥
脫肉[9]者 寒熱不治 尺膚滑而澤脂[10]者 風也[11] 尺膚濇者 風痺也 尺
膚麤如枯魚之鱗者 水泆[12]飮也 尺膚熱甚 脈盛躁者 病溫也 其脈盛
而滑 病且出也[13] 尺膚寒 其脈小者 泄 少氣[14] 尺膚炬然[15]先熱後
寒者 寒熱也 尺膚先寒 久大[16]之而熱者 亦寒熱也 肘[17]所獨熱者 腰
以上熱 手所獨熱者 腰以下熱 肘前獨熱者 膺前熱 肘後獨熱者 肩
背熱 臂中獨熱者 腰腹熱 肘後粗[18]以下三四寸熱者 腸中有蟲 掌中
熱者 腹中熱 掌中寒者 腹中寒 魚上[19]白肉有靑血脈者 胃中有寒 尺
炬然熱 人迎大者 當奪血 尺堅大 脈小甚 少氣 悗有加 立死

1) 調其尺(조기척) : 그 척부(尺膚)를 진찰하다. 조는 진찰하다. 척은 척부(尺
膚) 부위이며 곧 팔꿈치에서 손목까지의 피부를 뜻한다. 척부만 본다는 것은
얼굴색을 살피거나 맥을 짚어 보지 않고 다만 척부를 진찰하는 방법을 통하

여 안에 있는 질병을 판단하는 것을 뜻한다.

2) 目窠(목과) : 눈이 오목하게 들어간 곳. 곧 눈 언저리의 아래에 오목하게 들어간 곳이다. 목과(目果)라고도 한다. 또 과는 과(裹)의 오자(誤字)라고 했다. 목과는 눈꺼풀이라고도 했다.

3) 㿺(옹) : 옹(癰)과 같고 부어 오르다의 뜻이라 했다. 타본에는 종(腫)으로 되어 있다고 했다.

4) 頸脈動(경맥동) : 족양명(足陽明)의 인영맥(人迎脈)을 뜻한다. 동은 손으로 누르지 않아도 뛰는 것이 보이는 것을 뜻한다.

5) 時咳(시해) : 수사(水邪)가 폐에 침입하여 기침하는 것.

6) 窅而不起者(요이불기자) : 움푹 들어가 일어나지 않다. 곧 손이나 발의 부위를 누르면 움푹 들어가 그 들어간 곳이 손을 떼어도 다시 살아나지 않는 상태를 뜻한다. 요는 심(深)의 뜻이다.

7) 淖澤(요택) : 광택이 있다. 여기서는 습윤(濕潤)하다로 해석하지 않는다.

8) 解㑊(해역) : 몸이 피곤하고 사지(四肢)가 풀어지고 힘이 없는 모양이다. 일종의 해타(懈惰)함이다.

9) 安臥脫肉(안와탈육) : 눕기를 좋아하고 살이 빠지는 것은 음양이 줄어들고 무너져 내려 한열허로(寒熱虛勞)의 증후이므로 치료할 수가 없다.

10) 澤脂(택지) : 기름처럼 윤택하다는 뜻. 이는 풍병(風病)이라 했다.

11) 尺膚滑而澤脂者風也(척부활이택지자풍야) : 이상의 9자는 연문(衍文)인 것 같다. 위 문장과 중복된다.

12) 泆(일) : 일(溢)과 같다.

13) 病且出也(병차출야) : 병이 또 회복되어 가다의 뜻. 출은 치료되어 간다는 뜻이다.

14) 泄少氣(설소기) : 설사를 하고 기가 적다.

15) 炬然(거연) : 불이 타는 모양. 아주 뜨거운 것을 표현한 것이다.

16) 大(대) : 태소와 갑을경에는 지(持)로 되어 있는데 타당한 것 같다.

17) 肘(주) : 팔뚝의 관절을 뜻한다. 일설에는 곡지(曲池) 이상을 뜻한다고 했다.

18) 粗(조) : 갑을경에 염(廉)으로 되어 있는데 타당한 것 같다.

19) 魚上(어상) : 어제(魚際)이다.

2. 얼굴색으로 분별하는 질병들

눈이 적색(赤色)인 사람은 병이 심(心)에 있고 백색인 사람은 폐에 있고 청색인 사람은 간에 있고 황색인 사람은 비(脾)에 있고 흑색인 사람은 신(腎)에 있고 황색이라고 이름지을 수 없는 사람은 병이 가슴 속에 있는 것입니다.

목통(目痛 : 目病)을 진찰하는데 적맥(赤脈)이 위에서부터 아래로 내려온 사람은 태양병(太陽病)이고 아래에서부터 위로 올라간 사람은 양명병(陽明病)이고 밖에서부터 안으로 달려간 사람은 소양병입니다.

한열(寒熱)을 진찰하는데 적맥이 위에서 내려와 동자(瞳子)에 이르러 한 줄기 맥이 나타났으면 1년 만에 죽게 되고 한 줄기 반이 나타났으면 1년 반 만에 죽게 되고 두 줄기 맥이 나타났으면 2년 만에 죽게 되고 두 줄기 반의 맥이 나타났으면 2년 반 만에 죽게 되고 세 줄기 맥이 나타나면 3년 만에 죽게 되는 것입니다.

우치통(齲齒痛 : 충치)을 진찰할 때는 그 양맥(陽脈)이 오는 것을 짚어 보고 태과(太過)함이 있는 사람은 홀로 열이 나는데, 왼쪽에 있으면 왼쪽에 열이 나고 오른쪽에 있으면 오른쪽에 열이 나고 위에 있으면 위쪽에 열이 나고 아래에 있으면 이레에 열이 나는 것입니다.

혈맥(血脈)을 진찰할 때에는 적색이 많으면 열이 많고 청색이 많으면 통증이 많고 흑색이 많으면 오래 된 비증(痺證)이고 적색도 많고 흑색도 많고 청색도 많아 함께 나타나는 사람은 오한과 신열이 있으며 몸이 아프고, 얼굴색이 약간 누렇고 이에 누런 때가 끼고 손톱과 발톱의 위가 황색이면 황달(黃疸)인 것입니다.

누워야 편안하고 소변이 황적(黃赤)색이며 맥이 소(小)하면서 삽(澁)한 사람은 먹는 것을 즐기지 않게 됩니다.

사람이 병이 들었을 때 그 촌구맥(寸口脈)과 인영맥(人迎脈)의 소(小)하고 대(大)한 것이 동등하고 또 그 부(浮)하고 침(沈)

한 것이 같은 사람은 병이 치료되기 어렵습니다.

여자가 수소음맥의 박동이 심한 사람은 자식을 잉태한 것입니다. 어린아이가 병이 들었을 때 머리털이 모두 위로 치솟은 아이는 반드시 죽게 됩니다. 귀 사이에 청맥(靑脈)이 일어난 환자는 끌어당기듯 아프게 됩니다. 대변에 붉은 참외씨 같은 것이 섞여 나오고 손설(殆泄)하면 맥이 소(小)한 자는 손과 발이 차고 치료되기 어려우며, 손설이 있고 맥이 소(小)하며 손과 발이 따뜻하면 설사는 쉽게 낫는 것입니다."

(목이 적색자는 병이 재심하고 백은 재폐하고 청은 재간하고 황은 재비하고 흑은 재신이니 황색을 불가명자는 병이 재흉중이니라. 목통을 진에 적맥이 종상하여 하자는 태양병이요 종하여 상자는 양명병이요 종외하여 주내자는 소양병이니라. 한열을 진함에 적맥이 상하여 동자에 지하여 일맥이 현이면 일세에 사하고 일맥반이 현이면 일세반에 사하고 이맥이 현이면 이세에 사하고 이맥반이 현이면 이세반에 사하고 삼맥이 현이면 삼세에 사니라. 우치통은 진에 그 양의 내를 안하여 유과자는 독열이니 재좌에 좌열하고 재우에 우열하고 재상에 상열하고 재하에 하열이니라. 혈맥을 진에 다적이면 다열하고 다청이면 다통하고 다흑이면 위구비며 다적하고 다흑하고 다청하여 개현자는 한열에 신통하니라. 색이 미황하고 치구가 황하고 조갑상이 황이면 황달이니 안와하며 소변이 황적하며 맥소하여 삽자는 불기식이니라. 인병에 그 촌구의 맥이 여인영의 맥으로 소대가 등하고 그 부침이 등은 병이 난이니이다. 여자의 수소음맥의 동이 심자는 임자니라. 영아의 병에 그 두모가 개역상자는 필사며 이간의 청맥이 기자는 철통이며 대변이 적판하고 손설하고 맥소자는 수족이 한하면 난이요 손설하고 맥소하며 수족이 온이면 설이 이이니라.)

目赤色者病在心 白在肺 青在肝 黃在脾 黑在腎 黃色不可名者 病在胸中[1] 診目痛 赤脈從上下者 太陽病[2] 從下上者 陽明病[3] 從外走內者 少陽病[4] 診寒熱 赤脈上下至瞳子 見一脈一歲死 見一脈半一歲半死 見二脈二歲死 見二脈半二歲半死 見三脈三歲死 診齲[5]齒痛 按其陽之來 有過者獨[6]熱 在左左熱 在右右熱 在上上熱 在下下熱

診血脈⁷⁾者 多赤多熱 多靑多痛 多黑爲久痺 多赤多黑多靑皆見者
寒熱⁸⁾身痛 而色⁹⁾微黃 齒垢黃 爪甲上黃 黃疸也 安臥 小便黃赤 脈
小而澁者 不嗜食 人病 其寸口之脈 與人迎之脈小大等 及其浮沈等
者 病難已也 女子手少陰脈動甚者妊子¹⁰⁾ 嬰兒病 其頭毛皆逆上者¹¹⁾
必死 耳間靑脈起者掣痛¹²⁾ 大便赤瓣¹³⁾殰泄 脈小者 手足寒 難已 殰
泄 脈小 手足溫 泄易已

1) 病在胸中(병재흉중) : 질병이 가슴 속에 있다. 곧 비(脾)는 중주(中州)에 응
   하고 흉중(胸中)은 비폐(脾肺)에 해당하는 부위이다. 또 흉중은 격막(膈膜)
   가운데이다.

2) 太陽病(태양병) : 족태양경은 눈의 상강(上綱)이므로 적맥이 위쪽에서 아래
   로 내려간 것.

3) 陽明病(양명병) : 족양명경은 눈의 하강(下綱)이므로 적맥이 아래에서 위로
   올라간 것이다.

4) 少陽病(소양병) : 족소양경은 밖으로 목예제(目銳眥)의 뒤쪽을 행하여, 적
   색이 밖에서 안으로 가는 것을 뜻한다.

5) 齲(우) : 이가 썩은 것을 뜻한다. 곧 충치(蟲齒)로 부서지고 썩은 것을 뜻함.

6) 獨(독) : 위(爲)의 잘못이라 했다.

7) 血脈(혈맥) : 각각의 부위에 있는 낙맥(絡脈)을 뜻한다고 했다.

8) 寒熱(한열) : 태소에 '붉은색은 양의 색이고 흑색은 음의 색이다. 음양의 두
   가지 색이 모두 나타나면 앓는 데는 한열이 있다.'라고 했다.

9) 而色(이색) : 면색(面色). 이(而)는 여러 본에 면(面)으로 되어 있다.

10) 妊子(임자) : 애를 배다. 곧 임신하다의 뜻.

11) 頭毛皆逆上者(두모개역상자) : 머리털이 모두 곤두서다의 뜻. 곧 혈이 고
    갈되어 머리털을 윤택하게 해 주지 못하므로 마치 마른 풀과 비슷하게 되다.

12) 掣痛(철통) : 잡아당기듯이 아프다.

13) 赤瓣(적판) : 붉은 외씨. 변에 붉은 외씨 같은 것이 섞여 나오는 것.

3. 이러한 것을 음양의 변화라고 한다

네 계절에 따라 춥고 더운 것들이 서로 왕성해지면서 음(陰)에

음이 거듭되면 반드시 양(陽)이 되고 양에 양이 거듭되면 반드시 음이 되는 것으로, 음(陰)은 한(寒)을 주관하고 양(陽)은 열(熱)을 주관합니다.

그러므로 한(寒)이 심하면 열(熱)이 되고 열(熱)이 심하면 한(寒)이 됩니다. 그러므로 이르기를 '한(寒)은 열(熱)을 생하고 열은 한을 생한다.'라고 했습니다. 이러한 것을 음양의 변화라고 하는 것입니다.

그러므로 이르기를 '겨울에 한(寒)에 손상되면 봄에 단열(癉熱)이 발생하고, 봄에 풍(風)에 손상되면 여름에 설사나 장벽이 발생하고, 여름에 더위에 손상되면 가을에 해학(痎瘧)이 발생하고, 가을에 습기에 손상되면 겨울에 해수가 발생한다.'라고 했는데 이러한 것을 '네 계절의 순서'라고 이르는 것입니다."

(사시의 변에 한서의 승은 중음에 필양하고 중양에 필음이니 고로 음이 주한하고 양이 주열이니 고로 한심즉 열하고 열심즉 한이니 고로 왈 한이 생열하고 열이 생한다 하니 차는 음양의 변이니라. 고로 왈 동에 한에 상하면 춘에 생단열하고 춘에 풍에 상하면 하에 생후설하고 장벽하며 하에 서에 상하면 추에 생해학하고 추에 습에 상하면 동에 생해수니 시위를 사시의 서라 하니라.)

四時之變 寒暑之勝 重陰必陽 重陽必陰[1] 故陰主寒 陽主熱 故寒甚則熱 熱甚則寒 故曰 寒生熱 熱生寒[2] 此陰陽之變也 故曰 冬傷[3]於寒 春生癉熱[4] 春傷於風 夏生後泄腸澼 夏傷於暑 秋生痎瘧[5] 秋傷於濕 冬生咳嗽[6] 是謂四時之序也

1) 重陰必陽重陽必陰(중음필양중양필음) : 음이 거듭되면 반드시 양이 되고 양이 거듭되면 반드시 음이 된다. 곧 한낮에 양이 성하면 반드시 내려가서 음이 되고 한밤중에 음이 극에 달하면 반드시 상승해서 양이 되는 것을 뜻한다. 중은 거듭되다의 뜻.

2) 寒生熱熱生寒(한생열열생한) : 추우면 열이 나고 열이 나면 다시 추워진다. 곧 더위가 극성하면 음이 한쪽에서 발생하고 추위가 극성하면 따뜻함이 한쪽에서 발생한다. 태소에 '11월이 극히 추운데 일양(一陽)의 효(爻)가 생겨나

고 5월은 지극히 따뜻하지만 일음(一陰)의 효(爻)가 생겨나는 것은 열(熱)
하면 한(寒)이 생성된다는 것을 뜻한다.' 라고 했다.

3) 傷(상) : 지나치게 많다. 곧 너무 지나쳐서 손상되는 것.

4) 癉熱(단열) : 온열병(溫熱病)이다. 한기에 너무 많이 감촉되었을 때 봄에 이
르러 발생하는 병이다.

5) 痎瘧(해학) : 하루거리, 또는 학질, 말라리아. 해는 수(瘦)의 뜻이라 했다.

6) 咳嗽(해수) : 기침하는 것.

제75편 자절진사(刺節眞邪篇第七十五)

자절진사(刺節眞邪)는 오절(五節)에 침을 놓는 것과 진기(眞氣)와 사기(邪氣)를 뜻한 것이다.

이 편(篇)에서는 침법(鍼法) 가운데 오절(五節)에서의 취혈(取穴)과 그 치료법을 소개하고 오사(五邪)에 침을 놓는 방법과 그 침자리를 나열했고 피침(鈹鍼)과 봉침(鋒鍼)과 원리침(員利鍼)과 참침(鑱鍼) 등의 각종 침에 대한 적응 방법도 설명하였다. 또 진기(眞氣)의 근원과 작용을 자세히 밝히고 정기와 사기(邪氣)의 관계도 설명하고 정기(正氣)가 사기를 이기지 못하여 발생하는 15가지의 병증과 원인도 함께 열거하였다.

1. 침을 놓는 데는 오절(五節)이 있다

황제가 기백에게 물었다.

"나는 듣건대 침을 놓는 데에 오절(五節)이 있다고 하는데 어떠한 것들입니까?"

기백이 말했다.

"진실로 오절(五節)이 있습니다. 첫째는 진애(振埃)요, 둘째는 발몽(發矇)이요, 셋째는 거조(去爪)요, 넷째는 철의(徹衣)요, 다섯째는 해혹(解惑)이라 합니다."

"부자(夫子 : 선생)께서 오절(五節)을 말씀하셨으나 나는 아직 그 의의를 알지 못하겠습니다."

"진애(振埃)란 외경(外經)에 침을 놓아서 양병(陽病)을 제거하는 것입니다. 발몽(發矇)이란 육부(六腑)의 수혈(輸穴)에 침을 놓아서 육부의 질병을 제거하는 것입니다. 거조(去爪)란 관절과 지락(支絡)에 침을 놓는 것입니다. 철의(徹衣)란 여러 양경(陽經)의 기수(奇輸 : 六腑의 別絡)에 모두 침을 놓는 것입니다. 해혹(解惑)이란 음과 양을 조절하는 것을 모두 알고 유여(有餘)하고 부족(不足)한 것을 보(補)해 주고 사해 주어 서로 기울어져서 옮겨지게 하는 것입니다."

"침을 놓는 법에서 오절(五節)의 진애(振埃)에 대해 부자(夫子)께서는 외경(外經)에 침을 놓아서 양병(陽病)을 제거하는 것이라고 말씀하셨는데 나는 무엇을 이르는지 알지 못하겠습니다. 원컨대 모두를 듣고 싶습니다."

"진애(振埃)라는 것은 양기(陽氣)가 크게 역(逆)하여 위로 올라가 가슴 속에 가득 차서 분진(憤瞋 : 胸膈 부위가 창만한 것)하고 숨을 쉴 때 어깨를 들썩이고 대기(大氣)가 역상(逆上)하여 숨이 차서 가래 끓는 소리가 나며 이에 앉거나 엎드립니다. 이 병은 먼지나 연기를 싫어하고 목이 메어 숨을 제대로 쉬지 못하는 것입니다. 말씀하신 진애는 먼지를 털어내는 것보다 효과가 신속한 것입니다."

"좋은 말씀입니다. 침을 놓을 때는 어떻게 해야 합니까?"

"천용혈(天容穴)에 침을 놓아야 합니다."

"기침하고 기가 상역(上逆)하여 궁하게 굽어져 말이 나오지 않고 가슴이 아픈 사람은 어디에 침을 놓아야 합니까?"

"염천혈(廉泉穴)에 침을 놓는 것입니다."

"염천혈에 침을 놓는 데에 법칙이 있습니까?"

"천용혈에 침을 놓을 때에는 1리를 지나치는 일이 없어야 하고 염천혈에 침을 놓을 때에는 혈색이 변화하면 중지하는 것입니다."

"훌륭한 말씀입니다."

(황제가 기백에게 문왈 여문하니 자에 유오절이라 하니 내하오? 기백왈 진실로 유오절하니 일왈 진애요 이왈 발몽이요 삼왈 거조요 사왈 철의요 오왈 해

혹이니라. 황제왈 부자가 언오절한데 여는 기의를 미지케라. 기백왈 진애자는
외경을 자하여 양병을 거함이요 발몽자는 부수를 자하여 부병을 거함이요 거조
자는 관절과 지락을 자함이요 철의자는 제양의 기수를 진자함이요 해혹자는 음
양을 조함을 진지하여 유여와 부족을 보사하여 서로 경이함이니라. 황제왈 자
절에 언진애는 부자가 내언하되 외경을 자하고 양병을 거라 하니 여는 그 소위
를 부지하니 원컨대 졸문하노라. 기백왈 진애자는 양기가 대역하며 상하여 흉
중에 만하여 분진하고 견식하여 대기가 역상하여 천갈하고 좌복하며 병이 애연
을 오하여 열하여 부득식이니 청언한 진애는 오히려 진애를 질하니라. 황제왈
선하다. 취함을 하여오? 기백왈 천용을 취함이니라. 황제왈 그 해하여 상기하고
궁굴하여 흉통자는 취함을 내하오? 기백왈 염천을 취하니라. 황제왈 취함에 유
수니이까? 기백왈 천용을 취한 자는 일리를 무과하고 염천을 취하는자는 혈변
하여 지니라. 황제왈 선하다.)

黃帝問於岐伯曰 余聞刺有五節[1] 奈何 岐伯曰 固有五節 一曰振
埃[2] 二曰發矇[3] 三曰去爪[4] 四曰徹衣[5] 五曰解惑[6] 黃帝曰 夫子言五
節 余未知其意 岐伯曰 振埃者 刺外經[7] 去陽病也 發矇者 刺府輸[8]
去府病也 去爪者 刺關節之支絡[9]也 徹衣者 盡刺諸陽之奇輸[10]也 解
惑者 盡知調陰陽 補寫有餘不足 相傾移[11]也 黃帝曰 刺節言振埃 夫
子乃言刺外經 去陽病 余不知其所謂也 願卒聞之 岐伯曰 振埃者 陽
氣大逆 上滿於胸中 憤瞋肩息[12] 大氣逆上[13] 喘喝坐伏[14] 病惡埃煙
餬不得息[15] 請言振埃 尙疾於振埃 黃帝曰 善 取之何如 岐伯曰 取
之天容[16] 黃帝曰 其欬上氣 窮詘[17]胸痛者 取之奈何 岐伯曰 取之廉
泉[18] 黃帝曰 取之有數乎 岐伯曰 取天容者 無過一里[19] 取廉泉者 血
變[20]而止 黃帝曰 善哉

1) 五節(오절) : 다섯 가지의 간결한 표준(標準)이라 했다. 곧 다섯 가지의 표
    준법이다.
2) 振埃(진애) : 먼지를 흔들어 떨쳐 내다. 오절(五節)의 하나이다.
3) 發矇(발몽) : 몽은 몽(蒙)으로, 본다의 뜻. 눈이 밝지 않은 것을 열어 주다. 오
    절(五節)의 두 번째.
4) 去爪(거조) : 손톱과 발톱을 벗겨 내다의 뜻이다. 오절의 세 번째.

5) 徹衣(철의) : 의복을 벗어 던지다의 뜻이며 오절의 네 번째.

6) 解惑(해혹) : 미혹된 것을 풀어 주다의 뜻이며 오절의 다섯 번째이다.

7) 外經(외경) : 사지(四肢) 및 얕은 부위를 행하는 경맥(經脈)이다. 태소에서는 '12경맥에서 장부로 들어가는 것을 내경(內經)이라 하고 사지 및 피부로 행하는 것을 외경이라 한다.'라고 했다.

8) 府輸(부수) : 육부(六腑)에 있는 36개의 수혈(輸穴)이다.

9) 關節之支絡(관절지지락) : 관절은 사지(四肢)이다. 사지의 마디는 인체의 큰 관절이다. 지락은 손락(孫絡)이다. 지지(之支)는 본래 지(肢)로 되어 있었으나 갑을경과 태소에 의거하여 교정했다.

10) 奇輸(기수) : 육부(六腑)의 별락(別絡)이다.

11) 相傾移(상경이) : 서로 기울어서 옮겨지다. 곧 서로 거듭 변화되는 것을 뜻한다. 경은 반복하다의 뜻이 있다고 했다. 이는 옮겨지다, 변화하다의 뜻이 있다.

12) 憤瞋肩息(분진견식) : 가슴에 기가 그득하여 볼록하고 숨을 쉴 때 어깨를 들썩거리며 호흡하다의 뜻. 일설에 진은 진(䐜)의 오자라 했다.

13) 大氣逆上(대기역상) : 대기는 종기(宗氣)이다. 곧 양기가 크게 상역하여 가슴 부위가 창만하고 어깨를 들썩이며 숨을 쉬므로 대기가 위로 상역한다는 것이다.

14) 喘喝坐伏(천갈좌복) : 숨이 차고 가래 소리가 나며 앉았다 엎드렸다 한다.

15) 餲不得息(열부득식) : 목이 메어 숨을 쉬지 못하다. 열은 열(噎)이다. 곧 목구멍 부위가 이불실로 막혀서 호흡이 곤란한 것.

16) 天容(천용) : 혈명이다. 귀의 아래쪽 곡협(曲頰) 뒤에 있다. 일설에는 천돌혈(天突穴)이라고도 했다.

17) 窮詘(궁굴) : 기의 틀이 펴지지 못하여 언어가 나오기 어려운 상태의 형용이다. 곧 기가 펴지지 못하는 것이다.

18) 廉泉(염천) : 혈 이름이다. 턱의 아래쪽 결후의 위쪽 중앙에서 설본(舌本) 사이에 있다.

19) 一里(일리) : 일촌(一寸)의 뜻이다.

20) 血變(혈변) : 혈락이 소통되다의 뜻.

2. 오절(五節)에서의 발몽(發矇)

황제가 말했다.

"오절(五節)에 침놓는 법에서 말하는 발몽(發矇)에 대해 나는 그 의의를 터득하지 못했습니다. 대저 발몽이란 귀로 들리는 것이 없고 눈으로 보이는 것이 없는 병을 치료하는 것인데 부자(夫子)께서는 '육부(六腑)의 수혈(輸穴)에 침을 놓아서 육부의 질병을 제거한다.' 라고 하셨으니 어떤 수혈(輸穴)이 그렇게 시키는 것인지 원컨대 그 까닭을 듣고 싶습니다."

기백이 말했다.

"신묘한 질문이십니다. 이것은 침을 놓는 대약(大約)이며 침법(鍼法)의 지극한 것이며 신명한 종류로, 입으로 말하고 서책으로써 오히려 미치지 못하는 것입니다. 청하여 발몽이라고 말씀드린 것은 오히려 어둠을 발산하는 것보다 신속한 것입니다."

"좋은 말씀입니다. 원컨대 모두를 듣고자 합니다."

"이에 침놓는 사람은 반드시 일중(日中)에 그 청궁혈(聽宮穴)에 침을 놓는데 그 모자(眸子:눈동자)에 침감(鍼感)이 적중하고 소리가 귀에 들리게 되면 이 곳이 그 수혈(輸穴)인 것입니다."

"훌륭하십니다. 무엇을 일러 소리가 귀에 들린다고 하는 것입니까?"

"사기(邪氣)에 침을 놓을 때는 손으로 두 콧구멍을 단단하게 누르고 신속하게 배를 부풀리면 그 소리가 반드시 침(鍼)에 응하는 것입니다."

"훌륭하십니다. 이러한 것은 보이지 않는 것을 치료하는 것이며 눈으로 볼 수는 없으나 보이는 것같이 하여 침을 놓는 것이니 신명이 서로 얻는 것입니다."

(황제왈 자절에 언발몽한데 여는 기의를 부득이니라. 대저 발몽자는 이에 무소문하고 목에 무소견인데 부자가 내언하되 자부수하여 거부병이라 하니 하수

가 사연인지 기고를 원문하노라. 기백왈 묘재라 문이여! 차는 자의 대약이며 침의 극이며 신명의 유니 구설이나 서권이 오히려 불능급이니 발몽을 청언은 오히려 발몽에 질함이니라. 황제왈 선하다. 원컨대 졸문하노라. 기백왈 차를 자자는 필히 일중에 그 청궁을 자하여 그 모자를 중하여 성이 이에 문하나 차기수니라. 황제왈 선하다. 하위를 성이 이에 문이라 하는가? 기백왈 자사하되 수로써 그 양비규를 견안하여 질언하면 그 성이 필히 침에 응이니라. 황제왈 선하다. 차는 소위 불견하고 위하여 무목시하되 견하여 취하면 신명이 상득자니라.)

　黃帝曰 刺節言發矇 余不得其意 夫發矇者 耳無所聞 目無所見 夫子乃言刺府輸 去府病 何輸使然 願聞其故 岐伯曰 妙乎哉問也 此刺之大約[1]也 鍼之極[2]也 神明之類也 口說書卷[3] 猶不能及也 請言發矇耳 尙疾於發矇也 黃帝曰 善 願卒聞之 岐伯曰 刺此者 必於日中[4] 刺其聽宮 中其眸子[5] 聲聞於耳[6] 此其輸也 黃帝曰 善 何謂聲聞於耳 岐伯曰 刺邪以手堅按其兩鼻竅而疾偃[7] 其聲必應於鍼也 黃帝曰 善 此所謂弗見爲之 而無目視 見而取之 神明相得者也[8]

1) 大約(대약) : 대강의 요점이다.
2) 極(극) : 최고의 절정처이다. 곧 다하다의 뜻.
3) 口說書卷(구설서권) : 입으로 이야기하고 책에 기록하다의 뜻. 서권은 서적의 뜻.
4) 日中(일중) : 한낮. 곧 최고고 뜨거울 때.
5) 中其眸子(중기모자) : 모자는 눈동자이다. 중은 응(應)과 같다. 곧 그 눈동자에 응하다의 뜻.
6) 聲聞於耳(성문어이) : 소리가 귀에 들리다. 곧 눈병에는 청궁혈(聽宮穴)에 침을 놓아서 그 효험이 눈동자에 응하게 되면 침을 뽑아 두 콧구멍을 누르는데 이 때 침 끝에 소리가 나는 것을 뜻한다.
7) 偃(언) : 입을 다물고 배를 부풀리다의 뜻이라 했다. 언은 언(躽)으로 언체(躽體)는 노복(怒腹)이라 했다. 곧 배를 부풀리다.
8) 神明相得者也(신명상득자야) : 신명이 서로 얻은 것이다. 곧 거기서 비록 행하는 것이 보이지 않지만 눈으로 보이지 않아도 자신이 보는 것처럼 침을 놓을 수가 있는 것이니 이것이 신명이 서로 얻은 신묘함이라는 뜻.

3. 오절(五節)에서의 거조(去爪)

황제가 말했다.

"오절(五節)에 침놓는 법에서 거조(去爪)에 대해 선생께서는 '관절과 지락(支絡)에 침을 놓는 것'이라고 하셨는데 원컨대 모두를 듣고자 합니다."

기백이 말했다.

"허리와 척추는 신체의 큰 관절입니다. 사지(四肢)와 정강이란 사람의 기거동작을 주관하는 것입니다. 경수(莖垂 : 陰莖)란 몸속의 기틀이며 음정(陰精)의 조짐이며 진액의 길입니다.

그러므로 음식이 절제되지 않고 기쁘고 노하는 것이 시도 때도 없으면 진액이 안으로 넘치게 됩니다. 이에 아래로 고환에 흘러들어 머물게 되면 수도(水道)가 통하지 못하고 날마다 커져서 휴식되지 않습니다. 이에 굽혔다 폈다하는 행동이 불편해지고 거동하는 것이 능하지 못하게 됩니다.

이러한 병은 형연(滎然)하게 물이 있어서 오르지도 내리지도 못해서 생기는 것이니 피침(鈹鍼)이나 폄석(砭石)으로 침을 놓으면 형체가 숨겨지지 않고 항상 가려지지 않으므로 이름하여 '거조(去爪)'라고 이르는 것입니다."

황제가 말했다.

"훌륭한 말씀입니다."

(황제왈 자절에 언한 거조는 부자 내언하되 관절과 지락을 자라 하니 원컨대 졸문이니라. 기백왈 요척자는 신의 대관절이요 지경자는 인의 써 추상을 관함이요 경수자는 신중의 기요 음정의 후며 진액의 도니 고로 음식이 부절하고 희로가 불시하고 진액이 내일하여 이에 하하여 고에 유하여 혈도가 불통하고 일대하여 불휴하며 부앙하고 불편하여 추상이 불능이니라. 차병은 형연히 유수하여 불상하고 불하하여 피석으로 소취나 형이 불가익하고 항상 부득폐니 고로 명왈 거조니라. 제왈 선하다.)

黃帝曰 刺節言去爪 夫子乃言刺關節肢¹⁾絡 願卒聞之 岐伯曰 腰脊
者 身之大關節²⁾也 肢頸者 人之管以趍翔³⁾也 莖垂⁴⁾者 身中之機⁵⁾ 陰
精之候 津液之道也 故飮食不節 喜怒不時 津液內溢 乃下留於睾⁶⁾
血道不通 日大不休 俯仰不便 趍翔不能 此病滎然有水⁷⁾ 不上不下
鈹石⁸⁾所取 形不可匿 常不得蔽 故命曰去爪 帝曰 善

1) 肢(지) : 갑을경과 태소에는 지(支)로 되어 있는데 지(支)가 타당한 것 같다.
2) 大關節(대관절) : 제일 큰 관절이라는 뜻.
3) 趍翔(추상) : 사람의 기거동작(起居動作)을 뜻한다.
4) 莖垂(경수) : 음경(陰莖)을 뜻한다. 곧 전음종근(前陰宗筋)이라 했다.
5) 身中之機(신중지기) : 음경(陰莖)이 허리에 있으므로 중신(中身)이라고 했
   다. 곧 몸 가운데의 기틀이란, 음경이 축 늘어져 활동하면 조화가 있으므로 기
   틀이라 했다.
6) 乃下留於睾(내하류어고) : 이에 아래로 고환에 머물다. 곧 물을 많이 마셔서
   넘쳐나 음기(陰器)의 낭 속으로 흘러드는 것을 뜻한다.
7) 滎然有水(형연유수) : 형연은 물이 모여 있는 모양이다. 물이 안에서 축적되
   어 있는 것을 뜻한다.
8) 鈹石(피석) : 피침(鈹鍼)과 폄석(砭石)을 뜻한다. 피침은 칼 모양과 같다고
   했다.

4. 오절(五節)에서의 철의(徹衣)
황제가 말했다.
"오절(五節)에 침놓는 방법에서 철의(徹衣)에 대해 부자(夫
子 : 선생)께서 말씀하시기를 '모든 양경(陽經)의 기수(奇輸 :
六腑의 別絡)에 모두 침을 놓으며 정해진 곳이 있지 않다.'라고 했
는데 원컨대 모두를 듣고자 합니다."
기백이 말했다.
"이러한 것은 양기(陽氣)가 유여(有餘)하고 음기(陰氣)가 부
족한 것입니다. 음기가 부족하게 되면 안에 열이 나고 양기가 유
여(有餘)하게 되면 밖으로 열이 납니다.

내열(內熱)과 외열(外熱)이 서로 다투면 숯불을 품은 것보다
뜨거워 밖으로 솜옷이나 비단옷을 가까이하는 것을 꺼려서 몸에
가까이하지 못하고 또 자리에도 가까이하지 못하게 됩니다.

주리(腠理)가 폐색되면 땀이 나오지 않게 되고 혀가 타고 입술
이 마르며 기육(肌肉)이 건조해지고 목구멍이 말라, 음식을 좋고
나쁜 것을 가리지 않고 먹게 됩니다."

"좋은 말씀입니다. 침을 놓을 때에는 어떻게 합니까?"

"그 천부혈(天府穴)과 대저혈(大杼穴)을 취하여 3번 침을 놓
고 또 중려혈(中膂穴)에 침을 놓아 그 열을 제거시키고, 족태음
경과 수태음경을 보(補)해 주어 땀이 나도록 합니다. 열이 제거
되고 땀이 줄어들면 그 효과는 옷을 벗는 것보다 신속합니다."

"훌륭한 말씀입니다."

(황제왈 자절에 철의를 언하되 부자 내언하여 제양의 기수를 진자하여 상처
를 미유라고 하니 원컨대 졸문하노라. 기백왈 시는 양기가 유여하고 음기가 부
족이니라. 음기가 부족즉 내열하고 양기가 유여즉 외열인데 내열이 상박하여 회
탄보다 열하여 외로 면백의 근을 외하고 근신이 불가하며 또 근석이 불가니 주
리가 폐색즉 한이 불출하고 설초하고 순고하고 석건하고 익조하여 음식에 미악
을 불양하니라. 황제왈 선하다. 취함을 내하오? 기백왈 취함을 그 천부와 대저
에 삼유하고 또 중려를 자하여 써 그 열을 거하고 족수태음을 보하여 써 그 한
을 거하여 열거하고 한희하면 철의보다 질이니라. 황제왈 선하다.)

黃帝曰 刺節言徹衣 夫子乃言盡刺諸陽之奇輸 未有常處也 願卒
聞之 岐伯曰 是陽氣有餘 而陰氣不足 陰氣不足則內熱 陽氣有餘則
外熱 內¹⁾熱相搏 熱於懷炭 外畏綿帛近 不可近身 又不可近席 腠理
閉塞 則汗不出 舌焦脣槁腊乾²⁾嗌燥 飮食不讓美惡 黃帝曰 善 取之
奈何 岐伯曰 取³⁾之於其天府⁴⁾大杼⁵⁾三痏 又刺中膂⁶⁾以去其熱 補足
手太陰 以去其汗 熱去汗稀 疾於徹衣 黃帝曰 善

1) 內(내) : 갑을경에 양(兩)으로 되어 있는데 타당한 것 같다.
2) 腊乾(석건) : 기육이 메마르다의 뜻이다. 석은 본래 마른 포를 뜻한다.

3) 取(취) : 본래는 혹(或)이었으나 일각본(日刻本)에 근거하여 교정하다.

4) 天府(천부) : 수태음의 혈이다.

5) 大杼(대저) : 족태양경의 혈이다.

6) 中膂(중려) : 척내수(脊內輸)라고도 한다. 족태양경의 혈이다.

5. 오절(五節)에서의 해혹(海惑)

황제가 말했다.

"오절(五節)에 침놓는 방법에서 해혹(解惑)에 대해 부자(夫子)께서 말씀하시기를 '음과 양을 조절하는 것을 모두 알고 유여(有餘)와 부족을 보하고 사해 주어 서로 변화되어 옮긴다.' 라고 하였는데 미혹된 것을 어떻게 풀 수 있는 것입니까?"

기백이 말했다.

"큰 풍사(風邪 : 중풍과 편고)가 몸에 있으면 혈맥이 한쪽으로 치우쳐 허해집니다. 허해진 자는 부족(不足)한 것이요 실(實)한 자는 유여(有餘)한 것입니다. 경중(輕重)이 균형을 이루지 못하여 기울어지고 굽어 엎드려져서 동쪽과 서쪽을 알지 못하고 남쪽과 북쪽을 알지 못하며 그 증상이 잠깐은 위로 하고 잠깐은 내려오며 잠깐은 반복되고 잠깐은 엎어져 전도(顚倒)함에 규칙이 없고 미혹됨이 심합니다."

"훌륭한 말씀입니다. 침을 놓을 때는 어떻게 합니까?"

"그 유여(有餘)한 곳을 사(瀉)해 주고 그 부족한 곳을 보(補)해 주면 음과 양이 평평하게 돌아옵니다. 침을 이와 같이 사용하면 의혹이 풀리는 것이 신속한 것입니다."

"훌륭한 말씀입니다. 청컨대 영란(靈蘭)의 실(室)에 보관하고 감히 망령되이 꺼내지 않겠습니다."

(황제왈 자절에 해혹을 언하되 부자 내언하여 음양을 조함을 진지하여 유여와 부족을 보사하여 서로 경이라 하니 혹을 하이로 해오? 기백왈 대풍이 재신하면 혈맥이 편허하여 허자는 부족하고 실자는 유여하여 경중이 부득하여 경측하고

완복하여 동서를 부지하고 남북을 부지하여 사상하고 사하하며 사반하고 사복하
여 전도가 무상하여 미혹이 심이니라. 황제왈 선하다. 취함을 내하오? 기백왈 그
유여를 사하고 그 부족을 보하여 음양이 평복하여 용침이 약차하니 해혹이 질이
니라. 황제왈 선하다. 청하여 영란의 실에 장하여 감히 망출치 아니하리라.)

黃帝曰 刺節言解惑 夫子乃言盡知調陰陽 補寫有餘不足 相傾移
也 惑何以解之 岐伯曰 大風¹⁾在身 血脈²⁾偏虛 虛者不足 實者有餘
輕重不得 傾側宛伏³⁾ 不知東西 不知南北 乍上乍下 乍反乍覆 顚倒
無常⁴⁾ 甚於迷惑⁵⁾ 黃帝曰 善 取之奈何 岐伯曰 寫其有餘 補其不足
陰陽平復⁶⁾ 用鍼若此 疾於解惑 黃帝曰 善 請藏之靈蘭之室⁷⁾ 不敢
妄出也

1) 大風(대풍) : 중풍(中風)과 편고 등의 질병이다.
2) 血脈(혈맥) : 혈기(血氣)의 잘못이라 했다. 곧 풍편고란 혈기의 편허(偏虛)
　로 인한 것이라고 했다.
3) 傾側宛伏(경측완복) : 기울고 쓰러지며 굽어지고 엎드리다의 뜻.
4) 顚倒無常(전도무상) : 처음과 끝을 뜻한다. 곧 변화가 심하다는 뜻이다.
5) 迷惑(미혹) : 뜻이 혼란하고 이성을 잃은 것이다.
6) 平復(평복) : 평평하게 회복된다. 곧 고르게 되다.
7) 靈蘭之室(영란지실) : 신령스런 난초가 있는 집. 곧 은밀한 곳으로, 귀중한
　책을 보관하는 곳을 뜻한다.

6. 오사(五邪)에 침을 놓을 때는…

황제가 말했다.

"나는 듣기를 침을 놓는 데에 오사(五邪)가 있다고 합니다. 무
엇을 오사(五邪)라고 합니까?"

기백이 말했다.

"병에는 옹(癰)을 가진 사람이 있고 대(大 : 邪氣)를 용납한 사
람이 있으며 소(小 : 경미한 사기(邪氣))를 끼고 있는 사람이 있
고 열이 있는 사람이 있고 한(寒)이 있는 사람이 있는데 이를 오

사(五邪)라고 이르는 것입니다."

"오사(五邪)에 침을 놓을 때에는 어떻게 해야 합니까?"

"오사(五邪)에 침놓는 방법은 다섯 가지에 불과합니다. 단열
(癉熱)은 소멸시키고 종취(腫聚)는 흩어져 없어지게 하고 한비
(寒痺)는 더욱 따뜻하게 하고 소자(小者 : 虛)는 양기를 보해 주
고 대자(大者 : 實)는 반드시 제거하는데 질문하신 내용에 대한
방법을 말씀드리겠습니다.

옹사(癰邪)에 침을 놓을 때는 옹사가 왕성할 때는 맞서지 말고
습관을 바꾸고 성정을 바꾸게 합니다. 농(膿)이 없으면 다른 방
법을 번갈아 행하여 그 향하는 것을 제거하여야 처소에 편안하지
못하고 이에 흩어져 없어지는 것입니다. 모든 음경(陰經)과 양경
(陽經)이 옹소(癰所)를 지나는 경우에는 그 수혈(輸穴)에서 취
하여 사(瀉)해 주는 것입니다.

대사(大邪)에 침을 놓을 때는 날마다 작아지게 하는 것입니다.
그 유여(有餘)한 것을 빠져 나가게 하면 이에 차츰 허(虛)해져
서 폄석(砭石)으로 그것이 통하도록 하고 그 사기에 침을 놓아
기육(肌肉)이 친밀해지는 것을 살펴서 그 진상과 반대되는 것이
없으면 모든 양경(陽經)의 분육(分肉) 사이에 침을 놓습니다.

소사(小邪)에 침을 놓을 때에는 날마다 정기(正氣)가 커지도
록 하며, 그 부족한 것을 보해 주면 이에 해로움이 없게 됩니다.
사기(邪氣)가 있는 곳의 소재를 살펴 그 부위를 맞아서 사(瀉)
해 주면 멀고 가까운 진기(眞氣)가 함께 이르게 됩니다. 그 사기
가 밖에서부터 침입하여 행함을 얻지 못하고 이에 스스로 소모되
니 분육(分肉) 사이에 침을 놓는 것입니다.

열사(熱邪)에 침을 놓을 때에는 열사(熱邪)를 발월(發越)시
켜서 시원하게 하는데 나가 놀아서 돌아오지 않으면 이에 병이 없
는 것입니다. 경락을 개통시키고 문호(門戶)를 열어서 사기(邪
氣)가 나가게 하면 병이 이에 치유되는 것입니다.

한사(寒邪)에 침을 놓을 때에는 날마다 따뜻하게 하고 서서히
놓고 신속하게 뽑아서 그 신기(神氣)가 이르도록 해야 합니다. 문

호(門戶)가 이미 닫혀서 기가 나누어지지 않고 허와 실이 조절되면 그 진기(眞氣)가 보존되는 것입니다."

"관침(官鍼)은 어떻게 사용합니까?"

"옹(癰)에 침을 놓을 때에는 피침(鈹鍼)을 사용하고 대사(大邪)에 침을 놓을 때에는 봉침(鋒鍼)을 사용하고 소사(小邪)에 침을 놓을 때에는 원리침(員利鍼)을 사용하고 열사(熱邪)에 침을 놓을 때에는 참침(鑱鍼)을 사용하고 한사(寒邪)에 침을 놓을 때에는 호침(毫鍼)을 사용하는 것입니다."

(황제왈 여문하니 자에 유오사라 하니 하위를 오사오? 기백왈 병에 지옹자가 유하고 용대자가 유하고 협소자가 유하고 열자가 유하고 한자가 유하니 시위를 오사라 하니라. 황제왈 오사에 자를 내하오? 기백왈 무릇 오사를 자하는 방은 오장에 불과하니 단열은 소멸하고 종취는 산망하고 한비는 익온하고 소자는 익양하고 대자는 필거니 청에 그 방을 도하리라. 무릇 옹사를 자에 농을 무영하며 역속하고 이성하여 부득농하면 취도를 경행하여 그 향을 거하여 처소에 불안하여 내산망이니 제음양이 과옹자는 그 수를 취하여 사하니라. 무릇 대사를 자함에 일이소하여 그 유여를 설탈하면 이에 익허니 그 통을 표하고 그 사를 침하고 기육을 친시하여 그 진에 유반함이 무하면 제양의 분육간을 자니라. 무릇 소사를 자함에는 일이대하여 그 부족을 보해야 이에 무해니 그 소재한 영의 계를 시하여야 원근이 진지니 외침하여 행함을 부득하여 이에 자비면 분육간을 자하니라. 무릇 열사를 자함에는 월하여 창한데 출유하여 불귀하면 이에 무병하니 위개통하고 문호를 벽하여 사사로 득출이면 병이 내이니라. 무릇 한사를 자함에 일이온하고 서왕하고 서래하여 기신을 치하여 문호가 이폐하여 기가 불분하고 허실이 득조면 그 기가 존이니라. 황제왈 관침은 내하오? 기백왈 자옹자는 용피침하고 자대자는 용봉침하고 자소자는 용원리침하고 자열자는 용참침하고 자한자는 용호침이니라.)

黃帝曰 余聞刺有五邪 何謂五邪 岐伯曰 病有持癰者 有容大者[1] 有狹小者[2] 有熱者 有寒者 是謂五邪 黃帝曰 刺五邪奈何 岐伯曰 凡刺五邪之方 不過五章[3] 癰熱消滅 腫聚散亡 寒痺益溫 小者益陽[4] 大

者⁵⁾必去 請道其方 凡刺癰邪 無迎隴⁶⁾ 易俗移性⁷⁾不得膿 脆道更行⁸⁾
去其鄕 不安處所⁹⁾乃散亡 諸陰陽過癰者 取之其輸寫之 凡刺大邪¹⁰⁾
日以小 泄奪其有餘 乃益虛 剽其通¹¹⁾ 鍼其邪 肌肉親¹²⁾視之 毌有反
其眞 刺諸陽分肉間 凡刺小邪¹³⁾日以大 補其不足乃無害 視其所在
迎之界¹⁴⁾ 遠近盡至 其不得外侵而行之乃自費¹⁵⁾ 刺分肉間 凡刺熱邪
越而滄¹⁶⁾ 出遊不歸乃無病 爲開通辟門戶 使邪得出病乃已 凡刺寒
邪日以溫 徐往徐來¹⁷⁾致其神 門戶已閉氣不分 虛實得調其氣存也
黃帝曰 官鍼¹⁸⁾奈何 岐伯曰 刺癰者用鈹鍼 刺大者用鋒鍼 刺小者用
員利鍼 刺熱者用鑱鍼 刺寒者 用毫鍼也

1) 容大者(용대자) : 성대(盛大)한 사기(邪氣)를 용납하고 있다는 뜻.

2) 狹小者(협소자) : 경미한 사기를 끼고 있다.

3) 五章(오장) : 장은 조목의 뜻이라 했다. 곧 다섯 가지 조목이다.

4) 小者益陽(소자익양) : 허한 것을 더하여 씩씩하게 해 주다. 소자는 허(虛)의
   뜻이고 양은 장(壯)의 뜻.

5) 大者(대자) : 실(實)한 것이다.

6) 無迎隴(무영롱) : 왕성할 때는 대적하지 말라. 곧 종기가 왕성할 때 건드리
   면 안 된다. 농은 융(隆)의 뜻이라 했다.

7) 易俗移性(역속이성) : 풍속을 옮기고 성질을 바꾸다. 곧 환경을 바꾸고 참을
   성을 기른다는 뜻.

8) 脆道更行(취노경행) : 취노는 궤노(詭道)가 낫나고 했는데. 변칙적인 방법
   을 뜻한다. 변칙적인 방법을 써서 번갈아 행하다의 뜻.

9) 所(소) : 원문에는 없었으나 갑을경이나 태소에 근거하여 보충했다.

10) 大邪(대사) : 실(實)한 사기(邪氣)라고 했다.

11) 剽其通(표기통) : 표는 폄석(砭石)으로 찌르다의 뜻이다. 곧 폄석으로 찔
    러서 사기가 막는 것을 제거하고 정기가 운행되도록 한다.

12) 肌肉親(기육친) : 기육이 친밀해지다. 곧 기육이 붙다의 뜻. 친은 부(附)의
    뜻이라 했다.

13) 小邪(소사) : 허한 사기(邪氣)이다.

14) 迎之界(영지계) : 맞이하는 가장자리. 곧 경계 지점이다.

15) 費(비) : 소모하다. 허비하다.

16) 越而滄(월이창) : 창은 원문에 창(蒼)으로 되어 있으나 갑을경과 태소에 근
    거하여 교정하다. 곧 발월하여 싸늘하다의 뜻. 창은 한량(寒凉)이다. 월은 발
    월(發越)하다의 뜻.
17) 徐來(서래) : 태소와 갑을경에 질출(疾出)로 되어 있는데 타당한 것 같아
    질출로 해석하였다.
18) 官鍼(관침) : 침을 사용하다의 뜻. 관례로 정해진 침을 사용하다.

7. 해결(解結)에 대한 논(論)

물으신 해결(解結)의 논(論)에 대하여 말씀드리겠습니다.

하늘과 땅과 더불어 서로 응하고 네 계절과 더불어 서로 보조
하며 사람은 하늘과 땅과 함께 하므로 가히 풀어 준다고 하는 것
입니다.

아래에 물에 젖은 곳이 있어야 위에 갈대나 부들이 자랄 수 있
으니 이로써 형체와 기(氣)의 많고 적음을 알 수 있는 것입니다.

음과 양이란 춥고 더운 것인데 무더워지면 자우(滋雨)가 위에
있어서 초목의 뿌리에 즙이 적어지게 됩니다.

사람의 기가 밖에 있어서 피부가 이완되고 주리(腠理)가 열리
고 혈기가 감소되고 땀이 많이 나고 기육(肌肉)이 곤죽처럼 윤
택해집니다. 추우면 땅이 얼고 물이 얼며 사람의 기가 안에 있게
되는데 피부는 치밀해지고 주리는 닫히며 땀이 나오지 않고 혈기
는 강해지며 기육이 단단하고 까칠해집니다.

이러한 때를 당하면 물 속을 잘 다니던 사람도 능히 얼음 때문
에 다니지 못하고 땅을 파는 데 능한 사람도 능히 언 땅을 파지 못
하고 침을 잘 사용하는 사람도 또한 능히 사궐증(四厥證)에 침
을 놓을 수가 없습니다.

혈맥이 응결되어 단단하게 뭉쳐서 왕래하지 못하는 사람도 또
한 능히 곧바로 부드럽게 할 수가 없습니다.

그러므로 물로 행하는 사람은 반드시 하늘이 날씨가 따뜻해지
고 얼음이 풀리는 것을 기다려야 합니다. 얼음이 풀리면 물로 가

히 행하고 땅을 가히 팔 수가 있습니다.

사람의 경맥(經脈)도 이와 같아서 궐증(厥證)을 치료하는 사람은 반드시 먼저 찜질을 하여 그 경맥(經脈)을 조화시켜서 손바닥과 겨드랑이와 팔꿈치와 다리와 목과 척추에서 조절시켜 화기(火氣)가 이미 통하여 혈맥을 이에 행하게 한 연후에 그 질병을 살펴보고, 맥이 곤죽처럼 윤택한 사람은 침을 놓아서 평평하게 하고 단단하고 긴장된 사람은 깨뜨려서 흩어지게 하여 기가 내려가면 이에 중지하는 것입니다.

이러한 것을 이른바 '해결(解結)'이라고 하는 것입니다.

(청에 해론을 언하니 여천지로 상응하고 여사시로 상부하며 인이 천지에 참고로 가위해라. 하에 점여가 유하면 상에 위포가 생하니 차는 소이 형기의 다소를 지이니라. 음양자는 한서니 열즉 자우가 재상하고 근해가 소즙이니 인기가 재외하여 피부가 완하고 주리가 개하면 혈기가 감하며 한이 대설하여 육이 요택이니라. 한즉 지동하고 수빙하여 인기가 재중하여 피부가 치하고 주리가 폐하여 한이 불출하고 혈기가 강하며 육이 견색이니 당시의 시에 선행수자는 빙을 불능왕하고 선착지자는 동을 불능착이니라. 선용침자는 또한 능히 사궐을 취치 못하니 혈맥이 응결하고 견박하여 불왕래자는 또한 가히 곧 유하지 못하니 고로 행수자는 필히 천온하고 빙석을 대하여야 하고 동해하여 수가행이면 지가 천이니라. 인맥노 유시하여 치궐사는 필히 년서 위하여 그 경을 조화하여 장니액과 주여각과 항여척을 써 조하여 화기가 이통에 혈맥이 내행이니 연후에 그 병을 시하여 맥이 요택자는 자하여 평하고 견긴자는 파하여 산하여 기하하여 내지니 차는 소위 써 해결자니라.)

請言解論[1] 與天地相應 與四時相副[2] 人參天地 故可爲解 下有漸 洳[3] 上生葦蒲[4] 此所以知形氣之多少也 陰陽者 寒暑也 熱則滋雨[5] 而在上 根荄少汁[6] 人氣在外 皮膚緩 腠理開 血氣減 汗大泄 肉淖 澤[7] 寒則地凍水冰 人氣在中 皮膚緻 腠理閉 汗不出 血氣强 肉堅 濇當是之時 善行水者 不能往冰 善穿地者 不能鑿凍 善用鍼者 亦 不能取四厥 血脈凝結 堅搏[8]不往來者 亦未可卽柔 故行水者 必待

天溫冰釋 凍解 而水可行 地可穿也 人脈猶是也 治厥者 必先熨調
和其經 掌與腋 肘與脚 項與脊而調之 火氣已通 血脈乃行 然後視
其病 脈淖澤者 刺而平之 堅緊者 破而散之 氣下乃止 此所謂以解
結[9]者也

1) 解論(해론) : 해결(解結)의 논(論)이다. 곧 사람은 하늘과 땅과 함께 서로
   응하니 반드시 그 도를 알아야 비로소 더불어 풀 수가 있다는 뜻.

2) 副(부) : 서로 보조하다. 곧 돕다의 뜻.

3) 漸洳(점여) : 적셔 주다. 곧 습기가 많은 땅이라는 뜻.

4) 葦蒲(위포) : 갈대와 부들이다.

5) 滋雨(자우) : 초목이 자라도록 흠뻑 적셔 주는 비.

6) 根荄少汁(근해소즙) : 나무의 뿌리와 풀뿌리에 즙이 적어진다.

7) 汗大泄肉淖澤(한대설육뇨택) : 한(汗)은 본래 즙(汁)이었는데 갑을경과 태
   소에 의거하여 교정하였고 육은 본래 피(皮)였으나 태소에 근거하여 교정했
   다. 요택은 곤죽처럼 윤택하다의 뜻.

8) 堅搏(견박) : 단단하게 뭉치다의 뜻.

9) 解結(해결) : 사기가 모인 것을 풀어 주는 것이다. 곧 침을 놓아서 그 사기를
   제거하여 주는 것이다.

8. 침을 사용하는 대략(大略)

침을 사용하는 대략이란 기(氣)를 조절하는 데 있는데 기는 위
(胃)에 축적되어서 영기와 위기가 되어 통하여 각각 그 도를 행
하는 것입니다.

종기(宗氣)는 바다에 머무르는데 그 아래로 하는 것은 기가(氣
街)로 흘러들고 그 위로 오르는 것은 식도(息道 : 숨쉬는 길)로
달려가는 것입니다.

그러므로 궐증(厥證)이 발에 있게 되면 종기(宗氣)가 내려가
지 못하고, 맥 속의 혈(血)이 엉겨서 머무르게 되어 불(火)로써
조절하지 않게 되면 능히 침을 놓을 수가 없는 것입니다.

침을 사용하는 사람은 반드시 먼저 그 경락(經絡)의 허와 실을

살펴서 맥을 짚어서 어루만지고 눌러서 튕겨보고 그 응하여 움직이는 것을 살핀 뒤에야 이에 침을 놓을 수 있는 것입니다.

육경(六經)이 조화로운 사람은 질병이 들지 않으며 비록 질병이 들더라도 스스로 낫는다고 하는 것입니다.

어느 한 경맥(經脈)이 위는 실(實)하고 아래는 허(虛)하여 통하지 않는 사람은 이는 반드시 횡락(橫絡)의 성(盛)한 것이 대경(大經)에 가(加)해져서 이에 통하지 못하게 한 것이 있으므로, 살펴보고 사(瀉)해 주어야 하는데 이러한 것을 이른바 '해결(解結)' 이라고 하는 것입니다.

위가 오한이 들고 아래에서 열이 나면 먼저 그 목에 있는 족태양경에 침을 놓아 오랫동안 유침(留鍼)시키고 이미 침을 놓았으면 목과 어깨 부위를 찜질하여 열이 아래와 합해지면 이에 중지하는데 이러한 것을 이른바 '미루어 올린다[推而上之]' 라고 하는 것입니다.

위에서 열이 나고 아래가 오한이 들면 그 허한 맥이 경락(經絡)에서 함몰된 것을 살펴서 침을 놓아 기가 내리면 이에 중지하는데 이러한 것을 이른바 '당겨서 내리게 하다[引而下之]' 라고 하는 것입니다.

대열(大熱)이 온몸에 있고 발광하여 헛것이 보이고 환청이 있고 헛소리를 하면 족양명경과 대락(大絡)을 살펴서 침을 놓는데 허한 사람은 보해 주고 어혈이 있으면서 실(實)한 사람은 사(瀉)해 줍니다.

그 환자가 누워 있으면 그대로 누워 있게 하고 그의 머리맡에서 양쪽 손의 넷째손가락으로 목에 있는 동맥을 누릅니다. 오랫동안 지속하며 감싸 짚어서 밀어 아래로 결분까지 이르고 다시 앞과 같이 하여 열이 제거되면 이에 중지하는데 이러한 것을 이른바 '미루어서 흩뜨리다[推而散之]' 라고 하는 것입니다."

(용침의 유는 조기에 재한데 기는 위에 적하여 써 영위를 통하여 각각 그 도를 행하니 종기는 해에 유하여 그 하자는 기가에 주하고 그 상자는 식도에 주하

니 고로 궐이 족에 재하면 종기가 불하하여 맥중의 혈이 응하여 유지하면 화조
치 아니하면 취함이 불능이니라. 용침자는 필히 먼저 그 경락의 실허를 살피고
절하여 순하고 안하여 탄하여 그의 응동을 시니 내후에 취하여 하하니라. 육경
이 조자는 불병이라 위하니 수병이나 자이라 위하니 일경이 상실하고 하허하여
불통자는 차는 필히 횡락이 성하여 대경에 가하여 하여금 불통이 유하니 시하
여 사한데 차를 소위 해결이니라. 상한하고 하열하여 먼저 그 항의 태양을 자하
여 구류하고 이자즉 항과 견갑을 위하여 영열로 하합하여 내지니 차는 소위 추
하여 상한 것이니 상열하고 하한하여 그 허맥이 경락에 함한 것을 시하여 취하
되 기하하면 내지니 차는 소위 인하여 하한 자이니라. 대열이 편신하여 광하여
망견하고 망문하고 망언하면 족양명과 대락을 시하여 취하되 허자는 보하고 혈
하여 실자는 사하니 그 언와로 인하여 그 두전에 거하고 양수의 사지로 경의 동
맥을 협안하여 구지하여 권하며 절하며 추하여 하로 결분중에 지하여 다시 여
전에 지하여 열거면 내지니 차는 소위 추하여 산하는 것이니라.)

　　用鍼之類[1] 在於調氣 氣積於胃 以通營衛[2] 各行其道 宗氣[3]留於
海 其下者注於氣街 其上者走於息道[4] 故厥在於足[5] 宗氣不下 脈中
之血 凝而留止 弗之火調 弗能取之 用鍼者 必先察其經絡之實虛 切
而循之 按而彈之 視其應動者 乃後取之而下之 六經調者 謂之不病
雖病 謂之自已也 一經上實下虛而不通者 此必有橫絡盛加於大經
令之不通 視而寫之 此所謂解結也 上寒下熱 先刺其項太陽 久留之
已刺則熨項與肩胛 令熱下合乃止 此所謂推而上之者也 上熱下寒
視其虛脈而陷之於經絡者取之 氣下乃止 此所謂引而下之者也 大
熱遍身 狂而妄見妄聞妄言 視足陽明及大絡取之 虛者補之 血而實
者寫之 因其偃臥 居其頭前 以兩手四指挾按[6]頸動脈 久持之 卷而
切推 下至缺盆中 而復止如前 熱去乃止 此所謂推而散之者也

1) 類(유) : 법칙이다.
2) 以通營衛(이통영위) : 영기와 위기를 통하게 하다. 위기(衛氣)는 위(胃)의
　　외구(外口)에서 시작되고 맥 밖에서 운행되며 영기(營氣)는 위의 내구(內
　　口)에서 시작하여 맥 속에서 운행된다.
3) 宗氣(종기) : 대기(大氣)이다. 대기는 상하의 기해(氣海)에 머물러 있고 그

하행하는 것은 단전(丹田)에 모여서 족양명의 기가로 주입하며 족부로 들어
간다고 했다.

4) 息道(식도) : 숨길이다.

5) 厥在於足(궐재어족) : 궐은 족에 있다. 궐은 곧 역(逆)하여 차가워진 것을 뜻
한다.

6) 挾按(협안) : 껴서 누르다의 뜻.

9. 수십 가지의 질병을 유발하는 맥

황제가 말했다.

"하나의 맥이 수십 가지 질병을 발생하게 하는 것이 있습니다.
혹은 통증이 오고 혹은 옹종(癰腫)이 되고 혹은 열이 나고 혹은
오한이 되고 혹은 가려움증이 되고 혹은 마비도 오고 혹은 불인
(不仁)하기도 하여 변화가 끝이 없는데 그 까닭은 무엇입니까?"

기백이 말했다.

"이러한 것은 모두 사기(邪氣)가 발생시키는 것입니다."

"나는 듣건대 기란 진기(眞氣)가 있고 정기(正氣)가 있고 사
기(邪氣)가 있다고 합니다. 어떤 것을 진기(眞氣)라고 합니까?"

"진기(眞氣)란 하늘에서 받은 것이 곡기(穀氣)와 함께 아우러
져서 신체를 채우는 것입니다. 정기(正氣)란 정풍(正風)을 말하
는데 한 방향에서 오는 허풍(虛風)이 아닙니다. 사기(邪氣)란 허
풍(虛風)이고 허풍은 사람을 손상시키며 그것이 사람에게 적중
되어서 깊어지면 능히 스스로 제거되지 않습니다.

정풍이란 그것이 사람에게 적중되어도 얕으면 합해져 스스로
제거되는데 그 기가 오는 것이 유약하여 능히 진기를 억제하지 못
하므로 스스로 제거되는 것입니다.

허사(虛邪)에 사람이 적중되면 으슬으슬하여 떨고 형체가 동
하여 호모(豪毛)가 일어서고 주리(腠理)가 열리게 됩니다.

그것이 깊숙이 들어가 안에서 뼈에 붙으면 골비(骨痺)가 되고
근육에 붙으면 근련(筋攣)이 되고 맥 속으로 붙으면 혈이 막혀

서 불통하게 되고 곧 옹(癰)이 되며 기육에 붙으면 위기(衛氣)와 더불어 서로 다투는데 양이 이긴 것은 열(熱)이 되고 음이 승리한 것은 한(寒)이 되고 한증이 되면 진기가 제거되고 진기가 제거되면 허해지고 허해지면 한(寒)이 되는 것입니다.

또 피부 사이에 붙게 되면 그 기가 밖으로 퍼져서 주리가 열리며 호모가 요동해서 기가 왕래하여 행하면 양증(癢症)이 됩니다. 양증이 머물러 제거되지 않게 되면 비증(痺證)이 되고 위기(衛氣)가 행하지 않게 되면 불인(不仁)이 되는 것입니다."

(황제왈 일맥이 생하여 수십병자가 유하니 혹통하고 혹옹하고 혹열하고 혹한하고 혹양하고 혹비하고 혹불인하여 변화가 무궁하다 하니 그 고가 하오? 기백왈 차는 다 사기의 소생이니라. 황제왈 여문하니 기자는 유진기하고 유정기하고 유사기라 하니 하위를 진기오? 기백왈 진기자는 천에 소수하여 여곡기로 병하여 충신이니 정기자는 정풍이니 일방을 종하여 내하여 허풍이 아니며 사기자는 허풍이며 적상인인데 그 인에 중이 심하면 능히 자거치 못하고 정풍자는 그 중인이 천이면 합하여 자거니 그 기래가 유약하여 능히 진기를 승치 못하므로 자거니라. 허사가 중인이면 쇄석하고 동형하며 호모가 기하고 주리가 발한데 그 입심하여 내로 골에 단즉 위골비하고 근에 단즉 위근련하고 맥중에 단즉 혈폐하여 불통즉 위옹하고 육에 단즉 여위기로 상단하여 양승자는 곧 위열하고 음승자는 곧 위한하고 한즉 진기가 거하고 거즉허하고 허즉 한하여 피부의 간에 단하면 그 기가 외발하여 주리가 개하고 호모가 요하여 기의 왕래가 행즉 위양하여 유하여 불거즉 비니 위기가 불행즉 위불인이니라.)

黃帝曰 有一脈[1]生數十病者 或痛 或癰 或熱 或寒 或癢 或痺 或不仁 變化無窮 其故何也 岐伯曰 此皆邪氣之所生也 黃帝曰 余聞氣者 有眞氣[2] 有正氣[3] 有邪氣[4] 何謂眞氣 岐伯曰 眞氣者 所受於天 與穀氣幷而充身也 正氣者 正風也 從一方來 非虛風也 邪氣者 虛風之賊傷人也 其中人也深 不能自去 正風者 其中人也淺 合而自去[5] 其氣來柔弱 不能勝眞氣 故自去 虛邪之中人也 洒淅動形 起毫毛而發腠理 其入深 內搏[6]於骨 則爲骨痺[7] 搏於筋 則爲筋攣 搏於

脈中 則爲血閉 不通則爲癰 搏於肉 與衛氣相搏 陽勝者則爲熱 陰
勝者則爲寒 寒則眞氣去 去則虛 虛則寒 搏於皮膚之間 其氣外發 腠
理開 毫毛搖 氣往來行 則爲癢 留而不去 則痺 衛氣不行 則爲不仁

1) 一脈(일맥) : 일경(一經)이다.
2) 眞氣(진기) : 생명 활동의 동력이며 하늘에서 받은 원기(元氣)와 후천(後天)
   의 곡기(穀氣)가 서로 합하여 이루어진 것이며 온몸을 영양해 주는 것이다.
3) 正氣(정기) : 봄·여름·가을·겨울의 정상적인 기후이다.
4) 邪氣(사기) : 봄·여름·가을·겨울의 부정(不正)한 기(氣)이며 손상의 성질
   을 가진 허풍(虛風)이다.
5) 合而自去(합이자거) : 합하여 스스로 떠나다. 곧 사기와 정기가 서로 합하여
   정기가 이기므로 사기는 스스로 떠나다.
6) 搏(단) : 뭉치다. 곧 붙다의 뜻.
7) 骨痺(골비) : 뼈가 무겁고 동작하기가 힘들며 골수가 시큰거리고 아프며 싸
   늘하게 느껴지는 것.

10. 허사(虛邪)가 인체에 깊게 침입하면…

허사(虛邪)가 반신(半身)에만 손님으로 들어와 그것이 깊이
들어가 안으로 영위(營衛)에 있게 되면 영위가 점점 쇠약해지고
진기(眞氣)가 떠나게 되고 사기(邪氣)가 홀로 머물러 발병히어
편고(偏枯)가 되는 것입니다. 그 사기(邪氣)가 얕은 것은 맥이
한쪽만 통증이 있습니다.

허사(虛邪)가 몸에 들어온 것이 깊으면 한사(寒邪)와 열사(熱
邪)가 서로 다투는데 오래도록 머물러 안으로 붙게 되어 한사(寒
邪)가 열사를 이기게 되면 뼈가 쑤시고 기육이 마르며, 열사가 한
사를 이기게 되면 기육이 문드러지고 기육이 썩어서 고름이 되고
안으로 뼈를 손상시키는데 안으로 뼈가 손상되면 골식(骨蝕)이
됩니다.

맺히는 곳이 있어서 근육에 맞게 되면 근육이 굽어져서 펴지지
못하고 사기가 그 사이에 있게 되면 돌아나오지 못하여 근류(筋

瘤)로 발생합니다.

맺히는 곳이 있어서 기가 돌아가는데 위기(衛氣)가 머물러 되돌아오는 것을 얻지 못하면 진액이 오래도록 머물러 사기와 합하여 장류(腸瘤)가 되는 것입니다. 오래된 것은 수년이 되어야 이에 이루어지는데 손으로 누르면 부드럽습니다.

이미 사기가 맺히는 곳이 있게 되면 기가 그 곳으로 돌아가 쌓여 진액이 머무르게 되고, 사기에 적중하면 엉겨 맺혀서 날마다 더욱 심하여 연이어 모여 있게 되고 석류(昔瘤)가 되는데 손으로 누르면 단단합니다.

사기(邪氣)가 맺히는 곳이 있어 깊이 뼈에 적중하여 기가 뼈와 함께 하여 뼈와 기가 아우러져서 날마다 더욱 커지게 되면 골류(骨瘤)가 되는 것입니다.

사기가 맺히는 곳에 기육이 적중되면 종기(宗氣)가 쌓이게 되고 사기가 머물러 제거되지 않으면 열이 나게 되고 변화되어 고름이 되는데 열이 나지 않으면 육류(肉瘤)가 되는 것입니다.

대저 이상의 여러 가지 병기(病氣)는, 그 발생하는 것이 정해진 것이 없고 항상 정해진 명칭은 있습니다."

(허사가 반신에 편객하여 그가 입심하여 내로 영위에 거하여 영위가 초쇠즉 진기가 거하고 사기가 독류하고 발하여 위편고니 그 사기의 천자는 맥이 편통이니라. 허사의 신에 입이 심하면 한여열이 상단하여 구류하여 내착하여 한이 그 열을 승즉 골동하고 육고하며 열이 그 한을 승즉 난육하고 부기하여 위농하여 내로 골상하고 내로 상골하면 위골식이니 결한 바가 유하여 근에 중하여 근굴하고 부득신이면 사기가 그 간에 거하여 불반하고 발하여 위근류하니 결한 바가 유하여 기가 귀하여 위기가 유하여 복반을 부득하여 진액이 구류하여 합하여 위장류하고 구자는 수세에 내성이니 이수로 안하면 유니라. 결한 바 유하여 기가 귀하여 진액이 유하고 사기가 중하면 응결하여 날로 이심하여 연하여 써 취거하여 위석류니 이수로 안하면 견이니라. 결한 바 유하여 심히 중골하여 기가 골로 인하여 골여기가 병하여 일에 써 익대즉 위 골저니라. 결한 바 유하여 육에 중하여 종기가 귀하여 사가 유하여 불거하고 유열즉 화하여 위농하고 무)

열즉 위육저니라. 범차의 수기자는 그 발이 무상처하고 유상명이니라.)

虛邪偏客¹⁾於身半 其入深 內居營衛 營衛稍衰 則眞氣去 邪氣獨
留 發爲偏枯²⁾ 其邪氣淺者 脈偏痛 虛邪之入於身也深 寒與熱相搏
久留而內著³⁾ 寒勝其熱 則骨疼肉枯 熱勝其寒 則爛肉腐肌爲膿 內
骨傷⁴⁾ 內傷骨爲骨蝕⁵⁾ 有所結中於筋⁶⁾ 筋屈不得伸 邪氣居其間而不
反 發爲筋瘤⁷⁾ 有所結 氣歸之⁸⁾ 衛氣留之 不得反⁹⁾ 津液久留 合而爲
腸瘤¹⁰⁾ 久者數歲乃成 以手按之柔 已有所結 氣歸之 津液留之 邪氣
中之 凝結日以易甚 連以聚居 爲昔瘤¹¹⁾ 以手按之堅 有所結 深中
骨¹²⁾ 氣因於骨 骨與氣幷 日以益大 則爲骨疽¹³⁾ 有所結 中於肉 宗氣
歸之 邪留而不去 有熱則化而爲膿 無熱則爲肉疽¹⁴⁾ 凡此數氣者 其
發無常處 而有常名也

1) 客(객) : 원문에는 용(容)이었으나 갑을경에 근거하여 교정했다.
2) 偏枯(편고) : 반신불수(半身不隨)이다.
3) 著(착) : 붙다. 곧 살다와 같다.
4) 內骨傷(내골상) : 3자는 연문(衍文)이라 했다. 중복된 문장임.
5) 骨蝕(골식) : 뼈가 침식당한 것을 가리킨다. 곧 사기(邪氣)가 깊이 손님 노
   릇을 하게 되면 안으로 뼈를 상하게 하여 골식병이 발생하여 뼈를 침식(侵
   蝕)한다고 했다.
6) 結中於筋(결중어근) : 결자는 원문에 질(疾)로 되어 있고 중이근(中於筋)
   은 '전근(前筋)'으로 되어 있다. 질전(疾前) 2자는 연문(衍文)이고 근(筋)
   은 결(結)이 되어야 한다고 했다. 아래에도 질(疾)은 결(結)이고 '심중골(深
   重骨) 중우육(中于肉)' 등의 내용에 근거하여 보면 전질(前疾)의 2자를 중
   어근(中於筋) 3자로 교정해야 한다고 '의학강목(醫學綱目)'의 영류(瘦瘤)
   의 주석에서 논하고 있다.
7) 發爲筋瘤(발위근류) : 위는 원문에 어(於)로 되어 있고 유는 유(溜)로 되어
   있으나 '주본(周本)'과 갑을경에 근거하여 위(爲)와 유(瘤)로 교정하다. 근
   류는 근(筋)에 처음 사기가 들어오면 근육이 줄어들어 늘어나지 않는다. 또
   오랫동안 그 곳에 머물러 나가지 않게 되면 발동하여 근류(筋瘤)가 된다. 근
   류란 흘러들어서 근에 맺혀 모인 것이다.

8) 有所結氣歸之(유소결기귀지) : 맺힌 곳이 있어서 기가 돌아가다. 곧 기가 모
   이다의 뜻.

9) 反(반) : 앞에 복(復)자가 있어야 한다고 했다.

10) 腸瘤(장류) : 사기(邪氣)가 장위(腸胃)의 사이에 주입되어 이에 결취(結
    聚)되어 형성된다.

11) 昔瘤(석류) : 석은 말린 고기라 했다. 곧 살이 마르면 단단해지는데 석류는 그
    단단한 것을 뜻한다. 석류는 오랫동안 사기가 적취되어서 이루어지는 것이다.

12) 深中骨(심중골) : 깊이 뼈에 적중한 것이다.

13) 骨疽(골저) : 저는 유(瘤)가 마땅하다. 골류는 자흑색을 띠고 단단하고 굳
    은 것이 돌과 같은 종기가 솟아올라 밀어도 움직이지 않고 뼈에 단단하게 붙
    어 있는 것이다.

14) 肉疽(육저) : 저(疽)는 유(瘤)가 마땅하다. 육류(肉瘤)란 부드럽기는 솜과
    같고 굳기는 만두와 같으며 피부색이 변하지 않고 팽팽하지도 않고 헐렁하지
    도 않으며 종년에는 단지 간을 덮고 있는 듯하다고 했다.

제76편 위기행(衛氣行篇第七十六)

위기행(衛氣行)은 위기가 운행하는 것을 논한 것이다.

이 편(篇)에서는 위기가 순행하고 출입할 때의 상황과 상관 관계를 설명하고 있다.

1. 위기(衛氣)의 운행과 출입의 회합

황제가 기백에게 물었다.

"원컨대 위기(衛氣)가 운행되고 출입하여 회합(會合)하는 것은 어떻게 되는지에 대하여 듣고자 합니다."

기백이 말했다.

"1년에는 12개월이 있고 1일에는 12시간(24시간)이 있고 자(子)와 오(午)는 경(經)이 되고 묘(卯)와 유(酉)는 위(緯)가 됩니다.

하늘은 28수(二十八宿)을 도는데 한 면[一面]이 7성(七星)이므로 4×7은 28수이며 방(房)과 묘(昴)는 위(緯)가 되고 허(虛)와 장(張)은 경(經)이 되는 것입니다.

이런 까닭으로 방(房)에서 필(畢)에 이르면 양(陽)이 되고 묘(昴)에서 심(心)에 이르면 음(陰)이 되어서, 양은 낮을 주관하고 음은 밤을 주관합니다.

그러므로 위기(衛氣)가 운행하는 데는 하루 낮과 하루 밤에 몸을 50바퀴를 도는데 낮에는 양분(陽分)에서 25바퀴를 운행하고 밤에는 음분(陰分)에서 25바퀴를 운행하여 오장(五臟)을 일주하는 것입니다.

이런 까닭에 평단(平旦 : 새벽, 동틀 때)에는 음(陰)이 다하고 양기(陽氣)가 눈에서 나오니, 이에 눈을 뜨게 되면 기가 머리로 올라 행하여 목덜미를 따라서 족태양경(足太陽經)으로 내려와 등(背)을 따라서 새끼발가락 끝에 이르는 것입니다.

그 흩어진 가지는 목예제(目銳眥)에서 갈라져 수태양경(手太陽經)으로 내려와 아래로 새끼손가락 끝의 바깥쪽에 이르게 되는 것입니다.

그 갈라진 다른 가지는 목예제에서 갈라져 족소양경(足少陽經)으로 내려와 새끼발가락과 넷째발가락 사이로 흘러드는 것입니다.

그 갈라진 다른 가지는 수소양의 분지(分支)를 따라서 아래로 새끼손가락과 넷째손가락 사이로 이르는 것입니다.

별도로 갈라져서 귀 앞으로 이르러 함맥(頷脈)과 합하여 족양명경에 흘러들어 아래로 행하여 발등 위로 이르러 다섯 발가락의 사이로 들어갑니다.

그 별도로 흩어진 가지는 귀를 따라서 아래하여 수양명경으로 내려와 엄지손가락 사이로 들어가서 손바닥의 가운데로 들어갑니다. 그것이 족(足)에 이르러 족심(足心)으로 들어가 안쪽의 복사뼈 아래로 나와서 음분(陰分)을 행하여 다시 눈에서 합해지므로 일주(一周)가 되는 것입니다."

(황제가 기백에게 문왈 원컨대 위기의 행과 출입의 합이 하여인가를 문하노라. 기백왈 세에 유십이월하고 일에 유십이진하고 자오는 위경이요 묘유는 위위니 천은 이십팔수를 주한데 일면이 칠성이니 사와 칠은 이십팔성이며 방묘는 위위하고 허장은 위경이니라. 시고로 방에서 지필이 위양이고 묘에서 지심이 위음인데 양은 주주하고 음은 주야하니 고로 위기의 행은 일일과 일야에 신에 오십주하니 주일은 양에서 이십오주를 행하고 야에는 음에서 이십오주를 행하여 오장에 주하니라. 시고로 평단이면 음진하고 양기가 목에 출하여 목장즉 기가 두에 행하여 순항하여 족태양으로 하하여 순배하여 하로 소지의 단에 지니라. 그 산자는 목예제에 별하여 수태양으로 하하여 하로 수소지의 간의 외측에 지

하니 그 산자는 목예제에 별하여 족소양으로 하하여 소지차지의 간에 주하니
그 상자는 수소양의 분을 순하여 하로 소지의 간에 지하고 별자는 상하여 이전
으로 지하여 함맥에 합하여 족양명에 주하여 하행하여 부상에 지하여 오지의
간으로 입하고 그 산자는 종이하여 수양명으로 하하여 대지의 간으로 입하여
장중에 입하니 그 족에 지하여 족심에 입하여 내과하로 출하여 음분을 행하여
다시 목에 합하니 고로 위일주니라.)

黃帝問於岐伯曰 願聞衛氣之行 出入之合 何如 岐伯曰 歲有十二
月 日有十二辰[1] 子午爲經 卯酉爲緯[2] 天周二十八宿 而一面七星 四
七二十八星[3] 房昴爲緯 虛張爲經[4] 是故房至畢爲陽 昴至心爲陰[5]
陽主晝 陰主夜 故衛氣之行 一日一夜五十周於身 晝日行於陽二十
五周 夜行於陰二十五周 周於五藏[6] 是故平旦陰盡 陽氣出於目[7] 目
張則氣行於頭 循項下足太陽 循背下至小指之端[8] 其散[9]者 別於目
銳眥 下手太陽 下至手小指之間[10]外側 其散者 別於目銳眥 下足少
陽 注小指次指之間 以上[11]循手少陽之分 側下至小指[12]之間 別者以
上[13]至耳前 合於頷脈[14] 注足陽明 以下行至跗上 入五指之間 其散
者 從耳下下手陽明 入大指之間 入掌中 其至於足也 入足心 出內
踝下 行陰分 復合於目 故爲一周

1) 十二辰(십이진) : 12시를 뜻하며 옛날에는 하루가 12시간이었다. 지금의 24
   시이다. 곧 자(子) 축(丑) 인(寅) 묘(卯) 신(辰) 사(巳) 오(午) 미(未) 신
   (申) 유(酉) 술(戌) 해(亥)이다. 고대의 1시간은 지금의 2시간을 뜻한다.

2) 子午爲經卯酉爲緯(자오위경묘유위위) : 12지지(地支)를 방위로 보면 자
   (子)는 북쪽이고 오(午)는 남쪽이며 묘(卯)는 동쪽이고 유(酉)는 서쪽이다.
   경은 세로의 날줄이고 위(緯)는 가로의 씨줄이다. 곧 자오(子午)는 남북의
   세로의 날줄이고 묘유(卯酉)는 가로의 씨줄이라는 뜻이다.

3) 一面七星四七二十八星(일면칠성사칠이십팔성) : 한 면에 일곱 별이고 4×
   7은 28의 별이다. 곧 하늘을 동서남북으로 나누면 한 면에 7개의 별이 소속되
   는데, 동쪽은 각(角) 항(亢) 저(氐) 방(房) 심(心) 미(尾) 기(箕)의 7개의
   별이 소속되고 서쪽은 규(奎) 누(婁) 위(胃) 묘(昴) 필(畢) 자(觜) 삼(參)
   의 7개 별이 소속되고 남쪽은 정(井) 귀(鬼) 유(柳) 성(星) 장(張) 익(翼)

진(軫)의 7개 별이 소속되고 북쪽은 두(斗) 우(牛) 여(女) 허(虛) 위(危) 실(室) 벽(壁)의 7개 별이 소속된다. 그러므로 4×7은 28성(二十八星)이 되는 것이다.

4) 房昴爲緯虛張爲經(방묘위위허장위경) : 사방(四方)에 배속된 28수(二十八宿) 가운데에서도 방수(房宿)는 동쪽에 위치하고 묘수(昴宿)는 서쪽에 위치하며 동서는 가로이므로 방묘(房昴)는 씨줄인 위(緯)가 되고 허수(虛宿)는 북쪽에 위치하고 장수(張宿)는 남쪽에 위치하여 남북은 세로이므로 허장(虛張)은 날줄인 경(經)이 된다.

5) 房至畢爲陽昴至心爲陰(방지필위양묘지심위음) : 이는 28수(二十八宿)를 음양으로 나눈 것이다. 곧 동쪽에서 남쪽까지 위치한 12지지(十二地支)에서 묘(卯) 진(辰) 사(巳) 오(午) 미(未) 신(申)의 여섯 개의 시진(時辰)이 해당하며 일출(日出)에서 일입(日入)까지의 백주(白晝)에 속하는 시간이다. 또 묘(昴)에서 심(心)까지의 14개 별은 음이 되는데 이는 12지지에서 유(酉) 술(戌) 해(亥) 자(子) 축(丑) 인(寅)의 여섯 개의 시진(時辰)에 해당하며 일입(日入)에서부터 일출(日出) 이전의 밤에 속한다.

6) 晝日行於陽二十五周 夜行於陰二十五周 周於五藏(주일행어양이십오주 야행어음이십오주 주어오장) : 낮에는 족삼양(足三陽)을 운행하는데 끝나면 다시 시작하여 25바퀴를 행하고 밤에는 오장(五臟)을 운행하는데 끝나면 다시 시작하여 25바퀴를 행한다는 뜻이다. 장(藏)은 본래 세(歲)였으나 갑을경과 태소에 의해 교정했다.

7) 平旦陰盡陽氣出於目(평단음진양기출어목) : 양기(陽氣)는 위기(衛氣)라 했다. 목은 목내제의 정명혈(睛明穴)이다. 곧 동틀 무렵이면 위기가 음분(陰分)에서 운행을 그치고 족태양(足太陽)의 기점인 정명혈로부터 시작하여 수족삼양경(手足三陽經)을 두루 행하는 것이다.

8) 小指之端(소지지단) : 새끼발가락 바깥쪽 끝 부분을 뜻한다.

9) 散(산) : 분산되어 갈라지다의 뜻.

10) 間(간) : 태소에 단(端)이라고 되어 있는데 그것이 타당한 것 같다.

11) 以上(이상) : 두 글자는 연문(衍文)이라고 했다. 이 두 글자 대신 '기산자(其散者)'3자가 있어야 한다고 했다.

12) 側下至小指(측하지소지) : 측은 없는 것이 마땅하고 소지(小指) 아래에는

차지(次指)의 두 글자가 있어야 한다고 했다. 소지차지의 사이는 상양혈(商陽穴)이다.

13) 以上(이상) : 이 두 글자는 연문(衍文)이라 했다.

14) 合於頷脈(합어함맥) : 함맥에 합하다. 곧 함맥은 뺨 부위의 경맥인데 이는 승읍(承泣)과 협거(頰車) 등이다. 일설에는 승읍(承泣)과 협거 부위를 지나다의 뜻이라 했다.

2. 기가 인체를 운행하는 횟수는…

이런 이유로 일(日 : 해)이 일사(一舍 : 一宿)를 운행할 때 사람의 기(氣)는 몸에서 일주(一周)하고 몸의 10분의 8을 행하며, 해가 이사(二舍 : 二宿)를 운행할 때 사람의 기는 3바퀴를 돌고 몸의 10분의 6을 행하며, 해가 삼사(三舍)를 운행할 때 사람의 기는 몸에서 5바퀴를 돌고 몸의 10분의 4를 행하며, 해가 사사(四舍)를 행할 때 사람의 기는 몸에서 7바퀴를 돌고 몸의 10분의 2를 행하며, 해가 오사(五舍)를 행할 때 사람의 기는 몸에서 9바퀴를 행하며, 해가 육사(六舍)를 행할 때 사람의 기는 몸에서 10바퀴를 돌고 몸의 10분의 8을 행하며, 해가 칠사(七舍)를 행할 때 사람의 기는 몸에서 12바퀴를 돌고 몸의 10분의 6을 행하며, 해가 십사사(十四舍)를 행하면 사람의 기는 25바퀴 남짓과 몸의 10분의 2를 운행할 때 양이 음에서 다하고 음이 기를 받게 됩니다.

그것이 처음 음분(陰分)으로 들어갈 때는 항상 족소음으로부터 신(腎)으로 흘러들고 신에서는 심(心)으로 흘러들고 심에서는 폐(肺)로 흘러들고 폐에서는 간(肝)으로 흘러들고 간(肝)에서는 비(脾)로 흘러들고 비에서는 다시 신(腎)으로 흘러들어 일주(一周)가 되는 것입니다.

이러한 까닭으로 밤에 일사(一舍)를 운행할 때는 사람의 기는 음장(陰臟)에서 1바퀴와 장(臟)의 10분의 8을 운행하는데 또한 양분(陽分)에서 행하는 25바퀴와 같아서 다시 눈으로 회합(會合)하는 것입니다.

음분(陰分)과 양분(陽分)에는 하루 날과 하루 밤을 합하여 기분(奇分 : 나머지, 여유분)이 몸의 10분의 2와 장(臟)의 10분의 2가 있는 것입니다.

이런 까닭에 사람이 잠을 자고 일어나는 시간이 일찍도 하고 늦게도 하는 까닭은 기분(奇分)이 다하지 않은 까닭인 것입니다."

(시고로 일이 일사를 행에 인기는 신에 일주와 신을 십분의 팔을 행하고 일이 이사를 행에 인기는 신에 삼주와 신의 십분의 육을 행하고 일이 삼사를 행에 인기는 신에 오주와 신의 십분의 사를 행하고 일이 사사를 행에 인기는 신에 칠주와 신의 십분의 이를 행하고 일이 오사를 행에 인기는 신에 구주를 행하고 일이 육사를 행에 인기는 신에 십주와 신의 십분의 팔을 행하고 일이 칠사를 행에 인기는 신의 십이주와 신의 십분의 육을 행하고 일이 십사사를 행에 인기는 신에 이십오주와 유기분과 신의 십분의 이를 행하여 양이 음에 진하고 음이 수기니라. 그 처음으로 음에 입하여 항상 족소음을 종하여 신에 주하고 신은 심에 주하고 심은 폐에 주하고 폐는 간에 주하고 간은 비에 주하고 비는 다시 신에 주하여 위주니라. 시고로 야에 일사를 행하여 인기는 음장에서 일주와 장의 십분의 팔을 행하여 또한 양행의 이십오주와 여하여 다시 목에 합하니라. 음양이 일일과 일야에 합하여 기분이 신의 십분의 이와 장의 십분의 이가 있으니 시고로 인이 와하고 기하는 시와 조안이 유한 소이는 기분이 부진고니라.)

是故日行一舍[1] 人氣行於身一周與十分身之八[2] 日行二舍 人氣行三周於身與十分身之六[3] 日行三舍 人氣行於身五周與十分身之四[4] 日行四舍 人氣行於身七周與十分身之二[5] 日行五舍 人氣行於身九周[6] 日行六舍 人氣行於身十周與十分身之八[7] 日行七舍 人氣行於身十二周在身與十分身之六[8] 日行十四舍 人氣二十五周於身有奇分[9]與十分身之二[10] 陽盡於陰 陰受氣矣 其始入於陰 常從足少陰注於腎 腎注於心 心注於肺 肺注於肝 肝注於脾 脾復注於腎爲周 是故夜行一舍 人氣行於陰藏[11]一周與十分藏之八 亦如陽行之二十五周 而復合於目 陰陽一日一夜 合有奇分十分身之二 與十分藏之二[12] 是故人之所以臥起之時 有早晏者 奇分不盡故也

1) 日行一舍(일행일사) : 해가 하나의 수(宿)를 운행하다. 28수의 별에서 하나의 별로 간다는 뜻.

2) 人氣行於身一周與十分身之八(인기행어신일주여십분신지팔) : 사람의 기는 한 바퀴 돌아 몸의 10분의 8을 더 운행하다. 곧 1.8바퀴를 돈다는 뜻이다. 곧 사람의 위기(衛氣)는 한 주야에 인체를 모두 50바퀴 운행하는데 이것을 실수로 하여 28수(二十八宿)로 이를 제하면 곧 해가 일사(一舍)를 행하는 동안에 위기는 마땅히 일주를 행하고 몸의 10분의 7푼 8리(釐) 5호(毫)의 유기(有奇 : 남짓)함과 정유가 된다. 어신(於身)은 원문에 없으나 갑을경과 태소에 의거하여 보충하였다.

3) 人氣行三周於身與十分身之六(인기행삼주어신여십분신지육) : 삼주어신은 어신삼주가 마땅하다. 태양이 이사(二舍)를 운행하는데 사람의 기는 몸을 3바퀴 돌고 몸의 10분의 5푼 7리 1호의 유기(有奇)함을 도는 것이 정수(正數)라는 뜻. 십분지육(十分之六)은 기분(奇分)이 있음을 뜻한다. 이하도 이와 같은 관행을 따른다.

4) 人氣行於身五周與十分身之四(인기행어신오주여십분신지사) : 사람의 기는 5바퀴 돌고 10분인 몸에서 3푼 5리 7호의 유기(有奇)함이 정수이다. 나머지는 기분(奇分)이 된다.

5) 人氣行於身七周與十分身之二(인기행어신칠주여십분신지이) : 사람의 기는 몸을 7바퀴 돌고 10분인 몸에서 1푼 4리 2호의 유기(有奇)함이 정수가 된다. 나머지는 기분이 된다.

6) 人氣行於身九周(인기행어신구주) : 사람의 기는 8바퀴를 돌고 10분인 몸에서 9푼 2리 8호의 정수가 된다. 나머지는 기분이 된다.

7) 人氣行於身十周與十分身之八(인기행어신십주여십분신지팔) : 사람의 기는 10바퀴를 돌고 10분인 몸에서 7푼 1리 4호의 유기(有奇)함이 정수가 된다. 나머지는 기분이 된다.

8) 人氣行於身十二周在身與十分身之六(인기행어신십이주재신여십분신지육) : 사람의 기는 12바퀴를 돌고 10분인 몸에서 4푼 9리의 유기(有奇)함이 정수가 된다. 나머지는 기분이 된다. 이것이 1면 7개 성수이다.

9) 奇分(기분) : 남음이 있거나 부족한 수를 가리킨다.

10) 日行十四舍 人氣二十五周於身有奇分與十分身之二(일행십사사 인기이십

오주어신유기분여십분신지이) : 태양이 14사를 행하는 것은 1주천(一周天)
의 2분의 1로 위기는 몸을 25바퀴 운행하는데 매 사(舍)의 실제 횟수인 1.7857
남짓한 것을 대략 1.8로 하여 약간 증가시킨 것이다. 만약 매사(每舍)를 1.8
바퀴로 계산하면 14사(十四舍)에 이르면 25바퀴를 초과하여 14×1.8＝25.2
바퀴가 된다. 그러므로 여기서는 25바퀴하고 10분의 2라고 하였다. 기분(奇
分)은 우수리라는 뜻이다. 여분인 10분의 2는 본래 사사오입(四舍五入)의
개산법(槪算法)을 사용하여 일어난 오차인데 옛 사람들이 이를 실제 수로 운
행 횟수로 여겼으니 엄격하게 따지면 약간의 오차가 있는 것이다.

11) 陰藏(음장) : 여러 음경(陰經)이다.

12) 合有奇分十分身之二與十分藏之二(합유기분십분신지이여십분장지이) :
합하여 양분(陽分)을 행함에 기분이 몸의 10분의 2이고 음분을 행함에 기분
이 장의 10분의 2가 있는데 그 수가 같다.

3. 위기(衛氣)가 운행하는 데는 기약이 없다

황제가 물었다.

"위기(衛氣)가 몸에 있는데 위와 아래로 왕래하는 것이 기약
된 바가 없다고 하니 그 기를 살펴서 침을 놓을 때는 어떻게 해야
합니까?"

백고(伯高)가 말했다.

"나누어지는 데는 많고 적음이 있고 일(日)에는 길고 짧은 것
이 있으며 봄 여름 가을 겨울에는 각각 나누어지는 이치가 있은
연후에야 항상 평단(平旦 : 동틀 무렵)으로써 기(紀)를 삼고 밤
이 다함으로써 시작을 삼는 것입니다.

이러한 이유로 일일과 일야(一夜)에 물시계의 물이 백각(百
刻)이 내려오는데 25각(二十五刻)이란 반나절[半日]의 도(度)
입니다. 항상 이와 같이 하여 그치지 않으며 태양이 서산으로 넘
어가야 중지되는데 해의 길고 짧은 것에 따라 각각 기(紀)로 삼
아서 침을 놓는 것입니다.

삼가 그 기(氣)가 이르는 때를 살펴서 질병이 치료될 수 있는

기간을 예측할 수 있는데 그 기가 이르는 때를 잃고 기를 살핌이 반대되는 자는 온갖 질병을 치료하지 못하게 됩니다.

그러므로 이르기를 '실(實)한 데 침을 놓는 사람은 그 사기가 올 때 침을 놓고 허(虛)한 데 침을 놓는 사람은 그 사기가 떠나갈 때 침을 놓는다.'라고 했는데 이는 기의 존망(存亡)의 때에 허와 실을 살펴서 침을 놓는 것을 말한 것입니다.

이런 이유로 삼가 기가 존재하는 곳을 살펴서 침을 놓는데 이러한 것을 봉시(逢時)라고 하는 것입니다.

병이 삼양경(三陽經)에 있으면 반드시 그 기가 양분(陽分)에 있는지를 살펴서 침을 놓아야 하고, 병이 삼음경(三陰經)에 있으면 반드시 그 기가 음분(陰分)에 있는지를 살펴서 침을 놓아야 합니다."

(황제왈 위기의 신에 재에 상하의 왕래가 불이기라 하니 후기하여 자함을 내하오? 백고왈 분이 유다소하고 일에 장단이 유하고 춘추동하가 각각 유분리니 연후에 항상 평단으로써 위기하여 야진으로써 위시니라. 시고로 일일 일야에 수는 백각을 하하니 이십오각자는 반일의 도니 항상 여시하여 무이니 일입하여 지하여 일의 장단을 수하여 각각 써 위기하여 자니라. 근하여 그 시를 후하면 병을 가히 여기하며 실시하여 반후자는 백병을 불치니라. 고로 왈 자실자는 그 내를 자하고 자허자는 그 거를 자하니 차는 기의 존망의 시로 써 허실을 후하여 자함을 언이니 시고로 근하여 기의 소재를 후하여 자니 시위를 봉시니라. 삼양에 재하여 필히 그 기가 양에 재함을 후하여 자하고 병이 삼음에 재하여 필히 그 기가 음분에 재함을 후하여 자니라.)

黃帝曰 衛氣之在於身也 上下往來不以期 候氣而刺之奈何 伯高曰 分有多少[1] 日有長短[2] 春秋冬夏 各有分理[3] 然後常以平旦爲紀[4] 以夜盡爲始 是故一日一夜 水下百刻[5] 二十五刻者[6] 半日之度也 常如是毋已 日入而止 隨日之長短 各以爲紀而刺之 謹候其時 病可與期 失時反候者 百病不治 故曰 刺實者 刺其來也 刺虛者 刺其去也 此言氣存亡之時 以候虛實而刺之 是故謹候氣之所在而刺之 是謂

逢時 在於三陽 必候其氣在於陽而刺之 病在於三陰 必候其氣在陰
分而刺之

1) 分有多少(분유다소) : 나눔에는 다소가 있다. 곧 밤과 낮의 구분에 음과 양
   의 많고 적음이 동일하지 않다는 뜻.

2) 日有長短(일유장단) : 일은 지(至)의 오자라 했다. 곧 일장은 하지(夏至)이
   고 일단은 동지(冬至)이다.

3) 各有分理(각유분리) : 각각 나누는 이치가 있다. 곧 네 계절은 변화를 가져오
   는 이치가 있다는 뜻. 예컨대 춘분과 추분에는 밤과 낮의 시간이 같고 하지와
   동지는 낮과 밤이 길고 짧은 차이가 있다. 분리란 절기를 나누는 규율이라는 뜻.

4) 紀(기) : 표준이라는 뜻.

5) 水下百刻(수하백각) : 일주야는 곧 백각이며 천문(天文)을 관찰하는 사람은
   물시계를 기준으로 삼아서 하루가 백각인데 12시간인 것이다.

6) 二十五刻者(이십오각자) : 하루의 4분의 1이다. 곧 낮이 오전과 오후로 50각
   이고 밤이 초저녁과 새벽으로 50각이 된다.

4. 물시계의 시각과 사람의 기의 관계

　물시계의 물이 1각(一刻)을 내려오면 사람의 기(氣)는 태양경
(太陽經)에 있고 물시계의 물이 2각(二刻)을 내려오면 사람의
기는 소양경(少陽經)에 있고 물시계의 물이 3각을 내려오면 사
람의 기는 양명경(陽明經)에 있고 물시계의 물이 4각을 내려오
면 사람의 기는 음분(陰分)에 있게 됩니다.

　물시계의 물이 5각을 내려오면 사람의 기는 태양경에 있고 물
시계의 물이 6각을 내려오면 사람의 기는 소양경에 있으며 물시
계의 물이 7각을 내려오면 사람의 기는 양명경에 있으며 물시계
의 물이 8각을 내려오면 사람의 기는 음분(陰分)에 있게 됩니다.

　물시계의 물이 9각을 내려오면 사람의 기는 태양경에 있고 물
시계의 물이 10각을 내려오면 사람의 기는 소양경에 있고 물시계
의 물이 11각을 내려오면 사람의 기는 양명경에 있고 물시계의 물
이 12각을 내려오면 사람의 기는 음분에 있게 됩니다.

물시계의 물이 13각을 내려오면 사람의 기는 태양경에 있고 물시계의 물이 14각을 내려오면 사람의 기는 소양경에 있고 물시계의 물이 15각을 내려오면 사람의 기는 양명경에 있고 물시계의 물이 16각을 내려오면 사람의 기는 음분에 있게 됩니다.

물시계의 물이 17각을 내려오면 사람의 기는 태양경에 있고 물시계의 물이 18각을 내려오면 사람의 기는 소양경에 있고 물시계의 물이 19각을 내려오면 사람의 기는 양명경에 있고 물시계의 물이 20각을 내려오면 사람의 기는 음분에 있게 됩니다.

물시계의 물이 21각을 내려오면 사람의 기는 태양경에 있고 물시계의 물이 22각을 내려오면 사람의 기는 소양경에 있고 물시계의 물이 23각을 내려오면 사람의 기는 양명경에 있고 물시계의 물이 24각을 내려오면 사람의 기는 음분에 있게 됩니다.

물시계의 물이 25각을 내려오면 사람의 기는 태양경에 있는데 이러한 것이 반나절의 도(度)입니다.

방성(房星)에서 필성(畢星)까지 이르는 것이 14사(十四舍 : 14宿)이고 물시계의 물이 50각을 내려온 것이며 해가 한나절의 반도(半度)를 행한 것입니다. 묘성(昴星)에서 심성(心星)까지 이르는 데가 또한 14사(十四舍)이며 물시계의 물이 50각을 내려와 하루 낮의 도(度)를 끝마친 것입니다.

일사(一舍)를 돌아 행하는데 물시계의 물은 3각과 7분의 4각을 내려옵니다.

대요(大要)에 이르기를 '항상 태양을 성수(星宿)의 위에 더하니 사람의 기는 태양(太陽)에 있다.'라고 하였습니다. 이런 이유로 태양이 일사(一舍)를 행할 때 사람의 기는 삼양경(三陽經)과 음분(陰分)을 행하는데 항상 이와 같이 하여 그치는 것이 없고 천지와 더불어 기(紀)를 함께 하여 어지러운 곳 같으면서도 조리가 있고 끝마치면 다시 시작하여 하루 낮과 하루 밤에 물시계의 물이 100각을 내려와 다하는 것입니다.

(수하하여 일각에 인기가 재태양하고 수하하여 이각에 인기가 재소양하고

수하하여 삼각에 인기가 재양명하고 수하하여 사각에 인기가 재음분하고 수하
하여 오각에 인기가 재태양하고 수하하여 육각에 인기가 재소양하고 수하하여
칠각에 인기가 재양명하고 수하하여 팔각에 인기가 재음분하고 수하하여 구각
에 인기가 재태양하고 수하하여 십각에 인기가 재소양하고 수하하여 십일각에
인기가 재양명하고 수하하여 십이각에 인기가 재음분하고 수하하여 십삼각에
인기가 재태양하고 수하하여 십사각에 인기가 재소양하고 수하하여 십오각에
인기가 재양명하고 수하하여 십육각에 인기가 재음분하고 수하하여 십칠각에
인기가 재태양하고 수하하여 십팔각에 인기가 재소양하고 수하하여 십구각에
인기가 재양명하고 수하하여 이십각에 인기가 재음분하고 수하하여 이십일각
에 인기가 재태양하고 수하하여 이십이각에 인기가 재소양하고 수하하여 이십
삼각에 인기가 재양명하고 수하하여 이십사각에 인기가 재음분하고 수하하여
이십오각에 인기가 재태양한데 차는 반일의 도니 종방하여 지필이 일십사사니
수하하여 오십각으로 일행반도이고 종묘하여 지심함이 또한 십사사로 수하하
여 오십각인데 종일의 도니라. 일사를 회행하여 수하하여 삼각과 칠분각의 사
니 대요에 항상 일의 수상에 가하여 인기가 재태양이라 하니 시고로 일행에 일
사하여 인기가 삼양과 음분을 행하여 항상 여시하여 무이하여 여천지로 동기니
분분하고 비비하여 종하면 부시하여 일일 일야에 수하하여 백각하여 진이니라.)

水下一刻 人氣在太陽[1] 水下二刻 人氣在少陽[2] 水下三刻 人氣在
陽明[3] 水下四刻 人氣在陰分[4] 水下五刻 人氣在太陽 水下六刻 人
氣在少陽 水下七刻 人氣在陽明 水下八刻[5] 人氣在陰分 水下九刻
人氣在太陽 水下十刻 人氣在少陽 水下十一刻 人氣在陽明 水下十
二刻[6] 人氣在陰分 水下十三刻 人氣在太陽 水下十四刻 人氣在少
陽 水下十五刻 人氣在陽明 水下十六刻[7] 人氣在陰分 水下十七刻
人氣在太陽 水下十八刻 人氣在少陽 水下十九刻 人氣在陽明 水下
二十刻[8] 人氣在陰分 水下二十一刻 人氣在太陽 水下二十二刻 人
氣在少陽 水下二十三刻 人氣在陽明 水下二十四刻[9] 人氣在陰分
水下二十五刻 人氣在太陽 此半日之度也[10] 從房至畢一十四舍 水
下五十刻 日行半度 從昴至心 亦十四舍 水下五十刻 終日之度也 廻
行一舍 水下三刻與七分刻之四 大要 常以日之加於宿上也 人氣在

太陽 是故日行一舍 人氣行三陽行與陰分 常如是無已 天與地同紀
紛紛盼盼[11]終而復始 一日一夜 水下百刻而盡矣

1) 水下一刻人氣在太陽(수하일각인기재태양) : 각은 시각각이다. 옛날에 물시
   계를 사용할 때 표시하는 단위이다. 수하는 물시계에서 물이 떨어지다. 일각
   은 14분 24초에 해당한다. 인기는 위기(衛氣)를 뜻한다. 태양은 수족태양경
   (手足太陽經)이다.

2) 人氣在少陽(인기재소양) : 수족소양경(手足少陽經)을 뜻한다.

3) 陽明(양명) : 수족양명경을 뜻한다.

4) 陰分(음분) : 족소음신경(足少陰腎經)이다.

5) 水下五刻~水下八刻(수하오각~수하팔각) : 위기가 양분(陽分)을 2바퀴
   운행한 것이다.

6) 水下九刻~水下十二刻(수하구각~수하십이각) : 위기가 양분을 3바퀴 운
   행한 것이다.

7) 水下十三刻~水下十六刻(수하십삼각~수하십육각) : 위기가 양분을 4바퀴
   운행한 것이다.

8) 水下十七刻~水下二十刻(수하십칠각~수하이십각) : 위기가 양분을 5바퀴
   운행한 것이다.

9) 水下二十一刻~水下二十四刻(수하이십일각~수하이십사각) : 위기가 양
   분을 6바퀴 운행한 것이다.

10) 水下二十五刻~此半日之度也(수하이십오각~차반일지도야) : 25삭은 위
    기가 양분을 8바퀴 돈 것이고 또한 수족태양의 두 경을 겸한 것이다. 이것이
    태양이 칠사(七舍)를 행한 것으로 곧 반나절의 도이다. 살펴보면 앞의 수인
    25각은 태양의 4분의 1을 돌아서 얻은 것이고 위기가 행한 것이 6바퀴 유기
    (有奇)함에 불과하다. 이로 보면 해를 운행한 수를 총계하면 오직 몸을 25바
    퀴를 돈 것이니 이에 50바퀴의 뜻과 합치되지 않는다. '수하일각(水下一刻)'
    일 때 위기가 태양에 있는 것이 2주(二周)를 뜻하거나 혹은 일각을 반각(半
    刻)으로 한다면 이 곳의 수와 일치한다. 이 속에는 다른 해석도 있을 것인즉
    뛰어난 사람의 개정이 필요한 것 같다.

11) 紛紛盼盼(분분비비) : 어지럽고 어지러운데도 조리가 정연하다의 뜻. 비비
    는 질서가 있는 것.

제77편 구궁팔풍(九宮八風篇第七十七)

구궁(九宮)은 중앙(中央)을 꼭두점으로 동서남북과 각각 간방을 합하여 팔방과 중앙을 포함한 것을 뜻하고, 팔풍은 팔방(八方)의 바람을 뜻한다.

이 편에서는 인간과 자연이 서로 응한다는 관점에서 출발하여 천체(天體)의 운행 규칙에 근거하여 구궁도설(九宮圖說)을 설명했다. 또 중앙을 기점으로 하여 중앙을 포함해 사정(四正)과 사우(四偶)의 9개 방위를 설정하고 사립(四立)과 이분(二分)과 이지(二至)의 여덟 절기가 순서를 교환하는 시기를 측정하여, 팔방(八方)의 기후의 정상이나 이상 및 그것이 인체에 미치는 영향을 미루어 알 수 있게 하고 그것으로써 질병을 예방할 수 있는 근거를 제시하고 있다.

아래는 팔풍(八風)의 허실(虛實)과 구궁도(九宮圖)이다.

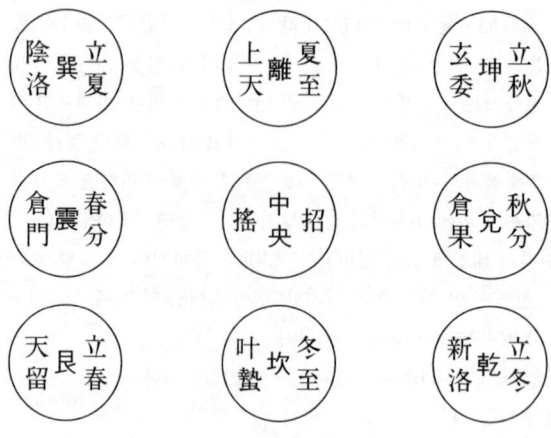

立夏	四	陰洛 東南方	夏至	九	上天 南方	立秋	二	玄委 西南方
春分	三	倉門 東方	招搖	五	中央	秋分	七	倉果 西方
立春	八	天留 東北方	冬至	一	叶蟄 北方	立冬	六	新洛 西北方

이상의 아홉 개 원(圓)은 구궁(九宮)의 도록이다. 팔풍(八風)의 허실과 사정(邪正)은 구궁(九宮)의 방위와 뒤에 말하는 팔풍(八風)의 허실사정(虛實邪正)이 서로 부합되는 것을 가리킨다. 각 궁위(宮位)에서 표기한 방향과 절기(節氣)에 근거하여 네 계절의 풍향 차이를 추측할 수 있으므로 팔풍(八風)이 불어오는 길의 도해(道解)로도 할 수 있다.

구궁도(九宮圖)에서 중앙의 궁은 주위에 있는 팔궁(八宮)의 지도적 핵심(核心)이다. 옛 사람들은 천상(天象)을 관찰할 때 북극성(北極星 : 옛날에는 '太一'이라고 부름)의 위치는 항상 북쪽에 있으므로, 방향을 측정하는 유일한 표준으로 삼았다. 북쪽을 확인하면 그 맞은편 쪽은 남쪽이고 다음에 좌측은 동쪽이고 우측은 서쪽이며 사우(四偶 : 네 모퉁이)까지 미쳐 자연적으로 사면팔방(四面八方)이 형성된다.

구궁도(九宮圖)에서는 북극성(北極星)을 중궁(中宮)으로 확립하였다.

관규집요(管竅輯要)에서는 "북극성을 중궁(中宮)이라 부르지만 실제로는 자(子 : 北) 위에 위치하여 오(午 : 南方)와 마주 보고 있다."라고 하였다. 이 밖에 중궁(中宮)과 북두성(北斗星)이 북극성을 에돌아 선전(旋轉)하고 운행하는 규율로써 방향을 측정하는 지침으로 삼고, 두병(斗柄)이 돌면서 가리키는 팔궁(八宮) 방위에 근거하면 곧 네 계절의 절기의 변천 및 팔방(八方)으로부터 오는 기상 변화를 추리하여 알 수 있다. 그러므로 고대에는 '두병(斗柄)이 동쪽을 가리키면 천하(天下)는 모두 봄이다.'라는 속담이 있다.

결론적으로 북극성은 방향을 정하는 표준이고, 북두성[斗柄]은 방향을 가리키는 방침이며, 두 가지는 일체(一體)의 일용(一用)으로 중궁(中宮)을 주재한다.(별도로 뒤에서 나오는 "太一"의 주석 가운데서 상세하다.)

그림에서 주위의 각 도(圖) 안에 배열된 건(乾) 감(坎) 간(艮) 진(震) 손(巽) 이(離) 곤(坤) 태(兌) 등의 글자는 주역(周易) 팔괘(八卦)의 명칭인데, 여기서는 여덟 개 방위의 특징으로 1년 중에서 음양소장(陰陽消長) 승강(升降) 진퇴(進退)의 상이한 단계를 나타냄으로써 네 계절의 기후 변화를 설명했다. 팔괘(八卦)의 위치는 오행(五行)의 속성에 근거하여 여덟 개 방위에 분열한 것이다. 감괘(坎卦)는 수(水)에 속하고 북쪽에 위치하며, 이괘(離卦)는 화(火)에 속하고 남쪽에 위치하며, 진괘(震卦)는 목(木)에 속하고 동쪽에 위치하며, 손괘(巽卦)는 목(木)에 속하고 동남쪽에 위치하며, 태괘(兌卦)는 금(金)에 속하고 서쪽에 위치하며, 건괘(乾卦)는 금(金)에 속하고 서북쪽에 위치하며, 곤괘(坤卦)는 토(土)에 속하고 서남쪽에 위치하며, 간괘(艮卦)는 토(土)에 속하고 동북쪽에 위치한다.

그림에서 각 원(圓) 안의 우측에는 서로 다른 절기의 명칭이 있는데 이 역시 팔괘(八卦)의 음양오행의 속성과 관계된다. 진괘(震卦)는 동쪽에 위치하여 춘분(春分)에 응하고, 이괘(離卦)는 남쪽에 위치하여 하지(夏至)에 응하며, 태괘(兌卦)는 서쪽에 위치하여 추분(秋分)에 응하고, 감괘(坎卦)는 북쪽에 위치하여 동지(冬至)에 응하며, 간괘(艮卦)는 동북쪽에 위치하여 입춘(立春)에 응하고, 손괘(巽卦)는 동남쪽에 위치하여 입하(立夏)에 응하며, 곤괘(坤卦)는 서남쪽에 위치하여 입추(立秋)에 응하고, 건괘(乾卦)는 서북쪽에 위치하여 입동(立冬)에 응한다.(그림의 방향이 위쪽이 남쪽, 아래쪽이 북쪽, 좌측이 동쪽, 우측이 서쪽으로 오늘날 보통 지도의 표시법과 상반된다.)

원(圓) 안의 좌측에 있는 글자, 예컨대 음락(陰絡) 창문(倉門) 등은 각기 구궁의 명칭인데 이 명칭의 의의는 각 궁이 대표하는 다른 계절의 순서와 관련된다. 비유컨대 예중옥(倪仲玉)은 "감궁(坎宮)을 협칩(叶蟄)이라 한 것은 겨울은 칩거(蟄居)와 봉장(封藏)을 주관하는 계절로서 일양(一陽)이 동하기 시작하는 때(살펴건대 동지를 가리

킴)에 이르면 칩충(蟄蟲)이 움직이기 시작하기 때문에 협칩(叶蟄)
이라고 한다. 간궁(艮宮)을 천류(天留)라고 한 것은 간(艮)은 산
(山)으로, 머물러 동하지 않기 때문에 붙여진 이름이다. 진궁(震宮)
을 창문(倉門)이라 한 것은 창(倉)은 저장한다는 뜻으로 천지만물
의 기를 거두어 저장하여 동쪽인 봄에 이르러야 진동하고 개벽하기
시작하므로 창문(倉門)이라고 한다. 손궁(巽宮)을 음락(陰絡)이라
한 것은 낙서(洛書)에서 이사(二四)를 어깨로 하고 손궁(巽宮)은
동남에 위치하여 4월을 주관하기 때문에 붙여진 이름이다. 이궁(離
宮)을 천궁(天宮)이라 한 것은 해와 달이 하늘에서 빛나는 것으로 이
(離)의 발음이 위에 있는 상(象)을 주관하기 때문에 붙여진 이름이
다. 곤궁(坤宮)을 현위(玄委)라 한 것은 곤(坤)은 땅이고 현(玄)은
그윽한 것이며 위(委)는 순리에 따르는 것으로 땅의 도가 그윽하고
유순(柔順)하기 때문에 이것으로 이름지은 것이다. 태궁(兌宮)을 창
과(倉果)라 한 것은 과(果)는 열매이고 만물은 가을에 이르러 거두
고 감추어 과실이 되기 때문에 이것으로 이름지은 것이다. 건궁(乾
宮)을 신락(新洛)이라 한 것은 신(新)은 시작이라는 뜻이고 낙서(洛
書)에서 구(九)를 이고 일(一)을 밟고 있으니 일(一)은 건(乾)의 시
작이다. 이는 구궁(九宮)의 위치가 팔풍(八風) 사시(四時)에 응하
는 것이므로 각기 때에 따라 명명하는 것이다."라고 하였다.

　그림의 아래에 각 궁(宮)마다 숫자 하나가 표기되어 있는데 그 배
열 형식은 다음과 같다. "위쪽은 9, 아래쪽은 1, 왼쪽은 3, 오른쪽은 7,
2·4는 어깨 부위, 6·8은 발 부위, 5는 중앙에 위치한다. 이를 낙서구
궁수(洛書九宮數)라 하며, 서경(書經)의 주서(周書) 홍범(洪範)
편의 기록에서 나왔다. 이러한 숫자 중에서 1·3·5·7·9는 기수(奇
數)이고 또한 양수(陽數)라고도 하며 2·4·6·8은 우수(偶數)이고
또한 음수(陰數)라고도 한다. 양수(陽數)는 주된 것으로 사정(四
正 : 東·西·南·北)에 위치하고 천기(天氣)를 대표하며 음수(陰數)
는 보조적인 것으로 사우(四隅 : 東南方·西南方·西北方·東北方)에
위치하고 땅의 기를 대표하며, 5는 1·3·7·9의 중간에 위치하고 토
기(土氣)에 속하며 오행상생(五行相生)의 조(祖)가 되며 중궁(中

宮)에 위치하고 사우(四偶)에 붙어 왕성하다. 예를 들면 '운기론오
언해(運氣論奧諺解)'에서는 토(土)는 중앙(中央)에 위치하고 사
유(四維)에 붙어 있다고 하였는데 사유(四維)란 사우(四偶)라고 하
였다. 이런 숫자의 많고 적은 것들은 네 계절의 춥고 따뜻한 기후 변
화와 하루의 새벽이나 저녁이나 낮이나 밤의 광열(光熱) 강약(强弱)
의 표지(標志)가 되는 것이다. 이런 까닭에 팔방(八方)의 풍향이 오
는 길이나 그 성질의 강유(剛柔)와 한열(寒熱)과 조습(燥濕) 등의
차이를 추측하는데 방법이 나오게 된다.

I. 태일(太一)이 구궁(九宮)에 거처하는 일수(日數)

태일(太一 : 북극성)은 항상 동짓날부터 협칩궁(叶蟄宮)에서
46일 간 기거하고 다음날부터는 천류궁(天留宮)에서 46일 간을
기거하고 다음날부터는 창문궁(倉門宮)에서 46일 간을 기거하
고 다음날부터는 음락궁(陰洛宮)에서 45일 간을 기거하고 다음
날부터는 상천궁(上天宮)에서 46일 간을 기거하고 다음날부터
는 현위궁(玄委宮)에서 46일 간을 기거하고 다음날부터는 창과
궁(倉果宮)에서 46일 간을 기거하고 다음날부터는 신락궁(新洛
宮)에서 45일 간을 기거하고 다음날부터는 다시 협칩궁(叶蟄宮)
에서 기거하게 되는데 이를 가로되 동지(冬至)라고 합니다.

태일(太一)은 날마다 놀러 다니는데 동지일(冬至日)에 협칩
궁에서 기거한 데에서부터 위치하고 있던 날을 헤아려 보면 한 곳
에 소속했던 곳인 감위(坎位)로부터 9일 만에 이르러 다시 한 곳
으로 되돌아오는데 항상 이와 같이 하여 그치는 것이 없으며 끝
마치면 다시 시작되는 것입니다."

(태일은 항상 동지의 일에 협칩의 궁에 거함이 사십육일이며 명일에 천류에
거함이 사십육일이며 명일에 창문에 거함이 사십육일이며 명일에 음락에 거함
이 사십오일이며 명일에 천궁에 거함이 사십육일이며 명일에 현위에 거함이 사

십육일이며 명일에 창과에 거함이 사십육일이며 명일에 신락에 거함이 사십오
일이며 명일에 다시 협칩의 궁에 거함이니 왈 동지니라. 태일은 일유하되 동지
의 일에 협칩의 궁에 거하여 소재일을 수하여 일처에 사하여 구일에 지하여 다
시 일에 반하여 항상 여시하여 무이니 종하면 부시니라.)

太一¹⁾常以冬至之日 居叶蟄之宮²⁾四十六日 明日居天留四十六
日³⁾ 明日居倉門四十六日⁴⁾ 明日居陰洛四十五日⁵⁾ 明日居天宮四十
六日⁶⁾ 明日居玄委四十六日⁷⁾ 明日居倉果四十六日⁸⁾ 明日居新洛四
十五日⁹⁾ 明日復居叶蟄之宮 曰冬至矣 太一日游 以冬至之日 居叶
蟄之宮 數所在日 徙一處 至九日 復反於一¹⁰⁾ 常如是無已 終而復始

1) 太一(태일) : 북극성(北極星)이다.
2) 叶蟄之宮(협칩지궁) : 감궁(坎宮)이다. 감궁에서 46일은 동지(冬至)와 소
   한(小寒)과 대한(大寒)의 세 절기를 주관한다.
3) 明日居天留四十六日(명일거천류사십육일) : 다음 날에 천류궁(天留宮)에
   서 46일을 기거한다. 명일은 46일 다음 날인 47일을 뜻한다. 천류는 간궁(艮
   宮)이며 입춘(立春)과 우수(雨水)와 경칩(驚蟄)의 세 절기를 주관한다.
4) 居倉門四十六日(거창문사십육일) : 창문궁에서 46일을 기거하다. 창문궁은
   진궁(震宮)이며 춘분(春分)과 청명(淸明)과 곡우(穀雨)의 세 절기를 주관
   한다.
5) 居陰洛四十五日(거음락사십오일) : 음락궁에서 45일을 기거하다. 음락궁은
   손궁(巽宮)이며 입하(立夏) 소만(小滿) 망종(芒種)의 세 절기를 주관하는
   데 45일이다.
6) 居天宮四十六日(거천궁사십육일) : 천궁은 상천(上天)으로 고쳐야 구궁도
   (九宮圖)와 합치한다. 곧 상천궁(上天宮)에 기거하는데 46일이다. 상천궁은
   이궁(離宮)이며 하지(夏至)와 소서(小暑)와 대서(大暑)의 세 절기를 주관
   한다.
7) 居玄委四十六日(거현위사십육일) : 현위궁(玄委宮)에 46일 동안 기거하다.
   현위궁은 곤궁(坤宮)이며 입추(立秋)와 처서(處暑)와 백로(白露)의 세 절
   기를 주관하는데 도합 46일이다.
8) 居倉果四十六日(거창과사십육일) : 창과궁(倉果宮)에 46일 간 기거하다.

창과궁은 태궁(兌宮)이며 추분(秋分)과 한로(寒露)와 상강(霜降)의 세 절
기를 주관한다.

9) 居新洛四十五日(거신락사십오일) : 신락궁(新洛宮)에 45일 간 기거한다.
신락궁은 건궁(乾宮)이며 입동(立冬)과 소설(小雪)과 대설(大雪)의 세 절
기를 주관한다.

10) 至九日復反於一(지구일복반어일) : 9일에 이르러 다시 1로 돌아오다. 곧 태
일(太一)은 감(坎)에서 시작하여 간(艮) 진(震) 손(巽) 이(離) 곤(坤) 태
(兌) 건(乾)에서 끝나는데 이는 팔궁(八宮)의 일이다. 팔괘가 다하여 구(九)
이면 다시 1로 돌아오는데 순환하여 끝이 없다는 뜻이다.

2. 태일(太一)이 옮겨 가는 날에는…

태일(太一 : 북극성)이 옮겨 가는 날에는 하늘은 반드시 바람이
나 비로써 이에 응하는데 그 날에 바람과 비가 내리면 길하고 한 해
가 아름답고 백성들은 편안하고 질병이 적습니다. 옮겨 가는 날보
다 먼저 바람과 비가 내리면 그 해에는 비가 많이 내리고, 옮겨 가
는 날보다 뒤에 바람과 비가 내리면 그 해에는 가뭄이 많게 됩니다.

태일(太一)이 동짓날에 있어서 변화가 있으면 점칠 일이 임금
에게 있고 태일이 춘분일(春分日)에 있어서 변화가 있으면 점칠
일이 상(相 : 정승)에게 있고 태일이 중궁일(中宮日)에 있어서
변화가 있으면 점칠 일이 관리에게 있고 태일이 추분일(秋分日)
에 있어서 변화가 있으면 점칠 일이 장군(將軍)에게 있고 태일
이 하지일(夏至日)에 있어서 변화가 있으면 점칠 일이 백성에게
있습니다.

이른바 변화가 있다는 것은 태일이 오궁일(五宮日)에 기거하
는 날에 질풍이 불어서 나뭇가지가 꺾이고 모래와 돌이 휘날리는
것인데 각각 그 주관하는 것으로써 귀하고 천한 것을 점쳐 보는
것입니다.

따라서 바람이 불어 오는 곳을 살펴서 점을 치는 것입니다. 바
람이 그 태일이 기거하는 바의 곳에서 오는 것은 실풍(實風)이

되는데 생장(生長)을 주관하여 만물을 육성하며, 그 부딪히는 곳
을 따라 뒤에서 불어 오는 것은 허풍(虛風)이 되어서 사람을 손
상시키고 죽임을 주관하고 해치는 것을 주관하는 것입니다.

삼가 허풍(虛風)을 살펴서 피해야 하므로, 성인(聖人)이 말씀
하시기를 '허사(虛邪)를 피하는 도(道)를 화살과 돌을 피하는
것처럼 하면 사기(邪氣)가 능히 해치지 못한다.'라고 하였는데
이러한 것을 이른 것입니다.

(태일이 이일에는 천이 필히 풍우로써 응하여 그 일에 풍우즉 길하여 세미하
고 민안하며 소병이니라. 선하면 곧 다우하고 후하면 곧 다한하니 태일이 동지
의 일에 재하여 유변이면 점이 재군하고 태일이 춘분의 일에 재하여 유변이면
점이 재상하고 태일이 중궁의 일에 재하여 유변이면 점이 재리하고 태일이 추
분의 일에 재하여 유변이면 점이 재장하고 태일이 하지의 일에 재하여 유변이
면 점이 재백성하니 소위 유변자는 태일이 오궁의 일에 거함이니라. 병풍이 절
수목하고 사석을 양하여 각각 써 그 소주로써 귀천을 점이니 인하여 풍이 소종
래를 시하여 점하고 풍이 그 소거의 향을 종하여 내함은 위실풍하고 주생장하
고 양만물하며 그 충을 종하여 후래함은 위허풍이니 상인자이니 주살하고 주해
자니 근하여 허풍을 후하여 피하니 고로 성인왈 허사를 피하는 도는 피시석과
여한 연에 사가 불능해라하니 차를 위함이니라.)

太一移日[1] 天必應之以風雨 以其日風雨則吉 歲美民安少病矣 先
之則多雨 後之則多旱[2] 太一在冬至之日有變[3] 占在君[4] 太一在春分
之日有變 占在相[5] 太一在中宮[6]之日有變 占在吏[7] 太一在秋分之日
有變 占在將[8] 太一在夏至之日有變 占在百姓[9] 所謂有變者 太一居
五宮[10]之日 病[11]風折樹木 揚沙石 各以其所主 占貴賤[12] 因視風所從
來而占之 風從其所居之鄕[13]來爲實風 主生長養萬物 從其衝[14]後來
爲虛風[15] 傷人者也 主殺 主害者 謹候虛風而避之 故聖人日[16]避虛
邪之道 如避矢石然 邪弗能害 此之謂也

1) 太一移日(태일이일) : 태일(太一 : 북극성)이 기거하는 궁에서 다른 궁(宮)
   으로 이사하는 것을 뜻한다. 곧 한 절기가 교환하는 날짜를 뜻한다.

2) 先之則多雨後之則多旱(선지즉다우후지즉다한) : 떠나는 날보다 먼저 바람과 비가 이르면 그 해는 비가 많이 내리고 떠나는 날보다 한참 뒤에 바람과 비가 이르면 그 해에는 가뭄이 든다는 뜻. 한(旱)은 본래는 한(汗)으로 되어 있었으나 태소에 근거하여 교정했다.

3) 變(변) : 갑작스러운 변화이다.

4) 占在君(점재군) : 점을 치는 것이 군주에게 있다. 곧 동지(冬至) 날은 한 해의 시작으로 들어가고 위치는 정북(正北)이다. 이 때 군주는 신극(宸極)에 거처하며 남쪽을 향하여 나라를 다스리고 그 상(象)이 이에 응하므로 예측함이 군(君)에게 있다.

5) 占在相(점재상) : 점을 치는 것이 재상에게 있다. 춘분은 묘(卯)의 가운데이며 위치는 정동(正東)에 있는데 재상은 신하의 최고이며 문형(文衡)이고 직무는 백성의 교화를 맡고 그 상(象)은 봄에 응하므로 점을 치는 것이 재상에게 있다.

6) 中宮(중궁) : 토기(土氣)에 속하며 네 모퉁이에 붙어서 위치한다.

7) 占在吏(점재리) : 점을 치는 것이 관리에게 있다. 관리에게는 나누어 맡은 직책이 있고 그 상이 이에 응하므로 점을 치는 것이 관리에게 있다는 것이다.

8) 占在將(점재장) : 점을 치는 것이 장군에게 있다. 곧 추분(秋分)은 유(酉)의 중앙이고 위치는 정서(正西)인데 장군은 위엄이 있고 씩씩함이 있으며 직무는 죽이고 침공하는 것을 맡고 그 상은 가을에 응하므로 점을 치는 것이 장군에게 있다.

9) 占在百姓(점재백성) : 점을 치는 것이 백성에게 있다. 하지는 오(午)의 가운데이고 위치는 정남(正南)이며 억조창생이 마치 사물이 번성하듯 하고 그 상은 여름에 응하므로 점을 치는 것이 백성에게 있다.

10) 五宮(오궁) : 동(東)·서(西)·남(南)·북(北)·중앙(中央)이라고 했다.

11) 病(병) : 질(疾)의 오자라고 했다.

12) 貴賤(귀천) : 군(君)과 재상(宰相)과 관리와 장군과 백성을 뜻한다.

13) 所居之鄕(소거지향) : 태일(太一)이 위치한 방향이다. 곧 각 계절마다 그 철에 알맞은 풍향(風向)이 나타나는 것을 뜻한다.

14) 衝(충) : 시령(時令)과 풍향(風向)이 상충되는 것이다.

15) 虛風(허풍) : 만물에 해로운 비정상적인 기후를 말한다.

16) 日(일) : 왈(曰)의 오자라고 했다.

3. 팔풍(八風)이 주관하는 것들

이러한 이유로 태일(太一)이 이사하여 들어가 중궁(中宮)에 자리하여야 이에 팔풍(八風)을 조회하고 길하고 흉한 것을 점치는 것입니다.

남방(南方)에서부터 불어 오는 바람을 이름하여 대약풍(大弱風)이라 하는데 그 바람이 사람을 손상시키면 안으로 마음[心]에 머물고 밖으로는 맥에 있으며 그 기는 열(熱)을 주관하는 것입니다.

서남방에서 불어 오는 바람을 이름하여 모풍(謀風)이라고 하는데 사람을 손상시키면 안으로는 비(脾)에 머물고 밖으로는 기육(肌肉)에 있으며 그 기는 약해지는 것을 주관하는 것입니다.

서방(西方)에서부터 불어 오는 바람을 이름하여 강풍(剛風)이라고 하는데 그 바람이 사람을 손상시키면 안으로는 폐(肺)에 머물게 되고 밖으로는 피부에 있으며 그 기는 건조함을 주관하는 것입니다.

서북방에서 불어 오는 바람을 이름하여 절풍(折風)이라고 하는데 그 바람이 사람을 손상시키면 안으로는 소장(小腸)에 머물고 밖으로는 수태양맥(手太陽脈)에 있게 되며 맥기가 끊어지면 넘쳐나고 맥기가 막히게 되면 울결하여 통하지 않게 되어 갑자기 잘 죽게 되는 것입니다.

북방(北方)에서 불어 오는 바람을 이름하여 대강풍(大剛風)이라고 이르는데 그 바람이 사람을 손상시키면 안으로는 신(腎)에 머물러 있고 밖으로는 뼈와 어깨와 등의 등골뼈 근육에 있으며 그 기는 차갑게 하는 것을 주관합니다.

동북방에서 불어 오는 바람을 이름하여 흉풍(凶風)이라고 이르는데 그 바람이 사람을 손상시키면 안으로는 대장(大腸)에 머물러 있고 밖으로는 양쪽의 옆구리와 겨드랑이의 뼈 아래와 지절

(肢節)에 있게 됩니다.

동방에서 불어 오는 바람을 이름하여 영아풍(嬰兒風)이라고
이르는데 그 바람이 사람을 손상시키면 안으로는 간(肝)에 머물
러 있고 밖으로는 근뉴(筋紐)에 있으며 그 기는 몸에 습병(濕病)
이 발생하는 것을 주관합니다.

동남방에서 불어 오는 바람을 이름하여 약풍(弱風)이라고 이르
는데 그 바람이 사람을 손상시키면 안으로는 위에 머물러 있고 밖
으로는 기육에 있으며 그 기는 몸이 무거워지는 병을 주관합니다.

이상의 팔풍(八風)은 모두 그 허(虛)한 곳에서부터 불어 와야
이에 사람을 병들게 하는데 연허(年虛)와 월허(月虛)와 시허(時
虛)인 삼허(三虛)가 서로 뭉치면 갑자기 병이 들고 갑자기 죽게
되는 것입니다.

둘이 실(實)하고 하나가 허하여 병이 되면 임로(淋露)와 한열
(寒熱)이 되고, 비가 오고 습한 땅을 밟게 되면 위증(痿證)이 됩
니다.

그러므로 성인(聖人)은 풍(風)을 피하기를 날아오는 화살이나
돌을 피하는 것같이 합니다. 그 삼허(三虛)가 있는데 사풍(邪風)
을 적중하게 되면 격부(擊仆)하고 편고(偏枯)가 되는 것입니다.

(시고로 태일이 입사하여 중궁에 입하여 이에 팔풍을 조하여 써 길흉을 점이
니 풍이 종남방래함을 명왈 대약풍인데 그 상인에는 내로 심에 사하고 외로 맥
에 재하여 그 기가 위열을 주하고 풍이 종서남방래함을 명왈 모풍인데 그 상인
에는 내로 비에 사하고 외로 기에 재하여 그 기가 위양ㄱ을 주하고 풍이 종서
방래함을 명왈 강풍인데 그 상인에는 내로 폐에 사하고 외로 피부에 재하여 그
기가 위조를 주하고 풍이 종서북방래함에 명왈 절풍인데 그 상인에는 내로 소
장에 사하고 외로 수태양맥에 재하여 맥절즉 일하고 맥폐즉 결하여 불통하여
선폭사하고 풍이 종북방래함을 명왈 대강풍인데 그 상인에는 내로 신에 사하고
외로 골과 견비의 여근에 재하여 그 기가 위한을 주하며 풍이 종동북방래하면
명왈 흉풍인데 그 상인에는 내로 대장에 사하고 외로 양협과 액골하 및 지절에
재하고 풍이 종동방래함에 명왈 영아풍인데 그 상인에는 내로 간에 사하고 외

로 근뉴에 재하여 그 기가 위신습을 주하며 풍이 종동남방래함에 명왈 약풍인
데 그 상인에는 내로 위에 사하고 외로 기육에 재하여 그 기가 체중을 주하니
차는 팔풍이 다 그 허의 향래를 종하여 이에 능히 병인인데 삼허가 상단즉 폭병
과 졸사가 되니라. 양실하고 일허할 때 병즉 임로와 한열이 되고 그 우습의 지
를 범즉 위위하여 고로 성인이 피풍함을 시석을 피함과 여히 하고 그 삼허가 유
하여 사풍을 편중하면 격부하고 편고가 됨이니라.)

　是故太一入徙立於中宮[1] 乃朝八風[2] 以占吉凶也 風從南方來 名
曰大弱風 其傷人也 內舍於心 外在於脈[3] 氣主熱 風從西南方來 名
曰謀風 其傷人也 內舍於脾 外在於肌 其氣主爲弱 風從西方來 名
曰剛風 其傷人也 內舍於肺 外在於皮膚 其氣主爲燥 風從西北方來
名曰折風 其傷人也 內舍於小腸 外在於手太陽脈 脈絶則溢 脈閉則
結不通 善暴死 風從北方來 名曰大剛風 其傷人也 內舍於腎 外在
於骨與肩背之膂筋 其氣主爲寒也 風從東北方來 名曰凶風 其傷人
也 內舍於大腸 外在於兩脇腋骨下及肢節 風從東方來 名曰嬰兒風
其傷人也 內舍於肝 外在於筋紐[5] 其氣主爲身濕 風從東南方來 名
曰弱風 其傷人也 內舍於胃 外在肌肉 其氣主體重 此八風皆從其虛
之鄕來 乃能病人 三虛[6]相搏 則爲暴病卒死 兩實一虛[7] 病則爲淋露
[8]寒熱 犯其雨濕之地 則爲痿 故聖人避風 如避矢石焉 其有三虛而
偏中於邪風 則爲擊仆[9]偏枯[10]矣

1) 入徙立於中宮(입사입어중궁) : 옮겨 들어가 중궁에 서다. 곧 북극성이 중앙
　(中央)의 제자리로 들어와 서야 사방과 사우(四偶)의 기후가 정상이 되어
　팔풍(八風)의 향함으로써 길흉을 점칠 수 있다는 것. 중궁은 중앙(中央)의
　토(土)이고 중궁의 일자는 입춘(立春)과 입하(立夏)와 입추(立秋)와 입동
　(立冬)이다.

2) 八風(팔풍) : 팔방(八方)의 바람이다.

3) 內舍於心外在於脈(내사어심외재어맥) : 소문(素問)의 팔정신명론편(八正
　神明論篇)에는 '외재어맥 내사어심(外在於脈 內舍於心)'으로 되어 있으며
　아래의 문맥도 이와 같다.

4) 氣主熱(기주열) : 태소와 갑을경에는 '기기주위열(其氣主爲熱)'로 되어 있

다. 아래 문장으로 보아 기기주위열이 타당한 것 같다.

5) 筋紐(근뉴) : 근(筋)이 서로 이어진 곳이다. 또는 근을 묶은 곳이다. 또는 근
   이 서로 이어진 곳이다의 여러 뜻 풀이가 있다.

6) 三虛(삼허) : 연허(年虛)와 월허(月虛)와 시허(時虛)를 뜻한다고 했다.

7) 兩實一虛(양실일허) : 두 가지가 실하고 하나가 허하다. 곧 하나의 허(虛)만
   범해도 병이 들 수 있음을 말한 것이다.

8) 淋露(임로) : 이로(羸露)이다. 곧 피곤하다의 뜻. 피곤하여 일어나는 병이라
   고 했다.

9) 擊仆(격부) : 갑자기 까무러치는 병이라 했다. 곧 맞아서 넘어져 까무러치는
   것과 같다.

10) 偏枯(편고) : 반신불수이다. 이는 삼허(三虛)를 범한 후에 이루어진다고 했
    다.

제12권 황제내경영추
(黃帝內經靈樞卷十二)

제78편 구침론(九鍼論篇第七十八)

구침(九鍼)은 참침(鑱鍼)·원침(貝鍼)·제침(鍉鍼)·봉침(鋒
鍼)·피침(鈹鍼)·원리침(貝利鍼)·호침(毫鍼)·장침(長鍼)·대침
(大鍼)을 뜻한다.

그 구침론편(九鍼論篇)에서는 구침의 기원·명칭·형태와 그의 적
응증(適應症)과 그에 따른 금기(禁忌) 등을 설명하고, 형지(形志)
의 고락(苦樂) 및 질병이 있는 부위에 따라 치료법도 침구(鍼灸)와
위인(熨引)·펌자(砭刺)·감약(甘藥)·안마(按摩)·약주(藥酒) 등
의 구분이 있음을 설명했다. 또 오장기(五臟氣)와 육부기(六腑氣)
의 실조(失調)에 따라 서로 다른 증상이 있다는 것을 제시하고 오장
의 생리병리(生理病理)를 중심으로 오미(五味)·오병(五病)·오오
(五惡)·오액(五液)·오로(五勞)·오주(五走)·오재(五裁)·오발
(五發)·오사(五邪)·오장(五臟) 등의 귀류법(歸類法)을 제기하고
또 육경(六經)의 혈기의 다소와 표리의 배합도 나열하고 있다.

  1. 구침(九鍼)의 이름이 왜 생겼습니까?
  황제가 말했다.
  "나는 부자(夫子 : 선생)께 구침(九鍼)에 대해 들은 것이 매우
많고 넓은데 나는 오히려 능히 깨우치지 못했습니다. 감히 묻습
니다. 구침이 어떻게 생겨났으며 어떠한 연유로 이름이 붙게 되
었습니까?"
  기백이 말했다.

"구침(九鍼)이란 하늘과 땅의 대수(大數)입니다. 1에서 시작하여 9에서 끝마칩니다. 그러므로 이르기를 '하나〔一〕는 하늘을 본받았고 둘〔二〕은 땅을 본받았고 셋〔三〕은 사람을 본받았고 넷〔四〕은 네 계절을 본받았고 다섯〔五〕은 오음(五音)을 본받았고 여섯〔六〕은 육률(六律)을 본받았고 일곱〔七〕은 칠성(七星 : 七宿)을 본받았고 여덟〔八〕은 팔풍(八風)을 본받았고 아홉〔九〕은 구야(九野)를 본받았다.' 라고 했습니다."

"침(鍼)으로써 아홉의 수(數)에 응하려면 어떻게 해야 합니까?"

"대저 성인(聖人)이 일으킨 하늘과 땅의 수(數)는 1에서 9까지이니 그러므로 구야(九野)를 확정하였고 9에 9를 곱하면 81이며 이로써 황종(黃鍾)의 수를 일으켜 침(鍼)으로써 수(數)에 응하였습니다."

(황제왈 여는 구침을 부자께 문함이 중다하고 박대하니 여는 오히려 불능오니 감문한데 구침이 언생하고 하인으로 유명고? 기백왈 구침자는 천지의 대수이니 일에 시하여 구에 종하니 고로 왈 일을 써 법천하고 이는 써 법지하고 삼은 써 법인하고 사는 써 법시하고 오는 써 법음하고 육은 써 법률하고 칠은 써 법성하고 팔은 써 법풍하고 구는 써 법야니라. 황제왈 이침으로 구의 수에 응함을 내하오? 기백왈 대저 성인의 기한 천지의 수는 일하여 구니 고로 써 구야를 입하고 구하여 구는 구구는 팔십일이니 써 황종의 수를 기하여 침으로써 수에 응하니라.)

黃帝曰 余聞九鍼於夫子 衆多博大矣 余猶不能寤[1] 敢問九鍼焉生何因而有名 岐伯曰 九鍼者 天地之大數[2]也 始於一而終於九 故曰 一以法天 二以法地 三以法人 四以法時 五以法音 六以法律 七以法星[3] 八以法風 九以法野[4] 黃帝曰 以鍼應九之數奈何 岐伯曰 夫聖人之起 天地之數也 一而九之 故以立九野 九而九之 九九八十一 以起黃鍾[5]數焉 以鍼應數也

1) 寤(오) : 오(悟)의 뜻이며 깨닫다의 뜻.
2) 大數(대수) : 자연의 수인 1·2·3·4·5·6·7·8·9(一·二·三·四·五·六·七·

八·九)이다.

3) 星(성) : 북두칠성을 뜻한다. 곧 천추(天樞)·천선(天璇)·천기(天璣)·천권(天權)·옥형(玉衡)·개양(開陽)·요광(搖光)이다. 일설에는 28수(二十八宿)에서 각 방면의 칠수(七宿)라고도 한다.

4) 野(야) : 들이다. 구야(九野). 옛날에 중국을 구주(九州)로 나누었는데 구주로 나눈 것을 구야라 한다. 구주(九州)는 기(冀)·연(兗)·청(靑)·서(徐)·형(荊)·양(揚)·예(豫)·양(梁)·옹(雍)의 구분이다.

5) 黃鍾(황종) : 육률(六律) 중의 하나이다. 옛날에 음률을 교정하는 하나의 악기이며 대나무로 만들어졌다. 길이가 9촌이고 매 촌(寸 : 치)은 9개의 기장알을 종으로 늘어놓은 길이와 같고 9촌(寸)은 81개의 기장알을 종으로 늘어놓은 길이와 같은 것을 뜻한다. 구침(九鍼)으로 이 81수를 응하는 것은 그 변화가 매우 많아서 여러 가지 질병의 치료에 적응할 수 있음을 뜻한다. 옛날에는 검은 기장알로 분촌(分寸)을 정하고 도량형(度量衡)의 표준으로 하여 음률을 만들었다. 한 알의 기장알은 1푼(一分)이고 9푼은 촌(寸)이니 기장알 아홉 알을 직경으로 늘어놓으면 합하여 1촌이 된다. 이와 같이 황종은 음률의 기준이 되듯이 구침도 사람의 질병을 치료할 때 많은 변화를 얻어 치료함을 강조한 것이다.

2. 폐(肺)는 오장(五臟)과 육부(六腑)의 덮개

하나(一)란 하늘이고 하늘이란 양(陽)입니다. 오장(五臟)에서 하늘과 응하는 것은 폐(肺)입니다. 폐란 오장과 육부(六腑)의 덮개입니다. 피부는 폐와 배합하여 사람의 양이 되는 것입니다.

그러므로 이를 위하여 침을 만드는 데는 반드시 그 머리를 크게 하고 그 끝을 예리하게 하여 침이 깊이 들어가는 것을 막아서 양기(陽氣)를 나가게 해야 합니다.

둘(二)은 땅이고 땅이란 토(土 : 흙)입니다. 사람이 토(土)에 응하는 부위는 기육(肌肉)입니다. 그러므로 이를 다스리기 위하여 침을 만드는 데는 반드시 그 몸체를 대통처럼 하고 그 끝을 둥글게 하여 침이 육분(肉分)을 손상시키지 않도록 해야 하는데 손상시키면 기가 고갈되는 것입니다.

셋〔三〕이란 사람입니다. 사람이 삶을 이루는 곳은 혈맥입니다. 그러므로 이를 위하여 침을 만드는 데는 반드시 그 몸체를 크게 하고 그 끝을 둥글게 하여 침으로써 맥을 누르는데 함몰됨이 없게 하고 써 그 기가 이르도록 하여 사기(邪氣)로 하여금 홀로 나가도록 해야 합니다.

넷〔四〕이란 계절입니다. 계절이란 네 계절의 팔풍(八風)이 경락(經絡) 속에 손님 노릇을 하여 고질병(痼疾病)이 되는 것입니다. 그러므로 이를 위하여 침을 만드는 데는 반드시 그 몸통을 대통처럼 하고 그 끝을 칼날처럼 예리하게 하여 가히 써 열을 사(瀉)하고 혈(血)을 나가게 하여 고질(痼疾)을 다하게 하는 것입니다.

다섯〔五〕이란 오음(五音)입니다. 오음이란 동지(冬至)와 하지(夏至)로 나누는 것이 자(子)와 오(午)에서 나누어지고 여기서 음과 양이 구별됩니다. 한(寒)과 열(熱)이 다투고 음과 양의 두 기가 서로 다투어 합하게 되면 옹농(癰膿)이 되는 것입니다. 그러므로 이를 위하여 침을 만드는 데는 반드시 침의 끝을 칼날처럼 만들어서 가히 써 대농(大膿: 크게 고름이 든 곳)을 취하는 것입니다.

여섯〔六〕이란 육률(六律)입니다. 육률이란 음양과 네 계절을 조화시켜서 12경맥(十二經脈)에 합하도록 하는데 허사(虛邪)가 경락(經絡)에 손님 노릇을 하면 갑자기 마비가 됩니다. 그러므로 이를 위하여 침을 만드는 데는 반드시 뾰족하기가 가는 털과 같고 또 둥글고 예리하며 가운데 몸을 가늘고 크게 하여 폭기(暴氣)를 취하는 것입니다.

일곱〔七〕이란 칠성(七星)입니다. 칠성이란 사람의 일곱 구멍입니다. 사기(邪氣)가 경맥에 손님 노릇을 하여 낙맥(絡脈)에 머물러 통비(痛痺)가 됩니다. 그러므로 이를 위하여 침을 만드는 데 뾰족하기가 모기나 등애의 빨대같이 하며 조용히 하여 서서히 가서 약간 오랫동안 머물러, 정기(正氣)가 이에 따르고 진기와 사기가 함께 나가면 침을 뽑고 보양(補養)해야 하는 것입니다.

여덟〔八〕이란 팔풍(八風)입니다. 팔풍이란 사람의 팔과 다리에 있는 여덟 개 관절입니다. 팔정(八正)의 허풍(虛風)인 팔풍(八風)이 사람을 상하여 안으로 골해(骨解)와 허리와 척추와 관절과 주리(腠理)의 사이에 머물게 되면 심비(深痺)가 됩니다. 그러므로 이를 위하여 침을 만드는 데는 반드시 그 몸을 얇게 하고 그 끝을 예리하게 하여 심사(深邪)와 오래된 비증(痺證)을 취하는 것입니다.

아홉〔九〕이란 구야(九野)입니다. 구야란 사람의 절해(節解)와 피부(皮膚)의 사이입니다. 음사(淫邪)가 몸에 흘러 넘치면 마치 풍수(風水)의 상태와 같아, 흘러서 기관이나 큰 관절을 지나치지 못하게 됩니다. 그러므로 이를 위하여 침을 만드는데 뾰족한 것이 막대기와 같고 그 날은 약간 둥글게 하여 대기가 관절을 지나치지 못하는 것을 취하는 것입니다.”

(일자는 천이요 천자는 양이니 오장의 응천자는 폐니 폐자는 오장육부의 개니라. 피자는 폐의 합이요 인의 양이니 고로 위하여 치침에 필히 써 그 두는 대하고 그 말은 예하여 하여금 심입을 무득하고 양기를 출이니라. 이자는 지요 지자는 토니 인의 소이 응토자는 육이니 고로 위하여 치침에 필히 기신을 통하고 기말을 원하여 하여금 육분의 상을 무득하고 상즉 기갈이니라. 삼자는 인이요 인의 소이 성생자는 혈맥이니 고로 위하여 치침에 필히 기신을 대하고 기말을 원하여 하여금 가히 안맥하여 물함하여 써 기기를 치하여 사기로 하여금 독출이니라. 사자는 시요 시자는 사시와 팔풍의 경락의 중에 객하여 위고병자니 고로 위하여 치침에 필히 기신을 통하고 기말을 봉하여 하여금 가히 사열하고 출혈하여 고병이 갈이니라. 오자는 음이요 음자는 동하의 분이 자오에 분하여 음과 양이 별이니 한여열이 쟁하여 양기가 상박하여 합하여 위옹농자니 고로 위하여 치침에 필히 그 말로 하여금 여검봉하여 가히 대농을 취함이니라. 육자는 율이니 율자는 음양과 사시를 조하고 십이경맥을 합하여 허사가 경락에 객하여 위폭비자니 고로 위하여 치침에 필히 하여금 첨이 여리하여 차원하고 차예하여 중신이 미대하여 써 폭기를 취함이니라. 칠자는 성이요 성자는 인의 칠규니 사의 경에 소객하여 락에 사하여 위통비자니 고로 위하여 치침에 하여금 첨이 여

문맹훼하여 정하여 써 서왕하여 미하여 구류하여 정기가 인하고 진사가 구왕하여 출침에 양자니라. 팔자는 풍이요 풍자는 인의 고굉과 팔절이니 팔정의 허풍인 팔풍이 상인하여 내로 골해와 요척과 절과 주리의 간에 사하여 위심비니 고로 위하여 치침에 필히 그 신에 박하고 기말에 봉하여 가히 심사와 원비를 취하니라. 구자는 야니 야자는 인의 절해와 피부의 간이니 음사가 신에 유일함이 풍수의 상과 여하여 유하여 기관과 대절에 불능과니 고로 위하여 치침에 하여금 첨이 여정하여 그 봉이 미원하여 대기의 관절에 불능과를 취하니라.)

一者天也[1] 天者陽也 五藏之應天者肺 肺者五藏六府之蓋[2]也 皮者肺之合也 人之陽也 故爲之治鍼 必以大其頭而銳其末[3] 令無得深入而陽氣出 二者地也 地者土也[4] 人之所以應土者肉也 故爲之治鍼 必筩其身而員其末[5] 令無得傷肉分 傷則氣[6]竭 三者人也 人之所以成生者血脈也 故爲之治鍼 必大其身而員其末 令可以按脈勿陷[7] 以致其氣 令邪氣獨出 四者時也 時者四時八風之客於經絡之中 爲痼[8]病者也 故爲之治鍼 必筩其身而鋒其末 令可以寫熱出血 而痼病竭 五者音也 音者冬夏之分 分於子午[9] 陰與陽別 寒與熱爭 兩氣相搏 合爲癰膿者也 故爲之治鍼 必令其末如劍鋒 可以取大膿 六者律也 律者[10]調陰陽四時而合十二經脈 虛邪客於經絡而爲暴痺者也 故爲之治鍼 必令尖如氂[11] 且員且銳 中身微大 以取暴氣 七者星也 星者人之七竅[12] 邪之所客於經 舍於絡而爲痛痺[13]者也 故爲之治鍼 令尖如蚊蝱喙 靜以徐往 微以久留 正氣因之 眞邪俱往 出鍼而養者也 八者風也 風者人之股肱八節也 八正之虛風[14] 八風傷人 內舍於骨解腰脊節腠理之間 爲深痺也 故爲之治鍼 必薄[15]其身 鋒其末 可以取深邪遠痺 九者野也 野者人之節解皮膚之間也 淫邪[16]流溢於身 如風水之狀 而溜不能過於機關大節者也 故爲之治鍼[17] 令尖如挺[18] 其鋒微員 以取大氣之不能過於關節者也

1) 也(야) : 원문에 없었으나 갑을경에 의거하여 보충하다.
2) 蓋(개) : 덮개이다. 곧 일산(日傘)과 같다.
3) 必以大其頭而銳其末(필이대기두이예기말) : 필은 원문에 없으나 '성제총록(聖濟總錄)'에 의하여 보충하고 이(以)자는 삭제해야 한다. 참침(鑱鍼)

은 반드시 그 머리는 크게 하고 그 끝을 예리하게 만들어야 한다. 이는 대개
얕은 곳에 사용하여 양사(陽邪)만 배출시키기 때문이다.

4) 地者土也(지자토야) : 원문에는 없었으나 갑을경과 태소에 의하여 보충했다.

5) 筩其身而員其末(통기신이원기말) : 원침(員鍼)은 그 몸이 대통처럼 되어 있
고 그 끝은 둥글다. 둥글다는 것은 난원형(卵圓形)이다.

6) 氣(기) : 밑에 득(得)자가 있었으나 태소에 근거하여 삭제하다.

7) 勿陷(물함) : 기육(肌肉)이 함몰되지 않도록 한다.

8) 痼(고) : 원문에는 유(瘤)로 되어 있었으나 갑을경에 근거하여 교정하다.

9) 晉者冬夏之分分於子午(음자동하지분분어자오) : 음자는 오음(五音)이다.
동지와 하지의 분별이 자와 오에서 나누어진다. 곧 동지 때는 음이 극에 달하
고 양이 생기며 월건(月建)이 자(子)에 있고 하지 때는 양이 극에 달하고 음
이 생기며 월건(月建)이 오(午)에 있다. 그러므로 '동하지분분어자오(冬夏
之分分於子午)'라고 했다. 오음(五音)을 오수(五數)에 견주어보면 1~9수
의 중간에 위치한다. 구궁(九宮)의 수의 위치에 근거하면 1은 감궁(坎宮)으
로 북방에 위치하고 그 시령(時令)은 동지이며 지지(地支)는 자(子)에 있
다. 9는 이궁(離宮)으로 남방에 위치하고 그 시령은 하지이며 지지는 오(午)
에 있다. 5는 중궁(中宮)에 위치하며 감이(坎離)의 이궁(二宮) 사이에 있으
며 음양은 둘로 나눌 수 있다고 했다. 〈앞의 구궁팔풍(九宮八風)를 참조〉

10) 律者(율자) : 양률(陽律)과 음려(陰呂)이다. 곧 육률(六律)과 육려(六呂)
를 뜻한다.

11) 氂(이) : 긴 털이다. 소나 말의 긴 털과 같은 것이다. 곧 침이 가늘고 억센 것
을 뜻한다.

12) 星者人之七竅(성자인지칠규) : 성(星)이란 북두칠성을 뜻하며 사람의 일
곱 구멍과 비교된다.

13) 舍於絡而爲痛痺(사어락이위통비) : 본래는 '이위통비사어경락(而爲痛痺
舍於經絡)'으로 되어 있었으나 문의가 순조롭지 않아서 갑을경에 근거하여
교정하다.

14) 八正之虛風(팔정지허풍) : 팔정은 입춘·입하·입추·입동·춘분·추분·하
지·동지의 여덟 절기를 뜻하고 허풍은 팔절(八節)의 이상한 기후를 뜻한다.

15) 薄(박) : 원문에는 장(長)으로 되어 있으나 갑을경에 근거하여 교정했다.

16) 淫邪(음사) : 사기(邪氣)가 지나치게 성하여 해가 되기 때문에 음사(淫邪) 라고 한다.

17) 爲之治鍼(위지치침) : 위하여 침을 만들다. 곧 수종(水腫)을 앓아 관절의 활동이 원활하지 않으면 대침으로 다스린다는 뜻이다.

18) 挺(정) : 제1편의 문장에 근거하여 정(梃)으로 교정해야 한다고 했다.

3. 구침(九鍼)의 길고 짧은 수치

황제가 말했다.

"침의 길고 짧은 것에 일정한 수치가 있습니까?"

기백이 말했다.

"첫째를 참침(鑱鍼)이라고 하는데 건침(巾鍼)에서 취하여 본뜬 것으로 침 끝에서 반치 떨어진 부위에서 갑자기 예리해지며 길이는 1치 6푼이며 머리와 몸에 있는 열을 주로 다스립니다.

둘째를 원침(員鍼)이라고 하는데 서침(絮鍼)에서 취하여 본뜬 것으로 그 침의 몸은 대통처럼 생겼고 그 끝은 달걀처럼 생겼으며 길이는 1치 6푼이며 분육 사이에 있는 사기(邪氣)를 주로 치료합니다.

셋째를 제침(鍉鍼)이라고 하는데 서속(黍粟)의 예리한 것에서 취하여 본뜬 것으로 길이는 3치 반이며 맥을 누르고 기를 취하여 사기로 하여금 나가게 하는 것을 주로 치료합니다.

넷째를 봉침(鋒鍼)이라고 하는데 서침(絮鍼)에서 취하여 본뜬 것으로 그 몸은 대통처럼 생겼고 그 끝은 날카롭고 길이는 1치 6푼이며 열을 사(瀉)해 주고 혈(血)을 나가게 하는 것을 주로 치료합니다.

다섯째를 피침(鈹鍼)이라고 하는데 검봉(劍鋒)에서 취하여 본뜬 것으로 넓이는 2푼 반이고 길이는 4치이며 큰 옹농(癰膿)과 두 열(熱)이 다투는 것을 주로 치료하는 것입니다.

여섯째를 원리침(員利鍼)이라고 하는데 이침(氂鍼)에서 취하여 본뜬 것으로 그 끝이 약간 크고 그 몸을 도리어 작게 하여 가히 깊이 넣을 수 있게 했는데 길이는 1치 6푼이며 주로 옹종(癰腫)과 비증(痺證)을 다스리는 것입니다.

일곱째를 호침(毫鍼)이라고 하는데 호모(毫毛)에서 취하여 본뜬 것으로 길이는 1치 6푼이며 한통(寒痛)과 한비(寒痺)가 낙맥(絡脈)에 있는 것을 주로 치료합니다.

여덟째를 장침(長鍼)이라고 하는데 기침(綦鍼)에서 취하여 본뜬 것으로 길이는 7치이며 심사(深邪)와 오래된 비증(痺證)을 주로 치료하는 것입니다.

아홉째를 대침(大鍼)이라고 하는데 봉침(鋒鍼)에서 취하여 본뜬 것으로 그 날은 약간 둥글고 길이는 4치이며 대기(大氣)가 관절을 통과하지 못하는 것을 주로 치료하는 것입니다.

이상이 침의 형태를 마친 것입니다. 이러한 것이 구침(九鍼)의 크고 작은 것과 길고 짧은 것의 법도입니다."

(황제왈 침의 장단이 유수니까? 기백왈 일왈 참침자는 건침에서 취법하니 말에서 반촌을 거하여 졸에 예하여 장이 일촌육푼이며 열이 두신에 재함을 주하니라. 이왈 원침인데 서침에서 취법하여 기신이 통하고 기봉이 난하며 장이 일촌육푼이며 분간의 기를 주치함이니라. 삼왈 제침인데 서속의 예에서 취법하고 장이 삼촌반이며 안맥하고 취기하여 영사로 출함을 주니라. 사왈 봉침인데 서침에서 취법하여 기신이 통하고 기말이 봉하며 장이 일촌육푼이며 사열과 출혈을 주하니라. 오왈 피침인데 검봉에서 취법하고 광이 이푼반이요 장이 사촌이며 대옹농과 양열이 쟁자를 주하니라. 육왈 원리침인데 이침에서 취법하여 기말이 미대하고 기신이 반소하며 하여금 가히 심납하며 장이 일촌육푼이며 옹비자를 주취하니라. 칠왈 호침인데 호모에서 취법하고 장이 일촌육푼이며 한통비가 재락자를 주하니라. 팔왈 장침인데 기침에서 취법하고 장이 칠촌이며 심사와 원비를 주취니라. 구왈 대침인데 봉침에서 취법하고 그 봉이 미원하고 장이 사촌이며 대기가 관절에 불출함을 주취하니 침의 형이 필이니 차는 구침의 대소와 장단의 법이니라.)

黃帝曰 鍼之長短有數乎 岐伯曰 一曰鑱鍼者 取法於巾鍼[1] 去末

半寸² 卒銳之 長一寸六分 主熱在頭身也 二曰貟鍼 取法於絮鍼³ 筩
其身而卵其鋒 長一寸六分 主治分間氣 三曰鍉鍼 取法於黍粟之銳
長三寸半 主按脈取氣⁴ 令邪出 四曰鋒鍼⁵ 取法於絮鍼 筩其身 鋒
其末 長一寸六分 主寫⁶熱出血 五曰鈹鍼 取法於劍鋒 廣二分半 長
四寸 主大癰膿 兩熱爭者⁷也 六曰貟利鍼 取法於氂鍼 微大其末 反
小其身 令可深內⁸也 長一寸六分 主取癰痺者也 七曰毫鍼 取法於
毫毛 長一寸六分 主寒⁹痛痺在絡者也 八曰長鍼 取法於綦鍼¹⁰ 長七
寸 主取深邪遠痺者也 九曰大鍼 取法於鋒鍼¹¹ 其鋒微貟 長四寸 主
取大氣不出關節者也 鍼形必矣 此九鍼大小長短法也

1) 巾鍼(건침) : 건침(巾鍼), 서침(絮鍼), 기침(綦鍼)이 옛날의 침 이름인데 상
   고할 문헌이 없다.

2) 半寸(반촌) : 원문에는 촌반(寸半)으로 되어 있는데 갑을경에 의거하여 교
   정했다.

3) 絮鍼(서침) : 옛날에 솜옷을 깁던 바늘의 일종이라 했다. 서침은 그 몸이 대
   통처럼 생긴 것이 특징이므로, 원침이나 봉침은 끝이 비록 다르지만 모두 이
   침을 본떠서 만들었다고 했다.

4) 按脈取氣(안맥취기) : 경맥을 눌러서 안으로 빠져 들어가지 않게 하고 그 사
   기만 밀어낸다고 했는데 대개 보사법을 사용하는 자에게 유리하다고 했다.

5) 鋒鍼(봉침) : 침 날이 삼면이어서 고질병을 치료하는 데 쓴다. 곧 삼릉침(三
   稜鍼)이라 했다.

6) 寫(사) : 원문에는 옹(癰)으로 되어 있으나 갑을경에 근거하여 교정했다.

7) 兩熱爭者(양열쟁자) : 양열이란 양기(兩氣)가 아닌가 한다. 곧 두 기가 다투
   다의 뜻인 것 같다.

8) 內(납) : 납(納)과 같다.

9) 寒(한) : 원문에는 이 글자 아래에 열(熱)자가 있었으나 태소와 본책의 자절
   진사편(刺節眞邪篇)에 의거하여 삭제했다.

10) 綦鍼(기침) : 재봉하는 데 쓰는 긴 침이라 했다.

11) 鋒鍼(봉침) : 1편 구침십이원에 의거하여 정(鋌)으로 해야 한다고 했다.

4. 몸의 형체가 구야(九野)와 어떻게 응합니까?

황제가 말했다.

"원컨대 몸의 형상이 구야(九野)와 어떻게 응하는지에 대해 듣고자 합니다."

기백이 말했다.

"물으신 몸의 형상이 구야(九野)에 응하는 것을 말씀드리겠습니다. 왼발은 입춘(立春)에 응하고 그 날은 무인(戊寅)과 기축(己丑)이며, 왼쪽 옆구리는 춘분(春分)과 응하고 그 날은 을묘(乙卯)이며, 왼손은 입하(立夏)와 응하는데 그 날은 무진(戊辰)과 기사(己巳)이며, 가슴과 인후와 머리는 하지(夏至)와 응하는데 그 날은 병오(丙午)이며, 오른손은 입추(立秋)와 응하는데 그 날은 무신(戊申)과 기미(己未)이며, 오른쪽 옆구리는 추분(秋分)과 응하는데 그 날은 신유(辛酉)이며, 오른발은 입동(立冬)과 응하는데 그 날은 무술(戊戌)과 기해(己亥)이며, 허리와 꽁무니와 하규(下竅 : 항문과 요도)는 동지(冬至)와 응하는데 그 날은 임자(壬子)입니다.

육부(六腑)와 격막 아래의 간·비·신(肝脾腎) 삼장(三臟)은 중주(中州)와 응하는데 그 곳은 크게 금하는 곳이며 크게 금지하는 날은 태일(太一)이 있는 곳의 날이고 모든 무(戊)와 기(己)의 날입니다.

무릇 이상의 아홉 가지로 팔정(八正)이 소재한 곳과 좌우상하의 신체를 주관하는 바를 잘 살필 수 있는 것입니다. 신체에 옹종(癰腫)이 있는 것을 치료하고자 할 때에는 그 당직하는 날[太一所在와 戊己日]에는 옹종의 문드러진 것을 치료하지 않는 것입니다. 이러한 것을 일러 '천기일(天忌日)'이라고 합니다.

형체는 즐거우나 뜻이 괴로우면 질병이 맥에 발생하는데 이는 뜸을 뜨거나 침을 놓아서 치료해야 합니다.

형체는 고통스러우나 뜻이 즐거우면 질병이 근육에 발생하는데 이는 찜질을 하고 도인법(導引法)으로 치료해야 합니다.

형체가 즐겁고 뜻도 즐거우면 질병은 기육(肌肉)에 발생하는 데 이는 침을 놓거나 폄석(砭石)으로 치료해야 합니다.

형체가 고통스럽고 뜻도 괴로우면 질병은 목구멍에 발생하는 데 이는 감미약(甘味藥)으로써 치료하는 것입니다.

형체가 자주 놀라고 두려워하면 근맥(筋脈)이 통하지 않아 불인(不仁)의 질병이 발생하는데 이는 안마와 요약(醪藥)으로 치료하는 것입니다. 이러한 것을 일러 '오형지(五形志)'라고 합니다."

(황제왈 원문컨대 신형이 구야에 응함이 내하오? 기백왈 청에 신형이 구야에 응함을 언하리라. 좌족이 응입춘한데 기일은 무인과 기축이요 좌협이 응춘분한데 기일이 을묘요 좌수는 응입하한데 기일은 무진과 기사요 응후와 수두는 응하지한데 기일은 병오요 우수는 응입추한데 기일은 무신과 기미요 우협은 응추분한데 기일은 신유요 우족은 응입동한데 기일은 무술과 기해요 요고와 하규는 응동지한데 기일은 임자니라. 육부와 격하의 삼장은 응중주하고 그는 대금이니 대금은 태일이 소재의 일과 제무기니라. 범차의 구자는 팔정의 소재처와 좌우상하의 소주를 선후니라. 신체에 응종이 유한 자를 욕치에 그 소직의 일에 궤치함이 무니 시위를 천기일이니라. 형락하고 지고하면 병이 맥에 생하고 치함을 구자로써 하며 형고하고 지락하면 병이 근에 생하고 치함을 위인으로써 하며 형락하고 지락하면 병이 육에 생하고 치함을 침석으로써 하며 형고하고 지고하면 병이 인갈에 생하고 치함을 감약으로써 하고 형이 자주 경공하고 근맥이 불통하면 병이 불인이 생하고 치함을 안마와 요약으로써 하는데 시위를 오형지니라.)

黃帝曰 願聞身形應九野[1]奈何 岐伯曰 請言身形之應九野也 左足應立春 其日戊寅己丑[2] 左脇應春分 其日乙卯[3] 左手應立夏 其日戊辰己巳[4] 膺喉首頭應夏至 其日丙午[5] 右手應立秋 其日戊申己未[6] 右脇應秋分 其日辛酉[7] 右足應立冬 其日戊戌己亥[8] 腰尻下竅應冬至 其日壬子[9] 六府膈下三藏應中州[10] 其大禁[11] 大禁太一所在之日[12]及諸戊己[13] 凡此九者 善候八正所在之處 所主左右上下 身

體有癰腫者 欲治之 無以其所直[14]之日 潰治之 是謂天忌日[15]也 形樂
志苦 病生於脈 治之以灸刺 形苦志樂 病生於筋 治之以熨引[16] 形樂
志樂 病生於肉 治之以鍼石[17] 形苦志苦 病生於咽喝[18] 治之以甘藥
形數驚恐 筋脈不通 病生於不仁 治之以按摩醪藥[19] 是謂五形志也[20]

1) 九野(구야) : 구주(九州)의 뜻이 아니고 구궁(九宮)의 뜻이다. 곧 팔괘구궁
   (八卦九宮)이라 했다.

2) 左足應立春其日戊寅己丑(좌족응입춘기일무인기축) : 왼발이 입춘에 응하
   고 그 날은 무인과 기축이다. 곧 왼발은 간궁(艮宮)에 응하고 동북방이다. 입
   춘 이후는 동북방에 속하는 절기이다. 인(寅)과 축(丑)의 2일은 동북의 일진
   (日辰)이며 그 기는 모두 간궁에 응한다. 건(乾) 곤(坤) 간(艮) 손(巽)은 사
   우(四隅)의 궁(宮)이고 진(震) 태(兌) 감(坎) 이(離)는 사정(四正)의 궁
   (宮)이다. 토(土)는 네 계절에 왕성하므로 사우의 궁(宮)은 모두 무기(戊己)
   에 응하고 사정(四正)의 궁(宮)은 각각 왕성한 것이 있다고 했다.

3) 左脇應春分其日乙卯(좌협응춘분기일을묘) : 왼쪽 옆구리는 춘분과 응하고
   그 일진은 을묘이다. 곧 왼쪽 옆구리는 진궁(辰宮)에 응한다. 또 정동방(正
   東方)이며 춘분 이후는 정동방에 속하는 절기이다. 을묘일은 동방의 정일(正
   日)이므로 그 기가 서로 응한다.

4) 左手應立夏其日戊辰己巳(좌수응입하기일무진기사) : 왼손이 입하에 응함
   은 손궁(巽宮)에 응하고 동남방에 속한다. 입하 이후는 동남방의 절기이며
   무진 기사는 동남방의 일진이므로 그 기가 서로 응한다.

5) 膺喉首頭應夏至其日丙午(응후수두응하지기일병오) : 양쪽 젖가슴 부위와
   목구멍과 머리는 이궁(離宮)에 응하고 정남방이며 하지와 응한다. 하지 이
   후는 정남방에 속하는 절기이며 병오일은 남쪽의 정일이므로 그 기가 서로
   응한다.

6) 右手應立秋其日戊申己未(우수응입추기일무신기미) : 오른손이 입추에 응
   하고 곤궁(坤宮)에 응하며 서남방인데 입추 이후는 서남방에 속하는 절기이
   다. 무신과 기미는 서방의 일진이므로 그 기가 서로 응한다.

7) 右脇應秋分其日辛酉(우협응추분기일신유) : 우측의 옆구리는 추분과 응하
   며 태궁(兌宮)에 응하고 정서방이다. 추분 이후는 정서방에 속하는 절기이
   고 신유일은 서방의 정일이므로 그 기가 서로 응한다.

8) 右足應立冬其日戊戌己亥(우족응입동기일무술기해) : 오른발은 입동과 건궁(乾宮)에 응하고 서북방이다. 입동 이후에는 서북방에 속하는 절기이며 무술과 기해는 서북방의 일진이므로 그 기가 서로 응한다.

9) 腰尻下竅應冬至其日壬子(요고하규응동지기일임자) : 허리와 꽁무니와 항문과 요도 구멍은 동지와 감궁(坎宮)에 응하고 정북방이다. 동지 이후는 정북방에 속하는 절기이며 임자(壬子)일은 북방의 정일(正日)이므로 그 기가 서로 응한다.

10) 六府膈下三藏應中州(육부격하삼장응중주) : 육부와 격막 아래의 간장과 비장과 신장의 장기는 중주와 응한다. 중주는 중궁(中宮)이다. 격하는 뱃속이다. 육부와 삼장은 모두 뱃속에 있으므로 구주(九州)와 서로 응한다는 뜻이다. 삼장은 간장과 비장과 신장을 말한다.

11) 大禁(대금) : 침놓는 것을 금하는 날이다.

12) 太一所在之日(태일소재지일) : 태일이 소재하고 있는 날. 곧 네 계절에 팔절(八節)이 교환되는 그 날을 뜻한다고 했다. 태일이 각 궁으로 옮겨 머무는 날이라 했다.

13) 諸戊己(제무기) : 무와 기는 오행(五行)에서 토(土)에 속하고 토는 중앙(中央)이다. 일진에서 무(戊)일이나 기(己)일이 들 때에는 모두 중궁(中宮)의 토가 왕성하게 용사(用事)하는 시기를 대표하며 또 태일(太一)이 중궁(中宮)에 되돌아와 머무는 날이기도 하다.

14) 直(직) : 당직하다. 또는 만나다의 뜻.

15) 天忌日(천기일) : 시령(時令)과 절기(節氣)에 근거하여 침을 놓는 것이 적합하지 않은 날을 뜻한다.

16) 熨引(위인) : 약뜸질하고 도인술을 하는 것.

17) 鍼石(침석) : 침을 놓고 폄석(砭石)으로 하다의 뜻.

18) 咽喝(인갈) : 목구멍에서 숨찬 소리가 나는 것이라 했다.

19) 醪藥(요약) : 약술이다. 또는 주약(酒藥)이다.

20) 是謂五形志也(시위오형지야) : 원문에는 '시위형(是謂形)'이었으나 소문(素問)의 혈기형지편과 태소에 근거하여 교정하다.

5. 오장·육부·오미·오병·오오·오액·오로란

오장기(五臟氣)는, 심(心)은 트림을 주관하고 폐는 기침을 주관하고 간은 말을 주관하고 비(脾)는 삼키는 것(신물)을 주관하고 신(腎)은 하품을 주관합니다.

육부기(六腑氣)는, 담(膽)은 노하게 되고 위는 기를 역하여 딸꾹질이 되고 대장과 소장은 설사를 하게 되고 방광이 묶여지지 않으면 오줌을 싸게 되고 하초(下焦)가 넘치면 수종(水腫)이 됩니다.

오미(五味)가 들어가는 바는, 신맛은 간으로 들어가고 매운맛은 폐로 들어가고 쓴맛은 심(心)으로 들어가고 단맛은 비(脾)로 들어가고 짠맛은 신(腎)으로 들어가고 담백한 맛은 위로 들어가는데 이러한 것을 '오입(五入)'이라고 합니다.

오병(五幷)은, 정기(精氣)가 간과 병합하면 근심하고 심(心)과 병합하면 기뻐하고 폐와 병합하면 슬퍼하고 신(腎)과 병합하면 무서워하고 비(脾)와 병합하면 두려워하는데 이러한 것을 '다섯 정기(精氣)가 장(臟)에 병합한 것'이라고 합니다.

오오(五惡)는, 간은 풍(風)을 싫어하고 심(心)은 열을 싫어하고 폐는 차가운 것을 싫어하고 신(腎)은 건조한 것을 싫어하고 비(脾)는 습한 것을 싫어하는데 이러한 것을 '오장(五臟)의 기가 싫어하는 것'이라고 합니다.

오액(五液)은, 심(心)은 땀을 주관하고 간은 눈물을 주관하고 폐는 콧물을 주관하고 신(腎)은 타액(가래침)을 주관하고 비(脾)는 침을 주관하는데 이는 오액(五液)이 나오는 곳입니다.

오로(五勞)는, 너무 오래 바라보면 혈(血)이 상하고 너무 오래 누워 있으면 기가 상하고 너무 오래 앉아 있으면 육(肉)이 상하고 너무 오래 서 있으면 뼈가 상하고 너무 오래 걸으면 근육이 상하는데 이 다섯 가지는 너무 오래 수고하여 질병이 되는 것들입니다.

(오장기는 심은 주애하고 폐는 주해하고 간은 주어하고 비는 주탄하고 신은

주홈이니라. 육부기는 담은 위로하고 위는 위기역하여 얼하고 대장과 소장은 위
설하고 방광이 불약하여 위유뇨하고 하초가 일하여 위수니라. 오미의 소입은 산
은 입간하고 신은 입폐하고 고는 입심하고 감은 입비하고 함은 입신하고 담은
입위하니 시위 오입이니라. 오병은 정기가 병간즉 우하고 병심즉 희하고 병폐
즉 비하고 병신즉 공하고 병비즉 외하니 시위를 오정의 기가 장에 병이니라. 오
오는 간은 오풍하고 심은 오열하고 폐는 오한하고 신은 오조하고 비는 오습하
니 차는 오장기의 소오니라. 오액은 심은 주한하고 간은 주읍하고 폐는 주체하
고 신은 주타하고 비는 주연이니 차는 오액의 소출이니라. 오로는 구시하면 상
혈하고 구와하면 상기하고 구좌하면 상육하고 구립하면 상골하고 구행하면 상
근이니 차는 오구로의 소병이니라.)

五藏氣[1] 心主噫 肺主咳 肝主語 脾主吞 腎主欠 六府氣[2] 膽爲怒
胃爲氣逆噦 大腸小腸爲泄 膀胱不約爲遺溺[3] 下焦溢爲水[4] 五味所
入[5] 酸入肝 辛入肺 苦入心 甘入脾 鹹入腎 淡入胃[6] 是謂五入[7] 五
幷[8] 精氣幷肝則憂 幷心則喜 幷肺則悲 幷腎則恐 幷脾則畏 是謂五
精之氣幷於藏也 五惡[9] 肝惡風 心惡熱 肺惡寒 腎惡燥 脾惡濕 此五
藏氣所惡也 五液[10] 心主汗 肝主泣[11] 肺主涕 腎主唾 脾主涎[12] 此五
液所出也 五勞[13] 久視傷血 久臥傷氣 久坐傷肉 久立傷骨 久行傷筋
此五久勞所病也

1) 五藏氣(오장기) : 오장(五臟)의 기관에서 나오는 기. 입안에서부터 나오는
   기는 이 오장기가 변화한 기이다.
2) 六府氣(육부기) : 육부(六腑)의 기관에서 나오는 기.
3) 不約爲遺溺(불약위유뇨) : 괄약근이 제대로 활동하지 않아서 오줌을 통제하
   지 못하므로 오줌을 싸게 된다.
4) 爲水(위수) : 수종(水腫)이 된다는 뜻이라 했다.
5) 五味所入(오미소입) : 소입(所入) 두 글자는 원문에 없으나 소문(素問)과
   태소에 의해 보충했다. 다섯 가지 맛이 분류되어 들어가는 곳을 뜻한다.
6) 淡入胃(담입위) : 담백한 맛. 곧 단맛이 매우 희박하고 오미의 성분이 뚜렷
   하지 않은 것을 뜻한다.
7) 五入(오입) : 원문에는 오미(五味)로 되어 있으나 소문의 선명오기편(宣明

五氣篇)에 근거하여 교정하다.

8) 五幷(오병) : 아우르다. 합쳐지다의 뜻. 곧 다섯 가지 장기의 정기(精氣)가 서로 올라타서 어느 한 장기로 모여 발병의 원인이 되는 것이다.

9) 五惡(오오) : 다섯 가지 장기가 각각 싫어하는 것을 뜻한다.

10) 五液(오액) : 인체에서 나오는 다섯 가지 액체.

11) 泣(읍) : 눈물이다.

12) 涎(연) : 침이다.

13) 五勞(오로) : 다섯 가지 장기에서의 수고로움을 뜻한다. 노는 지나치게 피로함이다.

6. 오주·오재·오발·오사·오장·오주란…

오주(五走)라는 것은, 신맛은 근(筋)으로 달려가고 매운맛은 기(氣)로 달려가고 쓴맛은 혈(血)로 달려가고 짠맛은 뼈로 달려가고 단맛은 육(肉)으로 달려가는데 이를 '오주(五走)'라고 하는 것입니다.

오재(五裁)라는 것은, 병이 근(筋)에 있으면 신맛을 먹지 말고 병이 기(氣)에 있으면 매운맛을 먹지 말고 병이 뼈에 있으면 짠맛을 먹지 말고 병이 혈(血)에 있으면 쓴맛을 먹지 말고 병이 육(肉)에 있으면 단맛을 먹지 말아야 하는 것입니다. 또 입에서는 즐기더라도 많이 먹어서는 안 되고 반드시 스스로 제재해야 하는데 이르기를 '오재(五裁)'라고 하는 것입니다.

오발(五發)이라는 것은, 음병(陰病)은 뼈에서 발생하고 양병(陽病)은 혈(血)에서 발생하고 오미(五味)로 인한 병은 기(氣)에서 발생하고 양병은 겨울에 발생하고 음병은 여름에 발생하는 것입니다.

오사(五邪)라는 것은, 사기(邪氣)가 양분(陽分)에 들어가면 발광하게 되고 사기가 음분(陰分)에 들어가면 혈비(血痺)가 되고 사기가 양분에 들어가 뭉치면 전질(癲疾)이 되고 사기가 음분에 들어가 쌓이면 벙어리가 되고 양사(陽邪)가 음분으로 들어

가면 병이 진정되고 음사(陰邪)가 양분으로 나가면 병들어 화를
잘 내는 것입니다.

　오장(五臟)에서 저장하는 것이란, 심(心)은 신(神)을 저장하고
폐는 백(魄)을 저장하고 간은 혼(魂)을 저장하고 비(脾)는 의(意)
를 저장하고 신(腎)은 정(精)과 지(志)를 저장하는 것입니다.

　오주(五主)라는 것은, 심(心)은 맥을 주관하고 폐는 피(皮)를
주관하고 간은 근(筋)을 주관하고 비(脾)는 기(肌)를 주관하고
신(腎)은 뼈를 주관하는 것입니다.

　(오주는 산은 주근하고 신은 주기하고 고는 주혈하고 함은 주골하고 감은 주
육하니 시위를 오주니라. 오재는 병이 재근이면 무식산하고 병이 재기면 무식
신하고 병이 재골이면 무식함하고 병이 재혈이면 무식고하고 병이 재육이면 무
식감이며 구기하되 욕식을 불가다며 필히 자재하여 명왈 오재니라. 오발은 음
병은 골에 발하고 양병은 혈에 발하며 이미로 기에 발하며 양병은 동에 발하고
음병은 하에 발하니라. 오사는 사가 양에 입즉 위광하고 사가 음에 입즉 위혈비
하고 사가 양에 입하여 단즉 위전질하고 사가 음에 입하여 전즉 위음하고 양이
음에서 입하면 병정하고 음이 양에서 출하면 병에 희로니라. 오장은 심이 장신
하고 폐는 장백하고 간은 장혼하고 비는 장의하고 신은 장정지니라. 오주는 심
은 주맥하고 폐는 주피하고 간은 주근하고 비는 주기하고 신은 주골이니라.)

　五走[1] 酸走筋 辛走氣 苦走血 鹹走骨[2] 甘走肉 是謂五走也 五裁[3]
病在筋 無食酸 病在氣 無食辛 病在骨 無食鹹 病在血 無食苦 病在
肉 無食甘 口嗜而欲食之 不可多也 必自裁也 命曰五裁 五發[4] 陰病
發於骨 陽病發於血 以味發於氣[5] 陽病發於冬 陰病發於夏 五邪 邪
入於陽 則爲狂 邪入於陰 則爲血痺 邪入於陽 轉[6]則爲癲疾 邪入於
陰 轉則爲喑 陽入之於陰 病靜 陰出之於陽 病喜怒 五藏[7] 心藏神 肺
藏魄 肝藏魂 脾藏意 腎藏精志也[8] 五主[9] 心主脈 肺主皮 肝主筋 脾
主肌 腎主骨

1) 五走(오주) : 다섯 가지 맛이 달려가는 것을 뜻한다.
2) 苦走血鹹走骨(고주혈함주골) : 태소의 조식편에는 '고주골 함주혈(苦走骨

鹹走血)'로 되어 있는데 소문의 선명오기편과 그 뜻이 합치된다.

3) 五裁(오재) : 다섯 가지 맛을 절제해야 하는 것. 재는 절제하다의 뜻.

4) 五發(오발) : 오장에서 질병이 발생하는 것.

5) 以味發於氣(이미발어기) : 오미(五味) 때문에 병이 들면 기에서 발생하다. 일설에는 이 곳을 '음병발어육(陰病發於肉)'으로 수정해야 한다고 했다.

6) 轉(전) : 단(搏)이 타당하다고 했다. 아래도 같다.

7) 五藏(오장) : 오장에서 저장하는 것을 뜻한다.

8) 腎藏精志也(신장정지야) : 신(腎)에서는 정(精)과 지(志)를 보관한다. 신장(腎臟)이 두 개가 있는데 좌측의 것을 신(腎)이라 하고 지(志)를 저장하며 우측의 것을 명문(命門)이라 하고 정(精)을 저장한다고 했다. 소문의 선명오기론편에서는 지(志)만 말하고 정(精)은 말하지 않았다.

9) 五主(오주) : 오장이 주관하는 것.

7. 수경(手經)과 족경(足經)의 표리(表裏)

양명경(陽明經)은 혈(血)이 많고 기가 많습니다. 태양경(太陽經)은 혈이 많고 기가 적습니다. 소양경(少陽經)은 기가 많고 혈이 적습니다. 태음경(太陰經)은 혈이 많고 기가 적습니다. 궐음경은 혈이 많고 기가 적습니다. 소음경은 기가 많고 혈이 적습니다.

그러므로 이르기를 '양명경에 침을 놓아서 혈기를 배출시키고 태양경에 침을 놓아서 혈과 악기를 배출시키고 소양경에 침을 놓아서 기와 악혈을 배출시키고 태음경에 침을 놓아서 혈과 악기를 배출시키고 궐음경에 침을 놓아서 혈과 악기를 배출시키고 소음경에 침을 놓아서 기와 악혈을 배출시킨다.'라고 한 것입니다.

족양명과 족태음이 표리(表裏)가 되고 족소양과 족궐음이 표리가 되고 족태양과 족소음이 표리가 되는데 이러한 것을 일러 족경(足經)의 음양(陰陽)이라고 합니다.

수양명(手陽明)과 수태음이 표리가 되고 수소양과 수심주(궐음)가 표리가 되고 수태양과 수소음이 표리가 되는데 이러한 것을 일러 수경(手經)의 음양이라고 합니다.

(양명은 다혈하고 다기하고 태양은 다혈하고 소기하고 소양은 다기하고 소
혈하며 태음은 다혈하고 소기하며 궐음은 다혈하고 소기하고 소음은 다기하고
소혈하니 고로 왈 양명을 자에 혈기를 출하고 태양을 자에 혈가 악기를 출하고
소양을 자에 기와 악혈을 출하고 태음을 자에 혈과 악기를 출하고 궐음을 자에
혈과 악기를 출하고 소음을 자에 기와 악혈을 출이니라. 족양명과 태음이 위표
리하고 소양과 궐음이 위표리하고 태양과 소음이 위표리하니 시위를 족의 음양
이요 수양명과 태음이 위표리하고 소양과 심주가 위표리하고 태양과 소음이 위
표리한데 시위를 수의 음양이니라.)

陽明多血多氣 太陽多血少氣 少陽多氣少血 太陰多血少氣 厥陰
多血少氣 少陰多氣少血 故曰 刺陽明出血氣[1] 刺太陽出血惡氣[2] 刺
少陽出氣惡血[3] 刺太陰出血惡氣[4] 刺厥陰出血惡氣[5] 刺少陰出氣惡
血[6]也 足陽明太陰爲表裏[7] 少陽厥陰爲表裏 太陽少陰爲表裏 是謂
足之陰陽也 手陽明太陰爲表裏 少陽心主爲表裏 太陽少陰爲表裏
是謂手之陰陽也

1) 刺陽明出血氣(자양명출혈기) : 수양명대장맥과 족양명위맥은 위와 아래로
   이어지고 주입(注入)하며 그 기가 제일 강하므로 이 두 맥이 성하면 침을 놓
   아서 혈기를 모두 사(瀉)해 주어야 한다.
2) 刺太陽出血惡氣(자태양출혈악기) : 수태양소장맥과 족태양방광맥은 상하
   로 연결되고 주입하며 신액이 가상 낳아 두 맥이 성하넌 침을 놓아서 혈을 사
   해준다. 사기가 이를 침범할 경우는 사하여 악기를 제거한다.
3) 刺少陽出氣惡血(자소양출기악혈) : 수소양삼초맥과 족소양담맥은 상하로
   이어지고 주입되며 그 기가 가장 성하므로 이 두 맥이 성하면 침을 놓아서 기
   를 사해 준다. 사기가 침범한 경우에는 사하여 악혈을 제거한다.
4) 刺太陰出血惡氣(자태음출혈악기) : 수태음폐맥과 족태음비맥이다. 이 두 태
   음맥과 두 양명맥은 서로 표리가 되지만 그 기혈이 모두 성하므로 마땅히 혈
   을 사해 주고 사기가 아니면 사해 주지 않는다.
5) 刺厥陰出血惡氣(자궐음출혈악기) : 수궐음심포맥과 족궐음간맥은 두 소양
   맥과 표리이다. 두 양경(陽經)은 기가 많고 혈이 적으며 음과 양이 서로 반
   대되므로 두 음경은 혈이 많고 기가 적다. 이 때문에 두 궐음이 성하면 사해

준다. 사기가 침범했을 때는 사하여 악기를 제거한다.

6) 刺少陰出氣惡血(자소음출기악혈) : 수소음심맥과 족소음신맥이며 두 태양
맥과 표리이다. 두 태양맥은 혈이 많고 기가 적은데 역시 음양이 서로 반대되
므로 두 음경은 기가 많고 혈이 적다. 이런 이유로 두 소음이 성하면 기를 사
해 준다. 사기가 이를 침범한 경우에는 사하여 악혈을 제거해 준다.

7) 表裏(표리) : 내외(內外)와 음양(陰陽)의 상호 연계를 가리킨다. 양경(陽
經)은 몸의 외측에서 행하고 표를 주관하며 음경은 몸의 내측에서 행하고 이
(裏 : 안)를 주관한다.

제79편 세로론(歲露論篇第七十九)

세로(歲露)는 해마다 풍우(風雨)가 함께 이르러 비정상적인 기후가 나타나는 것을 뜻한다. 또 노(露 : 이슬)는 춘로(春露)와 추로(秋露)의 두 가지가 있어서 만물 성장과 쇠퇴를 주재하기도 한다.

이 세로편(歲露篇)에서는 학질(瘧疾)의 발작 시간이 신속하고 완만한 원인이 주로 사기(邪氣)와 정기(正氣)가 서로 다투어 풍부(風府)에 출입하는 것과 관계가 있음을 논했고, 또 사시팔풍(四時八風)의 사기가 인체에 침입하는 정도나 발병의 신속과 완만함은 인체의 강약과 주리의 개폐에 따라 결정된다는 것도 설명하고 있다.

또 자연계의 기후에는 삼허(三虛)와 삼실(三實)의 구분이 있음을 설명하고 구궁(九宮) 팔풍(八風)의 내용과 연결시켜 네 계절의 기후 변화를 예측하고 그에 따른 질병의 유행 상태를 분석했다.

1. 학질이 계절과 연관되는 까닭

황제가 기백에게 물었다.

"경(經)에 이르기를 '여름날 더위에 손상되면 가을에 학질(瘧疾)을 앓는다.'라고 했는데 학질의 발생이 계절과 연관되는 까닭이 무엇입니까?"

기백이 대답했다.

"사기(邪氣)가 풍부(風府)에 손님 노릇을 하면 질병이 등골뼈를 따라서 내려오고 위기(衛氣)는 하루 낮 하루 밤마다 항상 풍부(風府)에서 크게 모입니다. 다음 날부터 사기(邪氣)가 등골뼈를 따라 한 마디씩 차례로 내려가므로 날마다 발작하는 시간이 늦어지는 것입니다.

이러한 것은 사기(邪氣)가 먼저 척추와 등에 손님 노릇을 했기 때문입니다. 그러므로 위기가 매양 풍부에 이르게 되면 주리(腠理)가 열리고 주리가 열리게 되면 사기가 들어가고 사기가 들어가게 되면 병이 발작하는데, 이러한 것은 날마다 발작하는 시간이 오히려 늦어지는 이유입니다.

위기가 풍부로 행함에 날마다 척추의 한 마디씩을 내려가 21일에 미저골(尾骶骨)까지 내려가고 22일이면 척추의 안으로 들어가서 복충맥(伏衝脈)으로 주입되며 그것이 행한 지 9일이면 결분(缺盆)의 가운데로 나와서 그 기가 상행하기 때문에 그 병이 점점 더 빨라집니다.

그 사기(邪氣)가 안으로 오장(五臟)에 뭉치고 가로로 모원(募原)에 이어지면 그 도는 멀어지고 그 사기는 깊어지고 그 행함이 더디게 되어 날마다 발작하지 못하므로, 다음 날에 축적되었다가 발작하는 것입니다."

"위기가 매양 풍부에 이르는데 위기가 이르면 주리가 이에 열리고 주리가 열리게 되면 사기가 들어갑니다. 그런데 위기가 날마다 한 마디씩 내려가면 그 위기의 발함이 풍부에 해당하지 않게 되는데 어떻게 발작하게 되는 것입니까?"

"풍부는 항상하는 곳이 없고 위기가 응하는 곳은 반드시 그 주리가 열리게 되므로 사기가 머무는 마디가 곧 부(府)가 되는 것입니다."

"훌륭한 말씀입니다. 대저 풍(風)이나 학질은 서로 더불어 같은 종류이지만 풍(風)은 항상 존재하고 학질은 각별히 계절을 따라서 휴식하는 이유는 무엇입니까?"

"풍기(風氣)는 그 곳에 머물러 있지만 학질의 기는 경락을 따라서 내려가 안으로 들어가 다투는 것입니다. 그러므로 그 때에 맞추어 위기가 응하면 이에 발작하는 것입니다."

"훌륭한 말씀입니다."

(황제가 기백에 문왈 경에 언하되 하일에 상서하여 추에 병학이라 하니 학의
발이 이시함은 기고가 하오? 기백대왈 사가 풍부에 객하면 병이 순려하여 하하
고 위기가 일일일야에 항상 풍부에 대회하니 그 명일에 일에 일절을 하하니 고
로 기일에 작안이니라. 차는 그 먼저 척배에 객하니 고로 매양 풍부에 지즉 주
리가 개하고 주리가 개즉 사기가 입하고 사기가 입즉 병작하니 차는 소이 일작
하여 상안이니라. 위기의 행풍부에 일에 하일절하여 이십일일에 하로 미저에 지
하고 이십이일에 척내에 입하여 복충의 맥에 주하여 그 행이 구일하여 결분의
중에 출하여 그 기가 상행하니 고로 그 병이 초익지하고 그 내로 오장에 박하여
모원에 횡련하면 그 도가 원하고 그 기가 심하고 그 행이 지하여 일작이 불능이
니 고로 차일에 이에 축적하여 작이니라. 황제왈 위기가 풍부에 매지하면 주리
가 내발하고 발즉 사입하니 그 위기는 일에 하일절즉 풍부에 부당은 내하오? 기
백왈 풍부가 무상하고 위기의 소응이 필히 그 주리를 개하여 기의 소사절즉 그
부니라. 황제왈 선하다. 대저 풍의 여학이 상여하여 동류하고 풍이 상재하여 학
이 특히 이시휴는 하오? 기백왈 풍기가 그 처에 유나 학기는 경락을 수하여 침
하여 써 내박하니 고로 위기가 응하여 내작이니라.)

黃帝問於岐伯曰 經言夏日傷暑 秋病瘧 瘧之發以時 其故何也 岐
伯對曰 邪客於風府[1] 病循膂[2]而下 衛氣一日一夜 常大會於風府 其
明日日下一節[3] 故其日作晏[4] 此其先客於脊背也 故每至於風府則
腠理開 腠理開則邪氣入 邪氣入則病作 此所以日作尙晏也 衛氣之
行風府 日下一節 二十一日下至尾底[5] 二十二日 入脊內 注於伏衝
之脈[6] 其行九日 出於缺盆之中[7] 其氣上行 故其病稍益至 其內搏於
五藏 橫連募原[8] 其道遠 其氣深 其行遲 不能日作 故次日乃稽積而
作焉 黃帝曰 衛氣每至於風府 腠理乃發 發則邪入焉 其衛氣日下一
節 則不當風府奈何 岐伯曰 風府無常[9] 衛氣之所應 必開其腠理 氣
之所舍節[10] 則其府也 黃帝曰 善 夫風之與瘧 相與同類 而風常在
而瘧特以時休何也 岐伯曰 風氣留其處 瘧氣隨經絡沈以內搏[11] 故
衛氣應乃作也

1) 風府(풍부): 경항(頸項)의 중앙에서 발제(髮際)로 1치 들어가 대근(大筋)
   에 있으며 독맥(督脈)에 속하는 혈명(穴名)이다.

2) 膂(여) : 척추 양쪽을 끼고 있는 기육(肌肉)을 뜻한다고 했다.

3) 節(절) : 척추뼈의 마디이다.

4) 日作晏(일작안) : 학질의 발작이 날마다 시간이 늦어지다의 뜻.

5) 尾底(미저) : 미저골(尾骶骨)이라 했다. 또한 미려(尾閭) 또는 궁골(窮骨)
   이나 척골(脊骨)의 가장 마지막 마디라 했다.

6) 伏衝之脈(복충지맥) : 충맥(衝脈)이 배부(背部)의 척추에서 복행(伏行)하
   는 부분이다.

7) 缺盆之中(결분지중) : 좌우 두 결분혈의 중간이며 임맥(任脈)의 천돌혈(天
   突穴)이 있는 곳.

8) 募原(모원) : 막원(膜原)이다. 곧 흉복공(胸腹腔)과 장부(臟腑) 사이에 이
   어져 있는 막이다.

9) 風府無常(풍부무상) : 풍사(風邪)가 인체에 손님 노릇 하는 데는 고정된 부
   위가 없다는 뜻. 이 곳의 풍부는 풍부혈(風府穴)이 아니다.

10) 所舍節(소사절) : 병기(病氣)가 깃들어 있는 마디라는 뜻.

11) 沈以內搏(침이내박) : 가라앉아 안으로써 다투다. 박은 원래 단(搏)이었으
    나 타본에 의하여 교정하였다. 침은 가라앉다. 곧 깊이 들어가다의 뜻.

2. 주리(腠理)의 개폐(開閉)에 따른 질병

황제가 소사(少師)에게 물었다.

"나는 사시(四時)의 팔풍(八風)이 사람에게 적중하는 데에는 본래 한사(寒邪)와 서사(暑邪)가 있다고 들었습니다. 한사(寒邪)이면 피부가 켕기고 주리(腠理)가 닫히며 서사(暑邪)이면 피부가 느슨해지고 주리가 열리는데, 적풍(賊風)과 사기(邪氣)가 이에 따라서 들어가는 것입니까? 아니면 반드시 팔정(八正)의 허사(虛邪)라야만 이에 능히 인체를 손상시키는 것입니까?"

소사가 대답했다.

"그렇지 않습니다. 적풍사기(賊風邪氣)가 인체에 적중함에는 네 계절에 의지하지 않지만 그러나 반드시 주리가 열려 있어서 그것이 깊이 들어가 안으로 병이 극에 이르게 되면 사람은 병을 갑

작스럽게 앓게 되고, 주리가 닫혀 있을 때는 들어가는 것이 얕아서 머물게 되므로 병을 앓는 것이 서서히 하고 더딘 것입니다."

"춥고 따뜻한 것이 적당하여 기분이 상쾌하고 주리가 열리지 않았는데도 또한 갑자기 질병이 있게 되는 까닭은 무엇입니까?"

"임금께서는 사기(邪氣)가 들어오는 것을 알지 못하십니까? 비록 평화롭게 거처하고 있더라도 그 주리가 열리고 닫히고 완만해지고 팽팽해지는 데에 본래부터 정해진 시간이 있는 것입니다."

"가히 얻어들을 수 있겠습니까?"

"사람은 하늘과 땅과 서로 나란히 하고 해와 달과 더불어 서로 응합니다. 그러므로 만월(滿月 : 보름)이면 바닷물이 서쪽으로 가득해지고 사람의 혈기는 쌓이고 기육(肌肉)은 충실해지고 피부는 치밀하며 모발은 견실하고 주리는 닫히고 검은 기름때가 달라붙는데 이 때에 당해서는 비록 적풍(賊風)을 만나더라도 그것이 들어가는 것이 얕고 깊지 않게 되는 것입니다.

달의 윤곽이 이지러지는데 이르게 되면 바닷물이 동쪽으로 차오르게 되고 사람의 기혈은 허해지며 위기가 떠나고 형체만 홀로 있으며 기육은 감소되고 피부는 늘어지고 주리는 열리고 모발은 쇠잔해지고 초리(膲理)가 얇아지고 기름때가 떨어지는데 이러한 때에 당해서 적풍(賊風)을 만나게 되면 그것이 깊게 들어가 그 사람을 앓게 하여 갑작스럽게 병을 앓게 되는 것입니다."

(황제가 소사에게 문왈 여문하니 사시팔풍의 중인은 본디 유한서한데 한즉 피부가 급하고 주리가 폐하며 서즉 피부가 완하고 주리가 개하니 적풍사기가 인득하여 써 입호아? 장히 필히 팔정허사를 수하여 내능이 상인가? 소사답왈 불연이니라. 적풍사기의 중인은 이시로 부득이나 연이나 필히 그 개로 인하여 그 입이 심하고 그 내로 병이 극하면 그 병인은 졸폭하고 그 폐로 인하여 그 입이 천하여 써 유하면 그 병함이 서이지니라. 황제왈 한온이 화적이 유하여 주리가 불개인데 연이나 유졸병자는 그 고가 하오? 소사답왈 제는 사업을 부지아? 비록 평거나 그 주리의 개폐와 완급에 그 본디 상유시니라. 황제왈 가득문아? 소사왈 인이 여천지로 상참하고 여일월로 상응이니 고로 월만즉 해수가 서성하고 인의 혈기)

가 적하고 기육이 충하고 피부가 치하고 모발이 견하고 주리가 극하고 연구가 착하여 당시의 시엔 비록 적풍을 우하나 그 입이 천하고 불심이며 그 월곽이 공에 지즉 해수가 동성하고 인의 기혈이 허하고 그 위기가 거하고 형이 독거하고 기육이 감하고 피부가 종하고 주리가 개하고 모발이 잔하고 초리가 박하고 연구가 낙하여 당시의 시에 적풍을 우즉 그 입이 심하고 그 병인이 졸폭이니라.)

黃帝問於少師曰 余聞四時八風之中人也 故有寒暑 寒則皮膚急而膝理閉 暑則皮膚緩而膝理開 賊風邪氣 因得以入乎 將¹⁾必須八正虛邪 乃能傷人乎 少師答曰 不然 賊風邪氣之中人也 不得以時 然必因其開也 其入深 其內極病 其病人也 卒暴²⁾ 因其閉也 其入淺以留其病也 徐以遲 黃帝曰 有寒溫和適 膝理不開 然有卒病者 其故何也 少師答曰 帝弗知邪入乎 雖平居 其膝理開閉緩急 其故常有時也 黃帝曰 可得聞乎 少師曰 人與天地相參也 與日月相應也 故月滿則海水西盛 人血氣積 肌肉充 皮膚緻³⁾ 毛髮堅 膝理郄⁴⁾ 煙垢著⁵⁾ 當是之時 雖遇賊風 其入淺不深 至其月郭空⁶⁾ 則海水東盛 人氣血虛 其衛氣去 形獨居 肌肉減 皮膚縱 膝理開 毛髮殘 膲理⁷⁾薄 煙垢落⁸⁾ 當是之時 遇賊風則其入深 其病人也卒暴

1) 將(장) : 억(抑)과 같다.

2) 卒暴(졸폭) : 갑자기의 뜻.

3) 緻(치) : 치밀하다의 뜻.

4) 郄(극) : 극(郤)과 같다. 틈.

5) 煙垢著(연구착) : 살찐 사람들이 검은 기름때가 살에 붙어 있는 것을 뜻함.

6) 月郭空(월곽공) : 달의 윤곽이 비다. 곧 달이 이지러지는 것을 뜻함.

7) 膲理(초리) : 초는 초(焦)와 통함. 초리는 피부와 기육의 무늬를 뜻한다고 했다.

8) 落(낙) : 기육이 여위어지는 것을 뜻한다고 했다.

3. 갑자기 죽고 갑자기 병드는 이유

황제가 말했다.

"그 졸연(卒然)히 갑자기 죽고 갑자기 병드는 사람이 있는 까닭은 무엇입니까?"

소사(少師)가 대답했다.

"삼허(三虛)를 만난 사람은 죽는 것도 갑작스럽고 신속하며 삼실(三實)을 만난 사람은 사기(邪氣)가 능히 그 사람을 손상시키지 못하는 것입니다."

"원컨대 삼허(三虛)에 대하여 듣고 싶습니다."

"연기(年氣 : 歲氣)의 쇠함을 타고 달의 이지러지는 시기를 만나고 네 계절이 조화를 잃어서 이로 인하여 적풍(賊風)에 손상된 바가 된 것을 삼허(三虛)라고 이르는 것입니다. 그러므로 삼허(三虛)를 알지 못하면 의사는 도리어 서투른 의사가 된다고 논한 것입니다."

"원컨대 삼실(三實)에 대해 듣고자 합니다."

"세기(歲氣 : 年)의 왕성함을 만나고 달의 가득 참을 만나고 네 계절의 조화로움을 얻으면 비록 적풍사기(賊風邪氣)가 있더라도 능히 위태하지 않은 것으로, 명명(命名)하여 '삼실(三實)'이라고 하는 것입니다."

"훌륭하신 이론이며 밝은 도(道)입니다. 청하여 금궤(金匱)에 보관하겠습니다. 그러나 이것은 한 지아비의 질병을 논한 것입니다."

(황제왈 그 졸연히 폭사하고 폭병자가 유함은 하오? 소사답왈 삼허를 득한 자는 그 사가 폭질하고 삼실을 득한 자는 사가 상인을 불능이니라. 황제왈 원문컨대 삼허니라. 소사왈 연의 쇠를 승하고 월의 공을 봉하고 시의 화를 실하여 인하여 적풍의 소상이 됨이니 시위를 삼허니 고로 삼허를 부지하면 공이 도리어 위조임을 논이라 하니라. 제왈 원문컨대 삼실이니라. 소사왈 연의 성을 봉하고 월의 만을 우하고 시의 화를 득하여 비록 적풍사기가 유나 불능위니 명왈 삼실이니라. 황제왈 선호라 논이여 명호라 도여! 금궤에 장을 청하나 연이나 차는 일부의 논이니라.)

黃帝曰 其有卒然暴死暴病者何也 少師答曰 得[1]三虛者 其死暴疾也 得三實者 邪不能傷人也 黃帝曰 願聞三虛 少師曰 乘年之衰[2] 逢

月之空[3] 失時之和[4] 因爲賊風所傷 是謂三虛 故論不知三虛 工反爲
粗 帝曰 願聞三實 少師曰 逢年之盛[5] 遇月之滿 得時之和 雖有賊風
邪氣 不能危之也 命曰三實[6] 黃帝曰 善乎哉論 明乎哉道 請藏之金
匱 然此一夫之論也[7]

1) 得(득) : 본래 없었으나 갑을경과 태소에 근거하여 보충했다.

2) 乘年之衰(승년지쇠) : 승년의 쇠란 당년의 세기(歲氣)가 불급(不及)한 것
   을 뜻한다. 곧 사람의 나이 일곱 살에 9세를 더하여 16세가 되면 연쇠(年衰)
   이다. 이와 같이 항상 아홉 살을 더하여 160세까지 이르는 것이 모두 연쇠(年
   衰)이다. 세로년(歲露年)이 아니면 그 사람은 실하여 사기가 상하지 못하므
   로 이 해에 이르는 것을 승(乘)이라 한다.

3) 逢月之空(봉월지공) : 달이 이지러져서 빛이 없는 때를 만나다. 곧 달이 이
   지러져서 온전하지 못한 것이다. 이 때를 당하여 사람이 팔허(八虛)를 갖추
   면 이 허한 때에 해당하므로 '만난다'고 한다.

4) 失時之和(실시지화) : 네 계절의 기후가 비정상적인 것이다.

5) 逢年之盛(봉년지성) : 연쇠(年衰)가 더해지지 않은 것이다.

6) 命曰三實(명왈삼실) : 이 4글자는 본래 아래 '장지금궤(藏之金匱)'의 밑에
   있었으나 마주본(馬注本)에 근거하여 문장을 이 곳으로 옮겼다.

7) 一夫之論也(일부지론야) : 한 사람의 질병을 놓고 말한 것이라 했다. 곧 한
   사람의 논을 예로 들어서 모든 사람들을 비교한 것이라는 뜻이다.

4. 같은 질병을 모두 함께 앓는 이유

황제가 말했다.

"원컨대 같은 해에 모두 함께 같은 질병을 앓는 사람들이 있다
고 들었는데 무슨 까닭으로 그렇게 되는 것입니까?"

소사(少師)가 말했다.

"이러할 때에는 팔정(八正)을 살펴야 하는 것입니다."

"어떻게 살펴야 하는 것입니까?"

"이러한 것을 살피는 것은, 항상 동짓날에 태일(太一 : 북극성)
이 협칩궁(叶蟄宮)에 서는데 그것이 이르면 하늘이 반드시 풍우

(風雨)로써 응하는 것입니다.

풍우(風雨)가 남쪽에서부터 오는 것은 허풍(虛風)이 되어 사람을 해치고 손상시킵니다. 그것이 야반(夜半)에 이르면 모든 백성이 다 잠든 때이므로 침범하지 못하여 그 해에는 백성들에게 질병이 적은 것입니다. 그것이 낮에 이르면 모든 백성이 해타한 때이므로 모두가 허풍(虛風)을 맞게 되어 백성들에게 질병이 많게 되는 것입니다.

허사(虛邪)가 들어와 골(骨 : 뼈)에서 손님 노릇을 하며 밖으로 발하지 않다가 입춘(立春)이 되어 양기(陽氣)가 크게 발동하여 주리가 열리고, 입춘의 날로 인하여 바람이 서쪽에서부터 불어와 모든 백성이 또 모두 허풍에 맞게 되면 두 사기(邪氣)가 서로 다투어서 경(經)에 사기가 맺히고 대체하게 됩니다. 그러므로 그 풍을 만나거나 그 우(雨)를 만나는 사람은 명명하여 이르기를 '우세로(遇歲露)'라고 이르는 것입니다.

세기(歲氣)가 조화를 얻고 적풍(賊風)이 적으면 백성에게 질병이 적고 백성이 적게 죽게 되며, 세기(歲氣)가 적풍과 사기가 많고 춥고 더운 것이 조화롭지 못하면 백성에게 질병이 많고 백성이 많이 죽게 되는 것입니다."

(황제왈 원문컨대 세의 소이에 다 동병지는 히인으로 언고? 소시왈 치는 팔정의 후니라. 황제왈 후를 내하오? 소사왈 후차자는 항상 동지의 일로써 태일이 협칩의 궁에 입하여 그 지에 천이 필히 풍우로써 응함이니라. 풍우가 종남방하여 내자는 위허풍이니 인을 적상하고 그 써 야반지는 만민이 개와하여 불범이니 고로 그 세의 민이 소병이고 그 써 주지자는 만민이 해타하여 허풍에 개중하니 고로 만민이 다병이며 허사가 입하여 골에 객하여 외에 불발하고 그 입춘에 지하면 양기가 대발하고 주리가 개하여 입춘의 일로 인하여 풍이 종서방래하여 만민이 또 다 허풍에 중하니 차는 양사가 상박하여 경기가 결하고 대함이니 고로 그 풍을 봉하고 그 우를 우한 자를 명왈 우세로니라. 세의 화로 인하여 적풍이 소자는 민이 소병하고 소사며 세에 적풍사기가 다하고 한온이 불화즉 민이 다병하고 사니라.)

黃帝曰 願聞歲之所以皆同病者 何因而然 少師曰 此八正之候
也[1] 黃帝曰 候之奈何 少師曰 候此者 常以冬至之日 太一立於叶蟄
之宮 其至也 天必應之以風雨者矣[2] 風雨從南方來者[3] 爲虛風 賊傷
人者也 其以夜半至也 萬民皆臥而弗犯也 故其歲民少病 其以晝至
者 萬民懈惰而皆中於虛風 故萬民多病 虛邪入客於骨而不發於外
至其立春 陽氣大發 腠理開 因立春之日 風從西方來 萬民又皆中於
虛風 此兩邪[4]相搏 經氣結代[5]者矣 故諸逢其風而遇其雨者 命曰遇
歲露[6]焉 因歲之和 而少賊風[7]者 民少病而少死 歲多賊風邪氣 寒溫
不和 則民多病而死矣

1) 八正之候也(팔정지후야) : 사정(四正)과 사우(四偶)를 팔정이라고 하는데
   곧 팔방(八方)이며 팔궁(八宮)이다. 후는 관찰하다. 살피다의 뜻.
2) 太一立於叶蟄之宮~以風雨者矣(태일입어협칩지궁~이풍우자의) : 이상
   의 20자는 후대(後代) 사람이 추가한 연문(衍文)이라고 했다.
3) 者(자) : 본래는 야(也)자였으나 갑을경과 태소에 근거하여 교정했다.
4) 兩邪(양사) : 새로운 사기(邪氣)와 잠복해 있던 사기.
5) 經氣結代(경기결대) : 결은 사기가 머물고 엉긴 것, 대는 경맥 속에 숨어 있
   던 사기가 해당하는 계절의 병기(病氣)가 아니므로 대(代)라고 한 것이다.
6) 歲露(세로) : 새해에 바람과 비가 겸하여 이르러 비정상적인 기회가 나타나
   는 것을 뜻함.
7) 賊風(적풍) : 허풍(虛風)이다.

5. 허풍(虛風)이 손상시키는 경중(輕重)은…

황제가 말했다.

"허사(虛邪)의 풍(風)이 그 손상시키는 귀천(貴賤 : 輕重)은
어떠하며 이를 살피려면 어떻게 해야 합니까?"

소사(少師)가 대답했다.

"정월 초하룻날에는 태일(太一 : 북극성)이 천류궁(天留宮)에
거처하는데 그 날 서북풍이 불고 비가 오지 않으면 사람이 많이
죽게 됩니다.

정월 초하룻날 평단(平旦 : 동틀 무렵)에 북풍이 불면 봄철에 백성들이 많이 죽게 됩니다. 정월 초하룻날 평단에 북풍이 행하면 백성에게 질병이 많게 되는데 10중 3이 됩니다.

정월 초하룻날 한낮〔日中〕에 북풍이 불면 여름에 백성들이 많이 죽게 됩니다. 정월 초하룻날 저녁때〔夕時〕북풍이 불면 가을에 백성들이 많이 죽게 됩니다. 종일토록 북풍이 불면 큰 질병이 창궐하여 죽는 자가 10명 중 여섯이 있게 됩니다.

정월 초하룻날 바람이 남쪽에서부터 불어 오면 한향(旱鄕)이라 이르고 서쪽에서부터 불어오면 백골(白骨)이라 이르는데, 장차 나라에 재앙이 있게 되고 사람들이 많이 사망하게 되는 것입니다.

정월 초하룻날 바람이 동쪽에서부터 불어 와 집을 흔들고 모래와 돌을 휘날리면 나라에 큰 재앙이 있게 됩니다. 정월 초하룻날 바람이 동남쪽에서부터 행하면 봄에 사망하는 일이 있게 됩니다.

정월 초하룻날 하늘이 화창하고 따뜻하며 바람이 불지 않으면 곡식값이 헐하고 백성들이 병에 걸리지 않고, 날씨가 춥고 바람이 불면 곡식값이 비싸지고 백성들에게 병이 많게 됩니다.

이러한 것을 이른바 그 해의 바람이 사람을 해치는 정황을 살피는 것이라고 합니다.

2월의 축일(丑日)에 바람이 불지 않으면 백성에게 심복병(心腹病)이 많게 되고, 3월의 술일(戌日)에 따뜻하지 않으면 백성에게 한열증(寒熱證)이 많게 되고, 4월의 사일(巳日)에 덥지 않으면 백성에게 황달병이 많게 되고, 10월의 신일(申日)에 춥지 않으면 백성에게 갑자기 죽는 일이 많게 됩니다.

이른바 풍(風)이라는 것은 모두 집을 흔들고 나뭇가지를 꺾고 모래와 돌을 휘날리고 사람의 솜털을 곤두세우고 주리가 열리도록 하는 것입니다."

(황제왈 허사의 풍이 그 소상하는 귀천이 하여며 후함을 내하오? 소사답왈 정월삭일에 태일이 천류궁에 거한데 기일에 서북풍하고 불우면 인이 다사하고 정월 삭일의 평단에 북풍하면 춘에 민이 다사하고 정월삭일의 평단에 북풍이

행이면 민이 병다하고 십에 유삼하며 정월삭일의 일중에 북풍하면 하에 민이
다사하고 정월삭일의 석시에 북풍하면 추에 민이 다사하고 종일북풍하면 대병
에 사자가 십유육이며 정월삭일에 풍이 종남방래면 명왈 한향이요 종서방래하
면 명왈 백골인데 장차 국에 유앙하여 인이 다사망하고 정월삭일에 풍이 종동
방래하여 발옥하고 사석을 양하면 국에 유대재하며 정월삭일에 풍이 종동남방
래하면 춘에 유사망하고 정월삭일에 천화온하고 불풍이면 적천하고 민이 불병
하고 천한하고 풍이면 적귀하고 민이 다병하니 차를 소위 세의 풍이 인을 잔상
함을 후함이며 이월의 축에 불풍이면 민이 심복병이 다하고 삼월의 술에 불온
이면 민이 한열이 다하고 사월의 사에 불서면 민이 단병이 다하고 시월의 신에
불한이면 민이 폭사가 다하니 제소위 풍자는 다 발옥하고 수목을 절하고 사석
을 양하며 호모를 기하고 주리를 발하니라.)

　黃帝曰 虛邪之風 其所傷貴賤[1]何如 候之奈何 少師答曰 正月朔
日[2] 太一居天留之宮 其日西北風 不雨 人多死矣 正月朔日 平旦
北風 春 民多死 正月朔日 平旦北風行 民病多者 十有三也 正月朔
日 日中北風 夏 民多死 正月朔日 夕時北風 秋 民多死 終日北風
大病死者十有六 正月朔日 風從南方來 命曰旱鄕[3] 從西方來 命曰
白骨 將國有殃 人多死亡 正月朔日 風從東方來 發屋 揚沙石 國有
大災也 正月朔日 風從東南方行 春有死亡 正月朔日[4] 天和溫不風
糴賤[5] 民不病 天寒而風 糴貴[5] 民多病 此所謂候歲之風 㱪[6]傷人者
也 二月丑不風 民多心腹病 三月戌不溫 民多寒熱 四月巳不暑 民
多癉病 十月申不寒 民多暴死 諸所謂風者 皆發屋 折樹木 揚沙石
起毫毛 發腠理者也

1) 貴賤(귀천): 경중(輕重)을 뜻한다.
2) 朔日(삭일): 초하루.
3) 旱鄕(한향): 남쪽을 한향(旱鄕)이라 한다. 가뭄의 고향이라는 뜻.
4) 日(일): 원문에는 이 글자가 없으나 태소에 의하여 보충했다.
5) 糴賤·糴貴(적천·적귀): 곡식값이 싸고 곡식값이 비싸다는 뜻.
6) 㱪(잔): 잔(殘)과 같다고 했다. 본래 이런 글자는 없다.

제80편 대혹론(大惑論篇第八十)

대혹(大惑)이란 크게 미혹된 것을 뜻한다.

이 대혹론편(大惑論篇)에서는 현혹(眩惑)의 발생 원인에 대하여 설명하고, 선망(善忘)과 선기(善飢)와 부득와(不得臥)와 폐목(閉目)과 다와(多臥)와 소와(少臥) 등의 증상에 대한 병리(病理)를 중심으로 치료 원칙에 대해 설명하고 있다. 또 정신 미혹 따위의 병증을 중점적으로 논술하여 편명을 대혹론(大惑論)이라고 한 것 같다.

I. 높은 곳에 오르면 왜 현기증이 일어나는가?

황제가 기백에게 물었다.

"나는 일찍이 청랭(淸冷)한 대(臺 : 누대)에 오르다가 중간 층계에서 사방을 둘러보고 기어서 앞으로 가다 성신이 헷살리고 아찔했습니다. 나는 사사로운 마음에 이상하게 여기고 몰래 속으로 괴이쩍게 여기면서도 혹은 눈을 감고 혹은 쳐다보면서 마음을 안정시키고 기를 안정시켜도 오래도록 해소되지 않았습니다. 혹은 어지럽고 혹은 아찔하여 머리털을 풀어 헤치고 오래도록 꿇어앉기도 하고 엎드려 본 후에도 오래도록 낫지 않다가 갑자기 스스로 그쳤는데 어떤 기가 그렇게 시키는 것입니까?"

기백이 대답하여 말했다.

"오장(五臟)과 육부(六腑)의 정기(精氣)는 모두 위로 눈에 주입되어 정(精)이 되는 것입니다. 정(精)의 과(窠)는 안(眼)이 되고 골(骨 : 뼈)의 정(精)은 동자(瞳子)가 되고 근(筋)의 정(精)

은 흑안(黑眼)이 되고 혈(血)의 정은 맥락(脈絡)이 되고 그 과
기(窠氣)의 정은 백안(白眼)이 되고 기육(肌肉)의 정은 약속
(約束 : 눈꺼풀)이 되고 근(筋)과 골(骨)과 혈(血)과 기(氣)의
정을 싸서 포장하여 맥과 함께 아울러 목계(目系)가 되어 위로
는 뇌에 이어지고 뒤로는 목덜미 중앙으로 나오는 것입니다.

그러므로 사기(邪氣)가 목덜미에 적중하고 인하여 그 몸의 허
약함을 만나 그 사기가 깊이 들어가게 되면 안계(眼系)를 따라
뇌에 들어가게 되고 뇌로 들어가게 되면 뇌가 띵하게 되고 뇌가
띵하게 되면 목계(目系)를 당겨 켕기게 되고 목계(目系)가 켕기
게 되면 눈이 아찔하고 머리가 핑 돕니다.

그 눈동자가 기울어지고 그 정에 적중한 것이 서로 비교되지 아
니하면 정(精)이 흩어지고 정이 흩어지게 되면 보이는 것이 겹쳐
보이고 보이는 것이 겹쳐지면 두 개의 물체로 보이는 것입니다.

눈이란 오장과 육부의 정(精)이며 영기(營氣)와 위기(衛氣)
와 혼(魂)과 백(魄)이 항상 영양해 주는 것이며 신기(神氣)가
생겨나는 곳입니다. 그러므로 정신이 수고로우면 혼과 백이 흩어
지고 지의(志意)가 어지러워지는 것입니다.

이런 까닭에 동자(瞳子)와 흑안(黑眼)은 음(陰)에서 본뜨고
백안(白眼)과 적맥(赤脈)은 양(陽)에서 본뜬 것입니다. 그러므
로 음과 양이 합하여 전해져야 정(精)이 밝은 것입니다.

눈이란 마음의 사신이며 마음〔心〕이란 신(神)이 머무는 곳입
니다. 그러므로 신(神)이 나누어지면 정(精)이 어지러워져 뭉쳐
지지 못하는 것입니다. 갑자기 정상적이지 못한 곳을 보게 되면
정신과 혼백이 흩어져 서로 얻지 못하기 때문에 이르기를 혹(惑)
이라고 하는 것입니다."

(황제가 기백에게 문왈 여는 일찍 청령의 대에 상할 때 중계에서 고하고 포
복하여 전에 곧 혹하니 여는 사이하고 절히 내괴하여 독명하고 독시하고 안심
하고 정기하며 구하여 불해하고 독전하고 독현하고 피발하고 장궤하여 부하여
시하고 후에 구하여도 불이하니 졸연히 자지한데 하기가 사연고? 기백대왈 오

장과 육부의 정기는 개상하여 목에 주하여 정이 되고 정의 과는 위안하고 골의
정은 위동자하고 근의 정은 위흑안하고 혈의 정은 위락하여 그 과기의 정은 위
백안하고 기육의 정은 위약속하고 근골과 혈기의 정을 과힐하여 여맥으로 병하
여 위계하고 상으로 뇌에 속하여 후로 항중에 출이니 고로 사가 항에 중하여 인
하여 그 신의 허를 봉하여 그 입이 심하면 곧 안계를 수하여 써 뇌에 입하고 뇌
에 입즉 뇌전하고 뇌전즉 인목계하여 급하고 목계가 급즉 목현하여 써 전이니
그 정에 사하여 그 정이 소중하여 불상비즉 정산하고 정산즉 시기하고 시기하
면 양물이 견이니라. 목자는 오장과 육부의 정이요 영위와 혼백의 소상영이며
신기의 소생이니 고로 신로즉 혼백이 산하고 지의가 난이니 시고로 동자와 흑
안은 음에 법하고 백안과 적맥은 양에 법하니 고로 음양이 합췌하여 정이 명이
니라. 목자는 심의 사요 심자는 신의 사니 고로 신분하고 정란하여 불췌니라. 졸
연히 비상의 처를 견하면 정신과 혼백이 산하여 불상득하니 고로 왈 혹이니라.)

黃帝問於岐伯曰 余嘗上於淸冷之臺[1] 中階而顧 匍匐[2]而前則惑
余私異之 竊內怪之 獨瞑獨視[3] 安心定氣 久而不解 獨轉[4]獨眩 披
髮長跪[5] 俛而視之 後久之不已也 卒然自止[6] 何氣使然 岐伯對曰
五藏六府之精氣 皆上注於目而爲之精[7] 精之窠爲眼[8] 骨之精爲瞳
子[9] 筋之精爲黑眼[10] 血之精爲絡 其窠[11]氣之精爲白眼 肌肉之精爲
約束[12] 裏擷[13]筋骨血氣之精而與脈幷爲系 上屬於腦 後出於項中 故
邪中於項 因逢其身之虛 其入深 則隨眼系以入於腦 入於腦則腦轉
腦轉則引目系急 目系急則目眩以轉矣 邪其精[14] 其精所中不相比也
則精散 精散則視岐 視岐見兩物 目者 五藏六府之精也 營[15]衛魂魄
之所常營也 神氣之所生也 故神勞則魂魄散 志意亂 是故瞳子黑眼
法於陰 白眼赤脈[16]法於陽也 故陰陽合擶[17]而精明也 目者 心使也
心者 神之舍也 故神分精亂而不擶[18] 卒然見非常處 精神魂魄散不
相得 故曰惑也

1) 淸冷之臺(청랭지대) : 청량한 누대이며 매우 높은 누대(樓臺)를 뜻한다. 곧
   아주 높은 곳에 있는 망루와 같다.
2) 匍匐(포복) : 기어가는 모양.
3) 獨瞑獨視(독명독시) : 홀로 아찔하고 홀로 보다의 뜻인데 독은 기(其)의 뜻

이나 혹(或)의 뜻이라 했다.

4) 轉(전) : 원문에 박(博)으로 되어 있었으나 태소(太素)에 근거하여 교정했다.

5) 長跪(장궤) : 선족(跣足)이 아닌가 했다. 장궤는 꿇어앉은 것이며 선족은 맨 발이라는 뜻이다.

6) 止(지) : 원문에는 상(上)이었으나 갑을경과 태소에 근거하여 교정했다.

7) 注於目而爲之精(주어목이위지정) : 눈으로 주입되어 정(精)이 되다. 여기서 의 정은 눈동자로 사물을 뚜렷하게 보는 작용이 있는 것을 뜻한다.

8) 精之窠爲眼(정지과위안) : 정의 굴은 눈알이 되다의 뜻. 과는 굴이라는 뜻으 로 눈알이 들어 있는 것을 뜻한다. 곧 눈구멍에 오장과 육부의 정기가 엉기고 모여 눈동자를 형성한 것을 뜻한다.

9) 骨之精爲瞳子(골지정위동자) : 뼈의 정(精)이 동자가 되다. 동자는 곧 동공 (瞳孔)이고 동신(瞳神)이다. 골의 정기가 눈동자를 이룬다는 뜻이다. 수륜 (水輪)이라고도 한다.

10) 筋之精爲黑眼(근지정위흑안) : 근육의 정이 흑안이 되다. 흑안은 곧 동자 의 외곽에 있는 검은 부분이며 풍륜(風輪)이라고도 한다.

11) 絡其窠(낙기과) : 낙은 목제(目眥) 안쪽의 혈락이며 혈륜(血輪)이라고도 한다. 기과(其窠)는 연문(衍文)이 아닌가 했다. 또 기과는 안와(眼窩)라고 했다. 흰창이며 기륜(氣輪)이라고 한다.

12) 約束(약속) : 눈꺼풀이다.

13) 裹擷(과힐) : 싸다. 감싸다의 뜻이다. 곧 포장하여 감싸다의 뜻.

14) 邪其精(사기정) : 그 정이 기울다. 사는 비스듬히 쓰러지는 것.

15) 營(영) : 붙어 살다의 뜻.

16) 赤脈(적맥) : 혈락(血絡)을 가리킨다. 또 적맥은 낙맥(絡脈)이라고도 했다.

17) 揣(췌) : 본래는 전(傳)으로 되어 있었는데 갑을경에 의해 교정하다.

18) 揣(췌) : 원문에는 전(轉)으로 되어 있었는데 갑을경에 의해 교정하다.

2. 건망증이 발생하는 이유

황제가 말했다.

"나는 그것이 왜 그렇게 되는가가 의심스럽습니다. 나는 매양 동원(東苑)에 갈 때마다 일찍부터 의혹되고 아찔하지 아니함이 없었고 떠나면 곧 회복되었는데 나는 유독 동원(東苑)에서만 신(神)이 수고롭게 되는 것입니까? 어째서 그처럼 달라지는 것입니까?"

기백이 대답했다.

"그렇지는 않습니다. 마음에는 기뻐하는 것이 있고 신(神)에는 싫어하는 것이 있는데 갑자기 서로 감응하면 곧 정기(精氣)가 어지러워져서 보는 것을 그르치게 되므로 현혹되어 아찔해지는 것인데 신(神)이 옮겨지면 이에 회복됩니다. 이런 까닭으로 잠시 동안은 헤매게 되고 심한 사람은 미혹되는 것입니다."

"사람이 잘 잊는 것은 어떤 기가 그렇게 시키는 것입니까?"

"상기(上氣)가 부족하고 하기(下氣)가 유여(有餘)하여 장위(腸胃)는 실(實)하고 심폐(心肺)는 허(虛)하기 때문입니다. 심폐가 허하게 되면 영기와 위기가 아래에 머무르게 되고 그것이 오래되면 제때에 위로 가지 못하므로 잘 잊는 것입니다."

"사람이 배가 쉽게 고프면서도 음식 먹기를 즐기지 않는 것은 어떤 기가 그렇게 시키는 것입니까?"

"정기(精氣)는 비(脾)에 모이고 열기(熱氣)는 위(胃)에 머무르는데 위에 열이 있으면 수곡이 소화되고 수곡이 소화되므로 배가 잘 고파지는 것입니다. 그런데 위기(胃氣)가 거슬러 오르게 되면 위완(胃脘)이 막히므로 음식 먹기는 즐겨하지 않게 되는 것입니다."

"병이 들었는데 누워 잠을 잘 수가 없는 것은 어떤 기가 그렇게 시키는 것입니까?"

"위기(衛氣)가 음분(陰分)에 들어가지 못하게 되면 항상 양분(陽分)에 머무르게 됩니다. 위기가 양분에 머무르게 되면 양기가 가득하게 되고 양기가 가득하게 되면 양교맥(陽蹻脈)이 성해지며 음분에 들어가지 못하면 음기가 허해지므로 눈을 감지 못하게 되는 것입니다."

(황제왈 여는 그 연을 의하니 여는 매양 동원에 지하여 일찍이 혹치 아니치 못하고 거즉 복하니 여는 유독 동원의 노신이 됨인가 하가 그 이이니까? 기백

왈 불연이니라. 심에 유소희하고 신에 유소오하여 졸연히 상혹즉 정기가 난하
여 시오 고로 혹이니 신이 이하여 내복이니 시고로 간자는 위미하고 심자는 위
혹이니라. 황제왈 인의 선망자는 하기가 사연고 기백왈 상기가 부족하고 하기
가 유여하여 장위가 실하고 심폐가 허이니 허즉 영위가 하에 유하여 구하여 써
시상치 못하니 고로 선망이니라. 황제왈 인의 선기하되 불기식자는 하기가 사
연고? 기백왈 정기가 비에 병하고 열기가 위에 유하는데 위열즉 소곡하고 곡소
고로 선기니라. 위기가 역상즉 위완이 한이니 고로 불기식이니라. 황제왈 병하
여 부득와자는 하기가 사연고? 기백왈 위기가 음에 부득입하고 항상 양에 유하
니 양에 유즉 양기가 만하고 양기가 만즉 양교가 성하고 음이 부득입즉 음기가
허니 고로 목이 부득명이니라.)

黃帝曰 余疑其然 余每之東苑[1] 未曾不惑 去之則復 余唯獨爲東
苑勞神乎 何其異也 岐伯曰 不然也 心有所喜 神有所惡 卒然相惑[2]
則精氣亂 視誤 故惑 神移乃復 是故間者[3]爲迷 甚者爲惑 黃帝曰 人
之善忘者 何氣使然 岐伯曰 上氣不足 下氣有餘 腸胃實而心肺虛 虛
則營衛留於下 久之不以時上 故善忘也 黃帝曰 人之善饑而不嗜食
者 何氣使然 岐伯曰 精氣幷於脾 熱氣留於胃 胃熱則消穀 穀消故
善饑 胃氣逆上 則胃脘寒[4] 故不嗜食也 黃帝曰 病而不得臥者 何氣
使然 岐伯曰 衛氣不得入於陰 常留於陽 留於陽則陽氣滿 陽氣滿則
陽蹻盛 不得入於陰則陰氣虛 故目不得瞑矣

1) 東苑(동원) : 청랭대(淸冷臺)가 동원(東苑)에 있다고 했다. 곧 청랭대를 뜻
   하는 것.
2) 惑(혹) : 태소와 타본(他本)에 감(感)으로 되어 있는데 타당한 것 같다.
3) 間者(간자) : 경(輕)의 뜻. 곧 뜸한 것.
4) 寒(한) : 갑을경에 색(塞)으로 되어 있는데 타당한 것 같다.

3. 눈이 안 보이고 잠이 많은 것은 왜 그러한가
황제가 말했다.
"눈에 질병이 있어서 볼 수가 없는 것은 어떤 기가 그렇게 시키

는 것입니까?"

기백이 말했다.

"위기(衛氣)가 음분(陰分)에 머무르게 되면 양분(陽分)으로 행하지 못하고 음분에 머무르게 되면 음기(陰氣)가 성해집니다. 음기가 성해지면 음교맥(陰蹻脈)이 성해지고 양분(陽分)이 들어가지 못하게 되면 양기가 허해지므로 눈이 감기는 것입니다."

"사람이 잠을 많이 자는 것은 어떤 기가 그렇게 시키는 것입니까?"

"이러한 사람은 장위(腸胃)가 크고 피부가 껄끄러워 분육(分肉)이 풀리지 않기 때문입니다. 장위가 크면 위기(衛氣)가 머무르는 것을 오래 하고 피부가 껄끄러우면 분육(分肉)이 풀어지지 않아서 그 행하는 것이 더딘 것입니다.

대저 위기(衛氣)란 낮에는 항상 양분을 돌고 밤에는 음분을 행하는 것으로 양기가 다하면 잠을 자고 음기가 다하면 깨어나는 것입니다. 그러므로 장위(腸胃)가 크면 위기가 행하여 머무르는 것을 오래 하고 피부가 껄끄러워 분육이 풀어지지 않게 되면 행하는 것이 더디게 되는 것입니다.

음분에서 오랫동안 머무르고 그 기가 정(精)하지 못하면 눈을 감으려 하기 때문에 잠을 많이 자는 것입니다.

그 장위(腸胃)가 작고 피부가 미끄러우면서 느슨하면 분육이 잘 풀려서 위기가 양분에 오래 머물게 되므로 잠이 적게 되는 것입니다."

"그 정상적인 경(經)이 아닌데도 졸연히 잠이 많은 것은 어떤 기가 그렇게 시키는 것입니까?"

"사기(邪氣)가 상초(上焦)에 머무르면 상초가 달혀서 통하지 않게 되는데 이미 음식을 너무 많이 먹거나 혹은 탕약을 마셨으면 위기(衛氣)가 음분에 오래도록 머물러 행하지 못하게 되므로 졸연(卒然)히 잠을 많이 자는 것입니다."

"훌륭한 말씀입니다. 이러한 여러 가지 사기(邪氣)를 치료하려면 어떻게 해야 합니까?"

"먼저 그 오장과 육부를 살펴서 조금 과한 것을 제거한 후에 그

기를 조절합니다. 성한 것은 사(瀉)해 주고 허한 것은 보해 주어
서 반드시 먼저 그 형체와 의지의 고락(苦樂)을 밝혀서 정한 뒤
에 이에 침을 놓아야 하는 것입니다."

(황제왈 목에 병하여 부득시자는 하기가 사연고? 기백왈 위기가 음에 유하
여 양에 부득행하고 음에 유즉 음기가 성하고 음기가 성즉 음교가 만하고 양에
부득입즉 양기가 허하여 고로 목폐니라. 황제왈 인의 다와자는 하기가 사연고?
기백왈 차인은 장위가 대하고 피부가 색하여 분육이 불해니 장위가 대즉 위기
가 유구하고 피부가 색즉 분육이 불해하여 그 행이 지니라. 대저 위기자는 주일
에 항상 양에 행하고 야에 음에 행하니 고로 양기가 진즉 와하고 음기가 진즉
오하니 고로 장위가 대즉 위기가 행하여 구유하고 피부가 색하여 분육이 불해
즉 행이 지니 음에 유함이 구하여 그 기가 부정즉 욕명이니 고로 다와니라. 그
장위가 소하고 피부가 활하여 써 완하고 분육이 해이하여 위기가 양에 유함이
구니 고로 소와니라. 황제왈 그 상경이 비인데 졸연히 다와자는 하기가 사연고?
기백왈 사기가 상초에 유하면 상초가 폐하고 불통인데 이식이나 또는 음탕이면
위기가 음에 유구하여 불행이니 고로 졸연히 다와니라. 황제왈 선하다. 차의 제
사를 치함을 내하오? 기백왈 먼저 그 장부하여 그 소과를 주하고 후에 그 기를
조하되 성자는 사하고 허자는 보하여 필히 먼저 그 형지의 고락을 명지하여 정
하여 이에 취함이니라.)

黃帝曰 病目而不得視者 何氣使然 岐伯曰 衛氣留於陰 不得行
於陽 留於陰則陰氣盛 陰氣盛則陰蹻滿 不得入於陽則陽氣虛 故目
閉也 黃帝曰 人之多臥者 何氣使然 岐伯曰 此人腸胃大而皮膚濇[1]
而分肉不解焉 腸胃大則衛氣留久 皮膚濇則分肉不解 其行遲[2] 夫
衛氣者 晝日常行[3]於陽 夜行於陰 故陽氣盡則臥 陰氣盡則寤 故腸
胃大 則衛氣行留久 皮膚濇 分肉不解 則行遲 留於陰也久 其氣不
精[4] 則欲瞑 故多臥矣 其腸胃小 皮膚滑以緩 分肉解利 衛氣之留
於陽也久 故少臥[5]焉 黃帝曰 其非常經也[6] 卒然多臥者 何氣使然
岐伯曰 邪氣留於上膲 上膲閉而不通 已食[7]若[8]飲湯 衛氣留久於陰
而不行 故卒然多臥焉 黃帝曰 善 治此諸邪[9]奈何 岐伯曰 先其藏

府 誅[10]其小過 後調其氣[11] 盛者寫之 虛者補之 必先明知其形志之 苦樂[12] 定乃取之[13]

1) 濇(색) : 원문에는 습(濕)으로 되어 있으나 갑을경과 태소에 의해 교정했다. 아래도 같다.

2) 腸胃大則~其行遲(장위대즉~기행지) : 이 19자는 하문(下文)과 중복된 연문(衍文)이라 했다.

3) 行(행) : 연문(衍文)이라 했다.

4) 精(정) : 원문에는 청(淸)으로 되어 있으나 태소와 갑을경에 의하여 교정했다.

5) 臥(와) : 원문에는 명(瞑)으로 되어 있으나 갑을경과 태소에 의하여 교정했다.

6) 其非常經也(기비상경야) : 그 정상적인 경(經)에서 야기된 것이 아니라는 뜻. 사기(邪氣)가 변화를 야기시킨 원인을 명확히 하려 한 것이다.

7) 已食(이식) : 너무 많이 먹었다는 뜻.

8) 若(약) : 혹의 뜻이라 했다.

9) 治此諸邪(치차제사) : 선망(善忘)에서 아래로 이 곳까지 여덟 조목에 해당하는 사기를 뜻한다. 곧 이 여덟 가지의 사기를 치료하려면의 뜻.

10) 誅(주) : 베다. 곧 제거하다의 뜻.

11) 後調其氣(후조기기) : 영기와 위기를 조절하는 것이다.

12) 形志之苦樂(형지지고락) : 형체와 의지의 고통와 즐거움. 곧 환자의 징신 상태와 생활 환경을 뜻한다.

13) 定乃取之(정내취지) : 정은 성숙(成熟)의 뜻. 취는 침을 놓거나 처방을 하는 것이다. 곧 환자의 형체와 의지의 고통과 즐거움을 알아야 침을 놓을 것인가 찜질을 할 것인가 도인을 할 것인가를 정하여 감약이나 요약(醪藥)으로써 취할 수 있다는 것이다.

제81편 옹저(癰疽篇第八十一)

옹저(癰疽)는 등창이나 발찌 같은 위험한 종기를 뜻한다.

이 옹저편(癰疽篇)에서는 옹(癰)이나 저(疽)의 원인과 형성에 대하여 개괄적으로 설명하고 그에 따른 각종 명칭이나 그 치료와 예후를 열거하고 있다.

I. 옹(癰)과 저(疽)가 발생하는 원인

황제가 물었다.

"나는 듣건대 장위(腸胃)에서 수곡(收穀)을 받아들이면 상초(上焦)는 기(氣)를 내보내서 분육(分肉)을 따뜻하게 해 주고 골절(骨節)을 영양해 주고 주리(腠理)를 통하게 한다고 합니다.

중초(中焦)는 기를 내보내는 것이 이슬과 같은데 위로 하여 계곡(溪谷)으로 주입하여 손맥(孫脈)으로 침투하여 진액(津液)이 조화로우면 변화되어 붉은 것은 혈(血)이 됩니다. 혈이 화(和)하면 손맥(孫脈)이 먼저 가득하여 넘쳐서 이에 낙맥(絡脈)으로 흘러들고 낙맥이 다 차게 되면 이에 경맥으로 주입하는 것입니다.

음과 양이 이미 혈로 가득 차 신장되면 호흡을 따라서 이에 행해지는데 행하는 데는 경기(經紀)가 있고 일주하는 데는 도리가 있어서 하늘과 함께 합동하여 휴식하거나 중지하는 일이 없습니다.

진맥하여 마음을 기울여 조절하고 허(虛)하게 하는 사법(瀉法)을 따라서 실(實)한 것을 제거하는데, 지나치게 사(瀉)해 주면 정기(正氣)가 부족해지게 되고 신속하게 하면 기(氣)가 줄어들며 유침(留鍼)하면 선후(先後)가 한결같아집니다.

정기(正氣)를 실(實)하게 하는 보법에 따라서 허(虛)를 제거하는데 보(補)함이 너무 지나치면 사기가 유여하게 되지만 혈기가 이미 조화되면 형체와 신(神)이 이에 유지되는 것입니다.

나는 이미 혈기의 평온함과 평온치 못한 것을 알고 있었으나 옹저(癰疽)가 어떻게 발생하는 것인지는 알지 못합니다. 성패(成敗)의 시기와 생사(生死)의 기약에 멀고 가까운 것이 있다면 어떻게 이를 헤아리는지에 대해 들을 수 있겠습니까?"

기백이 말했다.

"경맥(經脈)을 흘러 행하여 멈추지 않으니 하늘과 더불어 도(度 : 법도)를 함께 하고 땅과 더불어 기(紀)가 합합니다.

하늘의 별[星宿]들이 도(度)를 잃으면 해와 달이 일식과 월식이 있게 되고, 땅의 경수(經水)가 기(紀)를 잃으면 물길(水道)이 흘러 넘쳐서 풀과 나무가 자라지 못하고 오곡이 번식하지 못하고 경로(徑路)가 통하지 못하고 백성들이 왕래하지 못하여 거리에 모이고 읍에 거주하게 되어 다른 곳으로 갈라져서 살게 되는 것입니다.

인체의 혈기(血氣)도 오히려 그러합니다. 물으신 내용에 대해 말씀드리겠습니다.

혈맥과 영위(營衛)는 두루 흘러서 멈추지 않고 위로는 성수(星宿 : 별들)와 응하고 아래로는 경수(經數)에 응하는 것입니다.

한사(寒邪)가 경락의 가운데에서 손님 노릇을 하게 되면 혈(血)이 껄끄러워지고 혈이 껄끄러워지면 통하지 않게 되고 혈이 통하지 않게 되면 위기가 되돌아와 반복하는 것을 얻지 못합니다. 그러므로 옹종(癰腫)이 발생합니다.

이에 한기(寒氣)가 변화하여 열(熱)이 되는데 열이 왕성해지면 기육(肌肉)이 부패하고 기육이 부패하면 고름이 되고 고름을 쏟아내지 않으면 근육이 문드러지고 근육이 문드러지면 뼈를 상하게 되고 뼈가 상하게 되면 수(髓)가 소진됩니다. 옹종이 골공(骨空)에 당하지 아니하여 설사하지 못해서 혈이 말라 공허해지면 근골(筋骨)과 기육이 서로 영양하지 못하고 경맥이 패하고 새

어나가 오장(五臟)을 훈증하므로 오장이 손상되어서 죽게 되는
것입니다."

(황제왈 여문하니 장위가 수곡하면 상초가 출기하여 써 분육을 온하고 골절
을 양하며 주리를 통이니라. 중초는 출기가 여로하고 상으로 계곡에 주하여 손
맥에 삼하고 진액이 조화하여 변화하여 적하여 위혈인데 혈화즉 손맥이 먼저 만
일하고 이에 낙맥에 주하여 개영하여 이에 경맥에 주니 음양이 이장하고 인식
하여 내행이니 행에 유경기하고 주에 유도리하여 여천으로 합동하고 휴지를 부
득이니라. 절하여 조하여 종허하여 거실이니 사즉 부족하고 질즉 기감하여 유즉
선후니다. 종실하여 거허하여 보즉 유여하여 혈기가 이조하고 형신이 내지니라.
여는 이미 혈기의 평과 불평을 지하고 옹저의 소종생을 미지한데 성패의 시와
생사의 기에 유원근이라면 하이로 도를 가득문아? 기백왈 경맥이 유행하여 부
지하고 여천으로 동도하고 여지로 합기하니 고로 천수가 실도하고 일월이 박식
하며 지경이 실기하고 수도가 유일하며 초의가 불성하고 오곡이 불식하고 경로
가 불통하고 민이 불왕래하고 항취하고 읍거하여 이처로 별리니라. 혈기도 유연
하니 청에 기고를 언이니라. 대저 혈맥과 영위는 주류하여 불휴하고 상으로 성
수에 응하고 하로 경수에 응하니 한사가 경락의 중에 객즉 혈읍하고 혈읍즉 불
통하고 불통즉 위기가 귀하여 복반을 부득이니 고로 옹종하니라. 한기는 화하여
위열하고 열이 승즉 부육하고 육부즉 위농하고 농을 불사즉 난근하고 근난즉 상
골하고 골상즉 수소하여 골공이 부당하여 설사를 부득하여 혈고하고 공허즉 근
골과 기육이 불상영하여 경맥이 패루하면 오장에 훈하여 장이 상고로 사니라.)

黃帝曰 余聞腸胃受穀 上焦出氣[1] 以溫分肉 而養骨節 通腠理 中
焦出氣如露[2] 上注溪谷[3] 而滲孫脈 津液和調 變化而赤爲血 血和則
孫脈先滿溢 乃注於絡脈 皆盈 乃注於經脈 陰陽已張[4] 因息乃行 行
有經紀[5] 周有道理 與天合同 不得休止 切而調之[6] 從虛去實 寫則
不足[7] 疾則氣減[8] 留則先後 從實去虛 補則有餘[9] 血氣已調 形神[10]
乃持 余已知血氣之平與不平 未知癰疽之所從生 成敗之時 生死之
期 有遠近 何以度之 可得聞乎 岐伯曰 經脈流[11]行不止 與天同度 與
地合紀[12] 故天宿[13]失度 日月薄蝕[14] 地經失紀[15] 水道流溢 草萓[16]不

成 五穀不殖 徑路不通 民不往來 巷聚邑居 則別離異處 血氣猶然
請言其故 夫血脈營衛 周流不休 上應星宿 下應經數[17] 寒邪客於經
絡之中 則血泣[18] 血泣則不通 不通則衛氣歸之 不得復反 故癰腫 寒
氣化爲熱 熱勝則腐肉 肉腐則爲膿 膿不寫則爛筋 筋爛則傷骨 骨傷
則髓消 不當骨空[19] 不得泄寫 血枯空虛 則筋骨肌肉不相榮 經脈敗
漏 薰[20]於五藏 藏傷故死矣

1) 上焦出氣(상초출기) : 위기(衛氣)는 상초에서 나와서 몸 밖으로 퍼지는 것
   을 뜻한다.

2) 中焦出氣如露(중초출기여로) : 영기(營氣)가 중초에서 나와 그 분비된 진
   액(津液)이 온몸을 영양해 주는 것이 마치 비와 이슬이 풀과 나무에 내려서
   자라게 하는 것과 같은 것을 뜻함.

3) 溪谷(계곡) : 분육(分肉) 사이의 작은 회합처를 계(溪)라 하고 큰 회합처를
   곡(谷)이라 한다. 곧 영기와 위기와 기와 혈과 진과 액이 통행하고 교회하는
   곳이다.

4) 陰陽已張(음양이장) : 음과 양의 경맥과 영위기혈이 이미 충만한 것을 뜻한
   다. 태소에는 음은 영기이고 양은 위기라고 했다.

5) 經紀(경기) : 일정한 도수(度數)의 뜻이다.

6) 切而調之(절이조지) : 절은 진맥할 때 마음을 기울이는 것. 조는 조절하다.

7) 從虛去實寫則不足(종허거실사즉부족) : 사기를 허하게 하는 사법을 따라서
   실(實)한 것을 제하되 지나치게 사하면 정기가 손상되어 부족하다의 뜻.

8) 疾則氣減(질즉기감) : 신속히 하면 사기(邪氣)가 감소된다는 뜻.

9) 從實去虛補則有餘(종실거허보즉유여) : 정기를 실하게 하는 법을 따라서 허
   를 제거하는데 보해 주는 것이 태과(太過)하면 사기가 유여(有餘)하게 된다
   는 뜻.

10) 神(신) : 원문에는 기(氣)로 되어 있으나 태소에 의거하여 교정하다.

11) 流(유) : 원문에는 유(留)로 되어 있으나 갑을경에 의거하여 교정했다.

12) 紀(기) : 도(道)이다.

13) 天宿(천수) : 하늘의 28수(二十八宿)를 말한다.

14) 薄蝕(박식) : 일식과 월식을 뜻한다.

15) 地經失紀(지경실기) : 땅의 경수(經水)가 기(紀)를 잃다. 곧 물이 물길을

잃다는 뜻.

16) 草茝(초의) : 의는 조(蓲)이며 풀이 죽다의 뜻. 곧 풀이 말라 죽다의 뜻이다.

17) 經數(경수) : 지경(地經)의 뜻이며 땅의 날줄이라는 뜻.

18) 泣(읍) : 눈물은 텁텁하므로 껄끄러운 뜻이 있다. 엉기기 직전의 상황을 뜻
한다.

19) 不當骨空(부당골공) : 골절에 교회하는 틈에 해당하지 않다의 뜻.

20) 薰(훈) : 훈증하다. 달아오르다의 뜻.

2. 옹저(癰疽)의 증상과 명칭, 그 하나

황제가 말했다.

"원컨대 옹저(癰疽)의 형태와 금기일(禁忌日)과 명칭 등을 모
두 듣고자 합니다."

기백이 말했다.

"옹(癰)이 목구멍 안에서 발생한 것을 이름하여 맹저(猛疽)라
고 합니다. 맹저는 치료하지 않으면 변화하여 고름이 생기고 고
름을 쏟아 주지 않으면 목구멍이 막혀 반나절 만에 죽게 됩니다.
그 변화하여 고름이 된 것을 쏟아 준 후에는 돼지기름을 머금고
찬 음식을 먹지 않으면 3일 만에 낫게 됩니다.

목 부분에 발생한 것을 이름하여 요저(夭疽)라고 합니다. 그 옹
(癰)은 크면서 적흑(赤黑)색을 띠는데 급히 치료하지 않으면 열
기가 아래로 연액(淵腋)에 들어가 앞으로 임맥(任脈)을 손상시
키고 속으로 간(肝)과 폐(肺)를 훈증합니다. 간과 폐가 훈증되면
10여 일 만에 죽게 됩니다.

양기(陽氣)가 크게 발생하여 뇌를 녹이고 목덜미에 머물면 이
름하여 뇌삭(腦爍)이라고 합니다. 그 색이 즐겁지 않고 목덜미가
아픈데, 침놓는 것처럼 아프며 번심(煩心)하는 자는 죽게 되고
치료할 수가 없습니다.

어깨와 위팔에서 발생한 것을 이름하여 자옹(疵癰)이라고 하
는데 그 형상이 붉고 검으며 급히 치료해야 합니다. 자옹이 발생

하면 사람이 땀을 흘리는데 땀나는 것이 발에까지 이르지만 오장에는 해를 끼치지 않습니다. 옹이 발생한 지 4～5일이면 곧바로 뜸을 떠야 합니다.

겨드랑이 아래에서 발생하여 붉고 단단한 것을 이름하여 미저(米疽)라고 합니다. 치료할 때에는 폄석(砭石)으로 합니다. 가늘고 긴 것으로 듬성듬성 찌르고 돼지기름을 바르면 6일이면 낫는데 싸매지 않아야 합니다. 그 옹이 단단하고 짓무르지 않은 것은 마도협영(馬刀挾纓)이므로 급히 치료해야 합니다.

가슴에서 발생한 것을 이름하여 정저(井疽)라고 하는데 그 형상이 대두(大豆)와 같고 3～4일이면 일어나게 되지만, 일찍 치료하지 않으면 아래로 뱃속으로 들어가 치료할 수가 없어서 7일이면 죽게 되는 것입니다.

응부(膺部)에서 발생한 것을 이름하여 감저(甘疽)라고 합니다. 그 색이 푸르고 그 모양이 곡식알이나 하눌타리(괄루)와 같으며 항상 오한과 신열에 괴로워하므로 급히 치료하여 그 한열을 제거해야 합니다. 치료하지 않으면 10세에 죽게 되고 죽은 뒤에는 고름이 쏟아지는 것입니다.

옆구리에서 발생한 것을 이름하여 패자(敗疵)라고 합니다. 패자는 여자의 질병이며 오래되면 그 병이 큰 옹농(癰膿)이 되고 그 속에 다시 새살이 돋는데 크기가 붉은 팥알만합니다. 치료할 때에는 세뿔마름과 연교풀의 뿌리 각 1되를 썰어서 물 1말 6되를 붓고 달입니다. 3되가 되도록 달여서 억지로라도 마시게 하고 두꺼운 옷을 입히고 부뚜막 위에 앉아서 땀을 흘리게 하는데 땀이 나서 발끝까지 이르도록 하면 낫게 됩니다."

(황제왈 원컨대 옹저의 형과 기일과 명을 진문이니라. 기백왈 옹이 익중에 발을 명왈 맹저니 맹저는 불치면 화하여 위농하고 농을 불사면 색인하여 반일에 사니 그 화하여 위농자는 사즉 시고를 함하여 무랭식이면 삼일에 이니라. 경에 발을 명왈 요저니 그 옹이 대하여 써 적흑인데 불급치즉 열기가 하하여 연액으로 입하여 전에 임맥을 상하고 내에 간폐를 훈하니 간폐를 훈하면 십여일에 사

니라. 양기가 대발하여 소뇌하고 유항함을 명왈 뇌삭이니 그 색이 불락하고 항통함이 자이침과 여하여 번심자는 사하고 불가치니라. 견과 노에 발함을 명왈 자옹이니 그 상이 적흑하고 급치니 차는 영인으로 한출하여 지족이나 오장을 불해하고 옹이 발한 사오일에 영설이니라. 액하에 발하여 적견자를 명왈 미저니 치함을 이폄석하되 세하고 장하여 소폄이니 시고로써 도하면 육일에 이니 물과니 그 옹견하고 불궤자는 마도협영이 되니 급치니라. 흉에 발함을 명왈 정저니 그 상이 대두와 여하고 삼사일에 기한데 불조치면 하로 입복하고 불치면 칠일에 사니라. 응에 발을 명왈 감저니 색이 청하고 그 상이 곡실과 괄루와 여하되 항상 한열에 고하니 급치하여 그 한열을 거하고 불치면 십세 사니 사후에 출농이니라. 협에 발을 명왈 패자니 패자자는 여자의 병이나 구하면 그 병이 대옹농하고 그 중에 유생육하되 대가 적소두와 여하니 치에는 능교와 초근을 좌하여 각 일승과 수의 일두육승으로써 자하여 갈하여 삼승을 취하여 강음하고 후의하여 부상에 좌하여 한이 출하여 지족하면 이니라.)

黃帝曰 願盡聞癰疽之形與忌日名[1] 岐伯曰 癰發於嗌中[2] 名曰猛疽[3] 猛疽不治 化爲膿 膿不寫 塞咽 半日死 其化爲膿者 寫則含豕膏無冷食[4] 三日而已 發於頸 名曰夭疽[5] 其癰大以赤黑 不急治 則熱氣下入淵腋[6] 前傷任脈 內薰肝肺 薰肝肺 十餘日而死矣 陽氣大發[7] 消腦留項 名曰腦爍[8] 其色不樂[9] 項痛而如刺以鍼 煩心[10]者 死不可治 發於肩及臑 名曰疵癰[11] 其狀赤黑 急治之 此令人汗出至足 不害五藏 癰發四五日 逞焫之[12] 發於腋下赤堅者 名曰米疽[13] 治之以砭石 欲細而長 疏砭之 塗以豕膏 六日已 勿裹之 其癰堅而不潰者 爲馬刀挾纓[14] 急治之 發於胸 名曰井疽[15] 其狀如大豆 三四日起 不早治 下入腹不治 七日死矣 發於膺 名曰甘疽[16] 色靑 其狀如穀實菰蓏[17] 常苦寒熱 急治之 去其寒熱 不治[18] 十歲死 死後出膿[19] 發於脇 名曰敗疵[20] 敗疵者 女子之病也 灸[21]之 其病大癰膿 其中乃有生肉 大如赤小豆 治之[22] 剉䔖藘[23]草根 各一升[24] 以水一斗六升煮之竭爲取三升 則强飮厚衣 坐於釜上 令汗出至足已

1) 形與忌日名(형여기일명) : 일(日)은 원문에 왈(曰)인데 태소에 의하여 교정했다. 이는 옹저에 대한 형태와 생사(生死)의 기일(忌日)과 명칭 등을 물

은 것이다. 기일은 사망하는 날을 뜻한다.

2) 嗌中(익중) : 결후(結喉)의 부위이다.

3) 猛疽(맹저) : 결후에 발생한 옹(癰)이다. 기세가 사나워서 맹저라 한다.

4) 寫則含豕膏無冷食(사즉함시고무랭식) : 이미 쏟아냈으면 돼지기름을 머금고 찬 음식을 먹지 않는다. 무(無)자는 원문에 없었으나 갑을경과 태소를 참고하여 보충하였고 함(含)자는 본래 합(合)이었으나 태소에 의거하여 교정했다. 시고는 돼지기름이다.

5) 夭疽(요저) : 요는 본래 천(天)으로 되어 있었으나 갑을경과 태소에 의거하여 교정하다. 요저는 양쪽 귀 뒤쪽의 좌우 목줄기 위에 생기는 것이다. 요저예독(夭疽銳毒)은 귀 뒤쪽 3치 3푼 되는 치명적인 곳에 생긴다. 왼쪽 것은 요저로 간목(肝木)에 속하고 오른쪽 것은 예독(銳毒)으로 폐금(肺金)에 속한다고 했다. 이 증상은 치료하기가 힘들고 쉽게 죽으므로 이름한 것이라 했다.

6) 淵腋(연액) : 족소양담경(足少陽膽經)의 혈위이다. 겨드랑이 아래 3치 되는 곳에 있다.

7) 陽氣大發(양기대발) : 양기가 크게 발하다. 곧 사열(邪熱)이 심한 것이다. 기(氣)는 원문에는 유(留)였으나 갑을경과 태소에 따라 교정했다.

8) 腦爍(뇌삭) : 뇌를 삭이다. 곧 열화(熱火)가 쇠를 녹이듯 뇌를 삭이다. 이는 태양경맥에서 발생하여 항부(項部)에서 옹이 생기는데 열독이 극히 성하여 뇌수를 가장 잘 졸이므로 명명한 것이다.

9) 其色不樂(기색불락) : 그 빛이 즐겁지 않다. 곧 보기가 흉하다는 뜻이며 이는 심(心)을 상한 것이다.

10) 煩心(번심) : 마음에 번열증이 나다. 사기가 장을 침범한 것이다.

11) 疵癰(자옹) : 자옹은 부천(浮淺)하여 흉터와 같고 피모에 있어 오장을 해치지 못한다.

12) 逞焫之(영설지) : 상쾌하게 불사르다. 곧 뜨겁게 뜸질하다의 뜻.

13) 米疽(미저) : 액저(腋疽)라고도 한다. 미는 작다의 뜻이 있다. 액저는 일명 미저라고 하고 구저(疚疽)라고도 한다. 겨드랑이 한가운데에 발생하는데 초기에는 그 형상이 씨앗처럼 생긴다. 간과 비장의 두 경(經)이 근심과 사려, 노여움으로 인해 기혈이 옹체하여 형성된다고 했다.

14) 馬刀挾纓(마도협영) : 마도는 환부 부위의 이름이며 협영(挾纓)과 서로 가

깝다고 했다. 이 부위는 경부(頸部) 양측의 군육(䐃肉)이 귀의 아래에 있어
서 약간 뒤쪽에 가깝고 견정(肩井)의 위에 해당하는데 이 곳의 굽어진 모습
이 마도(馬刀)와 닮았기 때문이다. 경부 양측의 군육을 이름하여 마도라고
하는 것은 손바닥 쪽의 백육(白肉)을 어(魚)라고 하는 것과 같은 뜻이다.

15) 井疽(정저) : 저(疽)가 심와(心窩)에 발생하여 깊고 험악한 것을 형용한 것
이다. 심와에 저가 생기면 초기에는 황두(黃豆)같고 기육(肌肉)의 색이 변
하지 않는데 이를 정저라고 하고 또는 천심랭루(穿心冷瘻)라고도 한다. 일
설에 정저는 심루저(心漏疽)라고도 하고 천심독(穿心毒)이라고도 하는데
가장 치료하기가 어렵다고 했다.

16) 甘疽(감저) : 유방 위로 기육이 높이 솟은 곳에서 발생하는데 폐경의 중부
혈(中府穴) 아래에 속한다. 좌우를 막론하고 모두 근심 걱정으로 기가 울결
하여 생긴다.

17) 穀實苽瓤(곡실괄루) : 저실(楮實 : 닥나무 열매)을 곡실이라 하는데 저실
은 크기는 탄환(彈丸)만하고 청록색을 띠며 6~7월경에 이르러 짙은 홍색으
로 변하여 익는다. 괄루는 옛날의 괄루(栝樓)이며 지금의 과루(瓜蔞)라고 했
다.

18) 不治(불치) : 원문에는 없으나 갑을경이나 기타 저본에 의하여 보충했다.

19) 死後出膿(사후출농) : 죽은 뒤에 고름이 나오다. 곧 장차 죽으려고 할 때 고
름이 나오고 죽는 것을 뜻한다고 했다.

20) 敗疵(패자) : 협옹(脇癰)이라 한다. 부인은 우울해 하고 성을 잘 내기 때문
에 이 창(瘡)에 걸린다고 했다.

21) 灸(구) : 구(久)가 마땅하다.

22) 治之(치지) : 원문에는 기병대옹농(其病大癰膿)의 아래에 있었으나 이 곳
에 있는 것이 타당하여 옮겼다.

23) 剉陵翹(좌릉교) : 좌는 썰다의 뜻. 능은 능각(菱角)이며 그 뿌리는 열을 나
게 하고 땀이 나게 하는 작용을 한다. 교는 연교(連翹)이고 그 뿌리는 피를
맑게 하고 해독의 작용이 있다.

24) 一升(일승) : 옛날의 도량은 지금과 다르다. 1되는 지금의 3홉 정도이다. 1
말 6되도 이에 준한다.

3. 옹저(癰疽)의 증상과 명칭, 그 둘

넓적다리와 정강이에서 발생한 것을 이름하여 고경저(股脛疽)라고 합니다. 그 모습이 심하게 변화되지 않지만 옹농(癰膿)이 뼈에 붙으므로 급하게 치료하지 않으면 30일 만에 죽게 되는 것입니다.

꽁무니에서 발생한 것을 이름하여 예저(銳疽)라고 합니다. 그 모양이 붉고 단단하며 커서 급히 치료해야 하는데 치료하지 않으면 30일 만에 죽게 됩니다.

넓적다리 안쪽에서 발생한 것을 이름하여 적시(赤施)라고 합니다. 급히 치료하지 않으면 60일 만에 죽게 되며, 양쪽 넓적다리 안쪽에 있으면 치료할 수가 없고 10일 만에 죽음을 맞이합니다.

무릎에서 발생한 것을 이름하여 자저(疵疽)라고 합니다. 그 모양은 거대한 옹이며 색이 변화하지 않고 오한과 신열이 나고 단단한 돌과 같은데 폄석(砭石)을 사용해서는 안 되며 폄석을 사용한 자는 죽게 됩니다. 그 유연해질 때까지 기다려서 이에 폄석을 사용한 자는 살아나게 됩니다.

여러 옹저가 관절에서 발생하여 서로 응하는 것은 가히 치료할 수가 없습니다. 양경이 지나는 곳에서 발생한 자는 100일 만에 죽게 되고 음경(陰經)이 지나는 곳에서 발생한 자는 30일 만에 죽게 되는 것입니다.

정강이에서 발생한 것을 이름하여 토교(兎嚙)라고 합니다. 그 모양이 붉고 뼈에까지 이르는데 급히 치료해야 하며 치료하지 않으면 사람을 해치게 되는 것입니다.

안쪽 복사뼈에서 발생한 것을 이름하여 주완(走緩)이라고 합니다. 그 모양은 옹(癰)이고 색이 변화하지 않는데 자주 폄석으로 그 수혈을 찔러서 그 한열을 중지시키면 죽지 않게 됩니다.

발등과 발바닥에서 발생한 것을 이름하여 사음(四淫)이라고 합니다. 그 모양은 큰 옹으로 급히 치료하지 않으면 100일 만에 죽게 됩니다.

발 옆에서 발생한 것을 이름하여 여옹(厲癰)이라고 합니다. 그 모양은 크지 않아 처음에는 새끼손가락 만하게 발생하는데 급히 치료하여 그 검은 것을 제거해야 하며 검은색을 제거하지 못하면 더욱 가중되어서 치료할 수가 없고 100일 만에 죽게 되는 것입니다.

발가락에서 발생한 것을 이름하여 탈옹(脫癰)이라고 합니다. 그 모양이 붉고 검은데 죽게 되고 치료할 수가 없습니다. 붉고 검은 색을 띠지 않으면 죽지 않습니다. 이를 치료하여도 수그러들지 않으면 급히 발가락을 절단해야 하는데 그렇지 않으면 죽게 되는 것입니다.

(고경에 발을 명왈 고경저니 그 상이 불심변이나 옹농이 박골이니 불급치면 삼십일에 사니라. 고에 발을 명왈 예저니 그 상은 적하고 견대하여 급니니 불치면 삼십일에 사니라. 음고에 발을 명왈 적시니 불급치면 육십일에 사니 양고의 내에 재에 불치면 십일에 당사니라. 슬에 발을 명왈 자옹이니 그 상이 대옹으로 색이 불변하고 한열하고 견석과 여한데 물석이니 석한 자는 사니 그 유를 수하여 이에 석한 자는 생이니라. 제옹저의 절에 발하여 상응자는 불가치니 양에 발한 자는 백일에 사하고 음에 발한 자는 삼십일에 사니라. 경에 발을 명왈 토교니 그 상이 적하고 지골이니 급니니 불치면 해인이니라. 내과에 발을 명왈 주완이니 그 상이 옹이니 색이 불변이면 그 수를 삭석하여 그 한열을 지하면 불사니라. 족의 상하에 발을 명왈 사음이니 그 상이 대옹이니 불급치면 백일에 사니라. 족방에 발을 명왈 여옹이니 그 상이 부대하고 초에 소지에 발과 여하여 급치하여 그 흑자를 거하고 불소하면 첩익하여 불치하여 백일에 사니라. 족지에 발을 명하여 탈옹이니 그 상이 적흑하여 사하고 불치니 부적흑이면 불사니 불쇠면 급참이니 부즉 사니라.)

發於股脛[1] 名曰股脛疽 其狀不甚變[2] 而癰膿搏骨[3] 不急治 三十日死矣 發於尻[4] 名曰銳疽[5] 其狀赤堅大 急治之 不治 三十日死矣 發於股陰 名曰赤施[6] 不急治 六十日死 在兩股之內 不治 十日而當死 發於膝 名曰疵癰[7] 其狀大癰 色不變[8] 寒熱如堅石 勿石 石之者

死 須其柔 乃石之者生 諸癰疽之發於節而相應者 不可治也 發於陽
者⁹⁾ 百日死 發於陰者 三十日死 發於脛 名曰兎嚙¹⁰⁾ 其狀赤至骨 急
治之 不治 害人也 發於內踝 名曰走緩¹¹⁾ 其狀癰也 色不變 數石其
輸¹²⁾ 而止其寒熱 不死 發於足上下 名曰四淫¹³⁾ 其狀大癰 不¹⁴⁾急治
之 百日死 發於足傍 名曰厲癰¹⁵⁾ 其狀不大 初如小指發 急治之 去
其黑者 不消輒益¹⁶⁾ 不治 百日死 發於足指 名脫癰¹⁷⁾ 其狀赤黑 死不
治 不赤黑 不死 不衰¹⁸⁾ 急斬之 不則死矣

1) 股脛(고경) : 넓적다리와 정강이는 곧 넓적다리라고 했다. 또 고양(股陽)이
라 했다.

2) 不甚變(불심변) : 외형이 뚜렷하지 않은 상태로 그냥 있는 것.

3) 搏骨(박골) : 뼈까지 침투하다. 첩골옹(貼骨癰)이라 했다. 또는 부골저(附骨
疽)이다.

4) 尻(고) : 꽁무니의 저골(骶骨)이라 했다. 이 곳의 혈명은 장강(長强)이며 독
맥(督脈)의 낙혈(絡穴)이다. 일설에 음극(陰郄)이라고도 한다.

5) 銳疽(예저) : 예는 첨예(尖銳)하다의 뜻이다.

6) 赤施(적시) : 화독(火毒)이 음부(陰部)에 퍼진 것을 뜻한다. 곧 적화(赤火)
가 퍼지고 발(發)함을 말한다고 했다.

7) 疵癰(자옹) : 자저(疵疽)가 맞다고 했다. 무릎에서 생기고 부어 오르는 것이
커서 옹과 같고 그 색이 변하지 않고 한열이 왔다갔다 하는데 기혈이 허한 데
속한다. 부드럽고 연한 것은 순증(順證)이고 돌처럼 단단한 것은 역증(逆證)
이다. 양쪽 무릎에 모두 생겨서 패증(敗證)에 속하니 치료가 불가하다고 했다.

8) 色不變(색불변) : 색이 피부색과 같고 붉게 변하지 않는다는 뜻이다.

9) 發於陽者(발어양자) : 삼양경(三陽經)이 지나는 부위에서 발생한 것이라는
뜻. 아래 '발어음자(發於陰者)'는 삼음경이 지나는 부위에서 발생한 것을 뜻
한다.

10) 兎嚙(토교) : 교는 깨물다의 뜻이 있다. 토교는 족근저(足跟疽)이다. 그 색
이 붉고 약간 부어 올라 마치 토끼가 물어서 상처가 있는 것과 같으므로 이름
한 것이다.

11) 走緩(주완) : 내과저(內踝疽)라 한다. 이는 사기가 족소음맥에 침범하여 부
어 오른 것이다. 곧 사기가 맥에 머물러 행하지 못하므로 이름하였다.

12) 數石其輸(삭석기수) : 자주 그 수혈(腧穴)을 펌석으로 찌른다는 뜻.

13) 四淫(사음) : 사는 양쪽 발의 발등과 발바닥이고 음은 독이 성하여 만연되어서 해가 되는 것을 뜻한다.

14) 不(불) : 원문에는 없었으나 갑을경과 태소에 의거하여 보충하였다.

15) 厲癰(여옹) : 한사(寒邪)가 족양명맥에 침입했을 때 발생하는 옹이라 했다. 곧 족양명맥은 둘째발가락의 여태(厲兌)혈에서 시작하므로 족부 측면에서 발생한 것을 이름한 것이다.

16) 不消輒益(불소첩익) : 제거시키지 않으면 더욱 커지다. 곧 제거되지 않으면 날마다 커진다는 뜻.

17) 脫癰(탈옹) : 탈저(脫疽)라고 한다. 이는 밖이 썩고 안이 망가진 것이다. 이의 증상은 처음에는 좁쌀알과 같고 한 점의 노란 물집이라고 했다. 그 피부가 마치 익은 대추처럼 흑색이 점점 만연되어 서로 전달하여 다섯 발가락을 두루 전하고 위로 발등까지 이르며 마치 끓는 물을 뿌리듯이 또는 불로 태우는 듯이 통증이 있다고 하며 그 형태는 뼈가 마르고 근육이 느슨하고 그 더럽고 괴이한 냄새로 처방을 내기가 어렵고 신선의 처방이라도 살기가 어렵다고 했다.

18) 衰(쇠) : 병이 쇠약해지는 것이다. 곧 병이 나아가는 것.

4. 각가지 옹저(癰疽)를 분별하는 법

황제가 말했다.

"부자(夫子 : 선생)께서 옹저(癰疽)를 말씀하셨는데 그것을 어떻게 분별하는 것입니까?"

기백이 말했다.

"위기(衛氣)가 경맥(經脈)의 속에 계류(稽留)하게 되면 혈(血)이 엉겨서 행하지 않게 되고 혈이 행하지 않으면 위기(衛氣)가 이를 따라서 통하지 못하여 막혀서 행동하지 못하게 되므로 열(熱)이 나는 것입니다.

대열(大熱)이 그치지 않으면 열이 왕성해지고 이에 살이 썩게 되며 살이 썩게 되면 고름이 됩니다. 그러나 골수(骨髓)에까지는 함몰되지 않는데 골수가 메마르지 않고 오장이 손상되지 않으므로 명명하여 옹(癰)이라고 하는 것입니다."

　"무엇을 저(疽)라고 하는 것입니까?"

　"열기(熱氣)가 크게 성하여 기육(肌肉)이 함몰하면 근(筋)과 수(髓)가 마르고 안으로 오장(五臟)에 연결되어 혈기가 다하게 되고 그 옹(癰)의 아래에 해당하는 근(筋)과 골(骨)과 양육(良肉)이 다 남아 있는 것이 없으므로 명명하여 이르기를 저(疽)라고 하는 것입니다.

　저(疽)라는 것은 그 위의 피부가 요상하면서 단단하여 모양이 마치 소의 목덜미 가죽과 같은 것입니다.

　옹(癰)이란 그 피부 위가 얇고 또 윤택합니다.

　이러한 것들이 그 증상입니다."

　(황제왈 부자께서 옹저를 언한데 하이로 별고? 기백왈 영기가 경맥의 중에 계류하면 곧 혈읍하여 불행하고 불행즉 위기가 종하여 불통하고 옹알하여 부득행이니 고로 열이니라. 대열하여 부지하고 열승즉 육부하고 육부즉 위농이니 연이나 불능함하니 골수가 불위초고하고 오장이 불위상 고로 명왈 옹이니라. 황제왈 하위를 저오? 기백왈 열기가 순성하여 기부가 하함하면 근수가 고하고 내로 오장을 연하고 기혈이 갈하여 그 옹하에 당하여 근골과 양육이 다 무여하니 고로 명왈 저니 저자는 상의 피가 요하고 써 견하여 상이 우령의 피와 여하니 옹자는 그 피상이 박하고 써 택하니 차는 기후니라.)

　黃帝曰 夫子言癰疽 何以別之 岐伯曰 營氣[1] 稽留於經脈之中 則血泣而不行 不行則衛氣從之而不通 壅遏而不得行 故熱 大熱不止 熱勝則肉腐 肉腐則爲膿 然不能陷[2] 骨髓不爲燋枯 五藏不爲傷 故命曰癰 黃帝曰 何謂疽 岐伯曰 熱氣淳盛[3] 下陷肌膚 筋髓枯 內連五藏 血氣竭 當其癰下 筋骨良肉皆無餘 故命曰疽 疽者[4] 上之皮夭[5] 以堅 上如牛領[6]之皮 癰者[7] 其皮上薄以澤 此其候也

1) 氣(기) : 원문에는 위(衛)자였으나 갑을경에 의거하고 아래 문장 '위기종지이불통(衛氣從之而不通)'에 의거하여 교정했다.

2) 然不能陷(연불능함) : 태소(太素)와 갑을경에 의거하면 이 뒤에 어골수(於

骨髓)의 글자가 보충되어야 한다고 했다.

3) 淳盛(순성) : 크게 성하다. 순은 대(大)의 뜻이라 했다.

4) 疽者(저자) : 저(沮)의 뜻이 있고 모든 기혈이 계류(稽留)하여 영위가 통하지 않는 증상이다. 깊고 사나운 것이며 오장(五臟)이 손상당한 것이며 크게 걱정하고 두려워해야 하는 것이다.

5) 夭(요) : 요상하다. 안색이 어둡고 광택이 없는 것이다.

6) 牛領(우령) : 소의 목덜미를 뜻한다. 영은 경(頸)의 뜻이다.

7) 癰者(옹자) : 저(疽)와 같이 또한 기혈이 계류하여 영위가 통하지 않는 증상이다. 크고 얕은 것이며 육부(六腑)가 손상당한 것으로 큰 우환(憂患)이 없을 수 있다. 옹(癰)과 같다.

원문 자구 색인(原文字句索引)

其氣來柔弱 / 下324
其氣留於兩肘 / 下268
其氣未定 / 上334
其氣不精則欲瞑 / 下396
其氣濇以收 / 下190
其氣上走中焦 / 下190
其氣上行 / 下379
其氣濇以遲 / 上481
其氣弱小 / 下192
其氣與鍼相逢奈何 / 下240
其氣逆與其數刺病益
　甚者 / 下240
其氣外發 / 下325
其氣外通於肉 / 下193
其肌肉枯 / 上332
其肌肉滑 / 上332
其氣易往也 / 下238
其氣易敗也 / 下276
其氣因於絡 / 上488
其氣在下故好走 / 下135
其氣積於胸中者上取之 / 下158
其氣走於上焦 / 下192
其氣主爲身濕 / 下353
其氣主爲弱 / 下353
其氣主爲燥 / 下353
其氣主爲寒也 / 下353
其氣主體重 / 下353
其氣之來疾 / 上276
其氣之盛衰 / 下135
其氣之津液 / 上89
其氣出遲 / 下247
其氣沈而氣往難 / 下240
其氣慓悍 / 下116
其氣悍以淸 / 上336
其氣滑利 / 下261
其氣滑利上二寸 / 下261
其內摶於五藏 / 下379
其來不可逢 / 上25
其來不可逢者 / 上74
氣乃隨其後 / 下240
其內者著於脊 / 上290
其耐火燔者 / 下129
其年之長少等也 / 下112

其端正敦厚者 / 上481
其膽乃橫 / 上433
其膽滿以傍 / 下114
其大氣之摶而不行者 / 下143
其大數常出三入一 / 下143
氣道濇五藏之氣相摶 / 上332
其道遠其氣深 / 下379
其道在一 / 上463
氣道通營衛之行 / 上332
氣獨行五藏 / 上326
其動也若一 / 下186
其動也陽明在上 / 上189
其得汗而脈靜者生 / 上379
其留皆無過一呼 / 上276
其流而不行者爲液 / 上469
其流溢之氣 / 上326
氣滿於皮膚中 / 上463
氣滿胸中悗息 / 上451
氣滿胸中喘息 / 上384
其末上出於頸腋之間 / 下250
其脈皆實 / 上189
其脈空虛 / 上438
其脈口浮滑者 / 下96
其脈大堅以濇者脹也 / 上460
其脈大時絶 / 下172
其脈大血多 / 上276
其脈亂氣散 / 上197
其脈小勁 / 下172
其脈陰陽之道 / 下187
其脈滑大以代而長者 / 下100
其脈滑而盛者病日進 / 下266
其名乃彰 / 下294
其明日日下一節 / 下379
其毋所遇邪氣 / 下156
氣無所行 / 上182
其味辛腎爲牝藏 / 下42
其味有五 / 上469
其發無常處 / 下327
岐伯稽首再拜曰 / 上260, 下284
岐伯答曰 / 上24
岐伯答曰十二經脈 / 上89
其白眼靑黑眼小 / 下172
岐伯曰五藏五腧 / 上38

岐伯避席再拜曰 / 上413
其別氣走於耳而爲聽 / 上89
其別者結於踹外 / 上282
其別者經脛上睪結於莖 / 上256
其別者幷經上走於心包 / 上256
其別者邪入踝 / 下186
其別者上循臂 / 上255
其別者上走肘 / 上255
其別者循脛骨外廉 / 上256
其別者入絡腸胃 / 上256
其別者入耳 / 上255
其病各有形狀 / 上460
其病各異 / 下55
其病氣逆則睾腫卒疝 / 上256
其病氣逆則煩悶 / 上256
其病氣逆則喉痺瘁瘖 / 上256
其病乃可別也 / 上92
其病內急 / 上302
其病所過者卽支轉筋 / 上296
其病所過者支轉筋 / 上300
其病當所過者支轉筋
　筋痛 / 上302
其病當所過者支轉筋痛 / 上299
其病當所過者支痛及
　轉筋 / 上298
其病不甚其色散 / 下107
其病散而氣痛 / 下107
氣幷相逆 / 上415
氣幷相還則爲濡目 / 上326
其病生於陽者 / 下100
其病小指支 / 上282, 上295
其病小指次指支轉筋 / 上285
其病實則手銳掌熱 / 上255
其病也徐以遲 / 下382
其病亦去矣 / 下266
其病易已 / 下96
其病益甚在外 / 下96
其病人也卒暴 / 下382
其病日進在外 / 下96
其病在骨 / 上189
其病在筋 / 上189
其病轉筋者 / 上293
其病足大指支 / 上290, 上293

其病足中指支脛轉筋 / 上288
其病足下轉筋 / 上292
其病從內走外 / 下100
其病從外走內 / 下100
其病必起 / 下61
其病形何如 / 上89
起步內中無見風 / 上148
其腹大脹 / 下172
其本末尙熱者病尙在 / 下266
其鋒微員 / 上34, 下361
其鋒微員長四寸 / 下365
其不可不參乎 / 下167
其不可蔽 / 下51
其浮氣之不循經者爲
　衛氣 / 下121
其不耐鍼石之痛者 / 下129
氣不能滿其胸 / 下114
氣不能復故爲彈 / 上417
其不能終壽而死者何如 / 下136
氣不得營 / 下151
氣不得通 / 下152
其不等者 / 下273
其不辨者 / 下95
其不循衛氣之道而出
　何也 / 上334
其不新飮也 / 上488
其浮於脈中 / 下250
氣不榮則目合也 / 上326
其浮而外者 / 下221
奇分不盡故也 / 下334
奇分在下 / 上309
其不當數者爲絡也 / 上326
其不得外侵而行之乃
　自費 / 下317
氣不得出也 / 上29
氣不泄寫 / 上150
氣不足於上者 / 下214
氣不足而生病也 / 上124
氣不足則善恐 / 上229
氣不足則身以前皆寒栗 / 上214
其臂懦懦然 / 下59
其非夫子 / 上484, 下223
其非常經也 / 下396

其肥瘦大小奈何 / 下163
其肥而澤者 / 下213
其非必動 / 上484
其死可解剖而視之 / 上270
其邪氣淺者 / 下327
奇邪離經 / 上121
其師無名 / 下294
其死也無氣以煦故靜 / 上82
其死也色靑白乃死矣 / 上198
其死也陰氣有餘故躁 / 上82
其死也靜 / 上38
其死也躁 / 上38
其死有期乎 / 下100
奇邪淫溢 / 上53
氣寫太甚 / 上150
其死暴疾也 / 下383
其散者別於目銳眥 / 下331
其散者從耳下下手陽明 / 下331
其狀罷罷然黑色 / 下278
其狀大癰 / 下408, 下409
其狀立則好仰 / 下278
其狀不甚變 / 下408
其狀不大 / 下409
其常色殆者如何 / 上476
其狀如大豆 / 下404
氣上逆則六輸不通 / 下234
其狀癰也 / 下409
其狀委委然 / 下278
氣上而不下 / 上88
其傷人也 / 下353
其上者走於息道 / 下322
其上者出於頏顙滲諸陽 / 上484
氣傷藏乃病藏 / 上140
其狀赤堅大急治之 / 下408
其狀赤至骨急治之 / 下409
其狀赤黑急治之 / 下404
其狀赤黑死不治 / 下409
其狀淸然竊然 / 下278
氣上衝胸 / 上342
其上下之經盛而不行
　則終矣 / 上198
其狀軒軒儲儲 / 下278
其常見者 / 上248

其色白其音商 / 下42
其色不樂 / 下404
其色部乘襲者 / 下95
其色上銳 / 下108
其色上行者病益甚 / 下99
其色有邪 / 下107
其色赤其時夏 / 下42
其色赤大如楡莢 / 下108
其色粗以明 / 下99
其色從內走外者 / 下100
其色靑其時春 / 下42
氣濇則出遲 / 上132
氣濇則鍼大而入深 / 上132
其色下行 / 下99
其色黃其時長夏 / 下42
其色黑其時冬 / 下42
其生於陰者奈何 / 下234
岐菩哉問也 / 上270
其成伏梁唾血膿者死
　不治 / 上302
氣盛不可補也 / 上74
氣盛熱壯 / 上276
其成積奈何 / 下234
氣盛則厥逆 / 上342
氣盛則寫之 / 下118
氣盛則身以前皆熱 / 上214
其聲必應於鍼也 / 下309
岐歲有十二月 / 下331
氣少當補之者 / 上152
其所病各不同形 / 下112
其所傷貴賤何如 / 下388
其小如麥者一刺知 / 下250
其小而短者 / 上248
其少長大小肥瘦 / 上276
其所從來者微 / 下156
氣少血多則瘦 / 下211
氣少血多則瘦以多脈 / 下211
氣衰復下 / 下114
氣衰則悔 / 下116
其受氣之道近 / 上276
其髓不滿 / 下59
其輸上在氣街 / 上449
其輸上在於其蓋 / 上449

不得相失也 / 上92
不得相榮故曰關格 / 上324
不得索之火 / 上377
不得小便 / 上345
不得小便窘急 / 上115
不得以時 / 下382
不得入於陰則陰氣虛 / 下394
不滿三十而死 / 上143
不滿十動一代者 / 上128
不病者脈口人迎應四
　時也 / 上177
不相果則夭 / 上143
不相任則夭 / 上143
不勝形則夭 / 上143
不失其影 / 下51
不失陰陽也 / 下51
怫然不知其病 / 上451
不欲深刺也 / 上79
不愈可飮以至劑 / 上177
不應數者 / 下127
不已因而寫之 / 上177
弗著於方 / 上427
不精則不正當人陰縮
　而攣筋 / 上170
不足於內 / 下33
不足於外 / 下33
不足者補之 / 上134
不至曲頰一寸 / 上66
不知根結 / 上121
不知其極 / 下183
不知機道 / 上25
不知其要 / 上38
不知其何由 / 下114,下189
不知南北 / 下314
不知年之所加 / 上160
不知東西 / 下314
不知於其身 / 下290
不知於身 / 上89
不知終始 / 上122
弗之火調 / 下322
不治十歲死 / 下404
不通者取之少陰 / 上125
不必動藏 / 上87

不下復始也 / 上45
弗行於人 / 下175
不後其聲 / 下51
脾堅則藏安難傷 / 下69
脾高則䏚引季脇而痛 / 下69
鼻孔在外 / 上433
非求人而人自犯之 / 下53
非國事也 / 下49
非其說也 / 上45
脾氣盛則夢歌樂 / 下34
非其人勿言 / 下284,下294
非其人勿傳 / 下294
脾氣通於口 / 上324
臂內廉痛 / 上384
非能絶其命而傾其壽
　者也 / 下176
非能周也 / 下407
脾端正則和利難傷 / 下69
脾大則苦湊䏚而痛 / 下69
非徒一陰一陽而已也 / 下271
非道何可小大深淺 / 下49
非獨鍼道焉 / 下49
脾脈急甚爲瘈瘲 / 上103
非面部之閲也 / 上433
非問天下之衆 / 上492
脾病禁酸 / 下146
脾病者脣黃 / 上476
脾病者宜食秔米飯牛
　肉棗葵 / 下146
䯏不可以曲 / 上226
非不離賊風邪氣 / 下154
脾復注於腎爲周 / 下334
非四時五行之以次行也 / 下23
脾色黃宜食鹹 / 下146
非生之具 / 下167
脾小則藏安 / 下69
臂手孫絡之居也 / 下231
脾愁憂而不解則傷意 / 上170
鼻隧以長 / 上433
脾膲在十一焦之間 / 下118
脾心痛也 / 上391
悲哀氣并則爲泣 / 上468
臂陽明有入頄遍齒者 / 上358

飛揚也足少陽根於竅陰 / 上127
比於上角 / 下197
比於上宮 / 下201
比於上商 / 下203
比於上羽 / 下205
比於上徵 / 下199
比於右手陽明 / 下203
比於右手太陽 / 下199
比於右足少陽 / 下197
比於右足陽明 / 下201
比於右足太陽 / 下205
比於左手陽明 / 下203
比於左手太陽 / 下199
比於左足少陽 / 下197
比於左足陽明 / 下201
比於左足太陽 / 下205
臂惡寒補之 / 上358
非勇怯之分也 / 下114
非勇怯之謂也 / 下114
脾爲牝藏 / 下42
脾爲陰中之至陰 / 下21
脾胃之間 / 下61
脾爲之衛 / 上469
脾有邪其氣留於兩髀 / 下268
譬猶刺也猶污也 / 上44
非陰陽之氣 / 下240
肥而不澤者 / 下213
非以私百姓也 / 下53
悲以喜恐 / 上394
非人力之所能度量而
　至也 / 上270
非一人之所盡行也 / 下26
非一日之敎也 / 下169
脾者主爲衛 / 上433
腓者腨也背三 / 上361
悲者取之厥陰 / 上125
鼻者肺之官也 / 上476
䯏前腫痛疝腹筋急 / 上288
脾足太陰之脈 / 上218
脾主肌腎主骨 / 下373
臂肘攣急腋腫 / 上231
非周痺也 / 上407
鼻柱中央起 / 上433

　인　지
　생　략

동양학총서〔55〕
황제내경영추(黃帝內經靈樞)·하

초판1쇄 인쇄　2004년　9월 20일
초판1쇄 발행　2004년　9월 25일

해역자 : 최형주
펴낸이 : 이준영

회장 · 유태전
주간 · 이덕일 / 편집 · 강유련 / 교정 · 홍유정 / 영업기획 · 한정주
조판 · 태광문화 / 인쇄 · 천광인쇄 / 제본 · 기성제책 / 유통 · 문화유통북스

펴낸곳 : 자유문고
서울 영등포구 문래동6가 56-1 미주프라자 B-102호
전화 · 2637-8988 · 2676-9759 / FAX · 2676-9759
홈페이지 : http://www.jayumungo.com
e-mail : jayumg@hanmail.net
등록 · 제2-93호(1979. 12. 31)

정가 18,000원
※잘못 만들어진 책은 구입하신 서점에서 바꿔드립니다.

ISBN 89-7030-067-8　04150
ISBN 89-7030-000-7　(세트)